Schirner Verlag

Lothar **URSINUS**

Blutwerte
ganzheitlich interpretieren

Das Standardwerk zur Blutdiagnostik für Therapeuten

Schirner Verlag

Die Ratschläge in diesem Buch sind sorgfältig erwogen und geprüft. Sie bieten jedoch keinen Ersatz für kompetenten medizinischen Rat, sondern dienen der Begleitung und der Anregung der Selbstheilungskräfte. Alle Angaben in diesem Buch erfolgen daher ohne Gewährleistung oder Garantie seitens des Autors oder des Verlages. Eine Haftung des Autors bzw. des Verlages und seiner Beauftragten für Personen-, Sach- und Vermögensschäden ist ausgeschlossen.

Dieses Buch enthält Verweise zu Webseiten, auf deren Inhalte der Verlag keinen Einfluss hat. Für diese Inhalte wird seitens des Verlags keine Gewähr übernommen. Für die Inhalte der verlinkten Seiten ist stets der jeweilige Anbieter oder Betreiber der Seiten verantwortlich.

Wir verzichten auf das Einschweißen unserer Bücher – **UNSERER UMWELT ZULIEBE!**

ISBN Printausgabe 978-3-8434-1555-2
ISBN E-Book 978-3-8434-6534-2

Lothar Ursinus:
Blutwerte ganzheitlich interpretieren
Das Standardwerk zur Blutdiagnostik für Therapeuten

Schirner Verlag, Darmstadt

Umschlag: Anna Twele, Schirner, unter Verwendung einer Grafik des Autors sowie # 187920536 (©gopixa), www.shutterstock.com
Satz: Anna Twele, Schirner
Lektorat: Ina Keller & Bastian Rittinghaus, Schirner
Printed by: Ren Medien GmbH, Germany

www.schirner.com

Erweiterte Neuausgabe 2024 mit neuem Titel (vormals »Mein Blut sagt mir …«) –
2. Auflage November 2024

Inhalt

Einleitung

»Sollen wir das Magazin kaufen, ist es für uns interessant, und kann es unsere Produktpalette ergänzen?«, war eine Fragestellung, mit der ich mich in jungen Jahren als kaufmännischer Leiter eines Zeitschriftenverlages immer wieder konfrontiert sah. Ich analysierte, rechnete und bewertete, um eine Entscheidung treffen zu können. Diese Aufgaben machten mir viel Freude, und ich fand es spannend, mit Daten und Fakten zu arbeiten.

Durch ein Managementseminar zum Thema »Kommunikation und Zusammenarbeit« lernte ich eine neue Komponente kennen: die Spiritualität. Als Analytiker und nüchterner Rechner stand diese Sphäre bis dahin noch nicht in meinem Fokus. Auch die Tatsache, dass es viele Dinge zwischen Himmel und Erde gibt, die man nicht erklären oder mit Daten und Fakten belegen kann, hatte mich bislang nicht sonderlich interessiert. Die Impulse des Seminars veränderten meine Sicht- und Denkweise. Für meine Entscheidungsfindung waren nun nicht mehr nur klare Fakten ausschlaggebend – die Komponenten Menschlichkeit und Spiritualität gewannen zunehmend an Bedeutung. Sie wurden in mir immer stärker, und ich merkte, dass mein Umfeld der reinen Businesswelt nicht mehr meiner inneren Berufung entsprach. Ich entschloss mich, meine Managertätigkeit aufzugeben und einen anderen Weg einzuschlagen.

Auf der Suche nach einer Möglichkeit, diesem inneren Ruf nachzugehen, entschied ich mich für eine dreijährige Ausbildung zum Heilpraktiker. Anfangs kamen mir immer wieder Zweifel, ob es wirklich sinnvoll war, aus einer sicheren Tätigkeit mit einem guten Gehalt in die ungewisse Zukunft der Selbstständigkeit zu wechseln. Heute weiß ich, dass es genau der richtige Weg für mich war.

Im Januar 1986 wurde ich stolzer Vater eines Sohnes. Zum selben Zeitpunkt erhielt ich auch meine Urkunde, die es mir erlaubte, als Heilpraktiker tätig zu sein. Im April war es dann so weit: Ich eröffnete meine erste Praxis in Hamburg. Endlich konnte ich mein Wissen aus der Ausbildung für das Wohl meiner Patienten nutzen. Jeder von ihnen war für mich eine neue Herausforderung, und ich beschäftigte mich intensiv mit dem Krankheitsgeschehen jedes Einzelnen. Mir kam dabei zugute, dass ich mich während meiner Ausbildung weniger mit den Symptomen einer Erkrankung auseinandergesetzt hatte als vielmehr mit der Fragestellung: Was war im Organismus nicht im Gleichgewicht und produzierte eben diese Symptome? Dafür hatte ich einen ausgezeichneten Lehrer, Mirko Berger, damals Medizinstudent, der mir die kompliziertesten Zusammenhänge mit einfachen Worten verständlich erklären konnte. Er war es auch, der mir beibrachte, die physiologischen Hintergründe und – im Krankheitsfall – die pathophysiologischen Entgleisungen zu erkennen. Dieser Ansatz hat meinen Forschergeist geweckt und mich seither fasziniert. Dabei ging es eben vorrangig nicht um das Benennen, sondern um das wirkliche Verstehen einer Erkrankung. Das ganzheitliche Zusammenspiel der einzelnen Organe und Systeme auf körperlicher und seelisch-geistiger Ebene wurde zu meiner Leidenschaft und fasziniert mich noch heute.

Über das komplexe Geschehen »Mensch« gibt es leider kein umfassendes Handbuch. Es wäre auch kaum möglich, alle Facetten unseres Körper-Geist-Seele-Systems zu beschreiben. Für ein besseres Verständnis der physiologischen Abläufe habe ich mich mit der anthroposophischen und der Traditionellen Chinesischen Medizin beschäftigt. Wichtige Hinweise fand ich in den Büchern von Prof. Dr. Jürgen Schole, Dr. Wolfgang Lutz und Dr. Bodo Köhler, Regulationsmediziner, die mir die Systeme näherbrachten, die den Körper steuern. Insbesondere durch die Arbeiten von Dr. Bodo Köhler erkannte ich, dass Krankheiten oder Symptome Ergebnisse einer gestörten körperlichen Regulation sind. Mir wurde klar, dass wir erst dann Symptome entwickeln, wenn wir nicht mehr in der Lage sind, die körperlichen und seelisch-geistigen Disharmonien zu kompensieren. Als wesentliche Ursachen für die Fehlregulation des Stoffwechsels beschreibt Prof. Dr. Jürgen Schole: Dauerstress, zu kohlenhydrathaltige Ernährung, Bewegungsmangel und Umweltgifte. Dieses Wissen setze ich in meiner Praxis täglich diagnostisch und therapeutisch um.

Als im Sternzeichen Jungfrau Geborener war es mir immer wichtig, für eine sichere Diagnose eine objektive Basis zu haben. Zu Beginn meiner Praxistätigkeit arbeitete ich viel mit Irisdiagnose, Stuhluntersuchungen und Urinanalysen. Später nutzte ich das Vegatest-Verfahren nach Dr. Dr. Schimmel. Hierbei wird bei dem Patienten an einem Akupunkturpunkt der Hautwiderstand gemessen und dabei anhand von Testampullen die Resonanz mit gewissen Substanzen und Organsystemen überprüft. Doch diese Methode war mir auf Dauer nicht objektiv genug. Auch Stuhlanalysen brachten mir keine Klarheit, da sie nur ein Endgeschehen dokumentierten und nicht die dafür verantwortlichen regulativen Störungen aufzeigten.

Durch meinen Freund und Kollegen Thorsten Hollmann bin ich zur Labordiagnostik gekommen. Das war für mich zumindest eine objektive Darstellung körperlicher Zusammenhänge, wenn ich sie bis zu diesem Zeitpunkt auch als eher grob empfand. Ich erkannte jedoch bald, dass sich nicht nur der Befund der Schulmedizin, sondern auch das Befinden des Patienten in den Labordaten widerspiegelte. Im Laufe der Zeit wurde das Blut für mich ein vielseitiges Instrumentarium in der ganzheitlichen Diagnostik.

Um meine eigenen Ideen und Vorstellungen in Bezug auf Laboruntersuchungen, Interpretation und Darstellung der Laborergebnisse verwirklichen zu können, habe ich mit zwei Partnern, Peter Farenholtz und Thomas Pregartbauer, 1999 die Laborgemeinschaft für ganzheitliche Medizin in Hamburg gegründet. In dieser von Ärzten und Heilpraktikern zusammen genutzten Einrichtung biete ich auch meine Seminare zur ganzheitlichen Blutbildinterpretation an. Das ist ein Teil meiner Vision: die Anwendung objektiver, wissenschaftlicher und gleichzeitig ganzheitlicher Diagnostik in naturheilkundlich orientierten Praxen.

Was ist an Blut so interessant?

»Blut ist ein ganz besonderer Saft« – das behauptete bereits Mephisto in Goethes *Faust*. In der Tat: Ohne die fünf bis sechs Liter Blut, die unaufhörlich in unserem Körper zirkulieren, wären wir nicht lebensfähig. Über diesen Kreislauf werden alle Organe des Körpers mit Nährstoffen und Sauerstoff versorgt.

Der Philosoph, Naturwissenschaftler und Begründer der Anthroposophie Rudolf Steiner hat einmal davon gesprochen, dass das Blut auf seinem Weg durch den Körper die verschiedenen Eindrücke und Informationen mit sich nimmt, die in das Blut dann gleichsam eingeschrieben und im Zuge der Erneuerung und Erfrischung in der Lunge dann wieder gelöscht werden – so, wie Notizen von einer Tafel gewischt werden, damit diese neue Informationen aufnehmen kann.

Im Blut befinden sich wichtige Stoffwechselprodukte. Das macht den roten Lebenssaft für die Medizin besonders interessant, denn aus den Laborwerten lassen sich objektive Erkenntnisse gewinnen. Sie geben unter anderem Auskunft über Funktion und Zustand der Organe, Menge der vorhandenen Mineralien, Vitamine, Aminosäuren, Metalle, Fette und vieles mehr.

Der ganz besondere Saft beherbergt noch eine Menge weiterer Geheimnisse, die es zu entdecken gibt. In diesem Buch interpretiere ich Blutwerte nach klinischer, naturheilkundlicher und ganzheitlicher Sichtweise. Sie werden dort analoge Entsprechungen einzelner Laborparameter auf seelisch-geistiger Ebene entdecken. Sie erfahren beispielsweise, warum die Schilddrüse reagiert, wenn die Galle gestaut ist, oder was die Nieren mit Asthma zu tun haben.

Der Körper ist ein fantastisch funktionierendes System, in dem es keine isolierten Organe gibt. Alles ist mit allem verbunden und ergibt zusammen eine Einheit. »Das Ganze ist mehr als die Summe seiner Teile«, sagte bereits Aristoteles (384–322 v. Chr.) mit seinem systemischen Blick auf das Ganze.

Ich habe dieses Buch geschrieben, weil es mir ein Anliegen ist, meine Erfahrungen aus fast 40 Jahren naturheilkundlicher Praxistätigkeit Heilpraktikern und Ärzten zugänglich zu machen. Das Wissen habe ich bisher nur in Seminaren und Vorträgen weitergegeben. Mit diesem Buch erfülle ich auch den Wunsch vieler meiner Seminarteilnehmer, die Gedanken zu den Laborwerten einmal in schriftlicher Form festzuhalten. Es sind meine über Jahrzehnte gesammelten Erkenntnisse und Erfahrungen zu einzelnen Laborwerten und Erkrankungen. Sie wurden beeinflusst und ergänzt durch die anthroposophische, chinesische und abendländische Medizin, die westliche Naturheilkunde, die wissenschaftliche Labormedizin und nicht zuletzt durch die vielen Patienten, die ich auf ihrem Weg der Gesundung begleiten durfte.

Die angegebenen Therapiemöglichkeiten sollen nicht den Besuch beim Heilpraktiker oder Arzt ersetzen. Es sind Hinweise für Therapeuten, die aufzeigen, mit welchen Behandlungen ich in der Praxis gute Erfahrungen sammeln durfte.

Zur überarbeiteten Auflage

Unter dem Titel *Mein Blut sagt mir …* erschien 2015 die erste Auflage dieses Buches für Fachleute und Laien. Es wurde 2019 überarbeitet und um viele neue Laborparameter ergänzt. In der jetzt vorliegenden Neuausgabe, die sich vorrangig an Therapeuten richtet, gehe ich ausführlich auf die Grundlagen von »Labor ganzheitlich« ein. Ich hoffe, das trägt zu einem noch besseren Einblick in die ganzheitlichen Zusammenhänge im Organismus bei. Auf Wunsch vieler meiner Seminarteilnehmer habe ich dem kategorialen Ordnungssystem nach Max Lüscher viel Raum geschenkt. Das Denkmodell ist eine gute Grundlage, um Wechselwirkungen und Zusammenhänge im Organismus anschaulich darzustellen. In der täglichen Praxis ist es für mich ein wichtiges Instrument dafür geworden, Krankheiten zu verstehen und Ansatzpunkte in der Therapie zu finden.

Da sich dieses Buch immer mehr zu einem Standardwerk für Therapeuten entwickelt hat, habe ich mich dafür entschieden, für den selbstbestimmten Patienten und an Gesundheit interessierten Laien ein separates Buch herauszubringen, in dem ich ausschließlich Laborwerte nach ganzheitlichen Gesichtspunkten leicht verständlich erläutere.

In der ganzheitlich orientierten Labormedizin wurden in letzter Zeit interessante neue Marker entwickelt. Neben dem Zonulin für entzündliche Darmbarrierestörungen gibt es jetzt mit dem I-FABP (Intestinal-fatty acid binding protein) die Möglichkeit, ebenso degenerative Darmbarrierestörungen zu erkennen. Neben dem 25-OH-Vitamin D3 sind wir nun fähig, die Endstufe des Vitamins, das D-Hormon, im Labor zu bestimmen. Die Untersuchung beider Werte in Kombination ermöglicht eine umfassendere Beurteilung des Vitamin-D-Status im Körper. Die ausführliche Erläuterung beider Werte soll dazu beitragen, ein tieferes Verständnis für dieses Vitamin bzw. Hormon zu gewinnen, und zudem die Frage klären, ab wann eine Substitution notwendig ist und welcher Schaden durch eine Überdosierung angerichtet werden kann.

Ich beschäftige mich ausführlich mit der Entstehung von Autoimmunerkrankungen aus anthroposophischer Sicht. Dieser gedankliche Ansatz kann dazu beitragen, ein Verständnis für deren Ursachen und Verlauf zu erhalten. Ich bin davon überzeugt, dass dieses Thema für alle Medizinexperten, aber nicht nur sie, von Interesse ist.

Ein besonderes Augenmerk richte ich auf degenerative Erkrankungen, die ihre Gemeinsamkeit in einer katabolen Stoffwechselentgleisung aufgrund einer Schwäche im Aufbaustoffwechsel haben. Insbesondere gehe ich auf die immer häufiger auftretenden neurodegenerativen Erkrankungen ein, die Zeichen des »Überflusses« sind und über eine gesunde Lebensführung möglicherweise vermeidbar wären. Ich habe mich erneut mit dem Thema der Geschlechtshormone und den im Zusammenhang mit ihnen auftretenden Symptomen beschäftigt. Dabei bin ich zu einer interessanten Erkenntnis gelangt, die ich im Abschnitt »Tanz der Hormone« (S. 256) beschreibe. Dazu gehört auch das aktuelle Thema »Migräne«. Im Kapitel »Erkrankungen« (S. 333) erläutere ich die physiologischen Abläufe, die zu einer Migräneattacke führen, um deutlich zu machen, dass es für diese Erkrankung viele Auslöser gibt, aber nur eine einzige Ursache.

Die vorliegende Ausgabe spiegelt mein aktuelles Wissen wider, das sich in einem laufenden Prozess der Wandlung und Veränderung befindet. Daher freue ich mich schon jetzt auf die nächste Neuausgabe mit weiteren Erkenntnissen über die Zusammenhänge von Körper, Seele und Geist!

Die Grundlagen von »Labor ganzheitlich«

Die Methode »Labor ganzheitlich« beschreibt den Weg von der sicheren Diagnose zur ganzheitlichen Therapie. Die Basis dafür sind Blutwerte, die in jedem Labor in Deutschland erhoben werden können. Die Besonderheit liegt in der ganzheitlichen Interpretation dieser Werte. Im folgenden Kapitel werden der gedankliche Hintergrund beschrieben sowie die Module, die der Methode von »Labor ganzheitlich« zugrunde liegen.

Grundsätzlich sollen Laboranalysen nicht das Kranksein des Patienten objektivieren, sondern vor allem dem Arzt oder Heilpraktiker ein genaueres Verständnis des körperlichen Zustandes des Patienten geben. Das geschieht am besten mithilfe eines Bildes jenseits von Krankheit und Diagnose, das helfen soll, das individuelle Befinden jedes Einzelnen zu erfassen, um ihn dann ursachenorientiert ganzheitlich zu behandeln. Dieses Bild kann entstehen, wenn die Erkenntnisse der forschenden wissenschaftlichen Medizin, Aspekte der Quantenphysik, das jahrhundertealte Wissen der Traditionellen Chinesischen (TCM) und der abendländischen sowie die Erfahrungen der anthroposophischen Medizin und der Naturheilkunde gleichwertig berücksichtigt werden. Auf diese Weise werden Laborwerte lebendig und verständlich. »Labor ganzheitlich« stellt somit die Brücke zwischen der Schulmedizin und der Naturheilkunde dar.

Die vier Grundbausteine von »Labor ganzheitlich«

Die Methode von »Labor ganzheitlich« basiert auf vier Grundbausteinen, die ich im Folgenden ausführlich erläutern werde:

- Das **kategoriale Ordnungssystem,** der Würfel von Max Lüscher, in dem sich polare Beziehungen und Wechselwirkungen nachvollziehen lassen.
- Der **Zellstoffwechsel** als einheitliches Bezugssystem und kleinste Funktionseinheit.

- Die **Extrazelluläre Matrix (EZM)** – das System der Grundregulation nach Pischinger, der Ort an dem das einheitliche Zusammenspiel sämtlicher Körperzellen stattfindet.
- Die Interpretation der Laborwerte mittels **»Ampeldiagnostik«:** Das Optimum der Analyseergebnisse wird zur neuen Norm.

Das kategoriale Ordnungssystem – der Lüscher-Würfel

Um die Zusammenhänge und Wechselwirkungen im lebenden Organismus besser erfassen zu können, nutzt »Labor ganzheitlich« das Denkmodell des vierpoligen Würfels von Max Lüscher als kategoriales Ordnungssystem.

Bei dem Namen Lüscher denken sicherlich viele Menschen sofort an den »Lüscher-Farbtest«. Schauen wir uns einmal sein Vermächtnis an:

> »Der Würfel als kategoriales Denkmodell. Rezeptiv – direktiv, konstant – variabel, integrativ – separativ, das sind Kategorien des Denkens, mit denen man Emotionen und Verhaltensweisen definieren kann. Ich wünsche, dass es denjenigen, die sich um das Verstehen dieses Denkmodells bemühen, eine Hilfe in ihrem Leben bedeutet.«
> (Max Lüscher am 30. Januar 2017).

Darin wird deutlich, dass er als Psychologe intensiv nach einer Möglichkeit gesucht hat, das komplexe Seelenleben eines Menschen abzubilden. Sein vierpoliges System der Regulations-Psychologie, den Lüscher-Würfel, hat Professor Dr. Max Lüscher erstmalig 1953 vorgestellt.

Für das Verstehen des Erlebens von Gefühlen hat Max Lüscher in seinen Büchern *Der 4-Farben-Mensch* und *Das Harmoniegesetz in uns* verschiedene emotionale Kategorien beschrieben. Danach vollzieht sich emotionales Erleben innerhalb von drei physiologischen Dimensionen, die jeweils aus zwei Polaren bestehen.

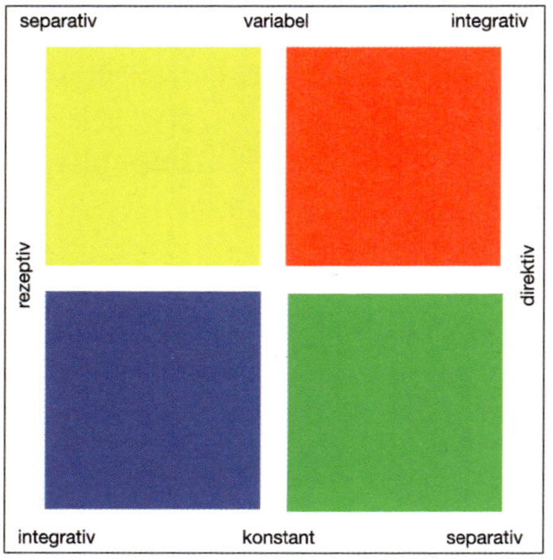

Kategoriales Ordnungssystem nach Max Lüscher

Dimension I: direktiv – rezeptiv

In der ersten Dimension geht es um die beiden möglichen Positionen oder Einstellungen zu einer Sache oder einem Gegenüber. Max Lüscher unterscheidet die gegensätzlichen Beziehungen »autonom« (selbstbestimmt, anordnend) und »heteronom« (fremdbestimmt, annehmend). Im kategorialen Ordnungssystem werden sie als **»direktiv«** und **»rezeptiv«** bezeichnet und auf der horizontalen Ebene dargestellt. **Direktiv** ist jemand, der sich zur Wehr setzt, alle Widerstände und Hindernisse überwindet, selbst entscheiden und nicht vom Wohlwollen anderer abhängig sein möchte. Direktive Menschen sind meist Chefs, befehlen und ordnen an, sind eher autoritär und eigenwillig. Bekannt ist es als das männliche Prinzip. **Rezeptiv** hingegen ist jemand, der vorrangig wahr- und annimmt, der sich beeinflussen lässt, unterlegen, aufgeschlossen und mitfühlend ist. Ein Mitarbeiter, der geführt und über den bestimmt wird, der das akzeptiert, was vorgeschlagen oder empfohlen wird, handelt rezeptiv. Solche Menschen sind begeisterungsfähig und empfindsam. Sie werden stark von ihren Gefühlen beeinflusst und neigen dazu, himmelhoch jauchzend und zu Tode betrübt zu sein. Bekannt ist es als das weibliche Prinzip. Direktiv steht somit für bestimmend sowie anordnend, rezeptiv für annehmend sowie folgend.

Dimension II: konstant – variabel

Als zweite notwendige Unterscheidung beschreibt Lüscher die Zeit-Raum-Richtungen **»konstant«** (stabil) und **»variabel«** (wechselnd). Sie befinden sich im kategorialen Ordnungssystem in der vertikalen Ebene. **Konstant** ist ein Mensch, der ruhig und stabil bleibt, dessen Verhalten zeitlich von Dauer ist und auch als »introvertiert«

bezeichnet werden kann. **Variabel** hingegen ist eine zeitlich begrenzte Einstellung, die sich immer wieder verändert. Es entspricht der Aufgeschlossenheit für das Neue und Moderne und wird auch als »extrovertiert« bezeichnet.

Dimension III: integrativ – separativ

Die dritte Dimension sind die Diagonalen im Lüscher-Würfel. Rot und Blau bilden die **Integrationsachse,** Gelb und Grün die **Separationsachse.** Das zum Blau gehörende Element Wasser (Sedation) verbindet alles miteinander, und das zum Rot gehörende Element Feuer (Stimulation) egalisiert. Beides ist ein Aspekt der **Integration,** eines Prozesses der Vereinigung und des Sich-Einordnens. Das gelbe Luftelement (Dilatation) verteilt und trennt. Das grüne Erdelement (Kontraktion) zieht alles zusammen und trennt somit ebenfalls. **Separation** beschreibt den Prozess des Differenzierens und der Teilung. Das Element steht auch für das Verlassen der Komfortzone, um neue Erfahrungen zu machen, wodurch eine andere Sichtweise möglich wird, Belastendes zu erkennen und zu benennen und Nützliches vom Schädlichen zu unterscheiden (gelber Quadrant).

Die Bedeutung der vier Grundstrukturen und Selbstgefühle

Aus den drei beschriebenen Dimensionen mit der jeweiligen Polarität ergeben sich vier Grundstrukturen. Max Lüscher hat jeder Struktur eine Farbe zugeordnet, die dem Erleben, Empfinden und Verhalten der Struktur entspricht. Am meisten aber liegt Lüscher an den vier Selbstgefühlen, die von diesen Farben des Würfels unbewusst angesprochen werden.

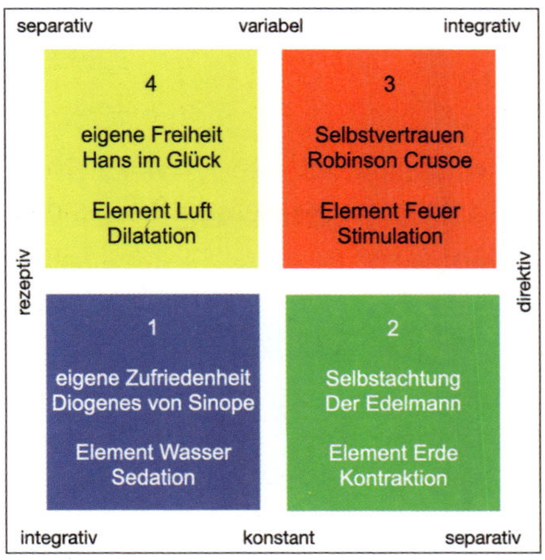

Die vier Grundstrukturen und Selbstgefühle

Grundstruktur 1: Blau, entspricht »rezeptiv«, »konstant« und »integrativ«. Zu ihr gehört das Selbstgefühl der **eigenen Zufriedenheit.** Sie wird durch den Philosophen **»Diogenes von Sinope«** symbolisiert, der in einem Fass lebte und auf die Frage von Alexander dem Großen, ob er ihm einen Gefallen tun könne, nur antwortete: »Geh mir nur ein wenig aus der Sonne!« Diogenes hat weder durch Reichtum noch durch Macht oder eine bahnbrechende Erfindung Ruhm erhalten. Sein Ideal war die geistige und materielle Unabhängigkeit. Er war scharfsinnig, witzig, schlagfertig und willensstark. Menschen mit eigener Zufriedenheit besitzen nicht nur das Selbstvertrauen, zu fordern, sondern auch das nötige Selbstwertgefühl, verzichten zu können. Sie sind bescheiden, friedliebend und fürsorgend. Wer sich aber zu leicht zufriedengibt, landet in der Selbstverleugnung. Der Betroffene gibt die Möglichkeit auf, sein Leben selbstbestimmt zu führen. Ein Mangel an eigener Zufriedenheit hingegen wird zur Selbstunzufriedenheit, der ständigen Angst und Sorge, im Leben zu kurz zu kommen. Blau steht in Polarität zu Rot, dem Selbstvertrauen. Eine Ausgewogenheit beider Pole zeigt sich durch die Bereitschaft, sowohl verzichten als auch geben zu können.

Grundstruktur 2: Grün, entspricht »direktiv«, »konstant« und »separativ«. Zu ihr gehört das Selbstgefühl der **Selbstachtung.** Es ist der **»Edelmann«** in uns, der Selbstachtung besitzt, seinen innersten Überzeugungen folgt, wahrhaftig und echt ist, und nach bestem Wissen und Gewissen handelt. Bei übertriebener Selbstachtung kommt es zu Stolz, Selbstüberschätzung, Rechthaberei, Machtanspruch oder Arroganz. Bei zu wenig Selbstachtung hingegen entsteht Selbstzweifel mit dem Bedürfnis nach Anerkennung. Grün steht in Polarität zu Gelb, der eigenen Freiheit. Das harmonische Miteinander beider Pole zeigt sich durch eine Erdverbundenheit mit gleichzeitiger Leichtigkeit des Seins.

Grundstruktur 3: Rot, entspricht »direktiv«, »variabel« und »integrativ«. Zu ihr gehört das Selbstgefühl des **Selbstvertrauens.** Es wird vom Bild des **»Robinson Crusoe«** in uns symbolisiert, der, ganz auf sich selbst angewiesen, etwas aus seinem Leben macht. Wer aus eigener Initiative eine neue Aufgabe meistern möchte, z. B. das erste Mal allein Autoreifen wechselt oder zum ersten Mal eine Reise in fremde Länder selbst organisiert – wer einen Einfall hat und all seine Kraft und Fähigkeiten einsetzt, um ihn zu verwirklichen, in dem fließt das Pionierblut eines Robinson Crusoe. Selbstvertrauen ist das Vertrauen in die eigenen Fähigkeiten und die körperliche und geistige Leistungskraft. Wird das Selbstvertrauen übertrieben, kann es zu Selbstübersteigerung und zu Prahlerei kommen. Ein Mangel an Selbstvertrauen kann sich durch Selbstmitleid äußern. Die Polarität zum Selbstvertrauen ist die im blauen Quadranten befindliche eigene Zufriedenheit. Ist Blau dominant, kann sich daraus eine Unterforderung der eigenen Möglichkeiten ergeben.

Grundstruktur 4: Gelb, entspricht »rezeptiv«, »variabel« und »separativ«. Zu ihr gehört das Selbstgefühl der **eigenen Freiheit.** Dieses Gefühl wird in uns vom Bild des **»Hans im Glück«** symbolisiert. Nur wenn wir unabhängig von Geld, Prestige und anderen materiellen Werten sind, können wir uns wirklich frei fühlen. Frei, all die Gelegenheiten zu ergreifen, die das Leben uns bietet: neue Möglichkeiten, neue Beziehungen oder neue Ideen. Es beinhaltet die Hinwendung zum Leben, die Lust auf Neues und Veränderung. Wird die eigene Freiheit übertrieben, kann daraus Selbstflucht entstehen, und es kommt zu Unverantwortlichkeit. Aus zu wenig Freiheit hingegen resultieren Selbstzwang, Perfektionismus und die Situation, sich für alles verantwortlich zu fühlen. Gelb steht im Gegensatz zu Grün dafür, die gegebenen Möglichkeiten wahrzunehmen, sich dabei aber treu zu bleiben.

Als Diagnoseverfahren hat Max Lüscher ein Testsystem entwickelt, das aus acht unabhängigen Einzeltests besteht. Darin werden 23 genau definierte Farben sowie sieben verschiedene Formen berücksichtigt. Durch die Testprozedur wird eine Zuordnung zu kategorialen Erlebnis-, Empfindungs- und Verhaltensmustern reproduzierbar ermittelt. Der Zustand spiegelt sich in den vier Farben und den von Lüscher zugeordneten Selbstgefühlen wider.

Das universelle Ordnungssystem

Ausgehend von dem Gedankengang, dass die Psyche einen Einfluss auf die Regulationsprozesse im Körper nimmt, hat Dr. Bodo Köhler erkannt, dass das von Max Lüscher entwickelte kategoriale Ordnungs- und Bezugssystem universelle Gesetzmäßigkeiten und Lebensprozesse vereint. Es eignet sich deshalb als wissenschaftliches Basismodell zur Einordnung sämtlicher polarer Zusammenhänge, die im Kosmos und damit auch im Menschen existieren.

Das universelle Gesetz der Vierheit war schon immer ein Bestandteil unserer Existenz. Es gibt beispielsweise vier Jahreszeiten, vier Himmelsrichtungen und vier Tageszeiten. Die Basis der ursprünglichen chinesischen Medizin ist die 4-Elemente-Lehre mit den fünf Wandlungsphasen. Durch Übersetzungsfehler wurde daraus allerdings die 5-Elemente-Lehre. Die Mediziner des Mittelalters gingen davon aus, dass die Gesundheit des Menschen vom ausgewogenen Verhältnis seiner vier Körpersäfte abhängig sei. Dazu zählen Blut, Schleim, gelbe Galle und schwarze Galle. Wenn einer davon überwiegt, entsteht das sanguinische, das cholerische, das phlegmatische oder das melancholische Temperament. Dieses kann an bestimmten Charakterzügen und in der Physiognomie eines Menschen erkannt werden.

Der Atomphysiker und Nobelpreisträger Wolfgang Pauli wies nach, dass Materie aus den drei massetragenden Teilchen Proton, Neutron, Elektron und dem fast masselosen Neutrino, also aus vier Bausteinen besteht. Daraus ergibt sich das universelle »3 + 1«-Gesetz. Es ist für alle Funktionssysteme im Menschen bis hin zur Psychoregulation gültig.

Die Anwendung des kategorialen Ordnungssystems in der Regulationsmedizin

Bodo Köhler hat die bahnbrechenden Erkenntnisse zur Stoffwechselregulation nach Prof. Dr. Jürgen Schole und Dr. Wolfgang Lutz in den Lüscher-Würfel eingeordnet. Beide Stoffwechselexperten wiesen nach, dass eine Regulation des Zellstoffwechsels nur möglich ist, wenn Cortisol (Nebennieren) und Thyroxin (fT3- und fT4-Wert der Schilddrüse) als katabol wirkende Hormone gemeinsam mit Somatropin (STH, Wachstumshormon der Hypophyse) und anabolen Peptiden in Zelle und Zellkern anwesend sind. Die Ausgewogenheit dieser vier Komponenten wird als »Basisregulation« bezeichnet.

Die Zuordnung in die einzelnen Quadranten erfolgt nach den Regeln des kategorialen Ordnungssystems: direktiv-rezeptiv, konstant-variabel und integrativ-separativ.

Somatropin (STH) wird auf Anforderung des Hypothalamus von der Hypophyse ausgeschüttet. Bei der Zellteilung ist es für die Ausreifung und Differenzierung zuständig. Das Hormon bleibt konstant im Blut, wenn es nicht durch Insulin oder Dauerstress blockiert wird. Es ist integrativ, denn es unterstützt den Erhalt des Zellstaates. Zudem entspricht Somatropin den Kriterien konstant (anabol) und rezeptiv (basisch) und gehört somit in den blauen Quadranten.

Anabole Peptide sind Reservehormone für alle Reparatur- und Entzündungsprozesse. Beispielsweise gelten die messbaren anabolen Peptide der Leber, IGF-1 und IGF-3, als Entzündungsparameter in der Labordiagnostik, da sie Entzündungen unterstützen (im Gegensatz zu Cortisol im gelben Quadranten, das Entzündungen hemmt). Die anabolen Peptide unterstützen das Somatropin, wenn es durch psychischen Dauerstress oder einen zu hohen Insulinspiegel gehemmt wird. Sie sind konstant (anabol), direktiv (sauer), separativ und somit im grünen Quadranten einzuordnen.

Thyroxin vereint alle Eigenschaften des roten Quadranten in sich: variabel (katabol), direktiv (sauer) und integrativ. Es besitzt Eigenschaften des Feuerelements und trägt zum Erhalt der Körperwärme bei.

Cortisol als wichtiges Stresshormon und Entzündungshemmer ist gemeinsam mit Thyroxin für den Energiestoffwechsel zuständig, entspricht also katabol-variabel. Als Entzündungshemmer ist es rezeptiv und bildet auf der Separationsachse eine Polarität zu den entzündungsunterstützenden anabolen Peptiden. Daraus ergibt sich die Einordnung in den gelben Quadranten.

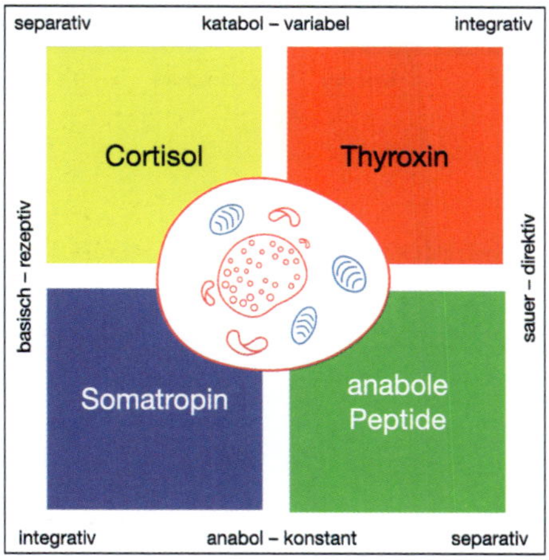

Basisregulation des Zellstoffwechsels

Aber nicht nur diese Stoffe lassen sich nach dem kategorialen Ordnungssystem sortieren. Grundsätzlich gilt, dass es sich bei jeglicher Zuordnung immer um eine in sich geschlossene Funktionseinheit handeln muss, deren Komponenten in direkter Wechselwirkung miteinander stehen. So können beispielsweise die Mineralien, Organe, Funktionskreise der TCM, Geschlechtshormone oder Neurotransmitter im kategorialen Ordnungssystem ihrem Wirken im Stoffwechsel entsprechend eingeordnet werden. Daraus ergibt sich der ganzheitliche Ansatz, den ich im Umgang mit Erkrankungen verfolge.

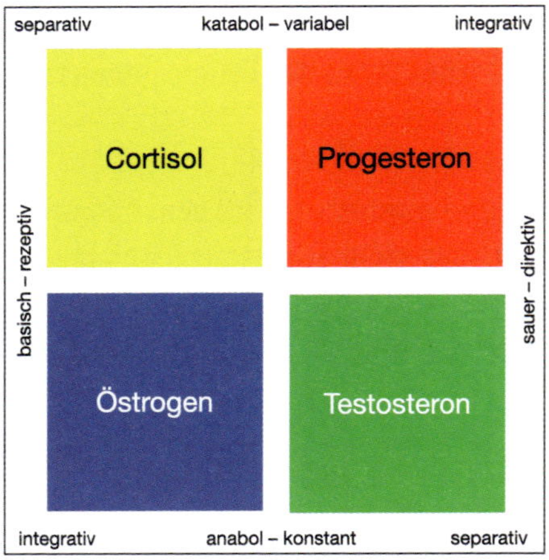

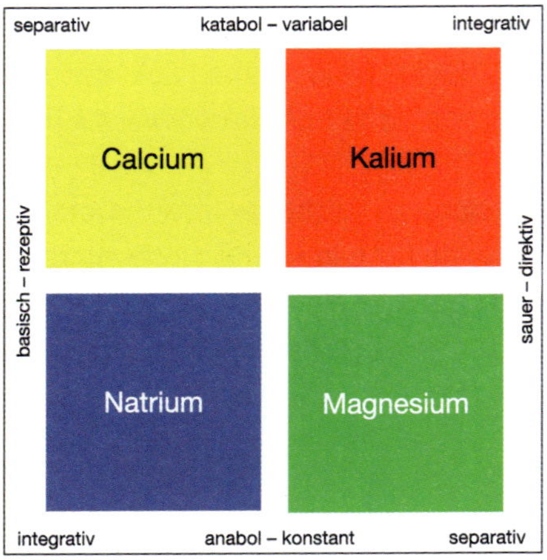

Zuordnung der vier Geschlechtshormone und vier Mineralstoffe

Die Erkrankungen im kategorialen Ordnungssystem

Im kategorialen Ordnungssystem können auch Krankheiten den vier Quadranten zugeordnet werden. Dabei steht allerdings nicht der Krankheitsname im Vordergrund, sondern die jeweils individuelle Ausprägung, die Ursache, der Verlauf oder der Charakter des akuten Krankheitsprozesses.

Die Zuordnung erfolgt streng nach den von Max Lüscher vorgegebenen Grundstrukturen des kategorialen Ordnungssystems. Danach ist das Krankheitsbild rezeptiv oder direktiv, konstant oder variabel, integrativ oder separativ. Aus dieser Einordnung ergibt sich immer der entsprechende Quadrant, in dem sich das Geschehen zeigt. Eine Erkrankung ist ein dynamischer Prozess, der in unterschiedlichen Stadien verschiedenen Quadranten zugeordnet werden kann. Er bewegt sich dabei jedoch immer nur auf der zugeordneten Achse (separativ oder integrativ). Beispielsweise beginnt die Multiple Sklerose im grünen und wandert im Laufe des Geschehens auf der Separationsachse in den gelben Quadranten. Die rheumatoide Arthritis (PcP) gehört als degenerative Erkrankung in den gelben Quadranten, im Stadium der akuten Entzündung (es handelt sich dabei um einen Heilungsprozess) finden wir das Geschehen allerdings temporär gegenüber im grünen Quadranten.

Diese Einteilung der Krankheitsbilder ermöglicht es, durch die Anwendung der Gesetzmäßigkeit der Wandlung bzw. Reziprozität den Hintergrund der Erkrankung zu beleuchten und daraus eine gezielte und effektive Behandlung abzuleiten.

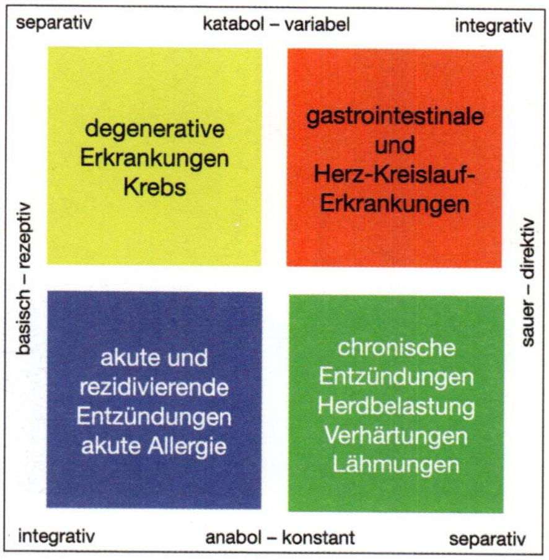

Zuordnung der vier Krankheitsgruppen

Das Gesetz der Reziprozität

In unserem Organismus hängt alles mit allem zusammen. Gleichzeitig unterliegen die Zellen und jedes Gewebe einer hierarchischen Ordnung, die im Hintergrund wirkt und durch unzählige ablaufende Wechselwirkungen unsere Erlebniswelt steuert. Auf diese Weise bringt das Unsichtbare das Sichtbare hervor, oder anders ausgedrückt: **Geist erschafft und steuert Materie.**

Zu dieser Ordnung gehört auch das Gesetz der Reziprozität. Es ist ein wesentlicher Bestandteil des kategorialen Ordnungssystems. In der Grafik stehen die bipolaren Achsen von Integration (Blau/Rot) und Separation (Gelb/Grün) in einem wechselseitigen (reziproken) Verhältnis zueinander und bedingen sich gegenseitig. Das bedeutet, Störungen in der Integrationsachse (Blau/Rot) zeigen sich als Symptom auf der Separationsachse (Gelb/Grün) und umgekehrt. Beide Achsen können den Körper nur normal regulieren, wenn sie ausgeglichen sind.

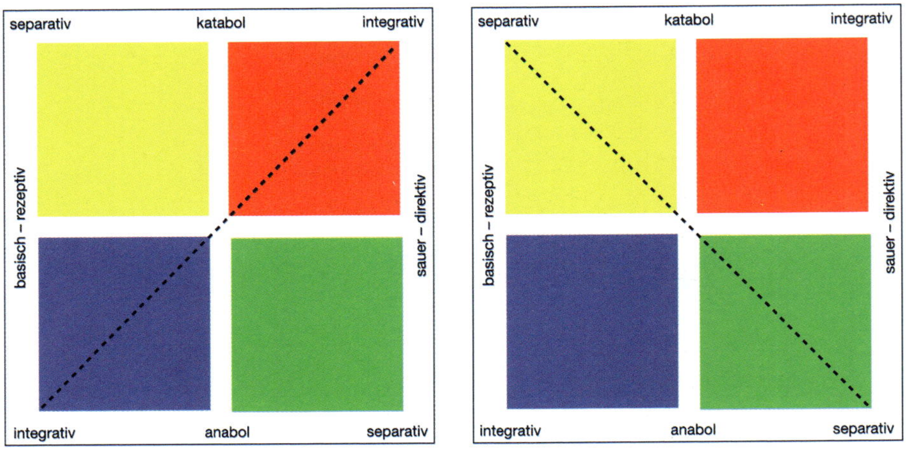

Darstellung der Integrations- und der Separationsachse

Lassen Sie mich das an einem Beispiel erläutern. Krebs, als neurodegenerative Erkrankung im gelben Feld, befindet sich in der Separationsachse. Die Erkrankung geht häufig mit Themen wie Zurückweisung mit Liebesentzug, Ausschluss aus einer Gruppe und fehlende soziale Integration einher. Das kann die Familie, den Beruf oder die Gesellschaft betreffen. Mit dem Wunsch, das zu kompensieren, werden faule Kompromisse eingegangen, was zu Authentizitätsverlust (Selbstachtung im grünen Feld) führt. Die Gefahr, an Krebs zu erkranken, besteht vor allem dann, wenn es auf der Separationsachse im grünen Quadranten zum Verlust von Wahrhaftigkeit und zur Fremdbestimmung kommt.

Die fehlende Regulation auf der Separationsachse muss auf der Integrationsachse ausgeglichen werden. Das führt häufig zu einer Überforderung im roten Quadranten, dem Ort der Energiebereitstellung und Wärme. Auch Dr. Waltraud Fryda geht in ihrem Buch *Adrenalinmangel als Ursache der Krebsentstehung* darauf ein (Adrenalin gehört ins rote Feld). In der TCM gilt Krebs ebenfalls als Kälteerkrankung, was einem Mangel im roten Quadranten gleichkommt.

Störungen in der Integrationsachse sind beispielsweise akute Entzündungen oder Allergien, die dem anabol-basischen blauen Quadranten zuzuordnen sind. Dieser steht normalerweise mit dem roten Quadranten in einem dynamischen Gleichgewicht. Erst dann, wenn in der Separationsachse der gelbe Quadrant (Nebenniere/Cortisol) gestört ist, kommt es zu Erscheinungen im blauen Feld. Entsprechend der übergeordneten Psychoregulation nach Max Lüscher symbolisiert Gelb Toleranz gegenüber der Umwelt, Offenheit für neue Ideen und die Vielfalt des Lebens. Wird das nicht gelebt, besteht eine Grundlage für Störungen im blauen Quadranten (akute Entzündungen und Allergien).

Die Einordnung ist sinnvoll, denn sie zeigt, ob die Therapie reziprok über die blau-rote Integrations- oder die grün-gelbe Separationsachse erfolgen muss. Um weiter einzugrenzen, welcher Quadrant ein Störsignal aussendet und welcher hilfreich ist, findet ein weiteres Gesetz Anwendung: das Gesetz der Wandlung.

Das Gesetz der Wandlung

In der Traditionellen Chinesischen Medizin (TCM) bilden die Wandlungsphasen eine zentrale Grundlage. Es handelt sich dabei um dynamische Strukturen und zeitliche Abläufe. Ein gutes Beispiel dafür ist die Organuhr bzw. sind die Funktionskreise der TCM.

Das »Gesetz der Wandlung« finden wir auch im kategorialen Ordnungssystem. Der normale Umlauf (Wandlung) erfolgt im Uhrzeigersinn, in der Grafik als »Helfer« bezeichnet. Im Gegenuhrzeigersinn können Störungen auftreten, in der Grafik als »Störer« bezeichnet.

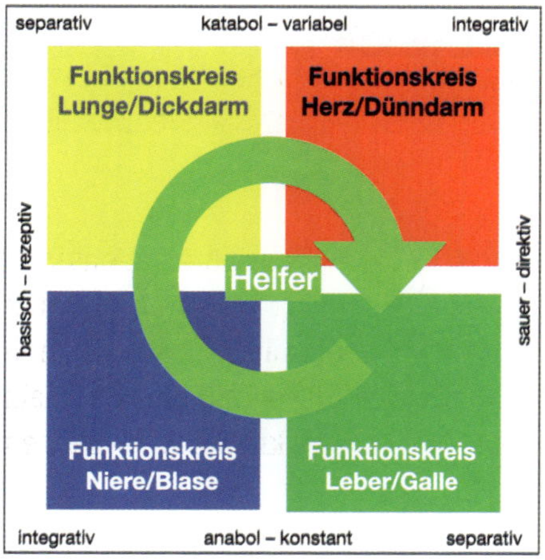

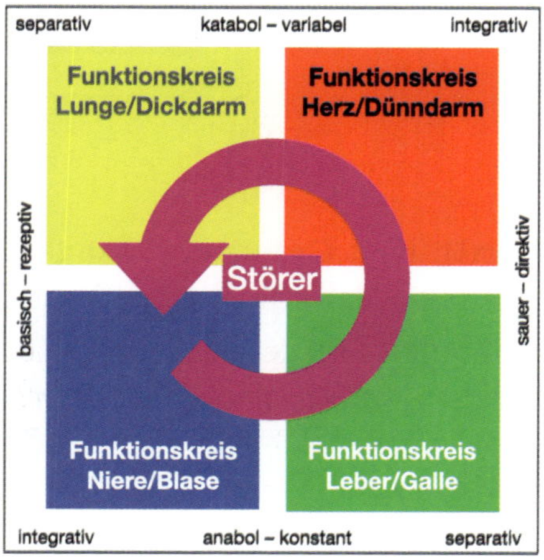

Wechselwirkungen der Organsysteme

Zum besseren Verständnis möchte ich diesen Vorgang anhand einiger Beispiele erläutern.

Asthma bronchiale ist eine Erkrankung im Lungenbereich, bei der es zu einer Verengung der Bronchien (Verkrampfung, Kontraktion) mit Husten, Kurzatmigkeit und einer erschwerten Ausatmung kommt. Da die Steuerung der Atmung von den Nieren ausgeht, ist das Organ maßgeblich an allen Atembeschwerden beteiligt. Im kategorialen Ordnungssystem zeigt sich das Geschehen konstant, direktiv, separativ und als Kontraktion. Die Einordnung erfolgt demnach im grünen Quadranten.

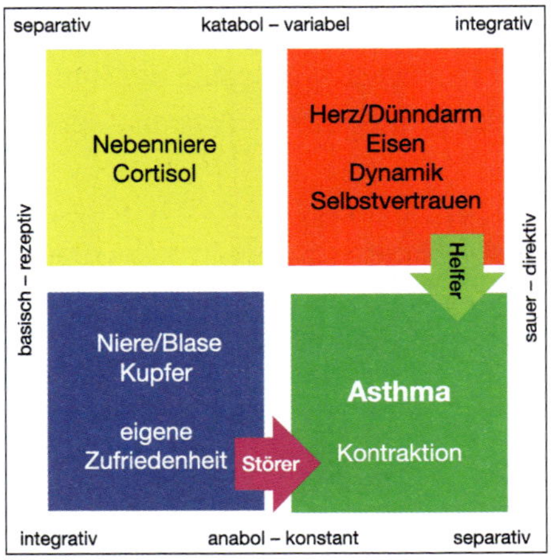

Beispiel Asthma

Gemäß dem Gesetz der Wandlung liegt der Störer bzw. die Ursache für das Geschehen, das sich im grünen Bereich zeigt, im blauen Quadranten (Funktionskreis Niere/Blase, Kupfer, eigene Zufriedenheit), der Helfer im roten Feld (Funktionskreis Herz/Dünndarm, Eisen, Dynamik (Bewegung), Selbstvertrauen) und häufig der größte Mangel im gelben Bereich (Nebenniere, Cortisol), beispielsweise der Mangel an Toleranz gegenüber der Umwelt.

Im Funktionskreis Niere/Blase finden die Inkarnation und die Verteilung der aufgenommenen geistigen Einflüsse (Energien) statt. Störungen durch Traumata oder Verletzungen sowie eine Unterdrückung der Auseinandersetzung mit der Außenwelt in Form von Husten, Schnupfen oder fieberhaften Infekten können den Funktionskreis Niere/Blase schwächen. Störungen im Dünndarm durch Gaben von Antibiotika sowie Belastungen der Nebennieren durch Dauerstress bilden in der Summe die Grundlage für das Krankheitsbild Asthma.

In der anthroposophischen Medizin ist daher Renes Cuprum, das aus dem Organextrakt Niere und dem Metall Kupfer besteht, das Basismittel bei Asthma. Mehr zur möglichen Therapie finden Sie im Kapitel »Die Niere« (S. 141).

Arteriosklerose oder **Herz-Kreislauf-Erkrankungen** zeigen sich im kategorialen Ordnungssystem im roten Quadranten.

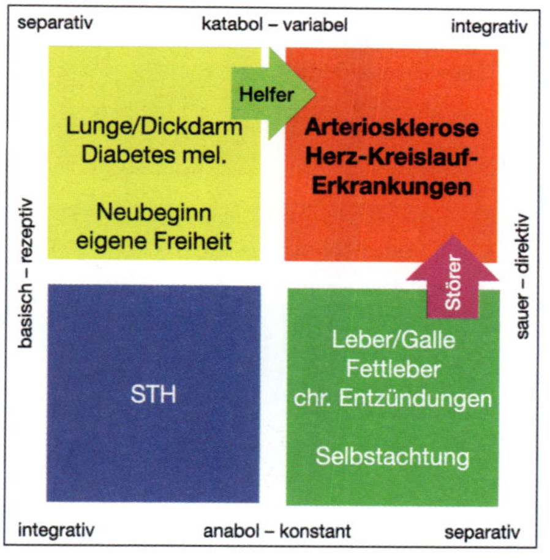

Beispiel Arteriosklerose und Herz-Kreislauf-Erkrankungen

Der Störer bzw. die Ursache für Arteriosklerose und Herz-Kreislauf-Erkrankungen liegt im grünen Quadranten. Die ernährungsbedingte Fettleber ist eine der wichtigsten Auslöser für Herz-Kreislauf-Erkrankungen wie Bluthochdruck und Herzinfarkt. Ebenso kommen chronische Entzündungen hinzu, die überwiegend ernährungsbedingt sind (zu viele schnell aufschließbare Kohlenhydrate). Der Helfer befindet sich im gelben Feld (Funktionskreis Lunge/Dickdarm, Neubeginn, Loslassen, Offenheit, eigene Freiheit, Kohlenhydrate, Diabetes mellitus) und der größte Mangel im blauen Quadranten (STH, Wachstumshormon).

Damit ist nicht das Cholesterin der Verursacher der Arteriosklerose mit der Folge eines Herz- oder Hirninfarktes, sondern ein Übermaß an Kohlenhydraten mit dem physiologischen Ergebnis eines Mangels an Wachstumshormonen und einer Fettleber.

Hinzu kommen die durch die Ernährung verursachten niedriggradigen Entzündungen, die dadurch entstehen, dass wir zu viel, zu oft, zu kohlenhydratlastig und die nicht zum Stoffwechsel passenden Nahrungsmittel essen.

Akute Entzündungen wie auch eine **akut auftretende allergische Reaktion** lassen sich im blauen Quadranten einordnen und haben ihre Ursache im gelben Bereich (Funktionskreis Lunge/Dickdarm und Cortisol der Nebennierenrinde).

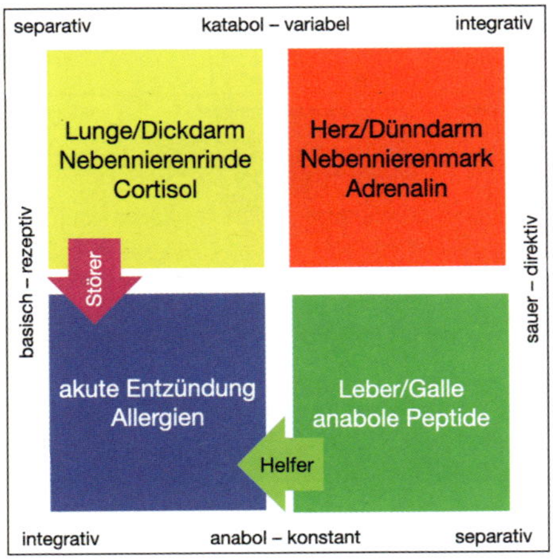

Beispiel akute Entzündungen und Allergien

Der Helfer befindet sich im grünen Feld und steht für Selbstachtung und Festigkeit. Die Eigenliebe ist bei akuten Erkrankungen außer Acht gelassen worden. Hinzu kommt ein durch Dauerstress verursachter Mangel an anabolen Peptiden. Der Körper signalisiert diesen Mangel durch Symptome. Eine akute Erkrankung geht häufig auch mit einem Mangel im polaren roten Quadranten (Adrenalin) einher.

Degenerative Erkrankungen bis hin zu **Krebs** zeigen sich im gelben Feld und haben ihre Ursache im roten.

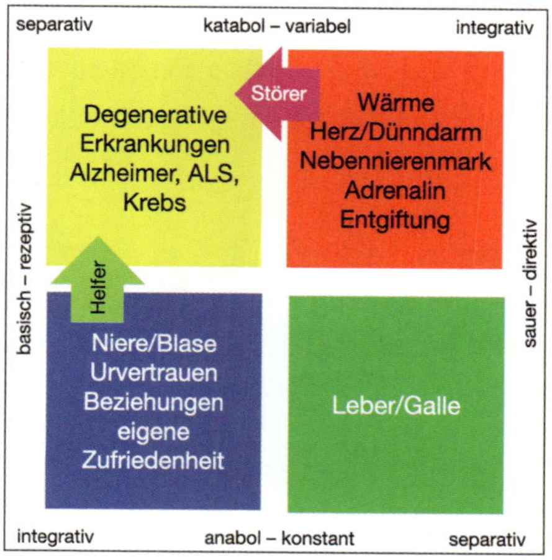

Beispiel degenerative Erkrankungen

Es ist der Quadrant des Funktionskreises Herz/Dünndarm und der Ort der Energie und Wärme. In der chinesischen und anthroposophischen Medizin gelten degenerative Erkrankungen als »Kältekrankheiten«. Eine wichtige Aufgabe erfüllt in diesem Zusammenhang das Adrenalin aus dem Nebennierenmark. Auch eine mangelnde Entgiftung von toxischen Einflüssen (materieller und immaterieller Art) beeinflusst über den roten den gelben Quadranten. Unterstützung erhält der gelbe Bereich vom blauen Quadranten, dem Funktionskreis Niere/Blase. Er steht für Urvertrauen, Beziehungen, Bindung und die eigene Zufriedenheit.

Die Überwertung – Unterwertung

Das Prinzip der Über- und Unterwertung spiegelt die senkrechte Achse im Lüscher-Würfel wider. Überwertung ist vergleichbar mit einem Symptom, dem viel Aufmerksamkeit geschenkt wird. Es ist beispielsweise der Schmerz, den wir bewusst wahrnehmen. Unterwertung hingegen entspricht der Ursache, die wenig Beachtung erhält, manchmal sogar ignoriert wird. Sie ist der eigentliche Auslöser im Unterbewusstsein.

Die Erkenntnis

Mit dem Lüscher-Würfel liegt ein Modell vor, das die universellen Prinzipien des Lebens abbildet und an dem sich die Wechselwirkungen der Einzelkomponenten darstellen lassen. Das Würfelmodell ist von hohem praktischem Nutzen. Die Berücksichtigung der Wandlungsphasen und der Reziprozität eröffnen neue Sichtweisen auf die Entstehung von Krankheiten sowie auf ganzheitliche Wege zur effektiven Therapie.

Als weiterführende Literatur empfehle ich Dr. med. Bodo Köhler *Das Lehrbuch für die vereinte lebenskonforme Medizin.* Bodo Köhler hat in diesem Lehrbuch viele wissenschaftliche Erkenntnisse und Entdeckungen der letzten 100 Jahre zusammengefasst und damit neue Akzente in Diagnose und Therapie chronisch kranker Menschen gesetzt.

Der Zellstoffwechsel als einheitliches Bezugssystem

Die kleinste Einheit in allen biochemischen Abläufen unseres Körpers ist die Körperzelle mit ihrem Stoffwechsel. Zellen bilden die Ordnung für den Aufbau verschiedener Gewebe wie Muskeln, Knochen, Nerven oder Organe. Dabei werden sie von übergeordneten Zentren in uns überwacht. »Labor ganzheitlich« nutzt den **Zellstoffwechsel** als einheitliches Bezugssystem in der Diagnose und der Therapie von Erkrankungen.

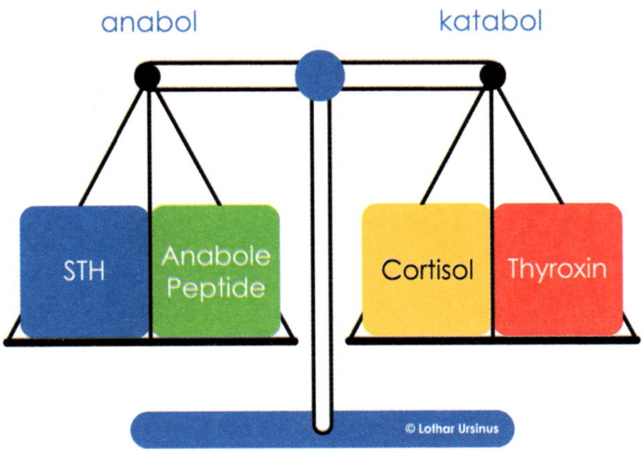

Anaboler und kataboler Stoffwechsel

In der Stoffwechselmedizin werden zwei Formen und Phasen des Zellstoffwechsels unterschieden: der **anabole Stoffwechsel,** auch »Synthesestoffwechsel« genannt, umfasst alle Aufbauvorgänge, und der **katabole Stoffwechsel,** auch »Energiestoffwechsel« genannt, sorgt für die kontinuierliche Energiebereitstellung im Organismus. In einem gesunden Organismus besteht ein ausgewogenes Verhältnis dieser beiden Vorgänge. Während der katabole Stoffwechsel am Tag dominiert, in der aktiven Phase, übernimmt der anabole Stoffwechsel nachts, in der Phase von Ruhe und Regeneration, das Steuer. Dieses Wechselspiel wird auch als »Regulation« und »Anpassungsfähigkeit« bezeichnet.

Die wissenschaftlichen Grundlagen dazu veröffentlichten Prof. Dr. Dr. Jürgen Schole und Dr. Wolfgang Lutz bereits 1985. Von Jürgen Schole stammt der denkwürdige Satz: »Gesundheit ist die Fähigkeit der schnellstmöglichen Anpassung an wechselnde Umweltbedingungen.«

Erkrankungen, Symptome oder Missempfindungen haben ihre Ursache in einem gestörten Zellstoffwechsel. Dieser ist abhängig von Psyche, Ernährung, Stress und äußeren Bedingungen. Damit der Mensch gesund bleibt, muss die kleinste Funktionseinheit auf sämtliche Einflüsse von innen und außen reagieren und sich anpassen.

Chronische Erkrankungen können in zwei Gruppen eingeteilt werden:

- **entzündliche Erkrankungen** mit starrer anaboler Stoffwechsellage durch eine verminderte katabole Aktivität
- **degenerative Erkrankungen** mit starrer kataboler Stoffwechsellage durch eine verminderte anabole Aktivität

Mehr zu Zellstoffwechselstörungen in Diagnose und Therapie finden Sie im Kapitel **»Stoffwechsel«** (S. 177).

Die Matrix – das Zelle-Milieu-System

Der Zellstoffwechsel als kleinste biologische Grundfunktion des Lebens hängt von der Regulationsfähigkeit der Matrix ab. Das ist der Ort, an dem das einheitliche Zusammenspiel sämtlicher Körperzellen stattfindet. Jeder Reiz von außen oder innen, jeder Austausch zwischen den Organzellen verläuft über die Matrix. Der Wiener Arzt Prof. Dr. Alfred Pischinger hat mit seinem Team die Matrix erforscht und 1975 bahnbrechende Erkenntnisse über die darin stattfindenden Prozesse in seinem Buch *Das System der Grundregulation* veröffentlicht.

Pischinger beschreibt erstmals das interstitielle Bindegewebe als Resonanzboden, auf dem sich alle Wechselwirkungen im menschlichen Organismus abspielen. Es ist das größte den gesamten Organismus durchziehende System. Es regelt den Zellstoffwechsel sowie das Zelle-Milieu-System und ist gleichzeitig der Ort aller Entzündungs- und Abwehrvorgänge und damit aller Lebensgrundfunktionen.

Eine Störung dieses Systems führt zwangsweise zu Erkrankungen. Dies konnte an Tausenden von Patienten beobachtet werden. Ebenso wurden Untersuchungs- und Behandlungsmethoden entwickelt, die darauf abzielen, die Funktionen der Matrix zu normalisieren. Auf diese Weise werden vor allem chronische Krankheiten einer Behandlung zugänglich. Der entscheidende Vorteil von Pischingers System ist, dass es alle bisherigen, zum Teil sehr verschiedenartigen Theorien der Medizin in ein lehr- und anwendbares Konzept integriert: die Humoralpathologie, die Organpathologie, die Neuralpathologie, die Zellular- und die Permeabilitätspathologie.

Aus Sicht von »Labor ganzheitlich« ist es wichtig, dass im eigenen Mikrokosmos eine Vernetzung aller Zellen besteht, damit alle nötigen Informationen an jedem beliebigen Ort und zu jeder beliebigen Zeit zur Verfügung stehen. Eine hohe Kohärenz liegt vor, wenn alle Zellen sich auf dem gleichen Informationsstand befinden. Dieser Zustand ist gegeben, wenn sämtliche überflüssigen Informationen materieller oder auch immaterieller Art, die das Grundsystem belasten, wieder gelöscht oder ausgeschieden werden.

Damit diese Kohärenz im System der Grundregulation besteht, ist ein ständiger Rhythmus von Neubildung und Wiederauflösung notwendig. Das bedingt eine hohe Dynamik und die Fähigkeit, alles Schadhafte und Überflüssige zu identifizieren und zu eliminieren. Diese Bereinigung ist ein wichtiger und notwendiger Prozess, um die Kohärenz in der Matrix, die Grundlage für Gesundheit, zu gewährleisten. Je belasteter der Zellzwischenraum ist, desto langsamer ist die Anpassung an wechselnde Bedingungen möglich.

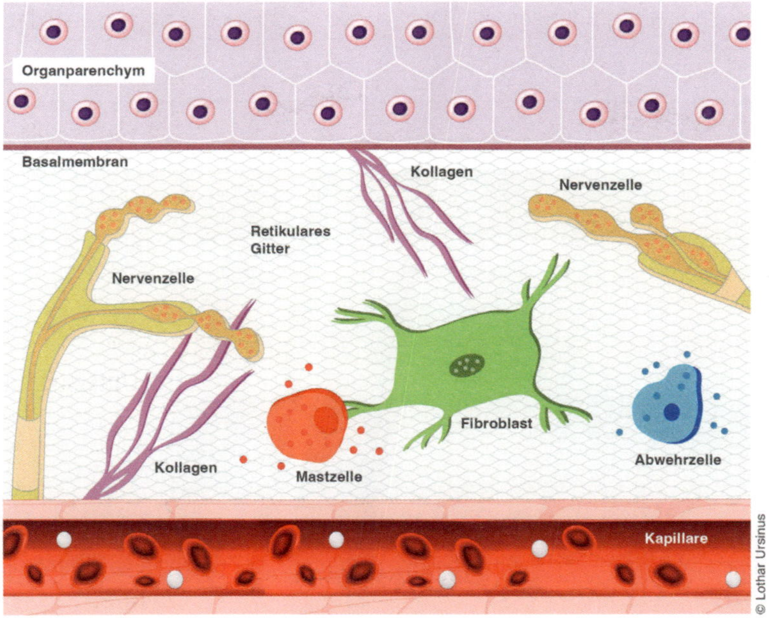

Matrix – Pischinger-Raum

Die Struktur der Matrix wird im Kapitel »Degenerative Erkrankungen« (S. 350) noch einmal genauer erläutert. Wichtig an dieser Stelle ist, dass der Zellstoffwechsel von der Matrix abhängig ist und diese wiederum vom Zellstoffwechsel beeinflusst wird. Die Aufgabe der Matrix besteht darin, das einheitliche Zusammenspiel sämtlicher Körperzellen zu gewährleisten, indem alle Voraussetzungen für einen reibungslosen Energieaufbau- und Informationsaustausch immer wieder neu geschaffen werden. Sie ist damit für den gesundheitlichen Zustand des Organismus verantwortlich.

Interpretation der Laborwerte – die Ampeldiagnostik

Unser Blut ist ein besonderer Saft, der eine Menge Geheimnisse birgt. Um ihm diese zu entlocken, erfolgt die Interpretation der Laborwerte von »Labor ganzheitlich« nach klinischen, naturheilkundlichen und ganzheitlichen Gesichtspunkten. Damit auch der Patient diese Sichtweise nachvollziehen kann und er die Möglichkeit hat, die Laborwerte besser zu verstehen, hat »Labor ganzheitlich« eine grafische Darstellung in Form einer Ampeldiagnostik gewählt. Sie unterscheidet sich gedanklich von allen grafischen Darstellungen anderer Labore – die Messergebnisse sind natürlich dieselben.

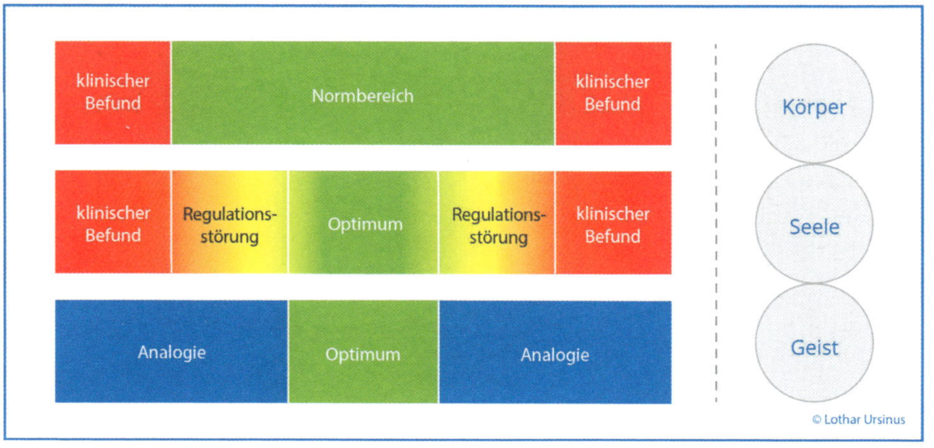

Laborinterpretation

Befund und Befinden – ein essenzieller Unterschied

Die klinische Diagnostik reduziert sich auf die Frage, ob ein Patient gesund oder krank ist. Im Rahmen der Notfallmedizin reicht diese Einteilung auch aus. Beim Arztbesuch erfolgt dann häufig aber die Aussage: »Die Laborwerte sind alle unauffällig.« Trotzdem hat der Patient Schmerzen, Missempfindungen oder anfallsweise Beschwerden. Für chronisch kranke Patienten (das betrifft etwa 80 % aller Patienten) ist diese grobe Einteilung zu gering differenziert.

»Labor ganzheitlich« unterteilt den Normbereich der klinischen Vorgabe in drei einzelne Abschnitte: Der grüne Balken markiert den unbedenklichen Wertebereich (Optimum), der an den Rändern jedoch kontinuierlich in einen gelben Warnbereich (Regulationsstörung) übergeht und schließlich in einen roten Alarmbereich (Klinisch) ausläuft. Das klassische Schwarz-Weiß-Schema, das nur ein Innerhalb oder Außerhalb des Normbereichs zulässt, wird dadurch um wertvolle Zwischentöne der Betrachtung bereichert. So lassen sich bereits frühzeitig Tendenzen einer Stoffwechselentgleisung oder der Schwächung einzelner Organe erkennen.

Ein weiterer und entscheidender Unterschied zur klassischen Laboranalyse liegt in der **analog-sinnhaften Deutung** der einzelnen Werte. Wenn wir davon ausgehen, dass Körper, Seele und Geist eine Einheit sind, finden alle körperlichen Symptome oder physiologisch ablaufenden Prozesse auch analog auf seelisch-geistiger Ebene statt. Jeder einzelne Tropfen Blut enthält schließlich die Information des ganzen Menschen. Laborwerte werden also nicht mehr nur funktionell interpretiert, sondern als Gesamtausdruck bestimmter Lebensprozesse, Lebensbedürfnisse oder Organaktivitäten betrachtet.

Lassen Sie mich das an einem Beispiel verdeutlichen: Vitamin B12 ist im Körper unter anderem für die Zellerneuerung (Zellteilung) erforderlich. Bei einem Mangel ist die Zellerneuerung verlangsamt. Die Folge sind überalterte Körperzellen. Der Betroffene könnte frischer aussehen und sich vitaler fühlen, wäre genug Vitamin B12 vorhanden. Gleiches passiert analog auf seelisch-geistiger Ebene: Der Aspekt »Erneuerung« ist gehemmt. Dem Betroffenen fällt es schwer, Ideen in die Tat umzusetzen. Wird das Vitamin-B12-Depot wieder aufgefüllt, verbessert sich auf körperlicher Ebene des Betroffenen die Zellteilung, auf seelisch-geistiger Ebene ist es für ihn leichter, seine Vorsätze und Ziele umzusetzen. Er kommt aus der »Man müsste mal«-Haltung ins Handeln.

Wichtiger Hinweis

Die nachfolgenden Darstellungen und Beschreibungen der Laborwerte basieren auf den beschriebenen Grundlagen von »Labor ganzheitlich«. Sie können von der allgemeinen Lehrmeinung der Schulmedizin, aber auch von den Erkenntnissen der Naturheilkunde abweichen.

Blutbild

Das Blut besteht etwa zur Hälfte aus einer gelblichen Flüssigkeit, dem Blutplasma, und zur anderen Hälfte aus Zellen, sogenannten Blutkörperchen. Diese unterteilen sich in

- rote Blutkörperchen (Erythrozyten)
- weiße Blutkörperchen (Leukozyten) und
- Blutplättchen (Thrombozyten).

Die Bildung der Blutzellen findet beim Ungeborenen vor allem in Milz und Leber statt. Nach der Geburt übernimmt ausschließlich das Knochenmark diese Aufgabe. Für die Neubildung sind die Nieren als Impulsgeber und die Epiphyse (Zirbeldrüse) als Steuerungsorgan zuständig. In der anthroposophischen Medizin gehört die Blutbildung zum Bleiprozess. Folglich können potenziertes Blei (Plumbum metallicum praep.) oder die Kombination aus Epiphyse und Blei (Epiphysis/Plumbum) begleitend bei der Behandlung von Blutbildungsstörungen eingesetzt werden.

Die Darstellung des Blutbildes gehört zu fast jeder Laboruntersuchung. Im **»kleinen Blutbild«** werden die Anzahl der Erythrozyten, Leukozyten und Thrombozyten sowie der Hämatokrit, ihr Anteil am Gesamtvolumen, die Größe der Erythrozyten (MCV) und deren Eisengehalt (MCH) dargestellt. Das **»große Blutbild«** beinhaltet zusätzlich noch die Differenzierung der Leukozyten in ihre einzelnen Bestandteile.

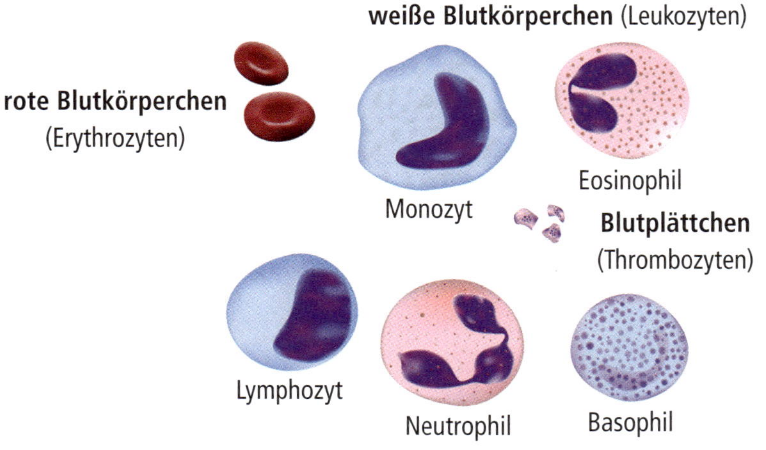

Blutwert	Gemessener Wert				Referenzbereich	Gemessener Wert im Referenzbereich
BLUTBILD						
Vollständiges Blutbild	E					
Leukozyten	E		4.3	/nl	3.6-10.5	
Erythrozyten	E		4.5	/pl	3.9-5.2	
Hämoglobin	E		14.3	g/dl	11.8-15.8	
Hämatokrit	E	▲	0.47	l/l	0.35-0.46	
MCV	E	▲	105	fl	80-101	
MCH	E		32	pg	27-34	
MCHC	E	▼	31	g/dl	32-36	
Thrombozyten	E		250	/nl	160-370	
Seg. Granulozyten	E		43.7	%	40.0-70.0	
Lymphozyten	E		43.8	%	20.0-44.0	
Eosinophile Gran.	E		2.3	%	0.5-5.5	
Basophile Gran.	E		0.9	%	0.0-1.8	
Monozyten	E		9.3	%	2.0-9.5	

Großes Blutbild

Bedeutung der Blutwerte

Erythrozyten – die roten Blutkörperchen

Referenzbereich	Männer	4,5 – 5,9 Millionen/µl Blut
	Frauen	3,8 – 5,2 Millionen/µl Blut

Erythrozyten werden im Knochenmark gebildet und in der Milz sowie durch die Aktivität in den Gefäßen wieder abgebaut. Ihre Gestalt ist scheibenförmig, häufig mit einer Einbuchtung in der Mitte. Die Lebensdauer beträgt etwa 120 Tage. Bei einem gesunden Menschen findet ein ununterbrochener Auf- und Abbau statt.

Die Hauptaufgabe der Erythrozyten ist der Transport des Sauerstoffs, der sich an das in ihnen befindliche Protein Hämoglobin bindet. Diese Eiweißverbindung ist rot und gibt dem Blut seine Farbe.

Für die Herstellung der roten Blutkörperchen werden vor allem Eisen, Vitamin B12 und Folsäure benötigt. Fehlt einer dieser Stoffe oder ist er nicht in ausreichender Menge vorhanden, können nicht genügend Erythrozyten gebildet werden.

Erhöhte Erythrozytenwerte

Eine Erhöhung der Erythrozytenzahl verursacht kaum Symptome. Sie ist häufig eine Begleiterscheinung von Erkrankungen oder ein Hinweis auf Sauerstoffmangel. Werden im Blutbild vermehrt rote Blutkörperchen festgestellt, kann das folgende Ursachen haben:

- Blutkrankheiten mit einer anormalen Vermehrung der Blutkörperchen (Polyglobulie oder Polycythämia vera)
- Sauerstoffmangel durch längeren Aufenthalt im Hochgebirge oder chronische Lungenkrankheiten
- Tabakrauch (das im Tabakrauch enthaltene Kohlenmonoxid bindet sich an das Hämoglobin, das dann keinen Sauerstoff mehr aufnehmen kann)
- schwere Herzschwäche (es kommt so zu einem chronischen Sauerstoffmangel im Gewebe, der Körper reagiert mit der vermehrten Produktion von Erythrozyten)
- Nierenerkrankungen
- Tumore (häufig ein Zeichen bei Nieren- oder Leberzellkarzinom)
- Stoffwechselkrankheiten, z. B. Cushing-Syndrom (chronisch erhöhtes Cortisol)
- Hormontherapien mit Testosteron, Erythropoetin (Doping) oder Cortisonpräparaten

Reduzierte Erythrozytenwerte

Eine Verminderung der Erythrozytenzahl kann zu Konzentrationsstörungen, Schwindel, Leistungsschwäche, Müdigkeit, Kurzatmigkeit oder Herzrasen führen. Ursachen dafür sind:

- Blutverlust (häufig bei chronisch starker Menstruation)
- Krankheiten des Knochenmarks (Leukämie, Tumore)
- Vitaminmangel (Vitamin B12, Folsäure, Vitamin C)
- Eisen- oder Kupfermangel
- chronische Infekte oder Entzündungen
- Tumorleiden
- Lebererkrankungen
- Bleivergiftungen
- chronische Nierenerkrankungen mit Einschränkung der Nierenfunktion
- Hormonstörungen der Schilddrüse, Hypophyse oder Nebenniere
- Medikamente, z. B. Schmerzmittel

Analoge Entsprechung

Die Farbe Rot steht für Dynamik und Kraft. Bei reduzierten Erythrozytenwerten fehlt dem Menschen diese Energie. Die grobstoffliche Sauerstoffversorgung entspricht analog betrachtet der geistigen Durchdringung. Fehlt es an Sauerstoff, ist diese geschwächt und die Wahrnehmung herabgesetzt. In diesem Zusammenhang ist das Organ Niere interessant. Sie ist in der Traditionellen Chinesischen Medizin die Eintrittspforte des Chi (der körperlichen Energie) und in der westlichen Medizin Initiator der Blutbildung (Erythropoese).

Hämoglobin, der rote Blutfarbstoff

Referenzbereich	Männer	13–18 g/dl
	Frauen	12–16 g/dl

Das Hämoglobin, der rote Blutfarbstoff, ist der wichtigste Bestandteil der Erythrozyten. Es besteht aus Eiweißketten und Eisen. Seine Hauptaufgabe ist die Bindung und der Transport des Sauerstoffs. Dieser wird in der Lunge aufgenommen und durch die Blutgefäße transportiert. Die Körperzellen gewinnen in Verbindung mit den Nährstoffen daraus Energie. Auf dem Rückweg sorgt das Hämoglobin für den Abtransport des Kohlendioxids, das dann über die Lunge ausgeatmet wird. Hämoglobin gilt im Blut als Säurepuffer. Die in der Naturheilkunde häufig beschriebene »Übersäuerung« hängt unter anderem von der Menge des im Blut befindlichen Hämoglobins ab. Ein Mangel daran kann Auslöser für eine Gewebsübersäuerung sein. Zur Beurteilung des Säure-Basen-Haushalts sollten daher immer auch die Elektrolyte im Vollblut und im Serum bestimmt werden. Nach Abbau der Erythrozyten in der Milz entsteht aus dem Hämoglobin das Bilirubin.

Neben der Anzahl der Erythrozyten ist die Höhe des Hämoglobinspiegels das wichtigste Kriterium einer Anämie oder Polyglobulie.

Erhöhte Hämoglobinwerte

Erhöhungen des Hämoglobinspiegels entsprechen meist einer parallel erhöhten Zahl an roten Blutkörperchen. Auslöser sind beispielsweise:

- längere Aufenthalte im Hochgebirge oder eine Lungenerkrankung (der Körper versucht, den Sauerstoffmangel durch vermehrte Bildung von Erythrozyten auszugleichen)

- verstärkte Blutbildung im Knochenmark bei gutartigen oder bösartigen Tumoren (Krankheitsbild der Polycythämie vera oder Polyglobulie)
- Medikamente, z. B. EPO (Erythropoetin, das auch von den Nieren gebildet wird), das beim Doping im Leistungssport Anwendung findet

Reduzierte Hämoglobinwerte

Verminderte Hämoglobinwerte im Blut entsprechen hinsichtlich der Ursachen denen einer verminderten Erythrozytenzahl:

- Eisenmangel ist eine der häufigsten Ursachen reduzierter Hämoglobinwerte. Der Körper kann ohne Eisen kein Hämoglobin bilden. Eisenmangel entsteht häufig bei Frauen mit einer zu starken Menstruation.
- Vitamin-B12- oder Folsäuremangel aufgrund einer unausgewogenen Ernährungsweise oder eines zu alkalischen Darmmilieus
- verstärkter Zellzerfall (Hämolyse – kann bei der Blutentnahme entstehen, wenn der Arm zu lange gestaut wird, durch Infektionen, Tumore oder Störungen im Immunsystem)

Analoge Entsprechung

Der rote Blutfarbstoff entspricht in der analogen Betrachtung dem Eisen. Grundsätzlich können physiologische Probleme in diesem Bereich der Frage nach der inneren Stabilität zugeordnet werden. Näheres zum Eisen in der analogen Betrachtung erfahren Sie im Kapitel über Eisen und Kupfer (S. 77).

Hämatokrit

Referenzbereich	Männer	0,40–0,52 g/dl
	Frauen	0,35–0,47 g/dl

Blut ist buchstäblich dicker als Wasser. Die Blutzellen (Erythrozyten, Leukozyten, Thrombozyten) sind die festen Bestandteile. Gemeinsam machen sie etwa 45 % des Blutes aus. Dieser Wert wird als »Hämatokrit« bezeichnet.

Erhöhte Hämatokritwerte

Erhöhte Hämatokritwerte vermindern die Fließeigenschaft des Blutes (Viskosität). Es kommt zu einer Mehrbelastung des Herzens und zu einer mangelhaften Durchblutung des Gewebes. Ursachen dafür können sein:

- extremer Flüssigkeitsverlust durch Erbrechen, Durchfall oder mangelnde Flüssigkeitszufuhr
- eine stark erhöhte Produktion roter Blutkörperchen (Polyglobulie) oder verminderte Sauerstoffsättigung der Erythrozyten bei Aufenthalt in großen Höhen
- Medikamente, z. B. Erythropoetin (EPO), das bei Nierenerkrankungen oder beim Doping genutzt wird
- Hämochromatose (Eisenspeicherkrankheit), bei der es zu einer Überladung des Körpers mit Eisen kommt (im Laborbefund ist das Eisen (Ferritin) stark erhöht)

Reduzierte Hämatokritwerte

Im Laborbefund reduzierte Hämatokritwerte können bedingt sein durch:
- alle Formen der Blutarmut (Anämie – die häufigste Ursache ist der Eisenmangel)
- Überwässerungen (beispielsweise in der Schwangerschaft)
- Infusionen oder eingeschränkte Nierenfunktion

Analoge Entsprechung

Die Fließgeschwindigkeit des Blutes entspricht dem Fluss der Gedanken. Sie können leicht und schnell (reduzierter Wert) oder langsam und träge (erhöhter Wert) sein. Die Vorstellung des »Fließens« kann auch auf den Stoffwechsel übertragen werden, der entweder leicht oder träge arbeitet.

MCV – mittleres Zellvolumen der Erythrozyten

Referenzbereich	Männer	82–98 fl
	Frauen	82–98 fl

Der MCV (zu englisch »mean cell volume«) gibt Aufschluss über die durchschnittliche Größe der roten Blutkörperchen. Der MCV-Wert allein gibt jedoch noch keinen genauen Hinweis auf eine mögliche Erkrankung. Erst in Verbindung mit weiteren Blutwerten ist eine explizite Diagnose möglich. Der MCV wird errechnet, indem die Menge sämtlicher Zellen im Blut durch die Anzahl der roten Blutkörperchen dividiert wird.

Erhöhtes MCV

Erythrozyten mit einem hohen MCV werden als »makrozytär« (große Zellen) bezeichnet. Die Ursachen dafür können u. a. sein:

- ein Mangel an Folsäure oder Vitamin B12, der auf eine einseitige Ernährungsweise, den erhöhten Verbrauch während einer Schwangerschaft, einen verminderten Intrinsischen Faktor im Magen oder eine verminderte Aufnahme im Darm (alkalischer Darm) zurückzuführen ist
- Schilddrüsenunterfunktion und Lebererkrankungen
- Reifungsstörung der roten Blutkörperchen im Knochenmark (aplastische Anämie)

Reduziertes MCV

Erythrozyten mit einem niedrigen MCV werden als »mikrozytär« (kleine Zellen) bezeichnet. Dies ist ein Hinweis auf:

- Eisen-, Kupfer- oder Vitamin-B6-Mangel.

Analoge Entsprechung

Sind die roten Blutkörperchen klein, können wir davon ausgehen, dass der Mensch sich auch in seinem Alltag selbst »klein macht«. Er lebt nicht sein wirkliches inneres Potenzial. In ihm schlummern viele Möglichkeiten, die im Äußeren noch nicht zum Erblühen gekommen sind. Hier gibt es eine Parallele zur Galle und zur Schilddrüse, deren Fehlfunktionen ähnliche Deutungen zulassen.

Lebt ein Mensch nicht seine wirkliche Identität, kann dies zu Sucht oder Depression führen. Es fehlt ihm an der inneren Stärke, das eigene Selbst zur Entfaltung zu bringen. Vitamin-B6- und Kupfermangel sind deutliche Anzeichen fehlender Energie zur Wandlung und Veränderung. Im Rahmen einer persönlichen Veränderung wirkt sich der Mangel als Blockade aus. Hier sollte auf jeden Fall immer die körperliche Ursache abgeklärt werden und eine Substitution der fehlenden Stoffe erfolgen.

Sind die roten Blutkörperchen groß, liegt eine mangelhafte Zellteilung und somit eine verminderte Zellerneuerung vor. Analog auf seelisch-geistiger Ebene ist die Kraft für die praktische Umsetzung von Ideen reduziert.

Menschen mit diesem Aspekt stagnieren in ihrer Entwicklung. Sie benutzen häufig die Redewendung »man müsste mal«, ohne dann konkret zu handeln. Immer wieder verblüffend war für mich in der Praxis die Reaktion von Patienten nach mehrmaligen Gaben von aktivem Vitamin B12 (VITAMIN B ACTIV von NewLife nutrition). Ihnen gelang es nun besser, die selbst gewählten Ziele umzusetzen. Sie spürten wieder die Energie in sich, etwas verwirklichen, erneuern, in die Hand nehmen zu wollen und zu können.

Auch wenn die Gabe von Vitamin B12 schnelle Veränderungen zeigt, ist es wichtig, auf körperlicher Ebene die Ursache für den zu alkalischen Darm zu finden und zu behandeln. Hier wirken am besten Bitterstoffe wie Amaratropfen von Weleda oder ein Mittel für die Regeneration des Darms wie COLO ACTIV von NewLife nutrition.

MCH – mittlerer zellulärer Hämoglobingehalt

Referenzbereich	Männer	28–32 pg
	Frauen	28–32 pg

Das mittlere korpuskuläre Hämoglobin (MCH) ist die durchschnittliche Konzentration des Hämoglobins in jedem einzelnen Erythrozyten. Es wird aus dem Verhältnis des Hämoglobins zum Hämatokrit ermittelt. Der Wert dient der Differenzierung von unterschiedlichen Formen der Blutarmut. Dazu sind allerdings weitere Parameter wie Ferritin, Retikulozyten, Vitamin B12, Vitamin B 6 und Folsäure erforderlich.

Erhöhtes MCH

Zu hohe MCH-Werte, auch »hyperchrome Anämie« genannt, sind fast immer mit einer Vergrößerung der Erythrozyten verbunden. Erhöhtes MCH gibt Hinweise auf:

- Folsäure- oder Vitamin-B12-Mangel
- Sind gleichzeitig die Retikulozyten reduziert, kann es sich um eine Störung im Knochenmark handeln.

Reduziertes MCH

Zu niedrige MCH-Werte, auch als »hypochrome Anämie« bezeichnet, sind häufig mit einer Verkleinerung der Erythrozyten verbunden. Auslöser dafür können sein:

- Mangel an Kupfer, Eisen oder Vitamin B6 (diese Werte sollten immer im Vollblut und nicht im Serum gemessen werden)

Analoge Entsprechung

Erhöhtes oder reduziertes MCH weist immer auf Mangelerscheinungen hin. Es fehlen die Fülle des Lebens, der Genuss und die Freude. Schauen wir uns Pflanzen an, die – wo auch immer sie ihren Nährboden finden – ihre ganze Blütenpracht zur Entfaltung bringen. Bei einem Defizit an Hämoglobin fehlt die Energie, sich im Leben durchzusetzen, sich zu behaupten und seinen eigenen Weg zu gehen. Für die persönliche Entwicklung ist es wichtig, einen positiven und dem eigenen Wesen entsprechenden Willen zu entwickeln, denn dadurch können Hindernisse überwunden werden. Dafür ist das Inkarnationsmetall Eisen nötig. Urtica dioica urt. (Brennnessel) stärkt zusätzlich das in uns bestimmende Element, wirkt erdend und unterstützt die innere Stabilität.

MCHC – mittlere zelluläre Hämoglobinkonzentration

Referenzbereich	Männer	32–36 g/dl
	Frauen	32–36 g/dl

Der MCHC weist die durchschnittliche Hämoglobinkonzentration der roten Blutkörperchen aus. Man berechnet ihn, indem der Hämoglobingehalt durch den Hämatokrit dividiert wird. Der Wert ist in der allgemeinen Diagnostik jedoch entbehrlich. Bei einigen wenigen Anämieformen kann er als Differenzialdiagnose herangezogen werden, z. B. bei einer schweren Form der Thalassämie (Mittelmeeranämie).

Retikulozyten

Referenzbereich	Männer	0,5–1,8 %
	Frauen	0,5–1,7 %

Retikulozyten sind junge, noch unreife rote Blutkörperchen. Sie werden vom Knochenmark aus ins Blut ausgeschwemmt. Dort reifen sie dann innerhalb weniger Tage zu funktionsfähigen Erythrozyten heran. Für gewöhnlich ist der Anteil der Retikulozyten im Blutbefund sehr klein. Reduzierte oder auch erhöhte Retikulozytenanteile im Blut können auf Störungen in der Blutbildung hinweisen.

Erhöhte Retikulozytenwerte

Ist die Zahl der Retikulozyten erhöht, deutet dies auf eine gesteigerte Bildung neuer roter Blutkörperchen hin. Dabei kann es sich um einen normalen Regulationsmechanismus des Körpers handeln, einen bestehenden Mangel an Erythrozyten auszugleichen. Dieser kann durch vermehrten Blutverlust oder einen Mangel an Vitalstoffen entstanden sein.

Reduzierte Retikulozytenwerte

Zu wenig Retikulozyten weisen auf eine verminderte Neubildung der Erythrozyten hin. Dafür gibt es vielfältige Ursachen:

- Mangel an Vitalstoffen wie Eisen, Vitamin B12, B6 oder Folsäure
- Strahlen- oder Chemotherapie
- Nierenerkrankungen mit verminderter Produktion des Hormons Erythropoetin (EPO)
- Erkrankungen des Knochenmarks (dann sind alle festen Bestandteile im Blut gestört)

Die Therapie richtet sich nach der jeweiligen Ursache des Geschehens. Der Vitaminmangel entsteht häufig durch einen zu alkalischen Darm (Harnstoff im Laborbefund erhöht) oder eine Ernährungsweise, die nicht der genetischen und epigenetischen Stoffwechselprägung entspricht. Bei einer allgemeinen Störung der Blutbildung (reduzierte Erythrozyten, Leukozyten und Thrombozyten) handelt es sich sehr wahrscheinlich um einen verstärkten Bleiprozess, dem in der anthroposophischen Medizin die Milz, die Epiphyse und das Saturnprinzip (Zerstörung) zugeordnet werden. In diesem Fall sollte der Einsatz des Mittels Epiphysis/Plumbum von Wala erwogen werden.

Leukozyten – die weißen Blutkörperchen

Referenzbereich	Erwachsene	3,9–10,0/nl
	Schulkinder	5,0–15,0/nl
	Kleinkinder	6,0–17,5/nl
	Neugeborene	9,0–30,0/nl

Leukozyten sind kernhaltige Zellen im menschlichen Blut. Sie sind farblos und werden darum auch als »weiße Blutkörperchen« bezeichnet. Als »Gesundheitspolizei« unseres Körpers sorgen sie für die Abwehr von Krankheitserregern wie Bakterien oder Viren. Die Anzahl der weißen Blutkörperchen erhöht sich auch bei allergischen Reaktionen, Giftstoffbelastungen, Wurminfektionen und Autoimmunkrankheiten.

Bildung und Unterteilung der Leukozyten

Leukozyten werden im roten Knochenmark als sogenannte Vorläufer- oder Stammzelle gebildet. Je nach Aufgabe und Funktion differenzieren sie sich anschließend in unterschiedliche Zellen.

neutrophile Granulozyten	50–70 %
Lymphozyten	25–40 %
eosinophile Granulozyten	1–5 %
basophile Granulozyten	0,1–3,0 %
Monozyten	2–8 %

Erhöhte Leukozytenwerte (Leukozytose)

Erhöhte Leukozytenwerte entstehen durch unterschiedliche Prozesse im Organismus. Diese können sein:

- Infektionen, vor allem durch Bakterien verursacht
- chronisch-entzündliche Krankheiten, z. B. Darmentzündungen oder rheumatische Entzündungen
- körperliche Anstrengung oder seelischer Stress, die das sympathische Nervensystem anregen
- Medikamente (vor allem Cortisonpräparate) oder vermehrt aufgenommene Giftstoffe

Sind alle Bestandteile des Blutes (Erythrozyten, Thrombozyten und Leukozyten) erhöht, handelt es sich um eine Blutbildungsstörung im Knochenmark. Die Ursache dafür muss abgeklärt werden. Aus Sicht der anthroposophischen Medizin gehört die Blutbildung zum Bleiprozess im Organismus. Die Untersuchung auf eine mögliche Bleibelastung ist anzuraten.

Reduzierte Leukozytenwerte (Leukopenie)

Die Anzahl der Leukozyten im Blut kann sich schnell verändern. Für die Reduzierung gibt es einige Auslöser. Dazu gehören:

- Viruserkrankungen oder Pilzinfektionen
- Medikamente wie Schmerzmittel, Psychopharmaka, Schilddrüsenmittel (Thyreostatika), Chemo- oder Stahlentherapeutika
- Vergrößerung der Milz durch Lebererkrankungen
- Darmbarrierestörungen (Leaky Gut entzündlich oder degenerativ)

Nach meiner Erfahrung ist die häufigste Ursache für niedrige Leukozyten die postprandiale Entzündung. Sie entsteht durch Störungen in der Darmbarriere, die einen entzündlichen oder degenerativen Charakter haben kann. Eine leichte Reaktion des Immunsystems auf Nahrung ist normal. Stärkere Entzündungen hingegen werden durch Nahrungsmittel, die nicht zum Stoffwechsel passen, hochkalorische Mahlzeiten oder eine erhöhte Mahlzeitenfrequenz hervorgerufen. Diese niedriggradigen Entzündungen gelten in der Schulmedizin auch als Ausgangspunkt für schwerwiegende Erkrankungen, wenn sie auf Dauer bestehen.

Analoge Entsprechung

Analog betrachtet, besteht bei geringer Anzahl Leukozyten auf seelisch-geistiger Ebene eine verminderte Abwehrleistung gegen äußere Einflüsse. Betroffenen Menschen fehlt es an innerer Standfestigkeit und Abgrenzung. Assoziieren wir die erhöhte Anzahl der Leukozyten mit einer verstärkten Abwehrbereitschaft, so besteht analog auch eine verstärkte Abwehr bzw. ein erhöhtes Aggressionspotenzial. Das ist sicherlich sinnvoll beim Kampf gegen Giftstoffe und Erreger, allerdings nicht bei fehlendem Gegner. Die Aggression kann sich in Form von Wut nach außen entladen oder gegen den Körper richten. Die Folge sind Stauungen in der Galle (Eisen-Kupfer-Quotient reduziert und/oder alkalische Phosphatase erhöht) oder Autoimmunerkrankungen (z. B. Hashimoto-Thyreoiditis).

Neutrophile Granulozyten

Referenzbereich	gesamt	1,9–7,0/nl
	Anteil	50–70 %

Neutrophile (genauer: segmentkernige neutrophile Granulozyten) bilden die Hauptgruppe der weißen Blutkörperchen. Sie sind die wichtigsten Akteure des angeborenen Immunsystems, denn sie erkennen und eliminieren eine Vielzahl von Erregern, ohne dass der Körper zuvor Erfahrung mit ihnen gemacht haben muss. Im Kampf gegen Keime wandern sie vom Blut ins Gewebe. Kommt es zu einem Kontakt, schütten sie Substanzen aus, die den Krankheitserreger zerstören und weitere Granulozyten anlocken.

Erhöhte oder reduzierte Werte haben die gleichen Ursachen wie bei den Leukozyten (siehe dort).

Lymphozyten

Referenzbereich	gesamt	1,4–4,0/nl
	Anteil	25–40 %

Lymphozyten sind als Bestandteil des weißen Blutbildes die wirkungsvollste Waffe unseres Immunsystems. Sie erkennen alle Fremdstoffe, Viren und Bakterien in unserem Körper und lernen stetig dazu, um uns zu schützen. Es gibt zwei Arten von Lymphozyten mit unterschiedlichen Aufgaben:

B-Lymphozyten sind für die spezifische und die unspezifische Abwehr von Krankheitserregern zuständig. Für diese Aufgabe bilden sie Immunglobuline, sogenannte Antikörper (IgA, IgG, IgM, IgE).

T-Lymphozyten haben eine andere Abwehrmethode. Sie überwachen ständig die Membranzusammensetzung der körpereigenen Zellen. Bei krankhaften Veränderungen der Zelloberfläche zerstören sie sie.

Erhöhte Lymphozytenwerte

Ist die Lymphozytenanzahl erhöht, ist das ein Hinweis auf:

- einen bestehenden akuten Infekt, insbesondere auf einen Virusinfekt
- bösartige Erkrankungen des Blutes wie Leukämie
- unterschiedliche Formen von Tumoren wie Morbus Hodgkin
- Nebennierenschwäche

Ein akut auftretender Infekt ist nur möglich, wenn gleichzeitig die Nebennierenaktivität reduziert ist. Stress und eine Ernährungsweise mit zu vielen Kohlenhydraten begünstigen eine Nebennierenschwächung und somit auch Infekte.

Reduzierte Lymphozytenwerte

Verminderte Lymphozytenwerte finden wir:

- ausgelöst durch starke Stresssituationen (bei noch intakter Nebenniere)
- im Rahmen einer Cortisontherapie
- bei der Anwendung von Immunsuppressiva (Arzneimittel, die die körpereigene Abwehr unterdrücken)
- bei Autoimmunerkrankungen wie Lupus erythematodes

Aus naturheilkundlicher Sicht entsprechen reduzierte Lymphozytenwerte einer Belastung des Zellzwischenraums (der Matrix) mit Giftstoffen, die noch nicht ausgeschieden werden konnten. Die eingelagerten Toxine sind ein Nährboden für Erkrankungen. Zur Reinigung des Organismus haben sich die traditionellen »Ausleitungsverfahren« wie Schröpfen, individuelles Basenfasten, Darmspülungen oder pflanzliche Mittel zur Anregung von Leber und Niere bewährt. Das körpereigene Instrument zur Entgiftung der Matrix ist Fieber. Es wird heutzutage leider viel zu schnell unterdrückt, wodurch dem Körper die Chance zur Entgiftung genommen wird.

In der Praxis hat sich die Kombination von **MATRIX ACTIV** und **OXI BALANCE** von NewLife nutrition zur Bereinigung, Entgiftung und zum Aufbau der Matrix bewährt.

Verminderte Lymphozytenwerte können auch ein Hinweis auf Störungen der Milz sein. Das Organ gehört zum Saturnprinzip (Zerstörung) und zum Bleiprozess (Abgrenzung). Auf diese Aspekte gehe ich später noch detailliert ein. Auf den Stoffwechsel bezogen weisen verminderte Lymphozyten darauf hin, dass der Abbaustoffwechsel stärker ist als der Aufbaustoffwechsel, ein typisches Anzeichen der Degeneration. Bei einem älteren Menschen erkennen wir die Auswirkungen eines zu aktiven Bleiprozesses an sklerotischen Veränderungen im Körper wie Arteriosklerose, Arthrose, Osteoporose, Demenz und Sturheit.

Analoge Entsprechung: Verhältnis Granulozyten zu Lymphozyten

In den meisten Laborbefunden überwiegt die Anzahl der Granulozyten im Verhältnis zu den Lymphozyten. Die unspezifische Abwehr ist also stärker ausgeprägt als die spezifische. Betrachten wir diesen körperlichen Zustand analog auf seelisch-geistiger Ebene, entspricht er einer aktuell unklaren Lebenssituation. Um wieder Kraft und Klarheit zu gewinnen, gibt es in der Naturheilkunde sogenannte lichtbringende Substanzen wie Quarz, Silicea oder Pflanzen mit gelben Blüten (z. B. Hypericum oder Solidago). Den zu stark wirkenden Bleiprozess können wir mit **Plumbum metallicum praep. D20, Cichorium Plumbo cultum D3** oder auch mit **Argentum metallicum praep. D6** (dem Gegenspieler zu Blei) behandeln.

Eosinophile Granulozyten

Referenzbereich	gesamt	0,0–0,5/nl
	Anteil	1–5%

Eosinophile Granulozyten gehören zu den weißen Blutzellen und haben eine besondere Bedeutung bei der Diagnostik von Überempfindlichkeitsreaktionen des Körpers. In der erweiterten Betrachtung nach »Labor ganzheitlich« haben sie einen Bezug zum corticotropen Hormonsystem.

Erhöhte eosinophile Granulozytenwerte

Sind eosinophile Granulozyten erhöht, können sich dahinter unterschiedliche Auslöser verbergen, wie z. B.:

- ein Wurmbefall
- allergische Erkrankungen, z. B. Asthma, Heuschnupfen, Neurodermitis
- eine Erholungsphase nach einer Erkrankung (»eosinophile Morgenröte«)
- in seltenen Fällen auch Autoimmunerkrankungen, Tumore, Darmerkrankungen
- funktionelle Störungen der Nebenniere

Reduzierte eosinophile Granulozytenwerte

Reduzierte eosinophile Granulozytenwerte haben in der klinischen Diagnostik nur eine geringe Bedeutung. Aus Sicht von »Labor ganzheitlich« besteht allerdings bei niedrigen eosinophilen Granulozyten ein enger Bezug zu:

- funktionellen Störungen der Nebenniere
- Stress, Cortisontherapie und schweren akuten Infektionen

Basophile Granulozyten

Referenzbereich	gesamt	0,0–0,3/nl
	Anteil	0–3%

An einigen allergischen Reaktionen (Asthma, Nesselsucht, Heuschnupfen) sind basophile und eosinophile Granulozyten beteiligt. Basophilen Granulozyten wird eine Schlüsselrolle bei der Immunabwehr beigemessen. Im Rahmen der Gedächtnis-Immunantwort sind sie eine wichtige Quelle für Botenstoffe. Eine Immunisierung gegen bakterielle Infekte erfolgt nur, wenn ausreichend von ihnen vorhanden sind. Basophile Granulozyten werden auch von der Hypophyse, unserer »Meisterdrüse« und dem »Chef« des Hormonsystems, gebildet. Veränderte Werte können somit auch Hinweis auf ein gestörtes Hormonsystem sein.

Erhöhte basophile Granulozytenwerte

Erhöhte Granulozytenwerte sind eher selten. Wir finden sie bei:

- einer schweren Schilddrüsenüberfunktion
- chronischer lymphatischer Leukämie (Blutkrebs)
- Diabetes mellitus (Zuckerkrankheit)
- nephrotischem Syndrom (Nierenerkrankung mit Eiweißverlust)
- chronisch-entzündlichen Darmerkrankungen
- rheumatoider Arthritis

Reduzierte basophile Granulozytenwerte

Reduzierte Granulozytenwerte haben allgemein keine medizinische Bedeutung. In der erweiterten Sichtweise nach »Labor ganzheitlich« sind sie zu finden bei:

- allgemeiner Drüsenschwäche
- Störungen im gonadotropen Hormonsystem
- Dauerstress
- Kohlenhydratüberschuss
- Progesteronmangel

Monozyten

Referenzbereich	gesamt	0,1 – 0,8 /nl
	Anteil	2 – 8 %

Monozyten beseitigen Feinde, Zelltrümmer und körperfremde Substanzen. Sie nehmen Bakterien, Viren, Pilze und den allgemeinen »Stoffwechselmüll« auf und zersetzen diese Stoffe mithilfe von speziellen Enzymen. Darum werden sie umgangssprachlich auch »Fresszellen« genannt. Ein Teil der Monozyten befindet sich als mobiles Abwehrsystem in den Lymph- und Blutgefäßen. Ein anderer Teil ist im Bindegewebe aktiv. Dort werden die Monozyten auch »Makrophagen« genannt.

Erhöhte Monozytenwerte (Monozytose)

Eine Erhöhung der Monozytenzahl ist nicht immer Ausdruck einer Erkrankung. Erhöhte Werte entstehen durch:

- das Abklingen bakterieller Infekte (die »aufräumenden Zellen« vermehren sich, um die Restbelastungen nach Virusinfektionen, z. B. Masern, Windpocken oder Mononukleose [Pfeiffer'sches Drüsenfieber] zu beseitigen)
- Autoimmunerkrankungen wie Hashimoto-Thyreoiditis (Schilddrüse)
- Morbus Crohn
- Vergiftungen
- eine Cortisontherapie

Reduzierte Monozytenwerte (Monozytopenie)

Verminderte Monozytenwerte sind eher selten. Meist handelt es sich in diesen Fällen um Schädigungen des Knochenmarks, und der Mangel geht mit einem Versagen der gesamten Blutbildung einher.

Analoge Entsprechung

Monozyten sind große Fresszellen, die alles, was nicht in den Körper gehört, verdrängen oder auflösen. Vor diesem Hintergrund bringe ich die Betrachtung der Monozyten stets mit der Frage »Wie wichtig bin ich mir selbst?« in Zusammenhang.

Reduzierte Monozytenwerte finden wir bei Menschen mit deutlicher Dubezogenheit. Sie sind mehr für andere als für sich selbst da, richten sich nach deren Meinung und möchten immer gefallen. Bestimmte Lebenssituationen erfordern es, sich zurückzunehmen, z. B. bei der Betreuung eines kranken und hilfsbedürftigen Menschen. Diese Rücksichtnahme sollte allerdings nur kurzfristig und damit zeitlich überschaubar sein. Wer sich dauerhaft dubezogen verhält, lebt nicht seine wahre Identität, seine innere Bestimmung. Vielmehr sucht er nach Anerkennung und Bestätigung im Außen. Menschen mit niedriger Monozytenzahl haben die Aufgabe, ihre eigenen Bedürfnisse zu erkennen, diese zu achten und zu befriedigen. **Achtung:** Tun sie es, könnte diese neue, gesunde Ichbezogenheit anfangs in der näheren Lebensumgebung Konflikte auslösen. Diese gilt es zu meistern.

Erhöhte Monozytenwerte weisen auf eine starke Ichbezogenheit hin. Menschen mit diesem Blutbild stellen sich selbst in den Mittelpunkt. Sie denken in erster Linie an sich und erst danach an ihr Umfeld. Vor Prüfungen, großen Aufgaben oder Lebensumstellungen ist es wichtig, sich voll und ganz auf sich selbst zu konzentrieren und somit hohe Monozyten zu haben. Auf Dauer und besonders im Alter ist dieser Zustand hingegen nicht erstrebenswert, da man zu vereinsamen droht.

In der Praxis konnte ich beobachten, dass Patienten mit zu geringen oder zu hohen Monozytenwerten die ihnen empfohlene Therapie nicht umsetzten. Die Gründe dafür waren jedoch unterschiedlich. Patienten mit niedrigen Monozyten waren wankelmütig und ließen sich durch Menschen in ihrer Umgebung zu stark beeinflussen. Sie stellten die Bedürfnisse ihrer Umwelt über ihre eigenen. So wurde auch einmal eine notwendige Therapie abgesagt, weil die Tochter oder Nachbarin Unterstützung benötigte. Anders war es bei Patienten mit vielen Monozyten. Sie wandelten schon nach wenigen Tagen die empfohlene Therapie nach eigenen Vorstellungen um. Die Dosierung der Medikation wurde verändert oder die besprochene Ernährungsumstellung kurzerhand selbst gestaltet. Beide Varianten gelten in der Praxis als mögliche »Therapieversager«.

Es gibt also keine guten und schlechten Monozytenzustände. Alles ist von der jeweiligen Situation oder den Lebensumständen und damit auch von der eigenen Betrachtungsweise abhängig.

Thrombozyten

Referenzbereich 140–440/nl

In der Betrachtung des Blutes stehen die roten und weißen Blutkörperchen meist im Vordergrund. Die Thrombozyten führen eher ein Schattendasein. Dabei spielen sie bei der Verletzung eines Blutgefäßes eine entscheidende Rolle.

Die Blutplättchen sind die kleinsten Zellen des Blutes und besitzen keinen eigenen Zellkern. In einem Mikroliter Blut befinden sich etwa 140 000–440 000 Thrombozyten. Sie werden im Knochenmark gebildet und nach fünf bis zehn Tagen Lebensdauer von der Milz wieder abgebaut.

Kommt es durch eine Verletzung zur Durchtrennung eines Blutgefäßes, werden die Blutplättchen aktiviert. Das in den Thrombozyten befindliche Hormon Serotonin sorgt dafür, dass sich das verletzte Gefäß zusammenzieht. Mithilfe des »Klebstoffs« Fibrin versiegeln die Blutplättchen das Blutgefäß und schützen den Körper vor weiterem Blutverlust.

Erhöhte Thrombozytenwerte (Thrombozytose)

Eine erhöhte Anzahl an Thrombozyten wird auch als »Thrombozytose« bezeichnet. Sie kann zu einer Verdickung des Blutes führen und die Neigung zu Blutgerinnseln, die Venen und Adern verstopfen, begünstigen. Erhöhte Werte können bedingt sein durch:

- die Entfernung der Milz aufgrund von Verletzungen
- Leberschäden
- schwere Eisenmangelanämien
- extreme sportliche Anstrengung
- chronische Entzündungen
- Knochenmarkstumore (dabei erhöhen sich alle festen Bestandteile des Blutes)

Reduzierte Thrombozytenwerte (Thrombopenie)

Die häufigste Ursache für eine verminderte Anzahl der Blutplättchen sind:

- Virusinfektionen
- Leberbelastungen mit Vergrößerung der Milz
- Medikamente wie Heparin, Cotrimoxazol, Chemotherapeutika
- Schädigungen des Knochenmarks (dann sind alle Blutbestandteile vermindert)

Bei anhaltender Verminderung auf unter 100/nl Blut sollte unbedingt eine weitere Diagnostik durchgeführt werden. Sinken die Werte unter 40, besteht eine gesteigerte Blutungsgefahr. Bei Werten unter 10 können gefährliche Blutungen auftreten. Diese sind in der Haut als punktförmige Einblutungen zu erkennen (Petechien), können allerdings in allen Organen des Körpers vorkommen.

Acetylsalicylsäure

Zum Schutz vor einem Herzinfarkt oder Schlaganfall wird seitens der Schulmedizin oft Acetylsalicylsäure (ASS) empfohlen. Dieser Arzneistoff verhindert das Zusammenballen der Thrombozyten und soll vor Verschlüssen von Blutgefäßen schützen. Pharmakologisch tritt die Wirkung bereits bei 20 mg pro Tag ein. Da die Studien mit 100 mg ASS pro Tag durchgeführt wurden, liegt die empfohlene Tagesdosis in dieser Größenordnung. **Wichtig:** ASS führt bereits in geringen Dosen zu Schleimhautblutungen im Magen-Darm-Trakt und erhöht die Gefahr einer Hirnblutung (roter Apoplex). In der naturheilkundlichen Praxis hat sich bei einer Neigung zu Thrombosen oder Embolien das Therapeutikum Mucokehl von Sanum bewährt. Es ist ein Auszug aus dem Schimmelpilz »Mucor racemosus«.

Analoge Entsprechung

Die Blutplättchen stellen aufgrund ihrer physiologischen Wirkungsweise einen Schutzfaktor dar. Die analoge Betrachtung auf feinstofflicher Ebene richtet sich daher ebenfalls auf den Schutz, den wir uns selbst in zu geringer oder zu hoher Weise gewähren.

Eine niedrige Anzahl von Thrombozyten führt zu einem reduzierten Schutz der Gefäße. Die Blutungsneigung erhöht sich. Auf psychischer Ebene besteht ebenfalls ein geringer Schutz gegenüber äußeren Einflüssen. Betroffenen Menschen fehlt die Fähigkeit, sich abzugrenzen. Sie sind sehr offen und nehmen sich alles, was sie in ihrer nächsten Umgebung erleben, zu Herzen und empfinden es intensiv mit. Wird ihnen alles zu viel, ist Rückzug ein möglicher Weg, das Erlebte zu verarbeiten. In der Pflanzenwelt finden wir als Ausgleich für diesen fehlenden Aspekt **Engelwurz** (Ceres Angelica archangelica urt.) oder **Mariendistel** (Ceres Carduus marianus urt.). Während uns Engelwurz sanft umhüllt und schützt, lehrt uns die Mariendistel, klarer »Nein« zu sagen. Beide Pflanzen unterstützen die seelische Abgrenzung.

Erhöhte Thrombozyten können auf ein erlebtes Trauma auf körperlicher oder seelischer Ebene hinweisen. Diese »Wunde« verhindert, dass man zu den tiefsten inneren Empfindungsebenen des Betroffenen vordringen kann. Das Herz ist wie durch einen Schutzpanzer verschlossen. Der **Storchenschnabel** (Ceres Geranium robertianum urt.) kann helfen, die Schockzustände oder Blockaden zu lösen, um wieder in den Fluss des Lebens zu kommen. Eine ähnliche Wirkung, die Bewahrung der kindlichen Unschuld, Reinheit und Unvoreingenommenheit, finden wir auch beim **Gänseblümchen** (Ceres Bellis perennis urt.).

Biochemie – Elektrolyte

Die biochemische Analyse des Blutes umfasst die Untersuchung der für den Stoffwechsel wichtigen Bausteine: der Elektrolyte und Vitamine.

Elektrolyte, auch »Mineralien«, »Spurenelemente« oder »Salze« genannt, dienen der Aufrechterhaltung des Wasserhaushalts und der elektrischen Aktivität von Muskel- und Nervenzellen. Der Körper kann Elektrolyte nicht selbst herstellen. Sie müssen ihm täglich mit der Nahrung zugeführt werden. Aufgrund des reichhaltigen Nahrungsangebots ist in Deutschland bei einer ausgewogenen Ernährung sichergestellt, dass alle notwendigen Mineralien in ausreichender Menge aufgenommen werden. Ihre Ausscheidung erfolgt über Nieren, Haut und Verdauungssystem.

Ein Teil der Elektrolyte befindet sich überwiegend in den Zellen (intrazellulär). Andere wiederum zirkulieren hauptsächlich in der Blutflüssigkeit (Plasma), also außerhalb der Zellen (extrazellulär). Die unterschiedliche Verteilung ermöglicht eine ausreichende Zellernährung und den Austausch von Stoffen und Informationen durch die Zellmembran. Zur Beurteilung des Versorgungszustands ist immer eine Vollblutanalyse erforderlich. Für die Zellstoffwechselkontrolle ist es notwendig, die Elektrolyte **aus einer Laborprobe** sowohl im Serum als auch im Vollblut zu bestimmen.

Verteilung der Elemente zwischen Blutzellen und Plasma in %

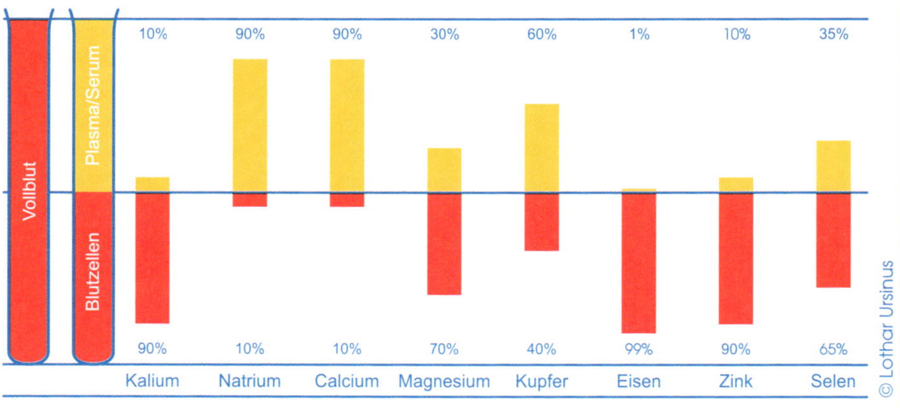

Auf das Verhältnis kommt es an

In der Schulmedizin findet das Verhältnis der Elektrolyte zueinander wenig Beachtung. Anders ist es in der Regulationsmedizin. Hier ist immer das Verhältnis der Mengen wichtiger als ihre absolute Größe. Die vier Hauptelektrolyte Natrium, Kalium, Calcium und Magnesium beeinflussen sich gegenseitig in ihrer Wirkung. Schon kleinste Verschiebungen im Mineralienhaushalt bringen den Zellstoffwechsel aus dem Gleichgewicht.

Die vier steuernden Elektrolyte im Zellstoffwechsel

Die Forschungen über das Grundregulationssystem nach Pischinger haben gezeigt, dass den vier Hauptelektrolyten (Natrium, Kalium, Calcium, Magnesium) eine besondere Bedeutung zukommt. Sie beeinflussen das polare Reiz-Antwort-Verhalten der Matrix.

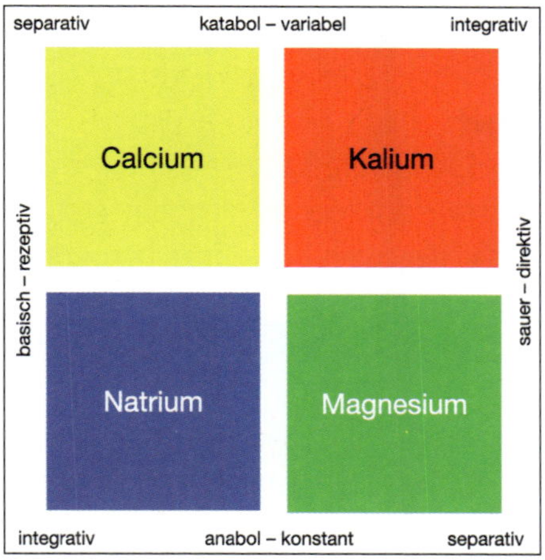

Vier Hauptelektrolyte im Stoffwechsel

Magnesium und Natrium regulieren den Stoffwechsel anabol (Aufbau und Regeneration), Kalium und Calcium katabol (Abbau und Energiefreisetzung). Kalium und Magnesium beeinflussen in der Kombination den pH-Wert sauer, Natrium und Calcium basisch.

Kalium – unterstützt das Selbstvertrauen

Referenzbereich	im Serum	3,6–5,0 mmol/l
	im Vollblut	1573–2092 mg/l

Etwa 90 % des Kaliums befinden sich innerhalb und 10 % außerhalb der Körperzellen. Im Lüscher-Würfel entspricht Kalium dem roten Quadranten, der für Dynamik und Aktivität steht. Im Stoffwechsel wirkt Kalium katabol und sauer. Der polare Gegenspieler ist Natrium.

Kalium nimmt eine zentrale Stellung im Stoffwechsel der Muskeln und Nerven ein. Es beeinflusst das Membranpotenzial und die Erregung der Zellen und hält den Flüssigkeitshaushalt in der Zelle aufrecht. Kalium aktiviert verschiedene Enzyme, die für den Aufbau von Eiweißen und den Abbau von Kohlenhydraten zuständig sind. Kalium ist auch an der Regulierung des Blutdrucks beteiligt. Die Weltgesundheitsorganisation empfiehlt bei Bluthochdruck eine gesteigerte Zufuhr von Kalium, da es sowohl den systolischen als auch den diastolischen Blutdruck senken kann. Hier ist allerdings Vorsicht geboten, da der Zellstoffwechsel nur dann optimal funktioniert, wenn alle vier Elektrolyte in einem ausgeglichenen Verhältnis zueinander stehen.

Erhöhter Kaliumspiegel

Ein erhöhter Kaliumspiegel im Serum kann entstehen, wenn bei der Blutentnahme die Venen zu lange gestaut wurden oder aus dem Blut kein Serum hergestellt wurde. Durch die Hämolyse (Zerfall der roten Blutkörperchen) tritt Kalium aus der Zelle ins Serum. Weitere mögliche Ursachen:

- Stress, da Kalium als Energiebringer benötigt wird (in diesem Fall ist der Kaliumspiegel im Vollblut erhöht)
- Medikamente wie kaliumsparende Diuretika, ACE-Hemmer (Blutdrucksenker), Schmerzmittel (z. B. Diclofenac, Ibuprofen, Acetylsalicylsäure), Antibiotika (z. B. Cotrimoxazol) und in der Krebstherapie verwendete Zytostatika
- akutes Nierenversagen oder ein Mangel an Nebennierenhormonen (Mineralkortikoide wie z. B. Aldosteron)

Reduzierter Kaliumspiegel

Ein verminderter Kaliumspiegel entsteht meist dadurch, dass zu viel dieses Mineralstoffes verloren geht. Auslöser dafür sind:

- Therapie mit Entwässerungsmitteln
- akute Nierenschwäche bei gleichzeitig gesteigerter Urinausscheidung

- Durchfall, Erbrechen oder Missbrauch von Abführmitteln
- starkes Schwitzen (Sport, Saunagänge etc.)
- Überproduktion des antidiuretischen Nebennierenhormons Aldosteron (Hyperaldosteronismus, auch »Conn-Syndrom« genannt)
- längere Behandlung mit Cortison
- übermäßiger Genuss von Lakritze
- seit Langem bestehende katabole Stoffwechselentgleisung (verminderte Regeneration und Zellerneuerung), etwa das metabolische Syndrom oder Diabetes mellitus (Zuckerkrankheit – dabei ist das Kalium im Serum meist erhöht und im Vollblut reduziert)

Kaliummangel führt zu einer allgemeinen Muskelschwäche. Die Folge sind Reizleitungsstörungen mit Extrasystolen und Herzstolpern. Unspezifische Symptome wie Schwindel, Müdigkeit, Konzentrationsmangel, Verstopfung oder niedriger Blutdruck können ebenfalls auf einen Kaliummangel hinweisen. Einen natürlichen Ausgleich bieten Lebensmittel wie Fleisch und frisches Gemüse, die große Mengen des Minerals enthalten.

Fehlen Kalium und Magnesium in den Körperzellen, wird die Stoffwechsellage auch als »metabolische Alkalose« bezeichnet. Die Zelle produziert die Energie nicht mehr in den dafür vorgesehenen Kraftwerken (Mitochondrien), sondern im Cytosol (Matrix der Zelle). Dieser Prozess wird auch als »Krebsstoffwechsel« gesehen, wenn er dauerhaft besteht. Das macht eine Regulation des Zellstoffwechsels notwendig. Vorübergehend kann er z. B. mit **ZELL ACTIV** von NewLife nutrition, bestehend aus Kalium- und Magnesiumcitrat, unterstützt werden.

Analoge Entsprechung

Kalium ist ein anregendes und begeisterndes Mineral, das uns Aktivität und Vitalität verleiht. Es gibt uns den Mut, Neues zu wagen, die eigenen Grenzen zu überwinden, die Komfortzone zu verlassen. Es ist der Anteil des »Robinson Crusoe« in uns, der ganz auf sich gestellt etwas aus seinem Leben macht. Setzen wir die in uns wohnenden Kräfte und Fähigkeiten ein, werden wir also aktiv, dann entsteht Selbstvertrauen, das »Ich kann es«-Gefühl.

Ein Kaliummangel wirkt sich deutlich auf die Psyche aus. Es besteht dann die Neigung zum Schwarzsehen, zu Pessimismus und depressiven Verstimmungen. Ein Gefühl des Ausgebranntseins macht sich breit. Es fehlt an Selbstvertrauen und Durchsetzungskraft. Menschen mit einem Mangel an Kalium sitzen in ihrem »Fahrzeug des Lebens« auf dem Beifahrersitz. Wichtig ist, das Lenkrad wieder in die Hand zu nehmen.

Ein Kaliumüberschuss äußert sich durch Überheblichkeit und Arroganz. Es fehlt betroffenen Menschen an Empathie und Einfühlungsvermögen.

Natrium – schenkt Zufriedenheit

Referenzbereich	im Serum	136–145 mmol/l
	im Vollblut	1706–2170 mg/l

Natrium ist der Antagonist zu Kalium. Die Gesamtmenge im Körper befindet sich zu 90 % außerhalb und zu 10 % innerhalb der Körperzellen. Bei Kalium ist das Verhältnis umgekehrt. Im Lüscher-Würfel entspricht Natrium dem blauen Feld und wirkt im Stoffwechsel anabol und basisch.

Natrium reguliert den Wasserhaushalt, ist wichtig für das Säure-Basen-Gleichgewicht und aktiviert verschiedene Enzyme des Stoffwechsels. Enzyme sind Biokatalysatoren, die chemische Reaktionen im Körper anregen. Beim Aufbau der elektrischen Spannung an den Zellmembranen sowie der Weiterleitung von Nervenimpulsen, dem Herzrhythmus und der Muskelarbeit ist Natrium ebenfalls beteiligt. Das Hormon Aldosteron, das bei Natriummangel im Blut von den Nebennieren ausgeschüttet wird, verringert die Ausscheidung von Natrium. Das Peptidhormon ANP (atriales natriuretisches Peptid) aus den Herzmuskelzellen hingegen fördert sie.

Natrium kommt in Form von Tafelsalz und weiteren Salzen in den unterschiedlichsten Lebensmitteln vor. Durch stark salzhaltige Fertigkost wird in den Industrieländern sechsmal mehr Natrium aufgenommen, als der Körper in der Regel benötigt. Dadurch kommt es zu einem relativen Kaliummangel. Zahlreiche Studien weisen nach, dass übermäßiger Salzkonsum das Risiko für Herz-Kreislauf-Erkrankungen erhöht. Dass Salzkonsum den Blutdruck erhöht, gilt allerdings nicht für jeden Menschen. Nur etwa jeder dritte von Bluthochdruck Betroffene reagiert nach dem Verzehr salzhaltiger Speisen mit steigenden Blutdruckwerten.

Erhöhter Natriumspiegel

Bei einer Erhöhung der Natriumkonzentration im Blutserum kann es zu Bewusstseinsstörungen, Ruhelosigkeit, Muskelzittern oder Krämpfen kommen. Die Ursachen dafür sind:

- verminderte Wasserzufuhr
- erhöhter Flüssigkeitsverlust als Folge von Durchfall, Erbrechen, Fieber oder starkem Schwitzen
- chronisches Nierenversagen
- Verabreichung großer Mengen natriumhaltiger Infusionslösung
- Trinken von Salzwasser
- Überproduktion des antidiuretischen Nebennierenhormons Aldosteron (Hyperaldosteronismus, auch »Conn-Syndrom« genannt)

Sind Natrium und Calcium im Vollblut erhöht und gleichzeitig Kalium und Magnesium vermindert, besteht eine starke Zellstoffwechselstörung. Diese ist meist die Folge einer zu hohen Dauerbelastung, die der Organismus nicht mehr kompensieren kann. Müdigkeit, eingeschränkte Leistungsfähigkeit und unklare Beschwerden sind häufig die spürbaren Symptome. Das Gesamtbild weist auf eine metabolische Alkalose hin. Damit der Stoffwechsel nicht weiter entgleist, kann der Zellstoffwechsel mit Kalium- und Magnesiumcitrat wieder ins Gleichgewicht gebracht werden (z. B. mit **ZELL ACTIV** von NewLife nutrition).

Reduzierter Natriumspiegel

Vor allem bei Säuglingen, Kleinkindern und älteren Menschen führt ein Natriummangel rasch zu einer lebensbedrohlichen Entgleisung des Wasserhaushalts. Das äußert sich durch Übelkeit, Erbrechen, Kopfschmerzen, Verwirrtheit oder Muskelschwäche. Ursachen eines Mangels können eine vermehrte Flüssigkeitsausscheidung oder eine »Verdünnung« des Blutes sein durch:

- eine Erhöhung des Flüssigkeitsvolumens bei Herzinsuffizienz, Leberzirrhose oder Nierenfunktionsstörungen
- Medikamente aus der Gruppe der Diuretika, die in Verbindung mit Blutdrucksenkern eingesetzt werden, Schmerzmittel (z. B. Morphin oder Ibuprofen) sowie Antidepressiva

Analoge Entsprechung

Das »Salz der Zufriedenheit« entspricht dem Bild des »Diogenes von Sinope«, der in einem Fass lebte und auf die Frage von Alexander dem Großen, ob er einen Wunsch habe, den er ihm erfüllen könne, antwortete: »Geh mir nur ein wenig aus der Sonne!« Ein Mensch mit solcher Zufriedenheit kann sich jederzeit den ihm gegebenen Möglichkeiten anpassen, kann verzichten und hergeben. Dabei ist Natrium immer in Verbindung mit seinem Antagonisten Kalium zu sehen. Ein ausgewogenes Verhältnis schenkt uns Zufriedenheit. Wir fühlen uns mit der Umgebung verbunden und sind mit ihr im Einklang.

Ein Zuviel an Natrium blockiert Aktivität und Begeisterung. Es fehlt an Lebensfreude, Selbstvertrauen und der Kraft, sich im Leben durchzusetzen. Wer sich aber zu leicht zufriedengibt, verzichtet auf Selbstverwirklichung und entwickelt das Gefühl, ein Opfer zu sein. Ein Zuwenig an Natrium hingegen zeigt sich in Überheblichkeit, Überaktivität und Aktionismus. Die Erfüllung wird im Außen gesucht, nicht im Inneren. Statt Selbstzufriedenheit steht die Befriedigung durch materielle Dinge im Vordergrund.

Calcium – steht für die eigene Freiheit

Referenzbereich	im Serum	2,20 – 2,55 mmol/l
	im Vollblut	55,6 – 78,8 mg/l

Die Calciumkonzentration im Blut wird von den Hormonen Calcitonin, Parathormon, Klotho und dem D-Hormon geregelt.

Die beiden Hormone Parathormon und D-Hormon können über ihren Wirkmechanismus den Calciumspiegel im Blut erhöhen. Das Parathormon, ein Produkt der Nebenschilddrüse, fördert die Bereitstellung von Calcium im Blut, indem es die Calciumionen aus dem Knochengewebe mobilisiert und die Resorption in der Niere und im Darm verstärkt. Auch das D-Hormon, das in den Nieren aus dem Vitamin D gebildet wird, stimuliert diese.

Das Hormon Calcitonin als direkter Gegenspieler zum Parathormon sowie das Proteohormon Klotho als physiologischer Gegenspieler zum D-Hormon sorgen dafür, dass der Calciumspiegel im Blut im Gleichgewicht bleibt. Für einen gesunden Calciumspiegel im Organismus ist das ausgeglichene Zusammenspiel der vier beschriebenen Hormone von Bedeutung.

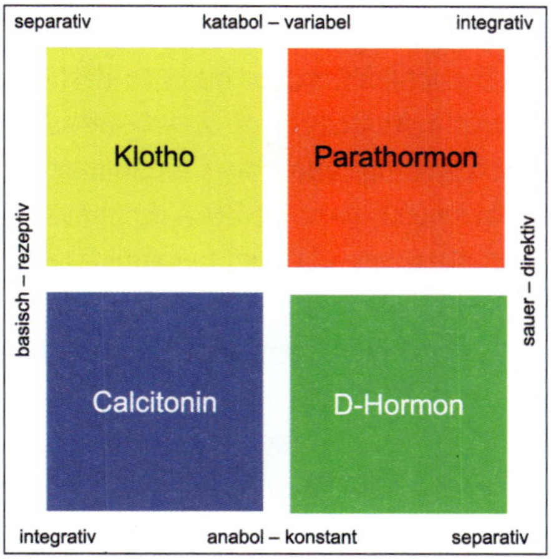

Regulation des Calciumstoffwechsels

Mit einem Anteil von ca. 1,0 – 1,5 kg ist Calcium der Mineralstoff mit dem größten Massenanteil im menschlichen Organismus. 99 % befinden sich in Knochen und Zähnen. Bei einem Mangel wird ein Teil aus den Knochen gelöst und für andere Aufgaben zur Verfügung gestellt. Diese Knochenentkalkung, auch »Osteomalazie« (oder Knochenerweichung) genannt, wird irrtümlich häufig mit der Osteoporose (Knochenschwund) gleichgesetzt.

Die Knochengesundheit hängt maßgeblich von einem intakten Bindegewebe ab, das etwa 75 % der Knochenmasse ausmacht. Damit ist der Knochen fest und elastisch zugleich, kann etwas federn, ohne zu brechen, ähnlich einer Stahlbetonbrücke. Bei einer Osteoporose nimmt der Knochen insgesamt an Bindegewebssubstanz ab, während die Mineralisierung zunimmt. Das macht den Knochen hart und starr. Er verliert an Elastizität und kann infolgedessen leichter brechen. Werden, wie in der Schulmedizin bei einer Osteoporose üblich, Calcium und Vitamin D eingenommen, erhöht sich der Calciumanteil und somit das Bruchrisiko des Knochens weiter. Osteoporose ist die Folge einer verminderten Regeneration im Stoffwechsel, nicht eine von Calciumverlust. Darum ist eine Unterstützung des Stoffwechsels mit Silizium (z. B. in Form von Kieselsäure) und Magnesium der sinnvollere Behandlungsweg.

Im Stoffwechselgeschehen ist Calcium notwendig für die Erregung der Muskeln und Nerven, den Glykogenaufbau sowie die Zellteilung und die Aktivierung einiger Enzyme und Hormone.

Im Rahmen einer Allergie oder bei Entzündungen (anaboler Stoffwechselzustand) hat Calcium eine cortisolähnliche Wirkung, da es in der Lage ist, die Zellmembran abzudichten und dadurch die Ausschüttung des Botenstoffes Histamin zu verringern. Calcium verschließt allerdings auch die Ionenkanäle der Mitochondrien, was sich langfristig ungünstig auswirkt, weil die Zelle dann auf »Notstrom«, nämlich die anaerobe Glykolyse, umschalten muss. Unter Calciumgaben werden also die letzten Kraftreserven (ATP-Reserven) mobilisiert, was bei chronischen Entzündungen zu einem Zusammenbruch des Energiehaushalts der Zelle führen und diese in die Gärung – die Vorstufe von Krebs – treiben kann.[1]

Der Gegenspieler von Calcium ist Magnesium. Beide sollten im ausgewogenen Verhältnis im Organismus vorhanden sein. Auf die Auswirkungen von Vitamin D3 und dem D-Hormon im Stoffwechselgeschehen gehe ich im Abschnitt »Biochemie – Vitamine« (S. 100) näher ein. Dort beantworte ich auch die Frage, ob eine Hochdosistherapie mit Vitamin D sinnvoll ist.

Erhöhter Calciumspiegel

Ein leichter Calciumüberschuss im Blut verursacht in der Regel keine Beschwerden. Erst bei einem deutlich erhöhten Wert treten Müdigkeit, Konzentrationsschwäche, Kopfschmerzen, Depressionen, Verstopfung, Muskelschmerzen, Herzrhythmusstörungen oder Steinbildung bis hin zur Nierenverkalkung auf. Ursachen dafür können sein:

- Überfunktion der Nebenschilddrüsen (erkennbar an erhöhtem Parathormon)
- Schilddrüsenüberfunktion (TSH erniedrigt, fT3 erhöht)
- Unterfunktion der Nebennierenrinde
- Überdosierung von Vitamin-D- oder Vitamin-A-Präparaten
- Einnahme von Lithium (bei psychischen Erkrankungen) oder von Entwässerungsmitteln (Thiazide)
- Knochenmetastasen (verursachen einen starken Anstieg)

Erhöhte Werte im Vollblut weisen auf einen stark gestörten Zellstoffwechsel mit erhöhtem Krebsrisiko hin. Dabei sind in der Regel Kalium und Magnesium im Vollblut vermindert.

---

1 Dass es sich dabei nicht um eine bloße Methode handelt, wurde vor einigen Jahren schmerzlich bei einer groß angelegten Studie mit 21 000 Patienten festgestellt: Diese bekamen pro Tag 600 mg Calcium (Empfehlung der DGE 900 mg täglich, bei erhöhtem Bedarf 1200 mg täglich). Das Krebsrisiko stieg stark an, das von Prostatakrebs sogar um 32 %, weshalb die Studie abgebrochen werden musste.

Reduzierter Calciumspiegel

Verschiedene Faktoren können zu einer verminderten Calciumkonzentration im Blut führen. Ursachen dafür sind:

- ein Mangel an Parathormon (Fehlt dieses Hormon, wird Calcium vermehrt über die Nieren ausgeschieden. Hauptursache dieses Mangels ist die Entfernung der Nebenschilddrüse im Rahmen einer Schilddrüsenoperation. Ein länger bestehender Magnesiummangel kann ebenfalls zu einem Calciummangel führen. Magnesium ist wichtig für die Freisetzung des Parathormons.)
- ein Mangel an Vitamin D durch eine verminderte Aufnahme im Darm
- ein Mangel an Sonnenlicht oder Störungen im Nieren- oder Leberstoffwechsel (Niereninsuffizienz oder Leberzirrhose)
- eine akute Bauchspeicheldrüsenentzündung (Pankreatitis) und verschiedene Medikamente (Antiepileptika, Entwässerungsmittel und Cortison)

Ein starker Calciummangel entsteht hauptsächlich durch das Fehlen des Parathormons. Die Folge ist eine verstärkte Erregbarkeit der Muskeln und Nerven, die sich durch Krämpfe (Tetanie) zeigt. Die Hände nehmen eine sogenannte Pfötchenstellung ein, der Mund verformt sich zu einem Fischmund und die Füße zu einem Spitzfuß. Es kommt zu Bauchkrämpfen, Durchfall und erhöhtem Harndrang. Bei Kindern können die Kehlkopfmuskeln so verkrampfen, dass lebensgefährliche Atemnot droht.

Ein Überschuss an Magnesium kann Symptome eines Calciummangels verstärken, da sich diese Mineralstoffe antagonistisch zueinander verhalten.

Obst und Gemüse sind reich an Calcium. Die in der Literatur propagierte Aufnahme von Calcium über Milch oder Milchprodukte ist dagegen fragwürdig. Obwohl Milch viel Calcium enthält, ist insbesondere Kuhmilch für die meisten Menschen kein bekömmliches Nahrungsmittel. Außerdem wird Calcium immer nur in Verbindung mit Magnesium verstoffwechselt. Milch enthält nur wenig Magnesium, sodass der hohe Calciumgehalt der Milch keinen Vorteil bietet. Kuhmilch gilt neben Weizen als »Mutter aller Allergien« und als wesentlicher Auslöser von Darmbarrierestörungen (Leaky Gut). Darauf gehe ich später noch genauer ein.

Analoge Entsprechung

Calcium, nach Max Lüscher dem gelben Feld zugeordnet, steht auf körperlicher Ebene für Stabilität und auf psychischer Ebene für die innere Freiheit, die notwendig ist, um sich Herausforderungen zu stellen. Die dazugehörige positive Emotion ist Lust auf Neues. Menschen mit niedrigem Calcium wirken oftmals ängstlich und nach

Hilfe suchend. Zu hohes Calcium entspricht einer Festigkeit bis hin zur Unbeweglichkeit im Denken und Handeln. Das gelbe Feld im Lüscher-Würfel steht auch für Krebserkrankungen. In einer großen Studie zeigte sich, dass über 80 % der Krebspatienten im Lüscher-Test Gelb als Hauptfarbe abgelehnt hatten. Hinter dieser Ablehnung steht die Angst vor dem Leben und der Zukunft, was offenbar einem Krebsgeschehen den Weg bereitet.

Magnesium – das Supermineral für die Selbstachtung

Referenzbereich	im Serum	0,66–0,99 mmol/l
	im Vollblut	31,7–44,0 mg/l

Der Antagonist zu Calcium ist Magnesium. Allgemein ist bekannt: Magnesium hilft bei Wadenkrämpfen. Neueste Untersuchungen ergaben, dass es auch die Folgeschäden des Diabetes mellitus (Zuckerkrankheit) lindert.

Eine Studie mit 5500 Diabetikern an der Universität Stuttgart-Hohenheim ergab, dass nur 11 % der insulinpflichtigen und 15 % der nicht insulinpflichtigen Patienten optimale Magnesiumwerte im Blutserum aufzeigten. Ein Defizit des Minerals hat für den Krankheitsverlauf fatale Folgen. Ein Mangel verstärkt nicht nur die Zuckerkrankheit, sondern auch die gefürchteten Folgeschäden an Herz- und Blutgefäßen. Die Ergebnisse sind mit dem Wissen, dass der Diabetes mellitus eine katabole Stoffwechselentgleisung darstellt und Magnesium auf den Stoffwechsel anabol wirkt, verständlich.

Magnesium kommt ebenso wie Kalium hauptsächlich in der Zelle vor und wird zu 60 % im Knochen gespeichert. Es wird in über 300 Enzymsystemen verwendet und beeinflusst fast alle Abläufe im Organismus. Dieses Mineral ist für viele Zellfunktionen nötig und an fast allen Stoffwechselvorgängen beteiligt. Zum Aufbau gesunder Zähne und Knochen sowie für die Muskelfunktion wird Magnesium benötigt. Bei jedem Energieverbrauch, etwa Bewegung, Sport oder körperlicher Arbeit, spielt es eine Rolle.

Erhöhter Magnesiumspiegel

Ein Magnesiumüberschuss ist zuerst erkennbar an körperlicher Schwäche wie Müdigkeit, niedrigem Blutdruck oder einer Darm- und Blasenträgheit bis hin zu Verstopfung bzw. Inkontinenz. In ausgeprägten Fällen kann es auch zur Beeinträchtigung der Atemmuskulatur oder zu Herzrhythmusstörungen kommen. Mögliche Ursachen sind:

- akutes oder chronisches Nierenversagen
- übermäßige Zufuhr von Magnesiumpräparaten
- Nebennieren- oder Nebenschilddrüsenschwäche
- Medikamente gegen Sodbrennen, die Magensäure binden (Antazida), sowie magnesiumhaltige Abführmittel
- Ein Mangel an Calcium kann einen relativ zu hohen Magnesiumspiegel bewirken.

Reduzierter Magnesiumspiegel

Ein Magnesiummangel kann symptomlos bleiben, aber auch vielerlei Beschwerden verursachen, z. B. Schlafstörungen, Verstopfung, Appetitlosigkeit, Kopfschmerzen, Schwindel, depressive Zustände, Nervosität, Krämpfe der Muskulatur, Herzrhythmusstörungen oder Stressanfälligkeit. Ursachen können sein:

- erhöhte Magnesiumausscheidung über die Nieren
- Zuckerkrankheit (Diabetes mellitus – Dabei zeigt sich bei längerem Bestehen der Erkrankung häufig im Vollblut neben einem Mangel an Magnesium auch ein Mangel an Kalium.)
- Mangelernährung, Essstörungen, Alkoholismus
- Überfunktion der Schilddrüse
- Über- oder Unterfunktion der Nebennieren
- verschiedene Medikamente, z. B. Abführmittel, Antibabypille, Antibiotika oder Zytostatika
- Die Einnahme von Vitamin D und Calcium in Hochdosis können einen relativen Magnesiummangel verursachen.

Während der Schwangerschaft und Stillzeit, in der Wachstumsphase sowie bei starker körperlicher Anstrengung und vermehrter Stressbelastung besteht ein erhöhter Magnesiumbedarf.

Analoge Entsprechung

Auf feinstofflicher Ebene gehören zu Magnesium die Aspekte »Selbstbesinnung«, »Authentizität« sowie »Selbstachtung«. Menschen mit einem Magnesiummangel haben häufig Schwierigkeiten, sich zu entspannen und gelassen den Augenblick zu genießen. Sie sind eher verschlossen und neuen Möglichkeiten gegenüber sehr zurückhaltend.

Beurteilung der Elektrolyte in Vollblut und Serum

Wie eingangs beschrieben, ist die Verteilung der Elektrolyte in Vollblut und Serum unterschiedlich. Erst die Untersuchung beider Bereiche lässt Rückschlüsse auf den Zellstoffwechsel zu. Die Interpretation der Verschiebungen der Elektrolyte werde ich im Folgenden anhand einiger Beispiele auf Basis der vierpoligen Zuordnung nach Dr. Köhler erläutern.

Beispiel 1

Metabolische Alkalose (basische Stoffwechsellage innerhalb der Körperzellen)

Blutwert		Gemessener Wert		Referenzbereich	Gemessener Wert im Referenzbereich
Serum					
Kalium		4.8	mmol/l	3.5-5.1	
Natrium		138	mmol/l	136-145	
Calcium		2.34	mmol/l	2.20-2.65	
Magnesium		0.98	mmol/l	0.65-1.07	
Vollblut					
Kalium (Vollblut)	-	1548	mg/l	1549-1715	
Natrium (Vollblut)		1817	mg/l	1618-1822	
Calcium (Vollblut)	+	83.1	mg/l	67.6-79.6	
Magnesium (Vollblut)	-	29.1	mg/l	30.4-36.4	

Die Interaktion der vier Elektrolyte ist nicht in Balance. Im **Blutserum** besteht ein Überschuss an Kalium und Magnesium und somit eine saure Matrix (Zellumgebung). In der **Körperzelle** fehlt es an Kalium und Magnesium, was zu einer intrazellulären metabolischen Alkalose führt. Die Mitochondrien (Kraftwerke der Zelle) produzieren aufgrund des Kaliummangels nicht mehr in ausreichendem Maße Energie. Darüber hinaus führt der erhöhte Calciumgehalt zur Abdichtung der Zellwände der Mitochondrien. Dadurch steigt die Gefahr eines Gärungsstoffwechsels in der Körperzelle und somit auch das Krebsrisiko.

Wird die in der Serumanalyse ausgewiesene »Übersäuerung« der Zellumgebung mit Natriumhydrogenkarbonat und Calciumhydrogenkarbonat, den häufigsten Bestandteilen sogenannter Entsäuerungsmittel, behandelt, kann sich der Zustand in der Körperzelle verschlimmern. Die basisch wirkenden Mineralstoffe erhöhen sich, was Auswirkungen auf das Verhältnis von Mineralstoffen innerhalb und außerhalb der Zellen hat. Der Anstieg von Natrium und Calcium in der Zelle wird zum Problem. Hinzu kommt noch die durch die Therapie hervorgerufene Alkalisierung des Darms. Die Folge ist eine verstärkte Ammoniakbildung mit anschließender Stoffwechsel- und Leberbelastung. Eine Entsäuerungstherapie darf daher erst nach einer genauen Abklärung der Stoffwechselsituation erfolgen.

Die in diesem Beispiel dargestellte Konstellation der Elektrolyte inner- und außerhalb der Zelle ist häufig das Ergebnis einer länger bestehenden Stoffwechselstörung, die der Organismus selbst nicht mehr kompensieren kann.

Naturheilkundliche Unterstützung und Hinweise für die Praxis

Diese Dysbalance der Elektrolyte erfordert eine gründliche Stoffwechseltherapie mit den Säulen »Ernährung«, »Bewegung«, »Stressbewältigung« und »Umweltmedizin«. Der Kalium- und Magnesiummangel in der Körperzelle kann mit Kalium- und Magnesiumcitrat (z. B. in **ZELL ACTIV** von NewLife nutrition) ausgeglichen werden. Zur Unterstützung des Stoffwechsels und Ansäuerung des Darms haben sich Milchsäurepräparate (z. B. Milchsäuretropfen von Pflüger, RMS von Biofrid, Gelum-Tropfen) oder die Zufuhr von Darmbakterien (z. B. **mit INTEST BALANCE** von New-Life nutrition) bewährt.

Beispiel 2

Metabolische Azidose (saure Stoffwechsellage inner- und außerhalb der Körperzellen)

Blutwert	Gemessener Wert		Referenzbereich	Gemessener Wert im Referenzbereich
Serum				
Kalium	4.8	mmol/l	3.5-5.1	
Natrium	138	mmol/l	136-145	
Calcium	2.34	mmol/l	2.20-2.65	
Magnesium	0.98	mmol/l	0.65-1.07	
Vollblut				
Kalium (Vollblut)	+ 1887	mg/l	1549-1715	
Natrium (Vollblut)	- 1522	mg/l	1618-1822	
Calcium (Vollblut)	- 65.0	mg/l	67.6-79.6	
Magnesium (Vollblut)	+ 36.5	mg/l	30.4-36.4	

Diese unausgeglichene Elektrolytkonstellation weist auf eine zu starke Aktivität des Sympathikus und damit auf eine stressreiche Lebenssituation hin. Die gesamte Stoffwechsellage inner- und außerhalb der Zelle ist »sauer«. Es besteht die Gefahr von Herz-Kreislauf-Erkrankungen, Bluthochdruck und Infarkten.

Wir finden diese Konstellation vermehrt bei geschäftlich erfolgreichen Menschen, die ihr Glück und die Zufriedenheit im Außen suchen, aber auch bei Frauen, die Kinder, Partnerschaft, Haushalt und Beruf in Einklang bringen möchten. Solange die Nebennieren den Anforderungen nachkommen, bleibt solch ein Leben »auf der Überholspur« ohne Folgen. Erst bei lang anhaltender Überlastung wird es zu schwerwiegenden Erkrankungen kommen.

Neben einer geordneten Lebensführung mit Phasen der Ruhe und Entspannung gibt es in der Naturheilkunde eine Substanz, die allgemein als Herzmittel bekannt geworden ist, allerdings auch ein wichtiges Mittel zur Unterstützung der Nebennieren ist: Strophanthus. Die Pflanze gehört zu den Liliengewächsen, und ihre Samen wurden früher in Afrika als Pfeilgift genutzt. Als homöopathisches Einzelmittel und mit unterschiedlichen Kombinationen als Komplexmittel ist Strophanthus heute in Apotheken erhältlich. In der Praxis hat sich **Strophanthus D4** von Sanum bewährt.

Einer zu starken Stimulation des Organismus durch Kalium kann mit Sedativa aus der Pflanzenwelt entgegengesteuert werden. **Ceres Valeriana urt.** (Baldrian) ist ein hervorragendes Mittel bei übersteigerter Gedankenaktivität mit Neigung zur Ideenflucht. Baldrian stellt durch Erdung das Gleichgewicht zwischen Denk- und Stoffwechselaktivität wieder her.

Unabhängig von der Ursache eines Stressreizes läuft die körperliche Reaktion immer nach dem gleichen Muster ab: Hält der Stress länger an, geht der Körper in eine Widerstandsphase und schwächt damit die Stressreaktion ab. Dauerstress führt zur Unfähigkeit, sich den Lebenssituationen anzupassen. Z. B. **STRESS BALANCE** von NewLife nutrition beinhaltet die für den Organismus notwendigen Mikronährstoffe, die den inneren Ausgleich unterstützen.

Säure-Basen-Gleichgewicht

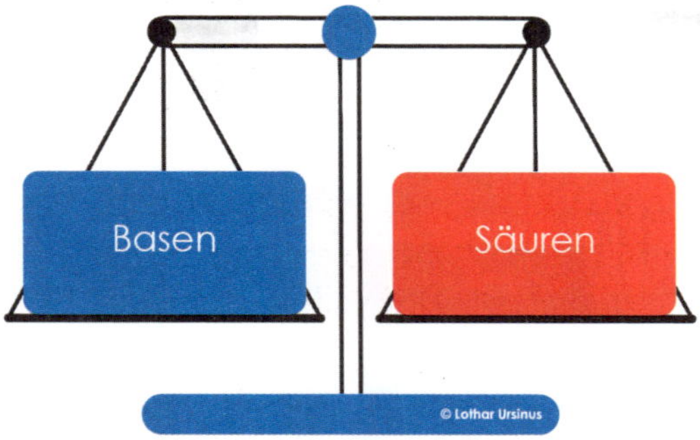

In der Naturheilkunde wird häufig das Thema »Übersäuerung« beschrieben. Gemeint ist damit ein zu hoher Säuregehalt im Bindegewebe. Der pH-Wert im Blut ist immer stabil zwischen 7,2 und 7,4. Werte darunter oder darüber wären lebensgefährlich.

Hinsichtlich der Ursachen für Übersäuerung sind bereits sehr viele Irrtümer entstanden. Es gibt Listen, in denen die Nahrungsmittel in »säurebildend« und »basenbildend« unterteilt werden. Dabei wird vom Nahrungsmittel ausgegangen, nicht vom individuellen Stoffwechsel des Menschen. Ein und dasselbe Nahrungsmittel kann jedoch bei der einen Stoffwechselprägung sauer und bei der anderen basisch wirken. Ich höre häufig die Aussage, dass zu viel Fleisch den Stoffwechsel übersäuere. Das stimmt so nicht. Die Nahrungsaufnahme hat nur geringe Auswirkungen auf den Säure-Basen-Haushalt, da der Organismus völlig autonom und ungestört von äußeren Bedingungen den pH-Wert reguliert. Der Agrarwissenschaftler Prof. Dr. Manfred Hoffmann hat unzählige Potenzialmessungen an Lebensmitteln durchgeführt. Anhand dieser wurde deutlich, dass nicht die chemische Zusammensetzung der Nahrung entscheidend ist, sondern ihr Gehalt an freien Elektronen. Nur diese machen ein Nahrungsmittel zum Basenbildner. Diese freien Elektronen können aber, wie Hoffmann zeigen konnte, im Zuge der weiteren Verarbeitung sehr schnell verschwinden. Manchmal kann in dieser Hinsicht sogar fertige Tiefkühlkost aus dem Supermarkt besser sein als Gerichte aus frischen Bioprodukten vom Markt, wenn Letztere dann mit motorengetriebenen Küchengeräten malträtiert worden sind, deren Magnetfelder die Elektronen förmlich aus der Nahrung herausreißen.

Die Charakteristik von Säuren und Basen besteht allein in der Eigenschaft, Protonen (also Wasserstoffionen H+) aufnehmen (Basen) oder abgeben (Säuren) zu können. Die positiv geladenen Wasserstoffionen sind sehr stabil, doch haben einen natürlichen Gegenspieler in den negativ geladenen Elektronen, die sie neutralisieren.

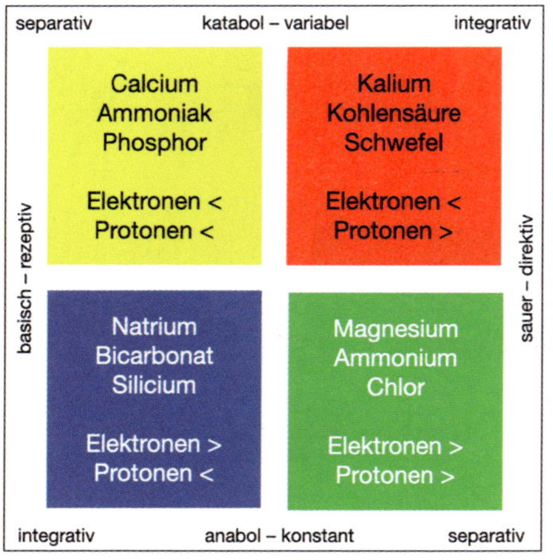

Zusammenspiel der Mineralstoffe im vierpoligen Funktionssystem

Der Säure-Basen-Haushalt kann nur dann richtig beurteilt werden, wenn er gemeinsam mit der Regulation des Zellstoffwechsels betrachtet wird. So ist es beispielsweise in Stresssituationen lebensnotwendig, durch »Ansäuern« Energiereserven zu mobilisieren (rotes Lüscher-Feld). Das darf nicht mit der pathologischen Übersäuerung im Bindegewebe durch Einlagerung von organischen (Fett-)Säuren verwechselt werden, die als indirekte Folge von Fehlernährung, Dauerstress und chronischem Bewegungsmangel entsteht und vom Körper beseitigt werden muss.

Eine funktionierende Darmflora existiert am besten in saurem Milieu (pH-Wert 5,8–6,5). Durch zu wenig Magensäfte, Protonenpumpenhemmer oder künstliche Alkalisierung mit »Basenpulver« kann es zu einer Verschiebung in den Darmkulturen kommen. Dadurch vermehren sich die Clostridien zulasten der Bifidobakterien und Lactobazillen. Der Darm wird alkalisch. Das begünstigt die Entwicklung von Ammoniak, das in die Leber gelangt. Ammoniak ist hochbasisch und gilt als Nieren schädigend und Dickdarmkrebs auslösend. Die vermehrte Ammoniakbildung ist an einer Erhöhung des Harnstoffspiegels und anhand eines Vitamin-B12-Mangels im Blut erkennbar. Auf die Übersäuerung des Magens gehe ich beim Thema »Sodbrennen« (S. 379) ein.

Säuren erfüllen im Körper wichtige Aufgaben. Dass es zahlenmäßig mehr Säuren als Basen gibt, unterstreicht ihre Bedeutung im Stoffwechsel. Der tatsächliche Krankheitswert eines übersäuerten Gewebes als Folge einer stillen Entzündung (Silent inflammation) besteht in einem Mangel an Elektronen und dem Verlust der Regulationsfähigkeit des Zellstoffwechsels.

Chlor – wichtig für den Säure-Basen-Haushalt

Referenzwert im Serum 98 – 107 mmol/l

Als negativ geladenes Ion (Chlorid) finden wir Chlor im Körper zu einem Großteil an Natrium gebunden. Es sorgt zusammen mit anderen Elektrolyten dafür, dass zwischen Zellaußen- und Zellinnenraum eine Grundspannung besteht. Chlor beeinflusst fast alle Stoffwechselvorgänge, unter anderem den Wasserhaushalt, die Nervenleitung und den Herzrhythmus. Außerdem spielt es eine Rolle in der Regulation des Säure-Basen-Haushalts.

Erhöhter Chlorspiegel

Erhöhte Werte führen im Körper zu einer Übersäuerung (Azidose). Mögliche Ursachen dafür sind Autoimmun- und Nierenerkrankungen, Diabetes mellitus (Zuckerkrankheit) oder Durchfall. Erhöhte Werte können auch den Einstrom von Jod in die Zelle behindern. Dadurch kommt es zu einem intrazellulären Jodmangel. Bei Verdacht empfehle ich, einen Jodsättigungstest durchzuführen.

Reduzierter Chlorspiegel

Reduzierte Werte entstehen durch erhöhten Verlust, z. B. durch starkes Schwitzen, Erbrechen, Einnahme von Entwässerungstabletten und bei Nierenschwäche. Durch den Chlorverlust erhöht sich der pH-Wert (Alkalose). Während ein leichter Chlormangel kaum Symptome zeigt, können stark verminderte Werte mit Schwäche, Krämpfen und Übelkeit einhergehen.

Phosphor anorganisch – das Mineral der eigenen Freiheit

Referenzbereich 0,81 – 1,45 mmol/l

Der Phosphorstoffwechsel ist eng mit dem Calcium- und dem Vitamin-D-Haushalt verknüpft. Phosphor befindet sich zu 85 % in den Knochen und Zähnen. Dort bindet er sich an Calcium und wird zu Calciumphosphat. Das Parathormon der Nebenschilddrüse fördert die Ausscheidung von Phosphor über die Nieren. Wachstumshormon, die Schilddrüsenhormone, Insulin und Cortison verringern die Phosphorausscheidung.

Veränderte Phosphorwerte im Laborbefund sollten immer zusammen mit Calcium betrachtet werden. Sind beide Werte verändert, muss die Konzentration des Parathormons überprüft werden.

Erhöhter Phosphorspiegel

Erhöhte Werte können durch folgende Erkrankungen entstehen:

- Nierenschwäche
- Akromegalie (hormonelle Erkrankung mit Überproduktion des Wachstumshormons)
- Knochentumore und deren Metastasen
- Blutkörperchenzerfall
- Vitamin-D-Überdosierung

Reduzierter Phosphorspiegel

Reduzierte Werte haben ihre Ursache in:

- Vitamin-D-Mangel
- Alkoholismus
- einem erniedrigten Calciumgehalt im Blut
- Nierenschwäche

Analoge Entsprechung

Lüscher ordnet Phosphor dem gelben Quadranten zu, dem Selbstgefühl der eigenen Freiheit, die durch die Märchenfigur »Hans im Glück« charakterisiert wird. Eine Unabhängigkeit von Geld, Prestige und materiellen Werten macht uns offen für neue Beziehungen und Ideen. Phosphor entspricht somit auch der Leichtigkeit des Seins. Nach meiner Beobachtung weisen erniedrigte Phosphorwerte im Blut auf einen langsamen und trägen Stoffwechsel hin, es fehlt die Leichtigkeit. Erhöhte Werte spiegeln sich in einem instabilen vegetativen Nervensystem wider. Die Betroffenen wirken leicht gereizt, sind schnell genervt und haben eine nur sehr geringe Toleranzschwelle. Es fehlt an Gelassenheit.

Die essenziellen Spurenelemente Eisen und Kupfer

Eisen und Kupfer sind Nährstoffe, die nur in geringen Mengen im menschlichen Organismus vorkommen, darum zählt man sie zu den essenziellen Spurenelementen. Die Menge an Gesamtkörpereisen beträgt beim gesunden Erwachsenen etwa 2,5–4,0 g, bei Kupfer liegt sie etwa bei 0,10–0,15 g. Beide Spurenelemente verrichten in Stoffwechsel und Hormonsystem wichtige Aufgaben. Kupfer und Eisen beeinflussen sich gegenseitig. So fördert Kupfer die Eisenaufnahme im Verdauungstrakt und begünstigt den Eisentransport im Gewebe. In der Regulationsmedizin sind die beiden Metalle Antagonisten.

Eisen – Ausdruck der Marskräfte, das männliche Prinzip

Eisenstoffwechsel

Beschwerden wie Erschöpfungszustände, Müdigkeit, Konzentrations- und Schlafstörungen oder depressive Verstimmungen können auf einen Eisenmangel zurückzuführen sein. Erst in einem späteren Stadium kommt es zu einer Anämie (Blutarmut).

In der zivilisierten Welt leiden etwa 25 % und in Ländern mit Mangelernährung sogar 75 % der Menschen unter Eisenmangel. Frauen verlieren mit Beginn der ersten Menstruation alle vier Wochen regelmäßig Blut und somit auch Eisen. Eine Ergänzung über die Nahrung kann diesen Verlust oftmals nicht ausgleichen. Die Eisenspeicher (Ferritin) leeren sich mit der Zeit. Solange der Wert des Hämoglobins (Bluteisen) noch in der Norm liegt, wird der Eisenmangel bei gewöhnlichen Laboruntersuchungen oft nicht diagnostiziert.

Welche Funktion hat das Eisen?

Die wichtigste Aufgabe des im roten Blutkörperchen befindlichen Hämoglobins ist der Sauerstofftransport. Eine reibungslose Sauerstoffversorgung über Lunge und Blut ist die Grundvoraussetzung für die Aufrechterhaltung unseres Lebens.

In der Hormonproduktion spielt Eisen ebenfalls eine wichtige Rolle. Es ist Bestandteil der Enzyme, die den Produktionskreislauf aller Hormone aktiv regulieren. Serotonin (Glückshormon), Dopamin (Hormon der Konzentration und Aufmerksamkeit),

Melatonin (Rhythmushormon) und Cortisol (Stresshormon) sind nur einige der unzähligen Hormone, deren Produktion von einem ausreichenden Eisenspeicher abhängig sind.

Die Energiegewinnung in den Mitochondrien der Körperzellen ist nur mittels genügenden Eisens möglich. Die häufig als Erstes auftretenden Symptome eines Eisenmangels sind Müdigkeit und Abgeschlagenheit und hängen direkt mit deren mangelhafter Versorgung zusammen.

Eisen ist mitverantwortlich für die Bildung und Regeneration der Grundsubstanz in unserem Organismus. Dazu gehören kollagene und elastische Fasern, das Bindegewebe, Knochen, Haut, Haare und Nägel.

Reduzierte Eisenwerte

Symptome des Eisenmangels:

- anfangs Blässe von Haut und Schleimhaut
- Erschöpfungszustände durch Mangel an Zellregeneration und Sauerstoffunterversorgung
- Konzentrationsstörungen (ADHS) aufgrund eines Dopaminmangels
- depressive Verstimmungen durch fehlendes Serotonin
- Burn-out-Syndrom (der »Akku« ist leer, Reservekräfte fehlen)
- Schlafstörungen aufgrund eines Melatoninmangels
- Schwindel durch Energiemangel und einen zu niedrigen Blutdruck
- Kopfschmerzen durch Energiemangel
- Restless legs aufgrund eines Hormonmangels
- Haarausfall, brüchige Nägel
- Mundwinkelrhagaden

Ursachen des Eisenmangels:

- Zu 80 % ist der Eisenmangel auf chronische Blutungen im Rahmen der Menstruation oder aufgrund von Sickerblutungen zurückzuführen.
- verminderte Eisenzufuhr bei Vegetariern
- verminderte Eisenaufnahme bei fehlender Magensäure, chronischem Durchfall, Einnahme von Antirheumatika oder Antibiotika und bei vermehrter Kaliumzufuhr
- Erhöhter Eisenbedarf besteht während der Schwangerschaft, Stillzeit, bei Kindern im Wachstum, verstärktem Muskelaufbau oder nach Operationen.

Eisenverteilung im Körper

Der Eisenstoffwechsel ist idealerweise im Gleichgewicht zwischen Aufnahme und Verbrauch oder Verlust. Etwa 70 % des Eisens befindet sich im Knochenmark und in den roten Blutzellen, das Häm-Eisen. 20 % ist in Form von Ferritin in der Milz, der Leber und im Knochenmark gespeichert. Das für die Körperfunktionen benötigte Eisen (10 %) lagert in allen Organen und Geweben und steht dort bei Bedarf zur Verfügung.

Eisenstoffwechsel im Labor

Für die Beurteilung des Eisenhaushalts im Organismus stehen verschiedene Laborparameter zur Verfügung.

Ferritin – Speichereisen

Referenzbereich	Männer	
	10–20 Jahre	26–133 ng/ml
	21–60 Jahre	58–391 ng/ml
	>60 Jahre	66–319 ng/ml
	Frauen	
	10–20 Jahre	16–185 ng/ml
	21–60 Jahre	17–218 ng/ml
	>60 Jahre	52–349 ng/ml

Ferritin, auch »Speichereisen« genannt, ist ein Protein, das bis zu 4500 Eisenpartikel speichert. Es befindet sich hauptsächlich in Leber, Milz und Knochenmark und zu einem kleinen Teil im Blutserum. Der Ferritinwert ist aussagekräftig für den gesamten Eisenspeicher im Organismus. Die Normwerte des Speichers werden in der Literatur unterschiedlich angegeben. Ein Verdacht auf Eisenmangel ist berechtigt, wenn der Ferritinwert unter 50 ng/ml liegt. Nach den Erfahrungen des Schweizer Arztes Dr. med. Beat Schaub sind bei einem Ferritinwert von 20 ng/ml die Eisenspeicher nicht ausreichend gefüllt. In der Therapie mit Eiseninfusionen strebt Schaub einen Ferritin-Zielwert von 200 ng/ml an.

Transferrin – das Eiweiß für den Eisentransport

Referenzbereich 2,00 – 3,60 g/l

Transferrin ist ein Protein. Es wird von der Leber hergestellt und ist hauptsächlich für den Eisentransport verantwortlich. Es bindet freies Eisen im Serum und befördert es zu den Zellen. Dort wird es von Transferrinrezeptoren aufgenommen. Eine Erhöhung des Transferrinspiegels wird bei Eisenmangel und während der Schwangerschaft beobachtet. Eine Verringerung hingegen finden wir bei chronischen Entzündungen, Tumorerkrankungen, Eisenüberladung oder einer Hämolyse (vermehrter Blutzerfall).

Serumeisen

Referenzbereich 6 – 35 µmol/l

Serumeisen ist im Blut nur in geringen Spuren vorhanden. In größeren Mengen wirkt es toxisch. Der Wert des Serumeisens schwankt innerhalb eines Tages um bis zu 100 %. Es ist daher für die Beurteilung des Eisenstoffwechsels weniger geeignet.

Hämoglobin – unser Bluteisen

Referenzbereich	Männer	13 – 18 g/dl
	Frauen	12 – 16 g/dl

Häm-Eisen, unser Bluteisen, wird im Knochenmark direkt als Hämoglobin in die roten Blutzellen eingebaut. Es ist somit in einer Blutanalyse direkt nachweisbar. Die Eisenmoleküle transportieren Sauerstoff von der Lunge ins Gewebe und Kohlendioxid vom Gewebe zurück in die Lunge. Reduziertes Hämoglobin ist ein Hinweis auf Anämie (Bluteisenarmut), gibt allerdings keine Auskunft über die Zusammenhänge des Eisenstoffwechsels.

Lösliche Transferrinrezeptoren – LTR

Referenzbereich 0,83 – 1,76 mg/dl

Lösliche Transferrinrezeptoren (LTR) sind Rezeptoren, die an den Zellaußenwänden der roten Blutkörperchen haften und das proteingebundene Eisen aufnehmen. Sie lösen sich sehr leicht und sind somit im Blut messbar. Bei einem Eisenmangel steigt die Anzahl der gelösten Transferrinrezeptoren. In der Labordiagnostik ist dies ein verlässlicher Parameter für erhöhten Eisenbedarf.

Eisen im Vollblut

Referenzbereich Erwachsene 430 – 602 mg/l

Eine verminderte Eisenkonzentration im Vollblut kann ein wichtiger Hinweis auf das Vorliegen einer Anämie sein. Erhöhte Werte stehen häufig in Verbindung mit einer vermehrten Produktion roter Blutkörperchen, wie das z. B. beim Krankheitsbild einer Polycythaemia vera (chronische myeloproliferative Neoplasie) der Fall ist.

Diagnose: Eisenmangel

Den »besten« Parameter zur Feststellung des Eisenstatus gibt es nicht. Alle Werte haben ihre Vor- und Nachteile. Zudem sind die Messmethoden unterschiedlich sensitiv. In meiner Praxis hat sich das Ferritin als erfolgreichster Parameter für die Beurteilung des Eisenstoffwechsels erwiesen. Er zeigt den Füllungsgrad der Eisenspeicher an, der bereits im Stadium I eines Eisenmangels leicht erniedrigt ist. In Verbindung mit der Vollblutanalyse ist die weitere Entwicklung eines Eisenmangels gut und sicher ablesbar.

Ernährung und Eisen

Die Bioverfügbarkeit von Eisen variiert je nach Art und Zusammensetzung der Nahrung. Zweiwertiges Eisen aus tierischer Nahrung ist leichter verwertbar. Das dreiwertige pflanzliche Eisen aus Gemüse und Obst wird hingegen schlechter vom Darm aufgenommen.

Über den Verdauungstrakt nehmen wir nur etwa 10 % des angebotenen Eisens auf. Vitamin C fördert die Eisenaufnahme. Rhabarber, Spinat, Getreide, Calcium und Magnesium können hingegen die Aufnahme von Eisen im Darm hemmen. Bei einer vegetarischen Ernährung fehlen die gut resorbierbaren Eisenquellen Hämoglobin und Myoglobin, dadurch sind die Eisenreserven im Körper meist weniger stark ausgeprägt.

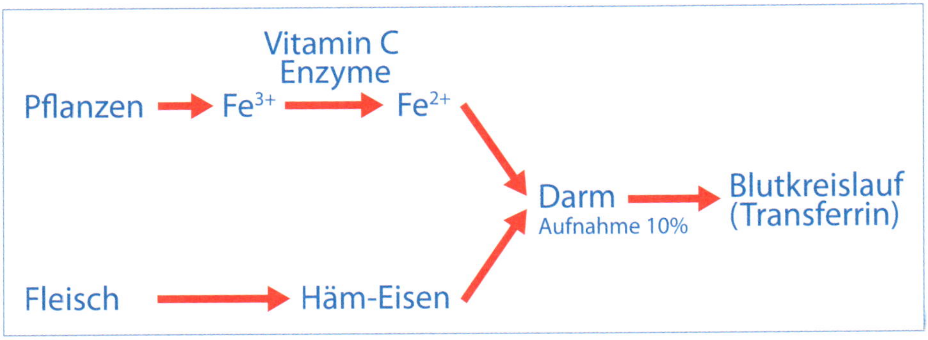

Schwarzer Tee, grüner Tee, Kaffee oder Rotwein, zum Essen oder direkt danach getrunken, erschwert die Resorption von Eisen. Dunkelgrünes Gemüse wie einige Kohlsorten und auch dunkelrotes Gemüse wie Rote Bete sind gute Eisenlieferanten. Schwarze Beeren, z. B. Johannis- und Holunderbeeren, enthalten ebenfalls viel Eisen und unterstützen die Blutbildung. Eine optimale Versorgung leisten Hirse, Haferflocken, Linsen, weiße Bohnen, Schwarzwurzeln, Topinambur, Zucchini, Petersilie, Brennnesseln, grüne Minze, Löwenzahn, Bärlauch und alle tierischen Produkte.

Naturheilkundliche Unterstützung und Hinweise für die Praxis

Bei der Behandlung des Eisenmangels gilt es, übergeordnet zu klären, welche Eisenprozesse unterstützt werden müssen.

- Die Aufnahme von Eisen über den Darm muss immer mit angeregt werden. Dieser Aspekt kann beispielsweise durch **Ferrum Sidereum D20** von Weleda oder **Ferrum Silicium comp.** von Wala unterstützt werden.
- In der Schwangerschaft hat sich die Kombination von morgens **Ferrum sidereum D20,** mittags **Roseneisen/Graphit** und abends **Ferrum Silicium comp.** bewährt.
- Bei einer Anämie vor dem Hintergrund einer allgemeinen Inkarnationsschwäche[2] (z. B. Autismus oder Hyperaktivität) ist eine Eisentherapie wichtig, bei der die Inkarnationsdynamik unterstützt wird. Mittel mit dieser Fähigkeit sind **Pyrit, Siderit, Hämatit D8, Skorodit D12, Ferrum chloratum** oder **Eisensalben.**

2 Als »Inkarnation« bezeichnet man im religiösen Bereich die Menschwerdung.

- Zur erfolgreichen Eisentherapie gehört es auch, die Marskräfte im Stoffwechsel anzuregen. Dies geschieht über die Galle mit **Ferrum-metallicum-0,4 %-Salbe.** Diese wird auf der Hautreflexzone der Galle (rechter Oberbauch) eingerieben. Unterstützt werden kann dieser Aspekt durch **Vesica fellea/Ferrum I** bei stockendem Gallefluss oder **Vesica fellea/Ferrum II** bei Reizzuständen, Jähzorn und Aggressivität.
- Ängste, Depressionen und zwanghafte Zustände betreffen mehr den mittleren Eisenstoffwechsel. **Skorodit** ist hier ein geschätztes Mittel. Es kann in der Potenz D8 bis D12 oder als **Skorodit comp.** eingesetzt werden.
- Der Transport von Sauerstoff ins Gewebe durch das Eisen hat eine enge Beziehung zur Schilddrüsentätigkeit. Die Organ-Metall-Kombination **Thyreoidea/ Ferrum** schafft ein Gleichgewicht zwischen aufbauenden Stoffwechselprozessen und Nerven-Sinnes-Wirkungen.

Oral verabreichtes Eisen in Form von Tabletten, Dragees, Kautabletten oder Sirup ist der häufigste Behandlungsweg bei Eisenmangel. Leider gibt es hier Nebenwirkungen, z. B. Übelkeit, Durchfall, Verstopfung oder Bauchschmerzen. Da eine Reihe von Stoffen die Aufnahme stören können, sollte Eisen nüchtern eine Stunde vor oder zwei Stunden nach den Mahlzeiten eingenommen werden. Die meisten Arzneimittel beinhalten das besser absorbierbare zweiwertige Eisen.

Wir verwenden in unserem Institut **FERRO ACTIV** von NewLife nutrition. Es enthält eine ideale Kombination von Substanzen, die den Eisenstoffwechsel aktivieren. Damit das Eisen besser aufgenommen wird, ist eine geringe Menge Kupfer in den Kapseln enthalten, die den Kupferspiegel allerdings nicht erhöht. Auch bei starken Eisenmangelzuständen hat sich das Mittel bewährt. Zudem ist es sehr gut verträglich.

Eiseninfusionen

Ist eine orale Eisentherapie nicht ausreichend wirksam, sollte Eisen intravenös zugeführt werden – insbesondere dann, wenn das Ferritin (Speichereisen) stark reduziert ist. Seitens der Schulmedizin wird das häufig abgelehnt, da es bei dieser Therapie Nebenwirkungen geben kann. Diese treten allerdings nicht durch das Eisen selbst auf, sondern durch die Zusatzstoffe im Präparat. **Venofer 20 mg** ist eine verschreibungspflichtige Injektionslösung mit sehr guter Verträglichkeit.

Kupfer – Ausdruck der Venuskräfte, das weibliche Prinzip

Referenzwerte	im Serum	Männer	11,0–22,0 umol/l
		Frauen	12,6–24,4 umol/l
	im Vollblut		1,06–1,30 mg/l

Wie bereits beschrieben, ist auch Kupfer ein essenzielles Spurenelement. Es ist wichtig für den Zellstoffwechsel und unterstützt die Eisenaufnahme im Magen-Darm-Trakt. Es wird aus der Nahrung im Dünndarm aufgenommen. Nüsse, Fleisch, Bohnen und Getreideprodukte enthalten ausreichend Kupfer, sodass es mit einer ausgewogenen Ernährungsweise nicht zu einem Kupfermangel kommen sollte. Etwa 40 % des Kupfers befinden sich im Blutserum und 60 % in den Zellen. Die Vollblutanalyse hat leichte Vorteile gegenüber der Serumanalyse.

Erhöhte Kupferwerte

Ein zu hoher Kupferwert im Blut allein hat keine Aussagekraft. Ist der Körper starkem Stress ausgesetzt, wird mehr Kupfer aus den Speichern ins Blut geholt. Der Spiegel kann jedoch auch aufgrund einer Vielzahl von Erkrankungen erhöht sein. So z. B. bei:

- akuten oder chronischen Entzündungen
- einer Schilddrüsenüberfunktion
- Leberbelastungen
- einem Östrogenanstieg (etwa durch die Antibabypille, im Zuge einer Schwangerschaft oder durch viel Bauchfett)
- malignen Tumoren
- Leukämie
- Diabetes mellitus
- Störungen in der Hirnanhangsdrüse (Hypophyse)
- Sauerstoffmangel im Gewebe

Reduzierte Kupferwerte

Folgende Krankheitsbilder gehen mit einem erniedrigten Kupferspiegel einher:

- Morbus Wilson (Kupferspeicherkrankheit – Die Leber kann dann Kupfer nicht ausreichend an die Galle abgeben. Zugleich ist die Bildung des Bindungseiweißes Coeruloplasmin gestört.)
- Nierenstörungen, z. B. das nephrotische Syndrom
- Aufnahmestörungen im Darm
- Mangelernährung

Extreme Kupferstoffwechselstörungen sind eher selten. Wichtiger ist die Betrachtung des Zusammenspiels des Eisen- und des Kupferstoffwechsels.

Analoge Entsprechung

Alle Metalle wirken auf den ganzen Menschen. Rudolf Steiner charakterisierte den Zusammenhang zwischen Planeten, Metallen und den Organen. Er sprach in seinen Vorträgen von Prozessen, die in uns analog zu kosmischen Vorkommnissen ablaufen.

Die Organe und Organprozesse werden im alten Mysterienwissen als mikrokosmisches Abbild der Planeten im Menschen charakterisiert. Die Metallprozesse und Metalle als Substanzen sind durch die gleichen Kräfte und Abläufe hervorgebracht wie die Planeten. Diese Kräfte prägen den Körper und die seelisch-geistige Konstitution. Dazu werden sieben Planeten bzw. Metallkonstitutionen beschrieben. Sie waren bis zu Zeiten von Paracelsus noch fester Bestandteil der Medizin.

Metalle und die damit zusammenhängenden Prozesse im Organismus sind leicht verständlich, wenn wir sie als Gegensatzpaare betrachten und das polar wirkende Metall miteinbeziehen. Polarität bedeutet nicht Gegensätzlichkeit, die sich meidet, sondern Gegensätzlichkeit, die einander anregt und sich braucht. Eisen und Kupfer bilden ein Gegensatzpaar, das sich ergänzt. Beide Metalle sind in der Laboranalyse gut messbar.

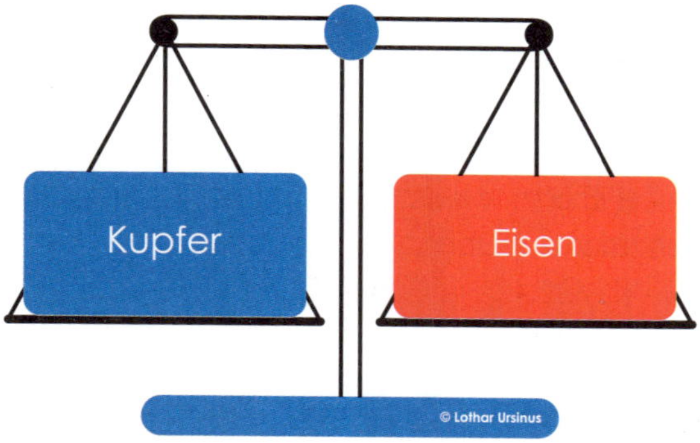

Kupfer bildet als Ausdruck der **Venuskräfte** die Polarität zum Eisen und vertritt das weibliche Prinzip im Menschen. Organischer Bezug der Venuskräfte sind Nieren, Thymus und das venöse Kreislaufsystem. Die Kupferkräfte wirken im Auf- und Abbaustoffwechsel mit stärkerem Anteil im aufbauenden Prinzip.

Eisen ist der Repräsentant der **Marskräfte,** des männlichen Prinzips. Im Organismus finden wir es in Galle und Schilddrüse wieder. Eisen regt den Stoffwechsel und das arterielle Blutsystem an. Es ist ein Meister der Abwehr und Entgiftung. Es befreit den Organismus von allem, was nicht zu ihm gehört.

Kupfer fördert die Sensibilität unserer Sinnesorgane, steigert die Lebenslust und wünscht sich körperliche und seelisch-geistige Harmonie. Es ist zuständig für die »weiblichen« Merkmale: Anpassungsfähigkeit und bedingungslose Liebe. Der typische Kupfercharakter ist sinnlich, mitfühlend und rücksichtsvoll.

Eisen steht für Handlung, Selbstvertrauen und Potenz. Das zeigt sich durch körperliche und seelisch-geistige Stärke. Menschen mit einem gesunden Eisenstoffwechsel können sich Ziele setzen und diese trotz Widerständen erreichen. Robustheit, Tatkraft und Willensstärke sind Qualitäten des typischen Eisencharakters.

In Bezug auf das vegetative Nervensystem entspricht der Kupferprozess dem Parasympathikus und Eisen dem Sympathikus. Das Zusammenspiel beider Äste des vegetativen Nervensystems ist wichtig. Ein Übergewicht der Mars-/Eisenkräfte macht hitzig, überaktiv, zappelig, reizbar und aggressiv. Werden dabei die Grenzen des Gegenübers überschritten, kommt es zu Rücksichtslosigkeit und Manipulation. Ein Übergewicht der Venus-/Kupferkräfte zeigt sich durch Willenlosigkeit, Rückzug und Ängste bis hin zur Depression. Es fehlt der Mut zur Entscheidung. Diese Auswirkung der Kupferkräfte wird gefördert durch einen Eisenmangel, aber auch durch die Einnahme der Antibabypille. Steigt der Kupferspiegel durch die Pilleneinnahme extrem (> 30 µmol/l) an, sollte über eine alternative Antibabypille oder aber über andere Verhütungsweisen nachgedacht werden.

Während **Eisen** Druck aufbaut (Bluthochdruck, Glaukom), wirkt **Kupfer** entspannend und entkrampfend. Beide Metalle können zu **Nahrungsmittelunverträglichkeiten** führen, wenn sie sich in ihrer Polarität nicht ausgleichen. Es besteht auch ein gemeinsamer Bezug zur **Schilddrüse** und zu **Autoimmunerkrankungen.** Die **Neurodermitis** zeigt sich bei einem **Eisenüberschuss heiß und trocken,** bei zu **viel Kupferkräften feucht und nässend.** Asthma, eine Störung der Ausatmung, gehört zur Niere und somit zu einem Mangel an Kupferkräften.

Kinderkrankheiten gehören zum Entwicklungsprozess eines Menschen. Werden sie in der Kindheit durchgemacht, verlaufen sie in der Regel ohne Komplikationen.

Masern als wichtigste Kinderkrankheit fördern den Inkarnationsprozess und stärken das Selbstvertrauen und das Selbstbewusstsein. Den früheren Ärzten war das bekannt. Heute wird den Kindern dieser wichtige Entwicklungsschritt in die Eigenständigkeit durch Impfungen vorenthalten. Masern gehören zum Eisenprozess, Keuchhusten gehört zum Kupfer.

Die Darstellung der beiden Metalle ist aus umfangreichem Studium der Literatur und eigener Praxiserfahrung entstanden. Es handelt sich dabei um ein komplexes Geschehen unterschiedlicher in uns wirkender Kräfte. Die Beschreibung der Prinzipien beider Metalle erhebt keinen Anspruch auf Vollständigkeit.

Laborbeispiele zum Eisen- und Kupferstoffwechsel

Beispiel 1

Patientin Irene, geb. 1977, mit starken Menstruationsblutungen und Schilddrüsenunterfunktion, fühlt sich ständig müde und nimmt an Gewicht zu.

Blutwert		Gemessener Wert		Referenzbereich	Gemessener Wert im Referenzbereich
Ferritin	-	12	ng/ml	17-218	
Transferrin		3.57	g/l	2.00-3.60	
Transferrin Sättigungsgrad	-	12	%	16-45	
Eisen		11	µmol/l	6-35	
Kupfer		15.1	µmol/l	12.6-24.4	
Fe/Cu Quotient		0.7		0.6-1.4	
MIKRONÄHRSTOFFE IM VOLLBLUT					
Kupfer (Vollblut)	+	1.36	mg/l	1.06-1.30	
Eisen (Vollblut)	-	430	mg/l	466-540	

Eisenmangel

Speichereisen (Ferritin) und Eisen, im Serum und im Vollblut gemessen, sind viel zu niedrig. Das ist ein deutlicher Hinweis auf einen Eisenmangel. Auslöser ist bei Irene eine zu starke Menstruationsblutung. Die Ursache dafür ist meist in einem gestörten Stoffwechselgeschehen zu finden. Therapeutisch ist es nötig, Eisen zu substituieren (z. B. mit FERRO ACTIV von NewLife nutrition). Die Folgeerscheinungen, also Müdigkeit, Gallenstau und Schilddrüsenunterfunktion, werden sich mit der ursächlichen Behandlung bessern.

Beispiel 2
Patientin Claudia, geb. 2007, mit starken Menstruationsblutungen, fühlt sich relativ fit.

Blutwert			Gemessener Wert		Referenzbereich	Gemessener Wert im Referenzbereich
Ferritin	s		37	ng/ml	17-218	
Transferrin	s		3.02	g/l	2.00-3.60	
Transferrin Sättigungsgrad	s	-	14	%	16-45	
Eisen	s		11	µmol/l	6-35	
Kupfer	s		20.3	µmol/l	12.6-24.4	
Fe/Cu Quotient	s	-	0.5		0.6-1.4	
Kupfer (Vollblut)	LH		1.27	mg/l	1.06-1.30	
Eisen (Vollblut)	LH		466	mg/l	466-540	

Beginnender Eisenmangel

Die Laborwerte für Speichereisen und das Eisen im Vollblut liegen noch innerhalb einer klinischen Norm, allerdings nach den Regeln von »Labor ganzheitlich« bereits im unteren grenznahen Bereich. Es besteht eine deutliche Tendenz zum Eisenmangel.

Weitere wichtige Spurenelemente

Zink – der Partner vieler Enzyme

Referenzbereich	Serum	52–108 µg/dl
	Vollblut	4,61–7,34 mg/l

Zink ist nach Eisen das zweithäufigste Spurenelement in unserem Körper. Gespeichert wird es in der Skelettmuskulatur, im Knochengewebe sowie in Haut, Nägeln und Haaren. Zink benötigt der Körper zwar nur in kleinsten Mengen, trotzdem ist es für den Stoffwechsel, das Hormon- und das Immunsystem unabdingbar. Es dient im Stoffwechsel als Katalysator für die Enzyme und ist am Aufbau der Hormone beteiligt.

Bei einer Ernährungsweise mit wenig tierischem Protein und gleichzeitig hohem Getreideanteil kann es zu einem Zinkmangel kommen. Auch einige Medikamente, etwa Anabolika, Antibabypille und Metall bindende Medikamente (Kortikosteroide, Penicillamin usw.), können ihn begünstigen. Dauerstress oder erhöhte Östrogenwerte sind ebenfalls Verursacher eines Zinkmangels.

Erhöhte Zinkwerte

Eine Erhöhung kommt vor allem dann vor, wenn über Nahrungsergänzungsmittel zu viel Zink aufgenommen wurde.

Reduzierte Zinkwerte

Zinkmangel kann vielerlei Auswirkungen haben und sich in unterschiedlichen Symptomen zeigen:

- ein geschwächtes Immunsystem und häufige Infekte, z. B. Herpes
- hormonelle Störungen (Libidoverlust, Potenzstörungen, verminderte Fruchtbarkeit)
- Hauterkrankungen (trockene oder schuppige Haut, Akne, Ekzeme)
- Störungen der Sinnesorgane (Seh-, Geruchs- oder Geschmacksstörungen)
- Erkrankungen der Nägel (brüchige oder splitternde Nägel, vermehrte Rillenbildung, weiße Flecken)
- Erkrankungen der Haare (Haarausfall, vorzeitiges Ergrauen, glanzloses oder brüchiges Haar)
- seelisch-geistige Beschwerden (Konzentrationsstörungen, Müdigkeit, allgemeine Leistungsschwäche, Antriebslosigkeit, Abgeschlagenheit)

Selen – der Radikalenfänger

Referenzbereich	im Serum	74,0 – 139,0 µg/l
	im Vollblut	100 – 140 µg/l

Selen ist ein essenzielles Spurenelement. Es ist einer der wichtigsten Baustoffe für Radikalenfänger im Organismus. Radikale sind Atome oder Moleküle, die über freie Elektronen verfügen und daher besonders reaktionsfreudig sind. Sie entstehen im Körper bei der Gewinnung von Energie aus Nährstoffen, aber auch durch äußere Einflüsse, etwa UV-Licht oder Zigarettenrauch. Der Körper schützt sich vor den Schäden durch freie Radikale mit verschiedenen Enzymen, die jene »einfangen«. Eines dieser Enzyme ist Glutathionperoxidase. Um sie bilden zu können, wird Selen benötigt.

Eine weitere wichtige Aufgabe des Selens ist die Umwandlung inaktiver Schilddrüsenhormone in deren aktive Form. Darum wird bei Schilddrüsenerkrankungen häufig pauschal Selen verschrieben – leider oft, ohne es vorher im Blut bestimmt zu haben.

Erhöhte Selenwerte

Dauerhaft erhöhte Selenwerte (bis hin zu einer Selenvergiftung) können sich in Form von Gedächtnis- oder Sehproblemen äußern.

Reduzierte Selenwerte

Reduzierte Werte können durch starken Blutverlust, Ernährungsfehler, Aufnahmestörungen im Darm oder begleitend zu verschiedenen Erkrankungen (z. B. Bulimie, nephrotisches Syndrom, chronischer Durchfall) entstehen. Mangelerscheinungen äußern sich durch:

- weiße Flecken auf den Fingernägeln
- schuppige und blasse Haut
- Haarausfall
- Leberstörungen
- Bluthochdruck
- Schilddrüsenunterfunktion
- geringe Spermiendichte im Ejakulat

Jod – ein lebenswichtiges Spurenelement

Jod ist ein essenzielles Spurenelement. Jede Zelle des Körpers benötigt es in kleinen Mengen. Jodmangel ist ein weltweites Problem. Daraus können schwere Krankheiten und Störungen resultieren, etwa Schädigung der Hirnentwicklung im Mutterleib, intellektuelle Defizite oder Kropfbildung. Eine Unterversorgung mit Jod führt nach neuesten Untersuchungen auch zu einem erhöhten Risiko für Brust-, Gebärmutter-, Eierstock- und Prostatakrebs. Auch Hashimoto-Thyreoiditis, Multiple Sklerose, Parkinson sowie Zyklusstörungen, depressive Verstimmungen, Haarausfall und Schwierigkeiten, schwanger zu werden, werden mit einem Mangel an Jod in Verbindung gebracht.

Jod weist eine ganz besondere Eigenschaft auf. Es ist das einzige bekannte Element, das auf mehreren Wegen in den Körper gelangen kann: durch den Magen-Darm-Trakt, durch Einatmen und über die Haut.

In der Natur findet man Jod fast ausschließlich in gebundener Form als Salz vor, z. B. als Kaliumjodid oder Natriumiodid. In der Erdkruste ist es so zwar weitverbreitet, aber nicht in Hülle und Fülle. Die Ozeane beheimaten die wichtigsten Jodquellen, nämlich Meeresorganismen wie Seetang, Muscheln (z. B. Austern) und Fisch. Geringe Jodmengen finden sich auch im Eigelb von Hühnereiern, in tierischen Fetten, Käse, Butter, Ananas, Artischocken, Spargel, Karotten, Brokkoli und dunkelgrünem Gemüse. Einige Gemüsesorten wie Kohl und Spinat können allerdings die Jodaufnahme auch blockieren.

Was ist mit Jodsalz? In Europa wird Jod als Kaliumjodat dem Speisesalz zugegeben. In dieser Form bleibt es stabil und wird im Darm durch die Magensäure in Jodid umgebaut. Untersuchungen haben allerdings gezeigt, dass sich das Jod im Salz durch Wärme und Wasserdampf verflüchtigt und folglich nicht mehr vorhanden ist, wenn es beim Kochen eingesetzt wird. Ohnehin reicht die Verwendung von Jodsalz allein nicht aus, um den täglichen Jodbedarf zu decken.

Wie kommt es zu einem Jodmangel?

Beim Jodstoffwechsel spielen viele Faktoren eine Rolle: Ernährungsweise, Lebensumstände und Umweltfaktoren. Ein wesentlicher Grund für den Jodmangel liegt in den Verfahren der Landwirtschaft. Durch Monokulturen werden die Böden einseitig entmineralisiert und überdüngt. Das natürliche Gleichgewicht der Stoffe zueinander ist dadurch gestört. Auch Umweltverschmutzung und Belastungen durch Schwermetalle wie Quecksilber, Blei, Cadmium und Aluminium im Körper führen zu einem erhöhten Jodbedarf und in der Folge zu einem Mangel in den Zellen.

Eine zentrale Ursache, die zum Jodmangel führt, ist durch Aufnahme von Halogenen, sogenannten Salzbildnern. Was bedeutet das, und warum ist das so?

Jod nutzt, um in die Körperzellen zu gelangen, als »Zugangspforte« den sogenannten Natrium-Iodid-Symporter (NIS). Diesen Weg nutzen allerdings alle im periodischen System der Elemente zu den Halogenen gehörenden Substanzen, also neben Jod auch Brom, Chlor, Fluor und Astat. Da die Halogenide, die Ionen von Jod und den anderen Halogenen, miteinander um die Absorption und Rezeptorbindung konkurrieren, muss der Körper mit einem Überschuss an Jod versorgt sein, damit genug Jod in die Zelle gelangt. Sonst können die anderen Halogene nicht verdrängt werden.

Periodensystem der Elemente

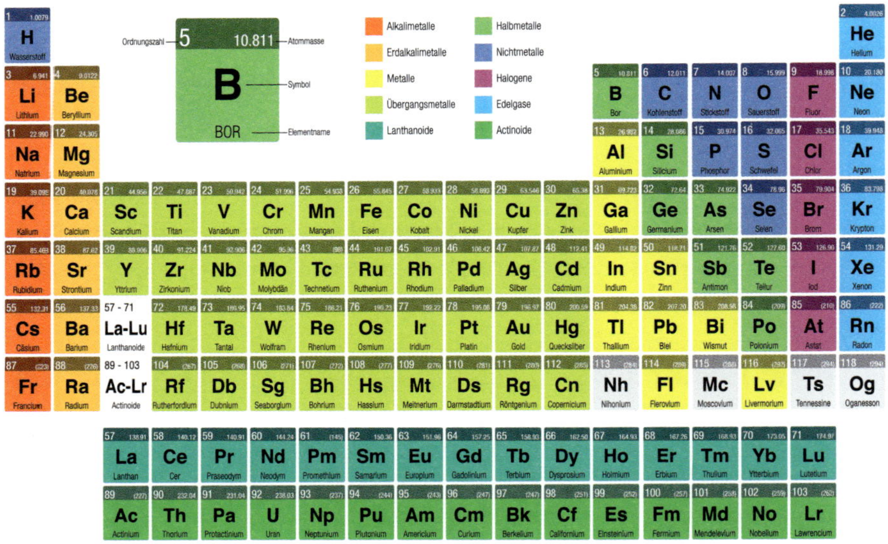

Betrachten wir die Elemente, die mit Jod an der Einlasspforte der Zellen konkurrieren, etwas genauer.

Brom ist eine giftige Substanz, die an die Jodrezeptoren in der Brust andockt. Sie wird mit Wachstumsstörungen, körperlichen Anomalien, Asthma und Schizophrenie sowie Krebs in Zusammenhang gebracht. (Im Gegensatz dazu ist Jod für seine Anti-Krebs-Eigenschaften bekannt.) Brom wirkt antibakteriell, ähnlich wie Chlor. In der Landwirtschaft wird es als Begasungsmittel zur Termitenbekämpfung eingesetzt. Es ist ein hochgiftiges Pestizid, das Insekten bei Kontakt abtötet.

In der Lebensmittelindustrie wird Brom als Emulgator eingesetzt. Bromiertes Pflanzenöl ist in der EU verboten. Es ist allerdings noch immer in verschiedenen Sport- und Erfrischungsgetränken mit Zitronengeschmack sowie in Brot, Keksen, Tiefkühlkost und fertigen Backmischungen enthalten. In den USA wird es bedenkenlos Brot, fast allen Fertignahrungsmitteln und Getränken beigemengt.

Auch in wenigen Medikamenten wie Schmerzmitteln, Beruhigungsmitteln, Antihistaminika oder Schlafmitteln finden wir Brom. Wer diese dauerhaft einnimmt, sollte besonders gut auf seinen Jodhaushalt achten, um keine Nachteile infolge eines Jodmangels zu erleiden.

Weiterhin finden wir Brom als Flammschutzmittel in Textilien, Teppichen, Matratzen, in Autos und Elektrogeräten. Zahlreiche Urinuntersuchungen in unserem Naturheilzentrum ergaben bei einem Jodmangel zugleich erhöhte Bromwerte.

Die Aufnahme von **Chlor** über unserer Nahrung erfolgt hauptsächlich über das Tafelsalz (Natriumchlorid). Viele Menschen nehmen allerdings zu viel Salz zu sich, was zu einem erhöhten Chloridspiegel im Blut führt. Stress, Zuckerkrankheit (Diabetes mellitus), Autoimmunerkrankungen, Nierenerkrankungen und dauerhafter Durchfall erhöhen ebenfalls den Chloridwert im Blut.

Fluor ist sehr giftig und stark ätzend. Wir finden es in Form von Fluoriden in geringen Mengen in Zahnpasta, Trinkwasser und in einigen Speisesalzen. Von der Fluoridierung verspricht man sich eine Prävention von Zahnkaries, bedenkt allerdings dabei die Auswirkungen auf den Jodhaushalt nicht.

Astat ist das wohl seltenste Element auf der Erde. Es ist eine außergewöhnliche Rarität, die in der Medizin bei der Bestrahlung von Tumoren und als radioaktive Substanz in der Schilddrüsendiagnostik Verwendung findet.

Ein Jodmangel kann auch die Folge einer Hemmung der Jodaufnahme sein. Diese kann sich z. B. durch Thiocyanate in Zigarettenrauch ergeben. Auch eine Östrogendominanz (erhöhter Östrogenspiegel im Blut) kann den Jodhaushalt beeinträchtigen, da der Jodbedarf mit steigendem Östrogenspiegel größer wird. Sie besteht physiologisch zu Beginn der Pubertät, in der Schwangerschaft oder bei Einnahme der Antibabypille.

Wofür wird Jod benötigt, was sind die Folgen einer Unterversorgung?

Bislang wurde Jod nur mit der Schilddrüse in Zusammenhang gebracht, da es für die Bildung der Schilddrüsenhormone unabdingbar ist. Bei nicht ausreichender Jodversorgung kommt es zur Vergrößerung und Unterfunktion der Schilddrüse. Es stellt sich hier die Frage, warum etwa jede dritte Frau in Deutschland unter einer Schilddrüsenkrankheit leidet. Häufig wird den Patientinnen die regelmäßige Einnahme von L-Thyroxin verordnet, ohne die Ursache der Schilddrüsenunterfunktion näher abzuklären. Mehr dazu beim Kapitel »Schilddrüse« (S. 263).

Die aktuelle medizinische Ausbildung vermittelt, dass Jod ausschließlich für die Synthese der Schilddrüsenhormone benötigt wird. Relativ wenig Gedanken macht man sich dagegen über die möglichen Wirkungen von Jod in anderen Organen und Geweben. Nur etwa ein Drittel des im menschlichen Körper vorkommenden Jods ist in der Schilddrüse bzw. den Schilddrüsenhormonen zu finden. Der »Arbeitskreis Jodmangel« berichtet, dass es in den letzten Jahren Überlegungen hinsichtlich einer möglichen antioxidativen Schutzfunktion durch Jodid gibt. Es baut freie Radikale ab. Damit werden die Körperzellen und die Erbsubstanz vor Schäden und (bösartigen) Veränderungen bewahrt. Einige Autoren sehen Jod als stärkste Entgiftungssubstanz.

Reagiert Jodid mit bestimmten Fetten, so entstehen Verbindungen, die als »Jod-Lactone« bezeichnet werden. Diese haben eine besondere Bedeutung sowohl für die Regulation des normalen Wachstums der Schilddrüse als auch für deren Funktion. Denkbar ist, dass Jod-Lactone auch in anderen Organen, die Jod aufnehmen können, z. B. in der Brustdrüse, eine wichtige Rolle spielen. Speziell in Schwangerschaft und Stillzeit kann die Brust mehr Jod aufnehmen als die Schilddrüse.

In Versuchen mit weiblichen Ratten zeigte sich, dass es unter Jodmangelfutter bei den Tieren zu einer Vermehrung des Brustdrüsengewebes, zur Zunahme von Bindegewebe und Erweiterung der Milchgänge kommt – eine als »Mastopathie« bezeichnete Veränderung. Wird mit dem Futter jedoch ausreichend Jod verabreicht, kann die Mastopathie verhindert werden. Offenbar ähnelt jodmangelbedingte Gewebsvermehrung in der Brustdrüse der in der Schilddrüse. Die Brustdrüsenveränderungen können interessanterweise besser durch Jod als durch Jodid verhindert werden. Das konnte auch in einer Studie bei Frauen mit gutartiger Mastopathie belegt werden.

Asiatische und vor allem japanische Frauen haben ein fünffach geringeres Risiko, an Brustkrebs zu erkranken, als Frauen in westlichen Ländern. Sie verzehren bei traditioneller Ernährung regelmäßig Seetang und Meeresalgen, die reichlich Jod enthalten. In der gegenwärtigen Literatur wird die niedrigere Erkrankungsrate an Brustkrebs bei asiatischen Frauen meist mit dem Verzehr von Soja und den darin enthaltenen Phytoöstrogenen in Zusammenhang gebracht. Interessant ist die alternative Überlegung, dass Jod nicht nur zur Vermeidung gutartiger Brustveränderungen (Mastopathie), sondern auch zur Risikominderung von Brustkrebs beiträgt. Seetang wird in der traditionellen fernöstlichen Behandlung von Brustkrebs schon lange eingesetzt.

Jod hat auch eine wichtige Funktion im Immunsystem. Es hat eine antivirale, antibakterielle und antiparasitäre Wirkung.

Frühe Anzeichen eines Jodmangels

Konzentrationsschwäche, Antriebslosigkeit, ständige Müdigkeit, depressive Verstimmungen sowie trockene, schuppige Haut, Verdauungsstörungen und geringe Abwehrkräfte können frühe Anzeichen eines Jodmangels sein. Bei Kindern weisen Symptome wie psychomotorische Entwicklungsstörungen, Hördefekte, verminderte intellektuelle Leistung und Lernschwäche auf eine Unterversorgung mit Jod hin. Insbesondere während der Schwangerschaft ist eine ausreichende Jodversorgung wichtig, da es sonst zu Fehlgeburten, Missbildungen oder mangelnder Hirnreifung des Fötus kommen kann. Auch die Bildung von Zysten im Bereich der Brust und der Eierstöcke (Ovarien) können mit einem Jodmangel zusammenhängen.

Joddiagnostik

Bezüglich der Joddiagnostik bestehen viele Unklarheiten und Ratlosigkeit. Nur den Jodgehalt im Blutserum zu messen, reicht nicht aus. Durch die Blockade der Halogene kann es im Serum zu einem hohen Jodgehalt kommen und gleichzeitig zu einem Jodmangel in der Körperzelle. Ebenfalls gibt die von der WHO empfohlene Untersuchung des Spontanurins keine sicheren Hinweise. Lynne Farrow beschreibt in ihrem Buch *Die Jodkrise* den sogenannten Jodsättigungstest. Er wurde von den amerikanischen Ärzten Dr. Bownstein und Dr. Abraham entwickelt.

Der Test beruht darauf, dass der Großteil einer zu Testbeginn oral eingenommenen Menge von 50 mg Jod (in Form von elementarem Jod und Jodid) innerhalb von 24 Stunden wieder über den Urin ausgeschieden wird, wenn der Körper des Patienten ausreichend mit Jod versorgt ist. Im Fall eines Jodmangels verbleibt ein erheblicher Anteil der eingenommenen Dosis im Körper. Die Jodkonzentration im Harn fällt entsprechend niedriger aus. Ausreichend Jod ist immer dann vorhanden, wenn mehr als 90 % der eingenommenen Menge wieder ausgeschieden werden.

Für diese Untersuchung mit einer Hochdosis Jod gibt es einige wenige Kontraindikationen, die berücksichtigt und abgeklärt werden müssen: eine akute Schilddrüsenerkrankung, ein akuter Schub bei der Hashimoto-Thyreoiditis, sogenannte heiße Knoten (autonomes Adenom), eine Schwangerschaft sowie Nierenerkrankungen.

Die Untersuchungen für unser Naturheilzentrum lassen wir in der »Laborgemeinschaft für ganzheitliche Medizin« in Hamburg durchführen. Bei den von uns untersuchten Patienten aus Deutschland hatten ca. 85 % einen Jodmangel. Bei unseren Patienten aus der Schweiz und aus Österreich lag der Anteil sogar bei ca. 92 %.

Laborbeispiel 1

Patientin, 32 Jahre, mit starker Zystenbildung in der Brust und der Gebärmutter. Scheidet von der Testdosis Jod (50 mg) nur 56,4 % wieder aus. Das ist ein deutlicher Hinweis auf einen Jodmangel in den Körperzellen.

Blutwert	Gemessener Wert		Referenzbereich	Gemessener Wert im Referenzbereich
SCHILDDRÜSE				
Jod nach Belastung:				
Jod (I) i.U.kreatininbez.	22659	µg/g Kreatinin	> 100	
Jod (I) im Urin	18807	µg/l		
Urinvolumen	1.5	l		
Dosis	50.0	mg		
Anteil der Testdosis i.U.	- **56.4**	%	> 90.0	
Brom (Br) im Sammelurin	1.5	mg/d	< 5.0	
HARNDIAGNOSTIK				
Kreatinin im Urin	0.83	g/l	0.60-3.00	

Anmerkung: Von der verabreichten Testmenge Jod (50mg) wurden innerhalb von 24 Stunden nur 56,4% ausgeschieden. Das deutet auf einen Jodmangel hin.

Jodmangel

Laborbeispiel 2

Patientin, 64 Jahre, mit Brustkrebs. Scheidet von der Testdosis nur 56,2 % wieder aus. Ebenfalls ein Hinweis auf einen Jodmangel. Gleichzeit ist der Bromgehalt im Urin viel zu hoch. Sie hat eine Brombelastung, deren Ursache nachgegangen werden muss.

Blutwert		Gemessener Wert		Referenzbereich	Gemessener Wert im Referenzbereich
SCHILDDRÜSE					
Jod nach Belastung:					
Jod (I) i.U.kreatininbez.		31905	µg/g Kreatinin	> 100	
Jod (I) im Urin		7019	µg/l		
Urinvolumen		4.0	l		
Dosis		50.0	mg		
Anteil der Testdosis i.U.	-	**56.2**	%	> 90.0	
Brom (Br) im Sammelurin	+	**17.78**	mg/d	< 5.00	
HARNDIAGNOSTIK					
Kreatinin im Urin	-	**0.22**	g/l	0.60-3.00	

Anmerkung: Von der verabreichten Testmenge Jod (50mg) wurden innerhalb von 24 Stunden nur 56,2% ausgeschieden. Das deutet auf einen Jodmangel hin.
Der Bromgehalt ist erhöht. Die Ursache sollte abgeklärt werden.

Jodmangel und gleichzeitige Brombelastung

Ausgleich eines Jodmangels – die Jodtherapie

Die von der WHO empfohlene Tagesdosis liegt für Jod bei:

Männer und Frauen	150 µg/d
Schwangere	220 µg/d
Frauen während der Stillzeit	290 µg/d

Diese Mengen sind ausreichend, um eine Kropfbildung zu verhindern, aber unzureichend für eine optimale Schilddrüsenfunktion. Die jeweilige Dosis ist nicht ausreichend für ein geregeltes Funktionieren des Immun- und des Hormonsystems und viel zu gering, um vor Krebs zu schützen. Die Europäische Behörde für Lebensmittelsicherheit (EFSA) nimmt für Erwachsene eine **duldbare Tageshöchstmenge** (Tolerable Upper Intake Level, UL) von **600 µg Jod** an (EFSA 2018). Diese Empfehlung ist darauf zurückzuführen, dass in vielen Bereichen Europas ein Jodmangel besteht. Auf eigene Faust höhere Mengen einzunehmen, kann zu Störungen in der Schilddrüse führen.

Der wichtigste Schritt in der Therapie ist immer die Ernährung. Sie sollte jodbewusst sein und zum individuellen Stoffwechsel passen. Das Stoffwechselprogramm von »gesund + aktiv« berücksichtigt diese Aspekte. Der schwierigste Part jeder Behandlung ist der Verzicht des Patienten auf liebgewonnene Lebensmittel. Gelingt uns eine motivierende Zusammenarbeit, wird er schnell eine allgemeine Verbesserung seines Befindens spüren.

Der Jodgehalt eines pflanzlichen Lebensmittels hängt vom Jodgehalt des Bodens ab, auf dem es angebaut wurde, bei tierischen Produkten von dem Futter und dem Wasser, mit dem die Tiere versorgt wurden, und damit wiederum vom Jodgehalt des Bodens. Ist dieser jodarm, sind es auch die darauf angebauten Lebensmittel. Hier gibt es eindeutige regionale Unterschiede, wobei Deutschland und Südeuropa als jodarme Gebiete gelten. Für Mischköstler ist es möglich, den täglichen Jodbedarf allein mit Lebensmitteln zu decken. Veganer gelten hingegen als Risikogruppe für eine unzureichende Jodversorgung. Vegan lebenden Menschen wird deshalb empfohlen, eine ausreichende Jodzufuhr durch ausschließliche Verwendung von jodiertem Speisesalz sowie von Meeresalgen mit moderatem Jodgehalt sicherzustellen. Lebensmittel wie Kohlgewächse, Sojabohnen und Süßkartoffeln enthalten Inhaltsstoffe, die im Übermaß eine Kropfbildung fördern, da sie Jod aus der Nahrung binden und dadurch dessen Bioverfügbarkeit herabsetzen. Insbesondere bei sehr niedriger Jodzufuhr kann dies von Bedeutung sein. Nach Bestimmung des Jodstatus kann es für Veganer sinnvoll sein, ergänzend Jodtabletten zur Verbesserung der Versorgung zu verwenden.

Meerestiere wie Schellfisch, Kabeljau, Rotbarsch, Bückling, Garnelen, Krabben und Hummer sind reich an Jod. Eine Portion von 100–200 g kann bereits den Tagesbedarf eines Erwachsenen von etwa 200 µg decken. Etwas weniger Jod enthalten Sardinen, Lachs, Makrelen, Thunfisch, Hering, Scholle und Austern, diese zählen aber immer noch zu den jodreichen Meerestieren. Flussfische wie Forelle oder Karpfen sind zwar an sich gesund, aber jodarm.

Gute Jodlieferanten sind Milch und Milchprodukte, seitdem dem Tierfutter vermehrt Jod beigesetzt wird. Für Menschen mit der Blutgruppe 0 oder A ist das leider keine gute Quelle, da sie das Casein der Kuhmilch nicht optimal verarbeiten können. Gemüse ist von Natur aus jodarm. Karotten, Brokkoli, Rettich, Fenchel, Rotkohl, Radieschen, Spargel, Bohnen, Erbsen, Feldsalat und Zucchini zählen zu den Gemüsesorten mit immerhin einem geringen Jodgehalt und sollten auf jeden Fall, sofern sie vom individuellen Stoffwechsel verarbeitet werden können, in den Speiseplan mit aufgenommen werden. Unter den Obstsorten sind alle Beeren sowie Äpfel und Bananen die besten Jodlieferanten, allerdings in der Jodmenge nicht mit den Meeresfrüchten vergleichbar.

Insbesondere für Vegetarier und Veganer sind Algen eine optimale fisch- und fleischlose Jodquelle. Im Durchschnitt enthalten die Wasserpflanzen 10 mg/100 g Jod. Darüber hinaus liefern sie viele Proteine, Mineralstoffe sowie das besonders für Veganer wichtige Vitamin B12.

Algenpräparate

Meeresalgen waren die ersten Lebewesen, die Jod in sich aufnehmen und speichern konnten. Sie stellen grundsätzlich eine gute Jodquelle dar. Insbesondere Kelp-Präparate werden aus großem Seetang (zählt zur Familie der Braunalgen) hergestellt.

In dem Nahrungsergänzungsmittel **JOD BALANCE** von NewLife nutrition wurde ein hochwertiges Braunalgenpulver in Bioqualität mit Betacarotin zur weiteren Unterstützung der Hormonproduktion in der Schilddrüse kombiniert. Süßwasseralgen wie Spirulina oder Chlorella haben keinen nennenswerten Jodgehalt.

Nachfolgend stelle ich noch weitere Möglichkeiten vor, den Körper ausreichend mit Jod zu versorgen. Es sind einzelne Produkte aus der Pharmaindustrie. Während in der Nahrung die für den Jodstoffwechsel notwendigen Co-Faktoren wie Eisen, Vitamine und Selen bereits enthalten sind, müssen diese bei den reinen Jodpräparaten zugeführt werden, sofern sie fehlen.

Kaliumiodid-Tabletten

Kaliumiodid wird seitens der Schulmedizin zur Behandlung einer jodmangelbedingten Schilddrüsenvergrößerung verordnet. In der Regel sind es Tabletten mit 100 oder 200 µg. Jodid ist die Jodform, die hauptsächlich von der Schilddrüse benötigt wird. Aufgrund der geringen Mengen und der Darreichungsform als Kaliumiodid eignen sich die Tabletten nicht, um einen starken Jodmangel auszugleichen. Der Bedarf für die übrigen Organe wie Brustdrüse, Eierstöcke und Prostata wird hauptsächlich durch große Mengen an elementarem Jod gedeckt.

Lugol'sche Lösung

Hierbei handelt es sich um das älteste und bekannteste Jodmedikament. Früher war es in jeder Apotheke vorrätig. Ich kenne es noch aus meiner Kindheit (ich bin Jahrgang 1950). Egal, was wir als Kinder hatten, Schürfwunden, Erkältungen, Halsbeschwerden oder Fieber, es gab immer einige wenige Tropfen unseres Hausmittels: der

Lugol'schen Lösung. Sie wurde von dem französischen Arzt Jean Guillaume Lugol (1786–1851) entwickelt. Die 5 %ige Lösung besteht pro Tropfen aus 5 mg elementarem Jod und 7,5 mg Kaliumiodid und enthält keinen Alkohol. In deutschen Apotheken ist das Produkt zum geringen Preis in verschiedenen Stärken (1 %, 2 % oder 5 %) bestellbar.

Iodoral

Die relativ geringe Haltbarkeit von 6 Monaten, der charakteristische Jodgeschmack und die unsichere Dosierung haben dazu geführt, dass Wissenschaftler in den USA die Lugol'sche Lösung in Tablettenform entwickelt haben. Das Produkt ist unter der Bezeichnung Iodoral in Apotheken auch in Deutschland erhältlich. Eine Tablette Iodoral enthält die gleiche Zusammensetzung wie die 5 %ige Lugol'sche Lösung (5 mg elementares Jod und 7,5 mg Kaliumiodid).

Iodoral und die Lugol'sche Lösung sind Bestandteile der Jodhochdosistherapie. Sie hat sich bei starkem Jodmangel bewährt, bedarf aber unbedingt der Begleitung eines entsprechend erfahrenen Therapeuten. Gleiches gilt für die Verabreichung von Jodtabletten, die reines elementares Jod enthalten. Die von Lynne Farrow beschriebenen möglichen Nebenwirkungen der Jodhochdosistherapie sind Folgen der Entgiftung von Schwermetallen und Brom. Darum setzen wir in unserem Naturheilzentrum parallel zur Jodtherapie immer ein Präparat mit hoch dosiertem Astaxanthin ein. Z. B. enthalten 2 Kapseln von OXI BALANCE von NewLife nutrition 5 mg Astaxanthin sowie Vitamin C, Vitamin E, Traubenkern (OPC) und Coenzym Q10. Das ist eine gute Zusammensetzung in einer ausreichend hohen Dosierung.

Biochemie – Vitamine

Man sieht sie nicht, man schmeckt sie nicht – doch Vitamine sind lebensnotwendig für unsere Gesundheit. Schon in kleinsten Dosen entfalten sie beachtliche Wirkungen. Sie stärken unser Immunsystem und sind gut für die Nerven. Vitamine sind zentrale Substanzen des menschlichen Stoffwechsels, die der Körper nicht selbst herstellen kann. Er muss sie von außen mit der Nahrung aufnehmen. Es gibt zwei Ausnahmen: Vitamin D entsteht im Organismus mithilfe von Sonnenlicht. Vitamin K wird auch von Bakterien im menschlichen Darm gebildet.

Provitamine sind Vitaminvorstufen, die der Organismus in die entsprechenden Vitamine umwandelt. Ein Beispiel ist Beta-Carotin, das im Körper zu Vitamin A umgebaut wird.

Die wichtigsten Vitaminquellen sind Obst und Gemüse. Man findet Vitamine auch in Milchprodukten sowie in Fisch, Fleisch und in Eiern. Pflanzliche Öle und Nüsse gelten ebenfalls als gute Vitaminlieferanten.

Hierzulande besteht bei einer ausgewogenen Ernährung in der Regel kein Vitaminmangel mit entsprechenden körperlichen Mangelerscheinungen.

Als Nahrungsergänzung sollten Vitaminpräparate nur nach vorheriger Laboruntersuchung des Blutes eingenommen werden. Vitamine vorbeugend in großen Mengen zu substituieren, ist nicht sinnvoll, manchmal sogar schädlich. Vor allem gilt Vorsicht bei den fettlöslichen Vitaminen A, D, E und K. Da der Körper diese Vitamine speichern kann, können Überdosierungen zu gesundheitlichen Problemen führen.

Wasserlösliche Vitamine, z. B. Vitamin B und C, scheidet der Körper bei Überdosierung mit dem Urin wieder aus. Aber auch sie sollten nur dann in synthetischer Form zugeführt werden, wenn ein Bedarf medizinisch nachgewiesen ist. Die passende Dosierung kann über eine Laboruntersuchung genau bestimmt werden.

Vitamine können im Serum und im Vollblut gemessen werden. Was schwerpunktmäßig untersucht wird, hängt vom einzelnen Vitamin und dessen Örtlichkeit ab.

Vitamin A – Retinol

Referenzbereich >0,37–0,93 mg/l im Serum

Vitamin A ist ein fettlösliches Vitamin. Es wird über tierische Nahrung aufgenommen. Vorstufen von Vitamin A, die Carotine, finden wir in pflanzlicher Nahrung. Sie müssen noch vom Stoffwechsel in das Vitamin umgewandelt werden. Vitamin A ist wichtig für eine starke Sehfähigkeit. Es spielt eine wichtige Rolle bei der Fortpflanzung, denn es trägt zum Aufbau der weiblichen Hormone (Östrogene) bei und sorgt beim Mann für eine große Zahl und hohe Beweglichkeit der Spermien. Außerdem wird Vitamin A benötigt, um Eiweiße in Fette umzuwandeln, Zellen zu erneuern und Steroidhormone (Cortisol) herzustellen. Es sorgt auch für gesunde und feuchte Schleimhäute im Atembereich, Verdauungstrakt und Vaginalbereich. Es hält Haut, Bronchien und Blase gesund.

Vitamin-A-Mangel ist in den Industriestaaten eine Ausnahme, da große Mengen an tierischer Kost den Bedarf ausreichend decken. Risikogruppen sind hierzulande Vegetarier, Schwangere, Stillende, Raucher und Menschen mit Magen-Darm-Erkrankungen.

Anzeichen einer Unterversorgung:

- trockene Bindehaut, trockene Vaginalschleimhaut
- erhöhte Infektanfälligkeit in den oberen Luftwegen und Bronchien
- stellenweise stärkere Verhornung der Haut oder Akne
- Rückbildung von Hoden und Eierstöcken
- Nachtblindheit
- grauer Star
- Appetitlosigkeit
- Durchfallerkrankungen

Vitamin A in der Nahrung

Für die richtige Menge Vitamin A sollte die Ernährung ausgewogen sein. Tierische Produkte enthalten alle genügend Vitamin A. Auch durch pflanzliche Kost können ausreichende Mengen des Provitamins aufgenommen werden. Besonders Grünkohl, Kürbis, Tomate, Petersilie, Paprika, Spinat, Karotte, Mango und Pfirsich enthalten viele Carotine, die der Körper zu verwertbarem Vitamin A umbaut. Da es sich um ein fettlösliches Vitamin handelt, wird Fett als Transportmedium benötigt, um das Vitamin für den Körper zugänglich zu machen. Dies kann beispielsweise bei Salat durch die Hinzugabe von etwas hochwertigem Öl gewährleistet werden.

Analoge Entsprechung

Der körperliche Bezug zur Haut und Schleimhaut, unsere Abgrenzungs- und Aufnahmeflächen, können wir analog auf die seelisch-geistige Ebene übertragen. Abgrenzung und Aufnahme liegen sehr nah beieinander. Bei einem Mangel an Vitamin A fehlt die spielerische Leichtigkeit zwischen diesen beiden Polen. Das kann sich durch inneren Rückzug und Verhärtung der »äußeren Schale« zeigen. Beziehen wir die Wirkung vom Vitamin A auf die Reproduktionsorgane mit ein, dann zeigt sich in der Pubertät ein Mangel daran besonders deutlich. Körperlich finden wir in dieser Zeit häufig Aknebildung und eine unausgeglichene, ambivalente seelische Abgrenzung. Bei einem starken Mangel können die Hoffnung und das Vertrauen in die Zukunft fehlen (körperlich bilden sich die Reproduktionsorgane zurück).

Der innere Rückzug kann auf körperlicher wie auf seelisch-geistiger Ebene über den Funktionskreis Niere/Blase unterstützt werden. **Equisetum arvense Silicea cultum D2 von Weleda** schützt die Grenzflächen, Haut und Schleimhaut. Zugleich stärkt es die innere Struktur und sorgt für Stabilität auf körperlicher und seelisch-geistiger Ebene.

Vitamin B1 – Thiamin

Referenzbereich Erwachsene 41,4–88,8 µg/l im EDTA

Vitamin B1 gehört zu den wasserlöslichen Vitaminen. Der Körper kann es nicht dauerhaft speichern, er ist auf eine regelmäßige Zufuhr angewiesen. Vitamin B1 besitzt wichtige Funktionen im Energiestoffwechsel und im vegetativen Nervensystem. Es wird auch häufig als das »Stimmungsvitamin« bezeichnet. Da es hitzeempfindlich ist, geht es beim Kochen von Lebensmitteln schnell verloren. Wirksam im Stoffwechsel wird es erst dann, wenn das mit der Nahrung aufgenommene Vitamin B1 in die biologisch aktive Form umgewandelt wurde. Notwendig ist es für einen gesunden Herzrhythmus und eine normale Muskelfunktion. Es stärkt die Konzentrationsfähigkeit und ermöglicht dem Körper eine große aktive Ausdauer. Eine wichtige Funktion des Vitamins B1 ist die Entsorgung schädlicher Nebenprodukte des Stoffwechsels. Diese müssen abtransportiert bzw. umgewandelt werden, damit sie keine schädigenden

Wirkungen entfalten. Auf diesem Wege schützt Vitamin B1 auch das Herz-Kreislauf-System und vermindert das Risiko für Erkrankungen wie Herz- oder Hirninfarkt.

Anzeichen einer Unterversorgung:

- Fußbrennen
- Muskelschwäche
- Muskelschmerzen
- Herzrhythmusstörungen
- Beklemmungsgefühl im Brustbereich
- Wassereinlagerungen
- Störungen im Kohlenhydratstoffwechsel (Zucker und Stärke)
- Müdigkeit
- Konzentrations-, Lern- und Gedächtnisstörungen
- Reizbarkeit
- depressive Verstimmungen

Unterversorgungen kommen in Deutschland in allen Altersgruppen vor. Zu den Ursachen zählen Fehlernährung, Alkoholismus, Störungen in der Aufnahme von Vitamin B1 sowie Magnesiummangel. Auch starker Konsum von Kaffee oder schwarzem Tee erhöht den Bedarf an Vitamin B1.

Vitamin B1 in der Nahrung

Vitamin B1 ist nur in wenigen Lebensmitteln vorhanden. Weizenkeime und Sonnenblumenkerne sind starke Vitamin-B1-Lieferanten. Auch Bierhefe, Bohnen, Haferflocken und grüne Erbsen enthalten Vitamin B1.

Analoge Entsprechung

Das Vitamin vermittelt gute Laune, eine positive Lebenseinstellung, bringt Ausdauer und Lebenslust. Fehlt es, kann die Stimmung sehr dunkel, traurig und gereizt sein.

Vitamin B2 – Riboflavin oder Lactoflavin

Referenzbereich 180–295 µg/l im EDTA

Vitamin B2 spielt bei zahlreichen Stoffwechselvorgängen eine Rolle, indem es die Arbeit von Enzymen erleichtert. Es ist an der Energiegewinnung aus Kohlenhydraten, Fetten und Eiweißen beteiligt und steuert somit die Zellatmung. Für Haut, Nägel und Haare ist Vitamin B2 ein wichtiger Faktor. Bereits ein geringer Mangel führt zu schuppiger, trockener Haut und Haarausfall. Das Vitamin sorgt für ein stabiles Immunsystem und eine gute Eisenaufnahme im Darm sowie für den Transport des Eisens im Blut (Speichereisen). Es fördert Entgiftungsprozesse (Pestizide und Arzneimittel) und stärkt die Augen. Arzneimittel gegen Depressionen (trizyklische Antidepressiva) können einen Vitamin-B2-Mangel auslösen.

Anzeichen einer Unterversorgung:

- Entzündung der Schleimhäute mit Zungenbrennen
- chronische Magen-Darm-Erkrankungen, z. B. Morbus Crohn
- entzündliche, schuppende Hautveränderungen
- Mundwinkelrhagaden
- Juckreiz
- verminderte Blutbildung (weiße und rote Blutkörperchen)
- Hornhautentzündung mit starkem Tränenfluss
- grauer Star
- Eisenaufnahmestörungen und Speichereisenmangel

Vitamin B2 in der Nahrung

Vitamin B2 gehört zu den wasserlöslichen Vitaminen und kann in der Nahrung als ungebundenes Riboflavin oder als Coenzym vorliegen. In diesem Fall ist es direkt an Enzyme gekoppelt. Milch und Milchprodukte gelten als gute Lieferanten. Es ist allerdings zu berücksichtigen, dass die meisten Menschen Kuhmilch und Kuhmilchprodukte nicht gut verstoffwechseln können. Fleisch, Fisch und bestimmte Gemüse wie Brokkoli, Grünkohl und Avocado sorgen für eine ausreichende Zufuhr an Vitamin B2. Hitze übersteht das Vitamin sehr gut. Da es jedoch schnell durch Licht zersetzt wird, sollten die entsprechenden Lebensmittel dunkel gelagert werden.

Analoge Entsprechung

Bei einem Mangel an Vitamin B2 kann auf körperlicher Ebene der Energiestoffwechsel nicht optimal aufgebaut werden. Es leiden die Abgrenzungsflächen Haut und Schleimhäute. In der analogen Betrachtung entspricht dies einem inneren Rückzug. Die Kommunikation auf der Gefühlsebene reduziert sich, es kommt zu Vereinsamung und Isolation. Das entspricht wiederum auf körperlicher Ebene einem erhöhten Risiko für bösartige Erkrankungen.

Vitamin B3 – Niacin

Referenzbereich 5 – 48 µg/l im Serum

Vitamin B3 wird auch als »Niacin« bezeichnet. Es ist der Oberbegriff für zwei verwandte Verbindungen mit Vitaminwirkung: Nicotinsäure und Nicotinamid, die im Körper ineinander umgebaut werden, sind Bestandteil aller Körperzellen. Wichtige Speicherorte sind Leber, Nieren und Fettgewebe. Im Blut ist es hauptsächlich in den roten Blutkörperchen zu finden. Darum muss bei einer Untersuchung dieses Vitamins immer das Vollblut analysiert werden.

Niacin erfüllt eine Reihe wichtiger Aufgaben im Stoffwechsel. Es unterstützt die Regeneration von Haut, Nerven, DNS und Muskeln. Es schützt vor fehlerhafter Zellteilung und vor gestörtem Zellwachstum. Ein Mangel kann somit Krebsgeschehen begünstigen und Alterungsprozesse beschleunigen. Im Hirnstoffwechsel sorgt Niacin für eine gute Merk- und Konzentrationsfähigkeit. Es fördert zudem die Ausdauer bei körperlicher Leistung. Bei regelmäßiger Einnahme von Schmerz- und Beruhigungsmitteln, Zytostatika (Krebsmedikamenten) und Antiepileptika steigt der Bedarf an Vitamin B3.

Anzeichen einer Unterversorgung:

- nachlassende Elastizität der Haut, Entwicklung von Hornschicht und Einrissen
- Veränderungen der Schleimhaut im Mund
- trockene Vaginalschleimhaut
- Mundwinkelrhagaden
- Mundtrockenheit
- Appetitlosigkeit
- Durchfall
- Abnahme der körperlichen Leistungsfähigkeit
- Schlafstörungen
- depressive Verstimmungen
- Verwirrtheitszustände
- Demenz

Vitamin B3 in der Nahrung

Das wasserlösliche Vitamin finden wir in tierischen Produkten wie Fleisch und Innereien. Pflanzen wie Erdnüsse, Kartoffeln und Hülsenfrüchte enthalten einen geringen Anteil Niacin, das der Körper aber schlechter aufnehmen kann als dasjenige tierischen Ursprungs. Für Vegetarier und Veganer wird die Einnahme von Nahrungsergänzungsmitteln empfohlen.

Analoge Entsprechung

Betrachten wir den Aspekt der Reparatur eventueller DNS-Schäden und die antioxidative Eigenschaft des Niacins, wird deutlich, wie wichtig dieses Vitamin in der heutigen, schnelllebigen Zeit ist. Analog betrachtet, hat Niacin auch auf der geistig-seelischen Ebene mit Reparatur und Schutz zu tun. Ein Mangel steht somit für eine nicht ausreichende emotionale Abgrenzung von der Außenwelt. Fehlt die geistige Kraft, sich zu schützen, entsteht Rückzug. Das kann sich in Form von depressiver Verstimmung, Verwirrtheit und Demenz äußern.

Vitamin B5 – Pantothensäure

Referenzbereich 25 – 80 µg/l im Serum

Pantothensäure ist ein wasserlösliches Vitamin. Es besitzt eine zentrale Rolle im gesamten Energiestoffwechsel des Menschen und ist am Abbau von Aminosäuren (Eiweißen), Fetten und Kohlenhydraten beteiligt. Pantothensäure ist ein wichtiger Baustoff für den Aufbau der Corticosteroide. Ein Mangel führt zur Nebennierenunterfunktion, die sich durch ständig wiederkehrende Infekte äußert. Es gibt die Hypothese, dass ein Defizit von Vitamin B5 im Zusammenhang mit Aknebildung steht.

Während einer Gewichtsreduktion kommt es zur erhöhten Mobilisierung von Depotfett. Für die Verarbeitung der langkettigen Fettsäuren benötigt der Organismus vermehrt Vitamin B5. Während des Fastens oder einer Gewichtsreduktion ist eine Substitution daher empfehlenswert.

Anzeichen einer Unterversorgung:

- Kopfschmerzen
- Übelkeit
- Schwäche, Abgeschlagenheit
- Schlaflosigkeit
- brennende Schmerzen an Zehen und Fußsohlen (Burning-Feet-Syndrom)
- entzündliche Hauterkrankungen
- Nebennierenunterfunktion mit herabgesetzter Infektabwehr
- Akne

Vitamin B5 in der Nahrung

Innereien, Joghurt, Eigelb, Hülsenfrüchte und Pilze sind reich an Vitamin B5. Mit Ausnahme von Avocados sind die Mengen an Pantothensäure in Obst und Gemüse eher gering.

Analoge Entsprechung

Im Hinblick auf die Synthese der Steroide kann Vitamin B5 auf psychischer Ebene der inneren Stärke zugeordnet werden. Standfestigkeit und die Fähigkeit, sich selbst treu zu bleiben, sind Tugenden, die einem klaren inneren Selbst entstammen.

Vitamin B6 – Pyridoxin

Referenzbereich	Erwachsene	13,1 – 32,5 µg/l im EDTA

Dieses vielseitige und aktive Vitamin stärkt Nerven und Abwehrkräfte. Es regelt zentrale Abläufe im Stoffwechsel. Der Körper benötigt es, um Eiweiße (Aminosäuren) umzuwandeln und in die Körperzellen einbauen zu können. Gemeinsam mit Folsäure und Vitamin B12 ist Vitamin B6 für den Homocysteinstoffwechsel bedeutsam. Für den Aufbau von Niacin (Vitamin B3) aus der Aminosäure Tryptophan ist es notwendig. Damit trägt es zur Regeneration von Haut und DNS bei.

Vitamin B6 hat ein großes therapeutisches Potenzial und kommt bei Krankheiten zum Einsatz, die das Nerven- und Hormonsystem betreffen. Es ist daher wichtig, dass in der Schwangerschaft, aber auch in den Wechseljahren ausreichend Vitamin B6 vorhanden ist.

Ein intrazellulärer Vitamin-B6-Mangel in Verbindung mit einem Zinkmangel wird bei Kryptopyrrolurie (auch »KPU« oder »HPU« genannt) beschrieben. Dabei handelt es sich um eine genetisch bestimmte, familiär gehäuft vorkommende biochemische Störung der Bildung des roten Blutfarbstoffes (Häm-Synthese).

Anzeichen einer Unterversorgung:

- spröde Haut und Haarausfall
- erhöhter Homocysteinspiegel (Arteriosklerose)
- Symptome des prämenstruellen Syndroms (PMS – Traurigkeit, Stimmungsschwankungen, Ödeme, Brustspannen, Unterleibsschmerzen)
- Wechseljahresbeschwerden

- Schwangerschaftsübelkeit
- Depressionen
- Reizbarkeit
- Konzentrationsschwäche
- Kryptopyrrolurie (Vitamin-B6- und Zinkmangel)
- Anämie (kleine rote Blutkörperchen)

Vitamin B6 in der Nahrung
Sowohl in pflanzlichen als auch tierischen Lebensmitteln ist ausreichend Vitamin B6 enthalten, das vom Körper sehr gut aufgenommen werden kann. Besonders reichhaltig sind Putenbrust, Rinderfilet, Lachs, Hering, Makrele und Käse. Pflanzliche Quellen sind alle Kohlsorten sowie Feldsalat, Keimlinge und Hülsenfrüchte.

Analoge Entsprechung
Wir finden bei einem Vitamin-B6-Mangel sehr häufig kleine rote Blutkörperchen. Wie das Blut des Betroffenen, so auch sein Verhalten: Der Mensch macht sich klein, lebt nicht sein wahres, ihm mitgegebenes inneres Potenzial. Die innere Schönheit und Wertigkeit kommt im Außen nicht zum Vorschein. Es fehlt an Selbstbewusstsein und Selbstvertrauen. Sich seiner selbst bewusst zu werden, kann durch die Verabreichung von Vitamin B6 unterstützt werden.

Vitamin B7 – Biotin

Referenzbereich >250 ng/l im Serum

Auch als Biotin oder Vitamin H bekannt, zählt das Vitamin B7 zu den wasserlöslichen Vitaminen. Es regelt einige Genfunktionen im Zellkern und sorgt für eine gesunde Haut, glänzende Haare und schöne Nägel. Zudem ist Biotin am Fett- und Eiweißstoffwechsel beteiligt.

Anzeichen einer Unterversorgung:
- Haarausfall
- entzündliche, schuppige Hauterkrankungen
- Appetitlosigkeit
- Mattigkeit, Müdigkeit, Depressionen
- Muskelschmerzen
- Entzündung der Augenbindehaut

Vitamin B7 in der Nahrung

Reich an Biotin sind Leber, Nieren, Eigelb und Hefe. Pflanzliche Lieferanten sind Nüsse, Haferflocken, Spinat und ungeschälter Reis.

Analoge Entsprechung

Wie innen, so außen, könnte man hier sagen. Biotin stärkt den inneren Glanz, der im Außen sichtbar wird. Vitalität und Klarheit sind die analogen Kräfte des Biotins auf der geistig-seelischen Ebene.

Vitamin B9 – Folsäure

Referenzbereich 4,4–31,0 ng/ml im Serum

Vitamin B9, auch als »Folsäure« oder »Folat« bezeichnet, ist wasserlöslich und gehört zur Gruppe der B-Vitamine. Es ist im Körper an Wachstumsprozessen, Zellteilung und Blutbildung beteiligt. Der Körper kann nur kleine Mengen speichern, daher ist eine konstante Zufuhr über die Nahrung notwendig. Im Rahmen der Schwangerschaft ist das Vitamin für die Entwicklung des Fötus unabdingbar. Aus diesem Grund wird vielfach angeraten, in der Schwangerschaft Folsäure einzunehmen. Besser ist es jedoch, den Stoffwechsel zu optimieren, statt mit oralen Nahrungsergänzungsmitteln zu substituieren.

Folsäure ist anfällig für Oxidation. Je länger Gemüse lagert, desto geringer ist sein Gehalt an diesem Vitamin. Auch durch Kochen verliert Gemüse schnell einen Anteil des ursprünglichen Gehaltes. Schonende Zubereitung oder besser noch der Verzehr eines Teils des Gemüses als Rohkost sorgt für ausreichende Versorgung mit Folsäure.

Medikamente sind ein weiterer Grund für einen eingeschränkten Folsäurehaushalt. Insbesondere Schmerzmittel, Antibiotika, Beruhigungsmittel und die Antibabypille hemmen die Verfügbarkeit von Folsäure im Körper.

Ein Mangel an Vitamin C und Vitamin B12 erhöht den Verbrauch von Folsäure. Darum ist eine ausgewogene, stoffwechselorientierte Ernährungsweise, die alle Nährstoffe enthält, entscheidend.

Anzeichen einer Unterversorgung:

- Anämie durch Abfall der Erythrozyten (rote Blutkörperchen)
- Abgeschlagenheit, Müdigkeit, Konzentrationsstörungen
- Arteriosklerose, Herzinfarkt, Demenz
- Schleimhautveränderung in der Mundhöhle
- Kopfschmerzen
- Störungen in der Fortpflanzung
- Störungen der Immunabwehr
- verminderter Erneuerungsprozess der Körperzellen und Schwierigkeiten, Ideen in die Tat umzusetzen

Vitamin B9 in der Ernährung

Die natürliche Quelle für Folsäure ist vor allem grünes Blattgemüse. Daher leitet sich auch der Name ab – »folium« ist das lateinische Wort für »Blatt«. Reich an Folsäure sind außerdem Spargel, Kohl, Sojabohnen und Erbsen. Eigelb und Leber sind die besten tierischen Lieferanten für Folsäure.

Analoge Entsprechung

Vitamin B9 ist zuständig für Zellteilung und Zellerneuerung. Menschen mit einem Mangel an B9 haben überwiegend alte und verbrauchte Körperzellen. Sie könnten jünger und frischer aussehen, wenn im Körper genug Vitamin B9 vorhanden wäre. Analog geschieht auf seelisch-geistiger Ebene genau das Gleiche: Es gibt einen Mangel an Erneuerung.

Menschen mit einem Vitamin-B9-Mangel neigen zu Fantasien, die sie allerdings nicht in die Tat umsetzen. Hier finden wir die »Man müsste mal«-Menschen, die zwar Ideen haben, diese aber nicht verwirklichen. Sie tun sich schwer damit, ihre Ansichten zu erneuern. Das zeigt sich durch Starrheit im Denken. Diese Analogie passt gut zur medizinischen Erkenntnis, dass ein Vitamin-B9-Mangel auf körperlicher Ebene zur Arteriosklerose führt.

In meiner Praxis durfte ich oft erleben, dass durch eine Substitution von Vitamin B9 ein starker Wandlungsprozess in Bewegung gebracht werden konnte. Stagnation und Starre wurden aufgelöst. Die Energie für Erneuerungen wurde zugeführt und unterstützte die gewünschten Veränderungen.

Vitamin B12 – Cobalamin

Referenzbereich 400 – 771 pg/ml im Serum

Cobalamin, auch als Vitamin B12 bekannt, ist am Abbau von Fettsäuren und an verschiedenen Stoffwechselvorgängen beteiligt. Es führt gespeicherte Folsäure in dessen aktive Form über und sorgt für eine optimale Zellteilung. Darum wird Vitamin B12 auch als das »Verjüngungsvitamin« bezeichnet. Es fördert darüber hinaus die Sauerstoffversorgung, hält das Nervensystem stabil und die Knochen elastisch.

Obwohl Vitamin B12 sowohl bei Mischkost als auch bei vegetarischer Ernährung, die tierische Produkte wie Milch und Käse einschließt, ausreichend enthalten ist, gehört Vitamin-B12-Mangel zu den am häufigsten in Deutschland auftretenden Vitamin-Defiziten bei Senioren. Die Ursache liegt oft in der mangelhaften Aktivität des Körpers beim Umbau der entsprechenden Vorstufen in das Vitamin B12. Daran sind Magensäure und Enzyme des Dünndarms beteiligt. Fehlende Magensäure, eine gestörte Darmflora und Darmerkrankungen sind die häufigsten Gründe für einen Vitamin-B12-Mangel.

Anzeichen einer Unterversorgung:

- Anstieg des Homocysteinspiegels im Blut (Herzinfarktrisiko)
- Zungenbrennen
- MCV im Blut erhöht (Größe der roten Blutkörperchen)
- Rückbildung der Muskulatur
- Verwirrtheit, Demenz, Gedächtnisstörungen
- Schwierigkeiten, Ideen in die Tat umzusetzen

Vitamin B12 in der Nahrung

Vitamin B12 befindet sich vor allem in tierischen Lebensmitteln. Gute Lieferanten sind Fleisch, Fisch, Eier, Milch und Milchprodukte sowie Kohl und Sanddorn.

Analoge Entsprechung

Ein Cobalaminmangel hat auf der geistig-seelischen Ebene die gleiche Entsprechung wie ein Vitamin-B9-Mangel.

Nahrungsergänzungsmittel mit B-Vitaminen

Nahrungsergänzungsmittel mit B-Vitaminen werden von vielen Herstellern angeboten. **VITAMIN B ACTIV** von NewLife nutrition enthält eine optimale Zusammensetzung mit den wichtigsten aktiven und inaktiven B-Vitaminen und ist frei von künstlichen Farb-, Geschmacks- und Konservierungsstoffen. Wir nutzen dieses Produkt allerdings nur vorübergehend, denn der wichtigste Therapieschritt ist die Ansäuerung des Darms durch Bitterstoffe, gutes Kauen und Nahrungsmittel, die der genetischen und epigenetischen Stoffwechselprägung entsprechen.

Vitamin C – Ascorbinsäure

Referenzbereich 4–15 mg/l im Vollblut

Bei dem Gedanken an Vitamin C entsteht in den meisten Menschen das Bild einer Zitrone, obwohl sie nur sehr wenig dieses berühmten Vitamins enthält. Als Radikalenfänger und Antioxidans schaltet es aggressive freie Radikale aus, die im Stoffwechsel entstehen. Vitamin C ist gut für elastische Knochen, beugt Faltenbildung vor, optimiert den Blutdruck, führt zu klarem Sehen, lässt uns Stress gut überstehen, entgiftet den Körper, verhilft zu mehr Ruhe und Gelassenheit. Ein wahres »Wundervitamin« für Körper, Geist und Seele!

Vitamin C ist essenziell für die Gesundheit der Haut und des Gelenkknorpels. Zusammen mit Eisen ist Vitamin C an dem Aufbau der Aminosäuren Prolin und Lysin beteiligt. Beide unterstützen die Kollagenfasern des Bindegewebes, die für eine straffe Haut und elastische Gefäße zuständig sind.

Die Auswirkungen eines akuten Vitamin-C-Mangels sind schon seit Jahrhunderten bekannt. Skorbut ist eine der bekanntesten Vitaminmangelerkrankungen, die besonders bei Seefahrern berüchtigt war. Nach etwa vier Monaten eintöniger Ernährung auf See litten sie unter Zahnfleischbluten, später unter Zahnausfall. Hinzu kamen Infektanfälligkeit, Müdigkeit, Fieber und Muskelschwund. Daher kommt auch die Bezeichnung »Seefahrerkrankheit«.

Anzeichen einer Unterversorgung:

- gestörte Wundheilung
- Blutungen an der Haut
- Schmerzen in den Gelenken und Gliedern
- Schleimhautblutungen
- Parodontose (Rückbildung des Zahnfleischs)
- Müdigkeit, Reizbarkeit

- häufige Erkältungen
- grauer Star
- Makuladegeneration (AMD)

Vitamin C in der Nahrung

Typische Lieferanten für Vitamin C sind die Gemüsesorten Paprika, Brokkoli, Grünkohl und Petersilie. Auch Birnen, Bananen, Äpfel, Avocados und Mangos sind gute Lieferanten. Der Gehalt an Vitamin C in Orangen und Zitronen wird überschätzt.

Analoge Entsprechung

Was sind Aufgabe und Nutzen von Vitamin C?

Auch wenn die am deutlichsten beschriebene Wirkung in Richtung »Radikalenfänger« geht, möchte ich den im Vitamin enthaltenen Aspekt »Schutz« in den Vordergrund stellen. Schutz ist die Abgrenzung gegenüber äußeren Einflüssen. In der heutigen Zeit der Reizüberflutung ist es äußerst wichtig, die Eindrücke zu filtern und zwischen Wichtigem und Unwichtigem zu unterscheiden. Je stärker die Einflüsse von außen sind, desto weniger wird das Innere wahrgenommen.

Die Analogie des »Radikalenfängers« können wir auch dahin gehend verstehen, dass alles abgefangen wird, was wir nicht durch unsere innere Stärke (Abwehr) von uns fernhalten können. Ist der Schutz im Inneren reduziert (Vitamin-C-Mangel), geht die feinstoffliche Ebene auf Rückzug. In der Medizin kann sich dieser Zustand als Depression oder auch als Demenz äußern.

Vitamin D (Calcidiol) und das D-Hormon (Calcitriol)

Referenzbereich

1,25-$(OH)_2$-Vitamin D3 (Calcitriol/D-Hormon)	19,9–79,3 pg/ml
25-OH-Vitamin D3 (Calcidiol)	30–100 ng/ml

Insbesondere in den letzten Jahren hat Vitamin D an Bedeutung und Aufmerksamkeit gewonnen. Es ist in vielerlei Hinsicht besonders, denn es ist das einzige Vitamin, das der Körper in ausreichenden Mengen selbst bilden kann. Damit gehört es physiologisch betrachtet nicht zu den Vitaminen, sondern zu den Hormonen und folgt auch deren Gesetzen, unterliegt also einem Selbstregulationsmechanismus.

Da der Mensch sich in der Vergangenheit vor allem vermehrt im Freien aufhielt, werden 80–90 % des Vitamins vom Körper in der Haut gebildet. Das geschieht mithilfe von Sonnenlicht, genauer gesagt mit UV-B-Strahlung und Wärme. Der größte Teil entsteht in den Unterarmen, sodass hier die Sonnenexposition besonders wichtig ist.

Niedrige Vitamin-D-Werte sind in Deutschland meist auf eine geringe körpereigene Vitamin-D-Bildung zurückzuführen. Die Eigensynthese ist vor allem in den Frühlings- und Sommermonaten bei einem Aufenthalt im Freien möglich. Neben der akuten Bedarfsabdeckung legt der Körper während dieser Phase ebenfalls Vitamin-D-Reserven im Fett- und Muskelgewebe an, auf die er im Winterhalbjahr zurückgreifen kann.

Die Ernährung trägt mit 10–20 % nur zu einem relativ geringen Teil zur Vitamin-D-Versorgung bei. Ein Grund hierfür ist, dass nur wenige Lebensmittel nennenswerte Mengen an Vitamin D enthalten (beispielsweise fetter Seefisch, bestimmte Innereien, Speisepilze, Eier) und diese in Deutschland selten oder nur in geringen Mengen verzehrt werden.

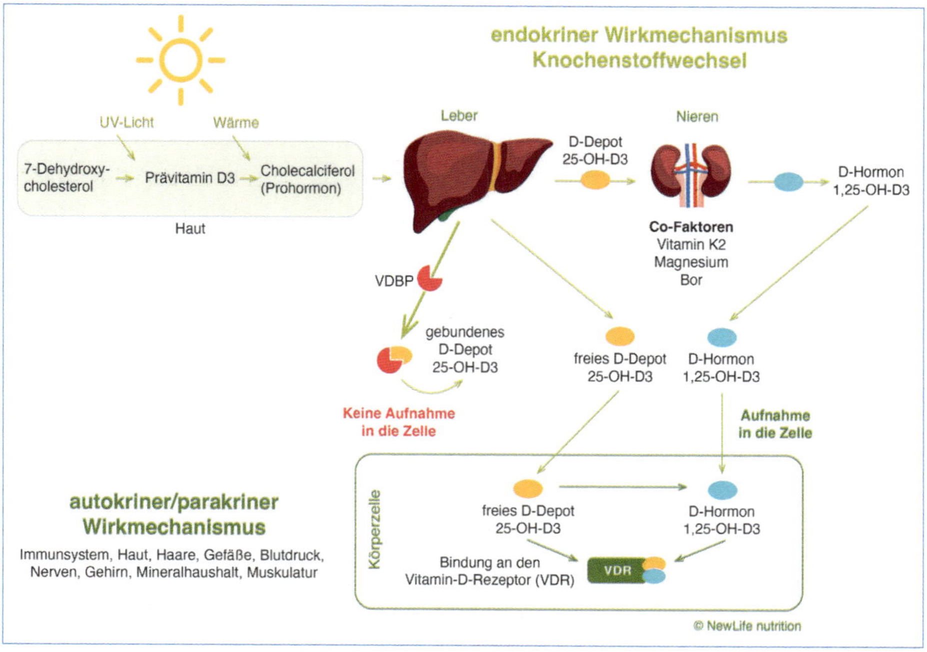

Vitamin-D-Stoffwechsel

Unter Einfluss von Sonnenlicht und Wärme wird in der Haut das Prohormon Cholecalciferol hergestellt. In der Leber erfolgt die Umwandlung in das 25-OH-Vitamin D3 (Calcidiol) mithilfe des Enzyms 25-Hydroxylase. Calcidiol wird zu 95–99 % an das Vitamin-D-bindende Protein (VDBP) und zum kleineren Anteil an Albumin gebunden. Es kann dann von den Nieren, nicht jedoch von den übrigen Körperzellen weiter verstoffwechselt werden, da es die Zellmembran nicht durchwandern kann. Das im Labor gemessene 25-OH-Vitamin D3 umfasst sowohl das freie als auch das gebundene 25-OH-Vitamin D3.

Mithilfe des Enzyms 1-Alpha-Hydroxylase verstoffwechseln die Nieren das 25-OH-Vitamin D3 (Depot) zum biologisch aktiven Vitamin D. Es wird auch als »1,25-Dihydroxy-Vitamin D3« oder »D-Hormon« bezeichnet. Für die Umwandlung werden die Co-Faktoren Vitamin K2, Magnesium und Bor benötigt.

Vitamin K2 ist ausschlaggebend für die Verwertung von Calcium, und es verhindert die Entstehung einer Hypercalcämie. Außerdem sorgt es dafür, dass Calcium direkt in die Knochen gelangt und sich nicht im Gewebe, in den Muskeln oder den Arterien ablagert. Bei einer Osteoporose ist bereits zu viel Calcium im Knochen. Die Einnahme von Vitamin D ist bei dieser Erkrankung daher kontraindiziert. Bor ist außerdem zuständig für das Gleichgewicht zwischen Magnesium und Calcium. Ein Mangel dieser Co-Faktoren hat einen direkten Einfluss auf den Vitamin-D-Spiegel.

Forscher haben in den letzten Jahren festgestellt, dass diverse Enzyme, Hormone und Rezeptoren in der Regulation des Vitamin-D-Stoffwechsels eine Rolle spielen. Das Thema ist damit komplexer geworden, als bisher angenommen wurde. Aktuell werden die Vitamin-D-Auswirkungen im Stoffwechsel je nach Wirkungsbereich in endokrine oder autokrine/parakrine Wirkmechanismen unterschieden.

Der endokrine Wirkmechanismus

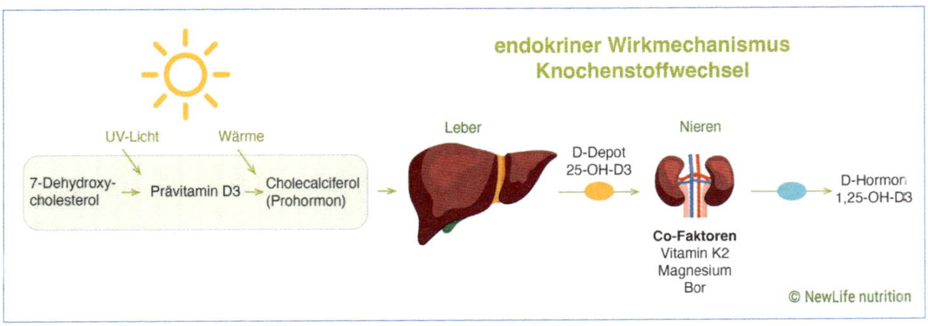

Der endokrine Wirkmechanismus betrifft hauptsächlich die Calciumaufnahme und ist damit auch für die Stabilität und Gesundheit der Knochen verantwortlich. An der Regulation des Calciumstoffwechsels sind neben dem D-Hormon auch die Hormone Klotho, Parathormon und Calcitonin beteiligt.

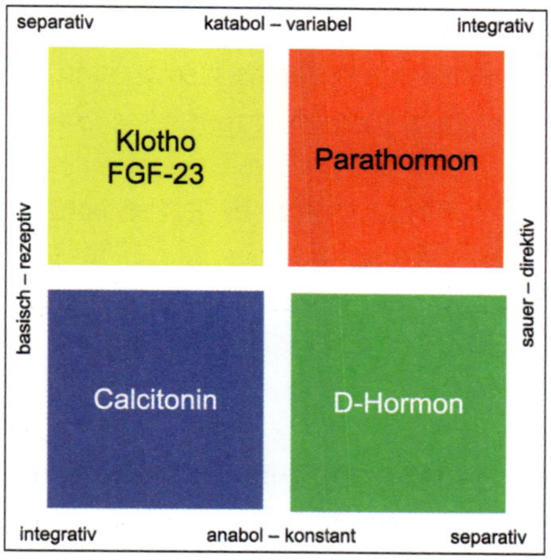

Der Calciumstoffwechsel im kategorialen Ordnungssystem

Das **Parathormon** wird von der Nebenschilddrüse gebildet und fördert die Bereitstellung von Calcium. Dazu mobilisiert es die Calciumionen aus dem Knochengewebe und verstärkt die Aufnahme über die Nieren und den Darm. Das **D-Hormon,** das aus den Nieren stammt, stimuliert diese Calciumaufnahme. Beide Hormone erhöhen den Calciumspiegel im Blut.

Das in den C-Zellen der Schilddrüse produzierte **Calcitonin** ist der direkte Gegenspieler zum Parathormon. Es senkt den Calciumspiegel im Blut, indem es die Calciumfreisetzung aus den Knochen bremst. Außerdem fördert es die Calciumausscheidung über die Nieren.

Die direkten Gegenspieler zum D-Hormon sind das in den Nierentubuli und im Gehirn produzierte **Klotho** und das aus dem Knochen stammende Hormon **FGF-23** (Fibroblast growth Factor 23). Beide sind für die Umwandlung von 25-OH-Vitamin D3 in das 1,25-Vitamin D3 verantwortlich. Darüber hinaus unterstützt Klotho den Calciumeinstrom in die Körperzellen, um damit den Calciumspiegel im Blut zu senken. Ein erniedrigter Klotho-Serumspiegel und auch eine Überdosierung des D-Hormons können zur Verhärtung der Knochen, der Muskulatur und der Gefäße führen.

Laborparameter für den endokrinen Wirkmechanismus

Um eine genaue Aussage über einen möglichen Vitamin-D-Mangel oder -Überschuss treffen zu können, ist es erforderlich, im Labor folgende Werte zu bestimmen:

- 25-OH-Vitamin D3 (D-Depot)
- 1,25-Vitamin D3 (D-Hormon)
- Parathormon
- Calcitonin
- die vier Hauptmineralstoffe Kalium, Natrium, Calcium und Magnesium im Vollblut
- Eine Bestimmung des Hormons Klotho im Blut ist noch nicht gesichert.

Der folgende Laborbefund spiegelt einen gut funktionierenden endokrinen Wirkmechanismus wider. Die Vitamin-D3-Werte liegen zwar vereinzelt im unteren Bereich, sind aber mit dem Parathormon, Calcitonin und Calcium im Einklang.

Blutwert		Gemessener Wert		Referenzbereich	Gemessener Wert im Referenzbereich
VITAMINE					
1,25-Vitamin D3	S	32.0	pg/ml	19.9-79.3	
25 OH-Vitamin D3	S	38	ng/ml	30-100	
Vitamin-D-Ratio		0.84		< 1.50	
KNOCHENSTOFFWECHSEL					
Parathormon	EP	40.0	pg/ml	15.0-65.0	
Calcitonin	S	2.3	pg/ml	< 9.8	
MIKRONÄHRSTOFFE IM VOLLBLUT					
Kalium (Vollblut)	LH	1603	mg/l	1573-2092	
Natrium (Vollblut)	LH -	1700	mg/l	1706-2170	
Calcium (Vollblut)	LH	70.0	mg/l	55.6-78.8	
Magnesium (Vollblut)	LH	37.0	mg/l	31.7-44.0	

Laborbefund mit gut funktionierendem endokrinen Wirkmechanismus

Bei einem deutlichen Calciummangel ist es wichtig, das Parathormon und die Vitamine 1,25-Vitamin D3 und 25-OH-Vitamin D3 zu untersuchen. Im folgenden Beispiel besteht ein Calciummangel. Zur Kompensation des niedrigen Calciumspiegels im Blut steigt das Parathormon deutlich an, um Calcium aus dem Knochen freizusetzen. Auch das 1,25-Vitamin D3 ist leicht erhöht. Dadurch wird die Calciumaufnahme im Darm aktiviert und die Calciumausscheidung über die Nieren reduziert.

Blutwert		Gemessener Wert			Referenzbereich	Gemessener Wert im Referenzbereich
VITAMINE						
1,25-Vitamin D3	S		62.0	pg/ml	19.9-79.3	
25 OH-Vitamin D3	S		32	ng/ml	30-100	
Vitamin-D-Ratio		+	**1.94**		< 1.50	
KNOCHENSTOFFWECHSEL						
Parathormon	EP	+	**76.0**	pg/ml	15.0-65.0	
MIKRONÄHRSTOFFE IM VOLLBLUT						
Kalium (Vollblut)	LH	+	**2290**	mg/l	1573-2092	
Natrium (Vollblut)	LH	-	**1600**	mg/l	1706-2170	
Calcium (Vollblut)	LH	-	**52.0**	mg/l	55.6-78.8	
Magnesium (Vollblut)	LH	+	**46.0**	mg/l	31.7-44.0	

Laborbefund mit erniedrigtem Calciumspiegel im Blut

Im folgenden Beispiel einer primären Nebenschilddrüsenüberfunktion wird deutlich, dass es entscheidend ist, nicht nur das 25-OH-Vitamin D3 im Labor zu untersuchen, sondern auch die weiteren Faktoren, die den Calciumstoffwechsel beeinflussen. Wäre hier nur das für den Vitaminstatus übliche 25-OH-Vitamin D3 bestimmt worden, hätte die Diagnose Vitamin-D-Mangel gelautet. Der niedrige 25-OH-Vitamin-D3-Wert im Befund ist nicht die Ursache, sondern die Folge der Nebenschilddrüsenüberfunktion.

Blutwert	Gemessener Wert				Referenzbereich	Gemessener Wert im Referenzbereich
VITAMINE						
1,25-Vitamin D3	S	+	83.0	pg/ml	19.9-79.3	
25 OH-Vitamin D3	S	-	24	ng/ml	30-100	
Vitamin-D-Ratio		+	3.46		< 1.50	
KNOCHENSTOFFWECHSEL						
Parathormon	EP	+	76.0	pg/ml	15.0-65.0	
STOFFWECHSEL						
Alk.Phosphatase	S	+	132	U/l	35-104	
MIKRONÄHRSTOFFE IM VOLLBLUT						
Kalium (Vollblut)	LH	-	1523	mg/l	1573-2092	
Natrium (Vollblut)	LH		1908	mg/l	1706-2170	
Calcium (Vollblut)	LH	+	84.2	mg/l	55.6-78.8	
Magnesium (Vollblut)	LH	-	28.4	mg/l	31.7-44.0	

Laborbefund einer Nebenschilddrüsenüberfunktion

Die erhöhte alkalische Phosphatase als Parameter aus dem Knochenstoffwechsel weist deutlich darauf hin, dass Calcium durch das Parathormon aus dem Knochen freigesetzt wird. Die sich daraus entwickelnde Knochenerweichung wird auch als »Osteomalazie« bezeichnet.

Der autokrine/parakrine Wirkmechanismus

Neben dem endokrinen Wirkmechanismus, der hauptsächlich den Calciumstoffwechsel beeinflusst, gibt es noch den bisher wenig beachteten autokrinen/parakrinen Wirkmechanismus. Er spielt sich innerhalb der Körperzelle ab und ist für Stoffwechselvorgänge ausschlaggebend, die nicht mit der Calciumwirkung des Vitamin D zusammenhängen.

Der autokrine/parakrine Wirkmechanismus des Vitamin D reguliert das Immunsystem und ist für das Ein- und Ausschalten von mehr als 2000 Genen in der Zelle zuständig. Dafür nutzt er das freie 25-OH-Vitamin D3 (D-Depot), aus dem jede Zelle eigenständig auch das 1,25-$(OH)_2$-Vitamin D3 (D-Hormon) bilden kann, und das D-Hormon aus dem Stoffwechsel.

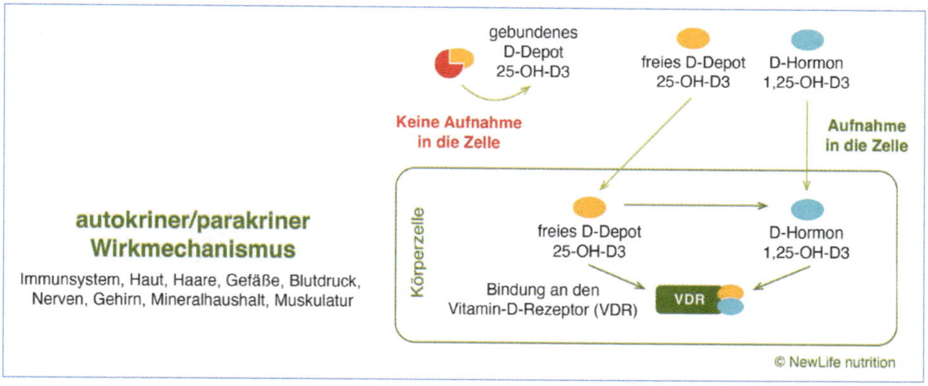

Innerhalb des Immunsystems hat das Vitamin D im Rahmen der intrazellulären Wirkung eine Schlüsselfunktion. Das freie D-Depot sowie das D-Hormon verfügen gemeinsam über eine immunmodulierende Wirkung: Das freie D-Depot wirkt entzündungshemmend und das D-Hormon entzündungsfördernd. Außerdem sollte beachtet werden, dass das D-Hormon die Zellteilungsrate erhöht und damit krebsfördernd wirkt.

Kommt es zu einer Überdosierung von Vitamin D3 durch Nahrungsergänzungsmittel, können Entzündungsprozesse sowie die Zellteilungsrate im Organismus angeregt werden. Es ist daher wichtig, anhand aller entscheidenden Laborparameter zu prüfen, ob eine Substitution von Vitamin D überhaupt notwendig ist. Somit werden Überdosierungen und ein daraus entstehender Schaden verhindert.

Der Vitamin-D-Rezeptor

Der Vitamin-D-Rezeptor (VDR) spielt in der Immunabwehr eine zentrale Rolle. Er ist für die Aktivierung des Immunsystems zuständig. Evolutionär gesehen, wäre zu erwarten, dass Bakterien Strategien entwickeln, den VDR auszuschalten. Tatsächlich zeigt sich immer mehr, dass dies der Fall sein könnte.

Es gibt bereits viele Veröffentlichungen, in denen beschrieben wird, dass die intrazellulär schmarotzenden oder in zellwandloser Form existierenden Bakterien, z. B. Borrelien, das Mycobacterium tuberculosis oder der Lepra-Erreger Mycobacterium leprae, Substanzen produzieren, die den VDR in den befallenen Zellen deaktivieren. Dadurch werden die Produktion antibakterieller Peptide und die angeborene Immunabwehr geschwächt, sodass die Erreger sich ungestört vermehren können. Die Rezeptorblockade kann auch durch Belastungen mit Quecksilber oder anderen Schwermetallen entstehen.

Durch die Rezeptorblockade findet das ausreichend vorhandene D-Hormon keine Möglichkeit, sich zu binden. Der Rezeptor bleibt unbesetzt und meldet einen D-Hormon-Mangel. Dies führt in der Folge zu einer vermehrten Umwandlung von 25-OH-Vitamin D3 in das D-Hormon. Im Laborbefund steigt die Vitamin-D-Ratio an.

Blutwert			Gemessener Wert		Referenzbereich	Gemessener Wert im Referenzbereich
VITAMINE						
1,25-Vitamin D3	S		62.0	pg/ml	19.9-79.3	
25 OH-Vitamin D3	S		32	ng/ml	30-100	
Vitamin-D-Ratio		+	**1.94**		< 1.50	
Kalium (Vollblut)	LH		1802	mg/l	1573-2092	
Natrium (Vollblut)	LH		2040	mg/l	1706-2170	
Calcium (Vollblut)	LH		68.1	mg/l	55.6-78.8	
Magnesium (Vollblut)	LH		34.4	mg/l	31.7-44.0	

Mögliche Vitamin-D-Rezeptorblockade

Das 1,25-Vitamin D3 (D-Hormon) ist oberhalb und das 25 OH-Vitamin D3 (D-Depot) im unteren Bereich der Norm. Daraus ergibt sich eine erhöhte Vitamin-D-Ratio. Zur Kontrolle sollte in diesem Fall der Calciumspiegel im Vollblut mitbestimmt werden.

Vitamin-D3-Mangel

Der schnelle Griff zum Rezept bei niedrigen D-Hormon-Werten entspricht dem linear-kausalen Denken der Schulmedizin, das in einem komplex vernetzten System wie dem des menschlichen Körpers automatisch zu fehlerhaften Interpretationen führt. Wichtig ist hier die Behandlung mit ausreichend Sonnenlicht.

Sind aufgrund einer Osteomalazie Vitamin-D-Gaben als Nahrungsergänzung erforderlich, ist es wichtig, dass auch die Co-Faktoren wie K2 (sorgt dafür, dass Kalkablagerungen im Gewebe vermieden werden), Magnesium und Bor (sind für die Umwandlung von 25-OH-Vitamin D3 in 1,25-$(OH)_2$-Vitamin D3 wichtig) im Nahrungsergänzungsmittel enthalten sind.

In der Praxis hat sich in diesen Fällen **VITAMIN D3 ACTIV** von NewLife nutrition bewährt. Jede Kapsel enthält 1000 IE Cholecalciferol pflanzlichen Ursprungs mit allen erforderlichen Co-Faktoren. Die Dosierung ist von den Ergebnissen der Laborwerte abhängig.

In den Leitlinien der Schulmedizin wird bei einer diagnostizierten Osteoporose (Knochenschwund) Vitamin D und Calcium empfohlen. Angesichts der im Organismus ablaufenden Prozesse ist das allerdings eine falsche Entscheidung. Bei einer Osteoporose reduziert sich der elastische bindegewebige Anteil durch den Mangel an Wachstumshormonen und Testosteron. Das führt zu einer Verhärtung des Knochens. Um das Verhältnis wieder ins Gleichgewicht zu bringen, wird durch den Stoffwechsel das Calcium im Knochen reduziert. Dieser physiologische Prozess kehrt sich durch die Gabe von Calcium und Vitamin D um. Daher kommt es bei dieser Therapie häufig zu Knochenbrüchen. Vitamin-D-Gaben sind bei einer Osteoporose also kontraindiziert.

Im endokrinen Wirkmechanismus ist ausschließlich das 1,25-$(OH)_2$-Vitamin D3 (D-Hormon) aktiv. Im autokrinen/parakrinen Wirkmechanismus wirken sowohl das freie 25-OH-Vitamin D3 als auch das 1,25-$(OH)_2$-Vitamin D3. Für eine genaue Beurteilung des Vitamin-D-Status müssen demnach immer beide Anteile im Labor untersucht werden.

Analoge Entsprechung

Vitamin D wird durch Sonnenlicht produziert und hat mit Leben, Licht, Klarheit und Struktur zu tun. Fehlt das D-Hormon, kommt es zu einer mangelnden Festigkeit im Skelettsystem (Osteomalazie). Diesen Aspekt finden wir auch auf seelisch-geistiger Ebene: Es fehlt an Struktur im Leben, an klaren Gedanken und Zielen sowie an Ausrichtung. Das Handeln und Sein entsprechen zu wenig dem eigenen Selbst. Ein Zuviel an D-Hormonen führt auf körperlicher und seelisch-geistiger Ebene zu Verhärtungen.

Vitamin E – Tocopherol

Referenzbereich 8,8–21,6 µg/l im Serum

Das fettlösliche Zellschutzvitamin fängt freie Radikale ab, bietet Schutz vor Infektionskrankheiten sowie Arteriosklerose und steuert die Keimdrüsen. Vitamin E reguliert die Blutgerinnung, fördert die gesunde Durchblutung und ist an der Bildung der roten Blutkörperchen beteiligt.

Viele Kosmetikfirmen nutzen das Vitamin in ihren Produkten, da es die Haut glättet und der Alterung entgegenwirkt.

Anzeichen einer Unterversorgung:

- Blutarmut (Anämie)
- Konzentrationsstörungen
- Leistungsabfall
- Infektanfälligkeit
- schlecht heilende Wunden
- Gefäßablagerungen (Arteriosklerose)
- grauer Star
- prämenstruelle Beschwerden
- inflammatorische (entzündliche) Prozesse, z. B. Rheuma, Arthritis, Autoimmunerkrankungen

Vitamin E in der Nahrung

Gute Quellen für Vitamin E sind in erster Linie pflanzliche Öle. In geringen Mengen finden wir es auch in Nüssen, Samen, Butter, Fisch, Gemüse und Eiern.

Analoge Entsprechung

Auf körperlicher und seelisch-geistiger Ebene steht Vitamin E für das Thema »Schutz«. Es stärkt die Abwehr, heilt Wunden und behütet die Gefäße – Themen, die auf beiden Ebenen parallel laufen. Auf körperlicher Ebene ist es der Schutz vor freien Radikalen, auf emotionaler Ebene der gegenüber schädigenden psychischen Einflüssen, Angriffen und Manipulationen.

Vitamin K – Phyllochinon/Menachinon

Referenzbereich 50 – 900 ng/l im Serum

Das fettlösliche Vitamin K gibt es in zwei natürlichen Formen: Vitamin K1 (Phyllochinon) wird in pflanzlichen Nahrungsmitteln gefunden, Vitamin K2 (Menachinon) wird aus pflanzlichen und bakteriellen Quellen (Escherichia coli oder Bacteroides fragilis) gewonnen. Beide sind an der Blutgerinnung beteiligt und unerlässlich für die Knochenbildung. Vitamin K zählt wie auch Vitamin E zu den Antioxidantien, die zur Bindung von freien Radikalen im Blut dienen.

Vitamin K2 stimuliert das Matrix-Gla-Protein (MGP), das eine hohe Bindungsaffinität zu Calcium hat. Das Protein schützt die Matrix und die Gefäßinnenwände vor Verkalkung und sorgt auf diesem Weg für eine bessere Durchblutung. Vitamin K kann sogar Kalkablagerungen wieder auflösen. Im Knochen wird die Aktivierung des Proteins durch Vitamin D unterstützt. Ein weiterer positiver Effekt von Vitamin K2 ist die Reduzierung der Entzündungsmediatoren, die vor allem beim Leaky Gut entstehen und an der Entstehung von Autoimmunprozessen beteiligt sind. Vitamin K2 steigert die Empfindlichkeit der Insulinrezeptoren an den Körperzellen und trägt dazu bei, das Diabetes-Risiko zu senken.

Beim gesunden Menschen kommt eine Unterversorgung an Vitamin K nahezu nicht vor. Die Produktion von Vitamin K durch Darmbakterien trägt weniger als bislang vermutet zur Bedarfsdeckung bei. Durch die Einnahme von Marcumar, Antibiotika, Antiepileptika, Aspirin oder Cholesterinsenkern kann es zu Defiziten kommen. Eine zu hohe Zufuhr von Vitamin E und A kann die Wirkung oder Aufnahme von Vitamin K hemmen.

Anzeichen einer Unterversorgung:

- Blutungsneigung, Nasenbluten, blaue Flecken schon bei leichten Verletzungen
- Blut im Urin und im Stuhl
- Knochenerweichung

Vitamin K in der Nahrung

Wir finden in fast allen Lebensmitteln Vitamin K. Ein ernährungsbedingter Mangel ist nahezu ausgeschlossen. Z. B in MATRIX ACTIV und VITAMIN D3 ACTIV (beide Mittel von NewLife nutrition) ist Vitamin K ein wichtiger Bestandteil.

Analoge Entsprechung

Ähnlich wie beim Vitamin E finden wir hier die Themen »Schutz« und »Stabilität« auch auf der geistig-seelischen Ebene.

Organe

Jedes Organ ist ein Zellbereich mit einer ganz besonderen Aufgabe. In seinem Buch *Wenn die Organe sprechen könnten* schreibt Dr. med. Olaf Koob, dass die auf den ersten Blick beziehungslos nebeneinanderliegenden Organe auf funktioneller Ebene so eng zusammenhängen, dass die chinesische Medizin sogar von »Organfamilien« spricht.

Das Zusammenspiel der Organe und Systeme im Organismus macht die Medizin spannend und lässt das Analysieren der Symptomauslöser zu einem Krimi werden. So, wie die Milz der Energiebringer der Bauchspeicheldrüse ist, finden wir häufig die Knoten der Gebärmutter später auch in der Schilddrüse wieder. Die Wut der Galle macht einen dicken Hals, lässt die Schilddrüse anschwellen und die Stimme sich verändern. Viele dieser Zusammenhänge habe ich in meinem Buch *Die Organuhr – leicht erklärt* beschrieben.

In diesem Kapitel gehe ich auf verschiedene Aspekte der Organe ein, beschreibe die wichtigsten Laborparameter, die uns auf Störungen hinweisen, und zeige mögliche Wege zur Gesundung auf.

Leber und Galle – die Nachtarbeiter

Die Leber ist das Organ der Wandlung, Veränderung und Erneuerung auf körperlicher und seelisch-geistiger Ebene. Ist ihre Funktion eingeschränkt, spüren wir es durch Müdigkeit und Abgeschlagenheit – bei einer Überfunktion in der Zeit von 1 Uhr bis 3 Uhr und bei einer Unterfunktion in der gegenüberliegenden Zeit von 13 Uhr bis 15 Uhr.

Die Aufgaben der Leber sind so vielfältig, dass sie aus medizinischer Sicht als das »Zentralorgan des Stoffwechselgeschehens« bezeichnet wird. Sie sorgt für Umwandlung und Transport aller Nährstoffe, die unsere Körperzellen zum Leben und zur Energiegewinnung benötigen. Eiweiße, Fette, Cholesterin und Kohlenhydrate werden von der Leber verstoffwechselt bzw. aufgebaut und dem Körper zur Verfügung gestellt. Sie schützt die inneren Organe und das Blut durch ihre Fähigkeit, zu entgiften. Medikamente, Stoffwechselendprodukte, Hormone und Belastungen aus der Umwelt werden von dem Organ aufbereitet und über die Galle und das Blut ausgeleitet. Diese Aufgabe findet überwiegend in der Nacht statt, zur Hauptarbeitszeit der Leber.

Leber und Gallenblase werden sowohl in der westlichen als auch in der östlichen Medizin als eine Funktionseinheit beschrieben. Der Gallensaft ist eine zähe Körperflüssigkeit, die in der Leber produziert wird. Über die Gallenwege gelangt er in die Gallenblase und wird dort eingedickt und gespeichert. Die Galle dient der Fettverdauung und als Ausscheidungsorgan für Substanzen, die von der Leber ausgefiltert werden.

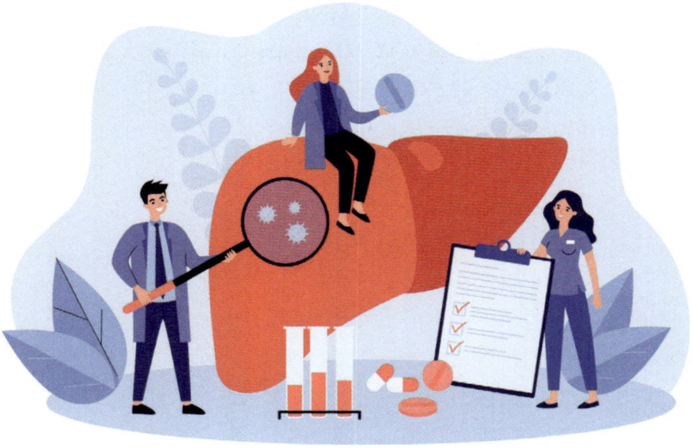

Verbindung zu anderen Organen

Die Leber hat auf hormoneller Ebene eine enge Verbindung zur Hypophyse (Hirnanhangsdrüse), unserer »Meisterdrüse«, die den größten Teil der Hormone regelt. Dieser Zusammenhang macht deutlich, warum es bei Leberstörungen zu nachlassender Potenz und sexueller Lustlosigkeit kommen kann. Beschwerden während des weiblichen Zyklus, aber auch Zysten und Myome in der Gebärmutter entstehen durch eine gestörte Leberenergie.

In der Traditionellen Chinesischen Medizin gelten die Augen als der Öffner des Funktionskreises Leber und Gallenblase. Die Augen und damit das Sehen sind stark mit der Leberaktivität verbunden. Bei Erkrankungen der Augen, z. B. Linsen- und Glaskörpertrübungen, Makuladegeneration, Durchblutungsstörungen, Trockenheit und Fehlsichtigkeit, sollten die Leberwerte untersucht werden.

Die Energie von Leber und Galle fließt normalerweise nach unten in Richtung des Stoffwechsels. Bei Stauungen hingegen steigt die Energie nach oben und beeinflusst Stimme, Schilddrüse und Ohren, besonders das linke Ohr. Schulter-Nacken-Verspannungen und Schläfenkopfschmerz sind häufig in Verbindung mit Störungen der Leber-Gallenblasen-Funktion zu sehen.

Die Schilddrüse ist ein sekundäres Organ. Das bedeutet, hinter der Ursache ihrer Symptome stehen fast immer andere organische Fehlfunktionen. So führt ein Mangel an Progesteron häufig zu Schilddrüsenstörungen. Die Schilddrüse hat den engsten Bezug zur Gallenblase. Kann diese ihre eigene Störung nicht ausgleichen, geht die Belastung auf die Schilddrüse über. Dieser Zusammenhang wird in der Redewendung »Ich habe so einen Hals« deutlich. Damit ist eigentlich gemeint, dass der Hals vor Wut anschwillt. »Wut« ist aber das Thema der Galle. Die Wut entlädt sich nicht nach außen, sondern bleibt im Körper und führt zu Stauungen.

Leber und Galle im Labor

Einerseits werden bei Stoffwechselstörungen oder Lebererkrankungen wichtige Laborwerte selten oder gar nicht bestimmt, andererseits wird aus pathologischen Laborwerten nicht immer eine therapeutische Konsequenz gezogen. Während die Analyse der Transaminasen zur Standarddiagnostik gehören, finden die unten dargestellten Leberwerte trotz ihrer hohen Aussagekraft zu wenig Beachtung.

Bilirubin

Referenzbereich	Bilirubin gesamt	bis 1,20 mg/dl
	direktes Bilirubin	bis 0,20 mg/dl
	indirektes Bilirubin	bis 0,75 mg/dl

Nach einer Lebenszeit von 120 Tagen werden die roten Blutkörperchen in der Milz abgebaut. Dabei wird der rote Blutfarbstoff in seine Bestandteile Häm und Globin gespalten. Mithilfe des Albumins (eines Eiweißes) erfolgt der Transport zur Leber. Dieses mit Albumin gekoppelte Häm heißt »indirektes Bilirubin«. Die Leber verbindet es mit Glucuronsäure. Jetzt ist es wasserlöslich und kann mit der Galle ausgeschieden werden. Dieses Produkt nennt man »direktes Bilirubin«.

Gelangt eine größere Menge Bilirubin ins Blut (Werte ab 2 mg/dl), führt dies zu einer Gelbfärbung der Augen und der Haut. Es wird allgemein als »Gelbsucht« (Ikterus) bezeichnet.

Erhöhte Bilirubinwerte

Erhöhte Bilirubinwerte im Blut können auf verschiedene Erkrankungen hinweisen:

- Hepatitis (Leberentzündung, meist durch Viren, selten durch Bakterien, begleitend auch beim Pfeifferschen Drüsenfieber)
- Leberzirrhose (Schrumpfleber, Endstadium verschiedener Lebererkrankungen)
- Gallenstau oder Entzündung der Gallengänge, Auslöser sind meist Gallensteine
- Malaria wegen der Beteiligung der Leber
- Hämolyse (Auflösung von roten Blutkörperchen)
- Leberschädigung durch Giftstoffe, z. B. Knollenblätterpilze oder Tetrachlorkohlenstoff (gleichzeitig sind Gamma-GT und die Transaminasen erhöht)
- Mukoviszidose (angeborene Stoffwechselerkrankung mit Störung der Schleimproduktion)
- seltene vererbte Erkrankungen des Bilirubinstoffwechsels: Rotor-Syndrom und Dubin-Johnson-Syndrom
- Taurinmangel, fehlende Entgiftungsfunktion
- Medikamente können den Gallenfluss stören und so zu einer Bilirubinerhöhung führen, z. B. Phenothiazine (zur Behandlung von Psychosen), Thyreostatika (zur Behandlung der Schilddrüsenüberfunktion), Propranolol (Beta-Rezeptorenblocker bei Bluthochdruck)

Eine der häufigsten Ursachen für den Anstieg des **direkten Bilirubins** sind Gallensteine. Sie entstehen, wenn verfestigte körpereigene Bestandteile wie Cholesterin oder Eiweiß in der Gallenblase oder im Gallengang verklumpen. In Deutschland leiden etwa 15 % der Frauen und 7 % der Männer unter Gallensteinen. Allerdings führen sie nur etwa bei jedem vierten Betroffenen zu Beschwerden. In der Naturheilkunde gibt es verschiedene Möglichkeiten der Gallensteinbeseitigung, z. B. die Leberreinigung mit Bittersalz und Öl. Diese Kur sollte ausschließlich unter Begleitung eines fachkundigen Therapeuten durchgeführt werden.

Bei der Erkrankung **Morbus Meulengracht** ist vor allem das indirekte Bilirubin erhöht. Es ist eine häufige, meist harmlose Stoffwechselstörung, die überwiegend Männer nach dem 20. Lebensjahr betrifft. Ein angeborener Enzymdefekt führt dazu, dass der gelbe Gallenfarbstoff Bilirubin nicht ausreichend umgebaut und ausgeschieden wird. Die Stoffwechselstörung führt nicht zu einem Leberschaden und wird daher nicht als Krankheit im engen Sinne gesehen. Die meisten Patienten mit Morbus Meulengracht haben keine Symptome, zeitweise aber eine Gelbfärbung der Augen. Selten kommt es zu Müdigkeit, Antriebslosigkeit, Konzentrationsstörungen und Übelkeit. Wenn Symptome auftreten, dann meist in vorübergehenden Schüben. Homöopathisch oder phytotherapeutisch kann die Milz unterstützt werden. Dafür geeignet ist Storchenschnabel (Ceres Geranium robertianum urt.), Chelidonium D2 oder Oxalissalbe (das Sonnengeflecht einreiben).

Die **Neugeborenengelbsucht** geht ebenfalls mit einer Erhöhung des Bilirubins einher. Eine Neugeborenengelbsucht kommt bei etwa drei von fünf Babys vor. Sie wird entweder durch große Mengen an Bilirubin ausgelöst oder durch eine Störung der Weiterverarbeitung in der Leber. Das indirekte Bilirubin ist dann erhöht. Naturheilkundlich gesehen, ist es eine Schwäche der Leberfunktion. Diese kann homöopathisch beispielsweise mit Anagallis compositum oder Taraxacum D3 unterstützt werden.

Erhöhte Bilirubinwerte können auch auf eine **gestaute Entgiftung** über die Galle hinweisen. Es fehlt dann häufig die Aminosäure Taurin. Dadurch können die fettlöslichen Giftstoffe nicht ausgeschieden werden. Eine Ernährung mit taurinhaltigen Lebensmitteln, z. B. Fisch und Fleisch, kann eine gute Unterstützung darstellen. Da das oft nicht ausreicht, muss in den meisten Fällen Taurin als Nahrungsergänzungsmittel zugeführt werden.

Reduzierte Bilirubinwerte ergeben keinen Hinweis auf Regulationsstörungen oder Krankheiten.

Gamma-GT (Gamma-Glutamyltranspeptidase)

Referenzbereich	Männer	bis 60 U/l
	Frauen	bis 40 U/l

Das Enzym Gamma-Glutamyltranspeptidase (GGT) kommt in der Membran vieler Körperzellen vor. Das im Blutserum gemessene GGT stammt überwiegend aus der Leber.

Erhöhte GGT-Werte

Erhöhtes GGT ist sehr spezifisch für die Leber. Es ist der wichtigste Hinweis auf eine Schädigung der Leber, der Gallenblase oder der Gallenwege. Ursachen können sein:

- akute Hepatitis (Leberentzündung – hohe Werte)
- Gallenblasenentzündung (hohe Werte)
- Gallenstau
- toxische Leberschädigungen, z. B. durch Chemikalien oder Medikamente
- Alkohol, zugeführt oder durch Gärungsprozesse im Darm entstanden
- Darmpilze, oftmals die Folge einer vermehrten Kohlenhydratzufuhr

Zur Entlastung der Leber ist neben einer Ernährungsumstellung auch phytotherapeutisch Engelwurz (Angelica archangelica), Storchenschnabel (Geranium robertianum) oder Gundelrebe (Glechoma hederacea) als Urtinktur oder Abies nigra D4 als homöopathisches Mittel eine gute Unterstützung.

Reduzierte GGT-Werte haben keine medizinische Relevanz.

Transaminasen – GOT und GPT

Referenzbereich	GOT = AST	Männer	10–50 U/l
		Frauen	10–35 U/l
	GPT = ALT	Männer	10–50 U/l
		Frauen	10–35 U/l

GPT (Glutamat-Pyruvat-Transaminase) oder ALT (Alanin-Aminotransferase) und GOT (Glutamat-Oxalacetat-Transaminase) oder AST (Aspartat-Aminotransferase) sind Leberwerte, die meist zusammen im Blut bestimmt werden. Beide Enzyme weisen auf Schäden in der Leber, im Einzelfall auch auf Schäden anderer Organsysteme hin. GOT kommt auch in vielen anderen Zelltypen vor, beispielsweise im Herzmuskel. Daher ist es im Gegensatz zu GPT nicht rein leberspezifisch. Die Konzentration von GPT im Blut liefert einen sensitiven Hinweis auf einen Leberschaden, ohne allerdings direkte Hinweise auf die zugrunde liegende Krankheit zu geben. GPT ist daher ein »echter Leberwert«.

Erhöhte GPT- und/oder GOT-Werte

Erhöhte Transaminasewerte deuten auf eine Leberzellschädigung mit unterschiedlichen Ursachen hin:

- akute Leberentzündung (Virushepatitis hat meist hohe Werte)
- chronische Leberentzündung (Werte sind nur leicht erhöht)
- Entzündungen der Gallenblase
- Lebervergiftungen durch Medikamente oder Chemikalien
- Leberzirrhose (Werte sind meist nur leicht erhöht)
- Lebertumore
- Pfeiffer'sches Drüsenfieber (Mononukleose) mit Leberbeteiligung
- starker Alkoholkonsum
- Fettleber als Folge von Übergewicht, Diabetes mellitus oder Alkoholismus
- Bei einem Herzinfarkt kann GPT ebenfalls kurzfristig ansteigen.

Bei einer GOT-Erhöhung, ohne dass gleichzeitig GPT ansteigt, könnten ein Herzinfarkt, Schlaganfall, Niereninfarkt, eine Lungenembolie, Schäden an der Skelettmuskulatur oder eine Bauchspeichelentzündung vorliegen. Dazu würde es allerdings auch Hinweise in der Anamnese und durch weitere auffällige Laborwerte geben.

Ist GOT höher als GPT, wird ein Leberschaden von außerhalb verursacht, z. B. durch Alkohol, Herzschwäche, Darmbelastungen oder Stau in den Gallengängen. Ist GPT höher als GOT, besteht ein Zelluntergang in der Leber, z. B. durch eine Hepatitis, eine Fettleber oder durch Übergewicht.

Lassen sich die Werte anamnestisch nicht erklären, so ist unbedingt eine weitere Diagnostik einzuleiten. Lag oder liegt eine Hepatitis (Leberentzündung) vor? Besteht eine Autoimmunerkrankung der Leber oder Gallenblase? Eine Ultraschalluntersuchung gibt Aufschluss, wenn es sich um eine Fettleber oder Leberzirrhose handelt. Kann mit den erwähnten Untersuchungen keine klare Diagnose gestellt werden, kann unter Umständen eine Leberpunktion erforderlich sein. Diese ist nicht ganz harmlos und sollte gut überlegt werden.

Reduzierte GPT- und/oder GOT-Werte haben keine medizinische Relevanz.

GLDH (Glutamatdehydrogenase)

Referenzbereich	Männer	bis 6,4 U/l
	Frauen	bis 4,8 U/l

Das Enzym Glutamatdehydrogenase befindet sich ausschließlich in den Mitochondrien der Leberzellen.

Erhöhte GLDH-Werte

Eine Erhöhung des GLDH weist immer auf eine Schädigung von Lebergewebe hin. Ursachen dafür sind:

- toxische Substanzen, z. B. Pilze, Chemikalien, Zytostatika-Medikamente zur Krebsbehandlung (sehr hohe Werte)
- Leberentzündungen
- Leberzirrhose
- Tumore oder Metastasen der Leber
- Erkrankungen der Gallenwege, die zu einem Gallerückstau in der Leber führen

Beim Umbau der Leber werden die organspezifischen Zellen (Parenchym) der Leber durch Bindegewebe (Mesenchym) ersetzt. Auch schon geringgradig erhöhtes GLDH sollte Beachtung finden. Er ist ein wichtiger Wert zur Diagnose einer Fettleber.

Reduzierte GLDH-Werte haben keine medizinische Relevanz.

CHE (Cholinesterase)

Referenzbereich 5,32 – 12,92 U/ml

Die Cholinesterase ist in meiner Praxis der wichtigste Leberwert im Rahmen der Vital- und Stoffwechselanalysen. Er spiegelt die Arbeitsleistung der Leber wider. Bei einer katabolen Stoffwechsellage (vermehrter Abbau im Stoffwechsel), die durch Dauerstress, Bewegungsmangel, falsche Ernährung mit zu vielen Kohlenhydraten oder durch Umweltgifte ausgelöst wird, versucht die Leber, diesen Zustand durch Mehrarbeit auszugleichen. Die Werte im Blut sind dann erhöht. Arbeitet die Leber langsam, gründlich und träge, ist die Cholinesterase reduziert.

Eine **erhöhte Konzentration** der Cholinesterase im Blut gibt Hinweise auf:

- Leberverfettung
- Diabetes mellitus
- koronare Herzerkrankung
- neurovegetative Störungen
- Schilddrüsenüberfunktion
- Eiweißverluste, z. B. nephrotisches Syndrom (Nierenerkrankung)
- Morbus Meulengracht
- abbauenden Stoffwechsel, den die Leber auszugleichen versucht

Die überforderte Leber sollte auf jeden Fall unterstützt werden, beispielsweise mit Carduus marianus (Mariendistel).

Eine **reduzierte Konzentration** der Cholinesterase gibt Hinweise auf:

- Leberschwäche, langsamen Stoffwechsel
- akute oder chronische Entzündung der Leber
- Leberzirrhose
- Leberstauungen
- chronisch-entzündliche Darmerkrankungen

Mit Löwenzahn (Ceres Taraxacum urt. oder Taraxacum Stanno cultum D3 von Weleda) und auch durch andere Bitterstoffe kann die Aktivität der Leber gesteigert werden.

Analoge Entsprechung

Die Leber ist das Organ der Wandlung und Veränderung. So sehe ich auch die analoge Bedeutung der Cholinesterase auf seelisch-geistiger Ebene.

Erhöhte Cholinesterase finden wir bei Menschen mit übersteigerter Aktivität. Wie ein »Hans Dampf in allen Gassen« sind sie überall, aber nirgendwo wirklich richtig dabei. Sie sind »Arbeitstiere«, alles geht schnell, jedoch fehlt es oftmals an Tiefe. Sie sind kreative, vor Ideen sprühende Menschen, denen Abgrenzung fehlt. Die stärkste Form des Selbstschutzes finden wir in dem Wort »Nein«. Menschen mit einer erhöhten Cholinesterase benutzen dieses Wort zu selten und werden dadurch leicht zum Spielball ihrer Umgebung. Sie sind zu freundlich. Wie schon im allgemeinen Teil zur Leber beschrieben, hilft hier die Mariendistel (Ceres Carduus marianus urt.), den nötigen Schutz aufzubauen.

Reduzierte Cholinesterase im Blut haben Menschen, die in der Verarbeitung körperlicher Stoffwechselvorgänge und seelisch-geistiger Erlebnisse langsam sind. Im positiven Sinne steht die geringe Cholinesterase für gründliches und genaues Arbeiten vom Typ Buchhalter. Da die Leber für die chemische Umwandlung der Stoffe zuständig ist, besteht auch das Problem der verminderten Wandlungsfähigkeit. Erneuerungsprozessen – stofflichen und feinstofflichen – fehlen Dynamik und Vitalität. Die ideale Pflanze ist, wie schon beschrieben, der Löwenzahn (Ceres Taraxacum urt.). Sie unterstützt die Wandlungs- und Anpassungsprozesse. Dadurch entsteht neue Lebenskraft. Sehr wirkungsvoll ist der Löwenzahn in Kombination mit vegetabilisiertem Zinn (Taraxacum Stanno cultum D3 von Weleda).

Alkalische Phosphatase

Referenzbereich	Männer	40 – 129 U/l
	Frauen	35 – 104 U/l

Die alkalische Phosphatase (AP) gehört zu einer Gruppe von Enzymen, die bestimmte biochemische Reaktionen im Stoffwechsel fördern. Es gibt verschiedene Unterformen der alkalischen Phosphatase, sogenannte Isoenzyme. Sie werden nach den Geweben benannt, in denen sie überwiegend vorkommen: Dünndarm-AP, Plazenta-AP, Keimzell-AP, Knochen-AP, Gallen-AP und Leber-AP. Die meisten alkalischen Phosphatasen benötigen Zink und Magnesium als Co-Faktoren. In der Labordiagnostik untersuchte alkalische Phosphatase entstammt überwiegend den Knochen, der Leber und der Galle.

Erhöhte alkalische Phosphatase

Ist eines der oben genannten Gewebe geschädigt, dann findet man vermehrt alkalische Phosphatase im Blut. Das Spektrum der möglichen Ursachen ist weit gefasst:

- Erkrankungen mit hohem Knochenumsatz (Morbus Paget, Skelettmetastasen)
- Hyperparathyreoidismus (Überfunktion der Nebenschilddrüse)
- Rachitis (geschwächte Knochensubstanz, Krümmung der Knochen)
- Erkrankungen der Leber und Gallenblase (Hepatitis, Gallenstau, Leberzirrhose)
- Schwangerschaft und Wachstum (physiologisch durch erhöhten Knochenstoffwechsel)
- Einnahme von Medikamenten, z. B. orale Antidiabetika, Antikonvulsiva, Antidepressiva
- akute Bauchspeicheldrüsenentzündung

- Colitis ulcerosa (chronisch-entzündliche Dickdarmerkrankung)
- Mangel an Vitamin D
- Schilddrüsenüberfunktion
- Nierenschwäche

Schwangere und Kinder in der Wachstumsphase können vorübergehend höhere Werte aufweisen. Stauungen im Bereich Leber und Gallenblase sind die häufigste Ursache für erhöhte Laborwerte. Oftmals ist gleichzeitig der Eisen-Kupfer-Quotient reduziert, was ebenfalls auf einen Stau der Gallenwege in der Leber hinweist. Schon lange Zeit ist die Kombination von Schöllkraut und Kurkuma **(Choleodoron** von Weleda) als Heilmittel bei Gallenleiden bekannt. Chelidonium, das Schöllkraut, ist ein Mohngewächs mit Opiaten im gelben Milchsaft, die keine zentralnervöse psychotrope Wirkung haben, aber isoliert an der glatten Muskulatur der Gallengänge eine Erhöhung der Peristaltik verursachen. Kurkuma, die Gewürzpflanze, die dem Curry seine Farbe verleiht, enthält starke ätherische Öle im Rhizom. Diese haben einen gallebildenden und -treibenden Effekt. Zusammen bewirken sie einen erhöhten Gallefluss, wie es bei Gallenwegsdyskinesie (Krämpfen in den Gallengängen) und Fettunverträglichkeit sowie bei Fettstuhl aufgrund einer zu geringen Gallenabsonderung nötig ist.

Reduzierte alkalische Phosphatase

Niedrige Werte sind eher selten. Gründe dafür können sein:

- Schilddrüsenunterfunktion
- Hypophosphatasie (eine sehr seltene, angeborene Erkrankung)
- schwere Anämie (Blutarmut)
- Zinkmangel
- Einnahme von Medikamenten wie Theophyllin (Asthmamittel) oder Östrogen-Androgen-Kombinationen

Meiner Erfahrung nach können reduzierte Werte auch auf eine Unterfunktion der Hypophyse hinweisen. Die Folge ist eine Störung im gesamten Drüsensystem (Hormonsystem). Die Therapie richtet sich nach der Ursache.

Beispiel eines Laborbefundes

Blutwert	Gemessener Wert			Referenzbereich	Gemessener Wert im Referenzbereich
Bilirubin ges.		0.5	mg/dl	< 1.2	
Gamma-GT	+	59	U/l	< 40	
GOT		33	U/l	10-35	
GPT	+	42	U/l	10-35	
Cholinesterase		11.98	U/ml	5.32-12.92	
Alk.Phosphatase		90	U/l	35-104	
GLDH	+	6.1	U/l	< 4.8	

Leberwerte im Laborbefund

In diesem Laborbefund sehen wir eine durch Medikamente, Alkohol oder als Folge einer Stoffwechselstörung stark belastete Leber (Gamma-GT und GPT erhöht). Ebenso weist die hohe Cholinesterase auf eine stark überforderte Leber hin, die zudem bereits bindegewebige Umbauprozesse aufweist (GLDH erhöht). Die erhöhte alkalische Phosphatase entsteht in diesem Zusammenspiel durch eine gestaute Galle.

Derartige Befunde sind nicht selten, und sie stehen fast immer in Zusammenhang mit Störungen im Stoffwechsel (katabole Entgleisung). Neben einer gezielten Ernährungstherapie haben sich Mariendistel (Carduus marianus) für die Unterstützung der Leber und Schöllkraut mit Curcuma (Choleodoron) oder die Wegwarte (Cichorium intybus) für die Galle bestens bewährt.

Auf feinstofflicher Ebene stehen hier die Themen »Abgrenzung« und »Seinen eigenen Weg finden« im Vordergrund. Beide eben erwähnte pflanzlichen Mittel wirken auch hier stärkend.

Emotionale Bedeutung von Leber und Galle

In der Traditionellen Chinesischen Medizin kennt und beachtet man auch psychosomatische Zusammenhänge. Demnach hat der Schutz der eigenen Persönlichkeit durch aktive Abgrenzung gegen schädigende psychische Einflüsse einen starken Bezug zur Leber. Die stärkste Abwehr gegen emotionale Ausbeutung, Angriffe und Manipulationen ist das Wort »Nein«. Meine Erfahrung zeigt, dass bei Patienten mit einer »Nein-Schwäche« im Labor eine Erhöhung der Cholinesterase vorliegt. Der Laborwert spiegelt die überforderte Leber wider. Dem Patienten gelingt es nicht, den Überfluss der aufgenommenen Reize zu verarbeiten. Die stachelige Mariendistel, medizinisch aufbereitet, fördert die Fähigkeit zur Abgrenzung und schützt auf körperlicher und seelisch-geistiger Ebene. Sie unterstützt die Wahrung der eigenen Persönlichkeit und Individualität.

Auf Stoffwechselebene hat die Leber die Aufgabe, chemische Substanzen aus der Nahrung umzuwandeln. Gleiches gilt analog auf emotionaler Ebene. Vielen Menschen fällt es schwer, einmal gebildete Bewertungen und Glaubenssätze trotz neuer Erfahrungen loszulassen bzw. zu verändern. Erkennbar ist dieser Zustand im Labor an einer reduzierten Cholinesterase. Da Leberfunktion und Gallenfluss gestaut sind, erstarrt der Wandlungsprozess auch auf emotionaler Ebene. Die Kraft des Löwenzahns stärkt die Wandlungs- und Anpassungsfähigkeit von Ideen, Wertevorstellungen und Anschauungen sowie auf körperlicher Ebene die Stoffwechselaktivität der Leber.

Zinn und Eisen

In der anthroposophischen Medizin gehört zur Leber das Metall Zinn. Es ist im Blut nicht messbar. Das zur Galle gehörende Metall Eisen kann im Labor analysiert werden. Dem Eisen wird im Kosmos der stimmgewaltige Mars, das männliche Prinzip, zugeordnet. Sein Gegenspieler ist die Venus, das weibliche Prinzip, das sich durch das Kupfer im Körper darstellt. Mehr dazu beim Thema »Eisen« (S. 77).

Naturheilkundliche Unterstützung und Hinweise für die Praxis

Zur Unterstützung der Leber gibt es eine große Anzahl homöopathischer Mittel:

- **Anagallis comp.** Amp./Glob. von Wala enthalten den Acker-Gauchheil, eine Heilpflanze, die körperliche und seelische Lebersymptome (Melancholie) abdeckt und die Darmverdauung kräftigt (in Verbindung mit Taraxacum, Cichorium und Carduus marianus bessert Anagallis comp. akute und chronische Leberentzündungen [Hepatitis]).
- **Hepar Stannum** Amp. von Weleda sind bei chronischer Leberentzündung angezeigt.
- **Hepar/Magnesium** Amp. von Weleda fördern die Lebenskräfte bei Depressionen und Erschöpfung.

- **Lycopodium comp.** Amp./Glob. von Wala entgiftet die Leber (ein wichtiges Mittel bei Erhöhung von Gamma-GT im Blut).
- **Taraxacum Stanno cultum D3** von Weleda ist eine Kombination aus Löwenzahn und Zinn. Der Löwenzahn ist eine starke Pflanze, die uns die Kraft gibt, uns im Leben zu behaupten. Gleichzeitig unterstützt sie unsere Wandlungskräfte, steigert unsere Kreativität und fördert die Erneuerung. Körperlich fördert Taraxacum Stanno cultum D3 die Leber in ihrer Arbeitsleistung. Der enthaltene Löwenzahn wird mit Zinnwasser gedüngt, sodass die Pflanze vermehrt Zinn aufnehmen kann. Diese vegetabilisierte Form des Zinns wird überall dort wirksam, wo Lebensprozesse im Gleichgewicht zwischen Verflüssigung und Verfestigung gehalten werden müssen, z. B. im Knorpel, im Auge und Gehirn, in Lunge und Pleura. Im Zentrum dieser Vorgänge steht die Leber, die durch das Zinn unmittelbar angesprochen wird. Sie organisiert umfassend die unterschiedlichen Flüssigkeitsprozesse im Organismus, insbesondere durch ihre zentrale Stellung bei der Eiweißbildung. Dabei wahrt sie als gesundes Organ die Balance zwischen fester Form und flüssiger Lebendigkeit. Von der Leber als Stoffwechselorgan hängen alle Aufbau-, Regenerations- und Heilungsprozesse ab. Seelisch bildet die gesunde Leberfunktion die Grundlage der Empfindung von vitaler Kraft und Stärke.
- **Cichorium Plumbo cultum D3** von Weleda ist eine Kombination aus der Wegwarte (Cichorium) und Blei. Die Wegwarte wartet am Wegesrand und weist uns den Weg zu uns selbst. Cichorium ist eine wertvolle Hilfe dabei, die eigenen Fähigkeiten zu erkennen sowie die eigene Bestimmung zu finden und ihr zu folgen. Auf körperlicher Ebene unterstützt die Wegwarte die Gallensaftbildung in der Leber, die Bauchspeicheldrüse und den Darm. Sie ist die Pflanze für den Oberbauch, über den die Verdauungs- und Abwehrkräfte stabilisiert werden. Das im Mittel enthaltene vegetabilisierte Blei stärkt die Milztätigkeit im Sinne einer Abschirmung des Organismus gegen die Außenwelt. Das ermöglicht uns, unsere innere Stimme stärker wahrzunehmen.
- **Hepatodoron** von Weleda wird aus den Blättern der Weinrebe und der Walderdbeere gewonnen. Die Blätter einer Pflanze stellen die Quelle ihres Aufbaustoffwechsels dar, in ihnen geschieht die Zuckerbildung. Diese Fähigkeit kumuliert in herausragender Weise im Weinblatt, während die Erdbeere (ein Rosengewächs) mit ihrer differenzierten Gestaltung, Aromatisierung und roten Farbe eine stärkere Beziehung zum Seelisch-Geistigen entwickelt, das abbauend in den Stoffwechsel eingreift. Die Quelle des Aufbaustoffwechsels im Menschen ist die Leber, wobei für die Entfaltung des Seelisch-Geistigen und des Bewusstseins im Menschen die Bereitstellung eines ausgeglichenen Zuckerspiegels von

zentraler Bedeutung ist. Einerseits ist die Leber das übergeordnete Organ des Verdauungstrakts, saugt aus dem Pfortadersystem ihr Substrat und überführt es verwandelt in die innere Vitalisierung des Organismus. Auf der anderen Seite ermöglicht die Leber in der Gallensekretion die Erschließung der Fette als Träger der Wärme. Durch die Bildung der Gallensäuren, die im unteren Magen-Darm-Trakt als endogenes Laxans (Abführmittel) wirken, trägt die Leber zu einer geregelten Ausscheidung und Entgiftung des Organismus bei.

Ernährungshinweise bei Leberbelastungen
Die Leber ist das Organ mit der besten Regenerationsfähigkeit. Sie mag allerdings keine kalten Speisen. Insbesondere in der Traditionellen Chinesischen Medizin wird darauf hingewiesen, dass der Leber warme Speisen guttun. Das kalte Bier, das Eis zum Nachtisch oder zwischendurch, selbst der Salat als Vorspeise sind keine idealen Nahrungsmittel zur Erholung der Leber. Sie liebt es warm und anregend.

Hafer gilt als Superfood für die Leber und den Darm. Bereits im Mittelalter war die positive Auswirkung von Hafer auf den Blutzuckerspiegel bekannt. Auch in der TCM wird er schon lange als Heilmittel eingesetzt. In einigen deutschen Kliniken findet Hafer bei Diabetikern und bei Menschen mit Belastungen der Leber erfolgreich Verwendung.

Durch seinen hohen Gehalt an Ballaststoffen reguliert und aktiviert das gesunde Korn nicht nur den Magen-Darm-Trakt, sondern unterstützt auch beim Abnehmen. Hafer liefert über einen langen Zeitraum Energie, ohne Hungergefühle aufkommen zu lassen.

Der Zinkanteil im Hafer und die antientzündlichen Avenanthramide helfen, freie Radikale zu entfernen und laufenden Entzündungsprozessen entgegenzuwirken. Hafer ist reich an Kohlenhydraten, lässt den Blutzuckerspiegel jedoch nachweislich nur leicht ansteigen. Bei Menschen mit einer Insulinresistenz oder bei Typ-2-Diabetikern können zweitägige Haferkuren den Blutzuckerspiegel für einen längeren Zeitraum harmonisieren.

Das im Hafer enthaltene Beta-Glucan hilft auch **gegen eine Fettleber und Bluthochdruck.** Eine Fettleber ist meist eine Begleiterscheinung der Zuckerkrankheit. Auch der Darm profitiert vom Hafer: Die gesunden Ballaststoffe im Getreide stärken die gute Bakterienentwicklung des Mikrobioms.

Hinweis:
Hafer ist von Natur aus glutenfrei. Nach dem Verzehr kann es allerdings in Ausnahmefällen zu Reaktionen bei Menschen mit einer Glutenunverträglichkeit kommen, da das im Hafer enthaltene Protein (Avenin) eine ähnliche Zusammensetzung aufweist wie Gluten. Die Forschung zeigt allerdings, dass Avenin für die überwiegende Mehrheit der Menschen mit Glutenunverträglichkeit unbedenklich ist. Die Haferkur ist in meiner Praxis immer ein Bestandteil der Leberbehandlung gewesen. Negative Reaktionen habe ich bei meinen Patienten nicht erlebt.

Der Leberwickel
Aufgrund der Kombination von Feuchtigkeit und Wärme verstärkt ein Leberwickel die Durchblutung der Leber, der Gallenblase und der Gallengänge. Die Gefäße weiten sich und somit auch der Abflusskanal der Gallenflüssigkeit aus den Gallengängen der Leber. Über diesen Weg leitet die Leber alle vorher gebundenen Schlacken- und Giftstoffe aus. Durch die verbesserte Entgiftungs- und Durchblutungsfunktion fördert der Wickel außerdem den Stoffwechsel der Leber.

Ein Wickel lässt sich leicht selbst herstellen. Dazu wird heißes Wasser, eine Wärmflasche, ein Geschirr- und ein Badetuch benötigt. Das Geschirrtuch ins heiße Wasser tauchen und gut auswringen. Dann doppelt gefaltet mit der Wärmflasche auf die Leberregion legen. Danach das Badetuch um den Bauch wickeln. Die beste Zeit für einen Leberwickel ist zwischen 1 Uhr und 3 Uhr oder zwischen 13 Uhr und 15 Uhr. Zur nachhaltigen Wirkung sollte die Anwendung über einen Zeitraum von 2–3 Wochen täglich erfolgen. In der Naturheilkunde wird statt des heißen Wassers Schafgarbentee (1 Liter kochendes Wasser auf 5 EL getrocknete Schafgarbe) verwendet.

Die Niere – das Organ der Individualisierung

So wie die Leber zum Stoffwechselgeschehen gehört, ist die Niere ein Teil des Nerven-Sinnes-Systems. Sie ist das Organ der Blutreinigung und somit der Klarheit, der Individualisierung, der Beseelung und der Ausformung organischer Substanzen. In der anthroposophischen Medizin wird die Niere auch als das »Licht- und Luftorgan« bezeichnet, das weitaus mehr kann, als nur Abbauprodukte auszuscheiden.

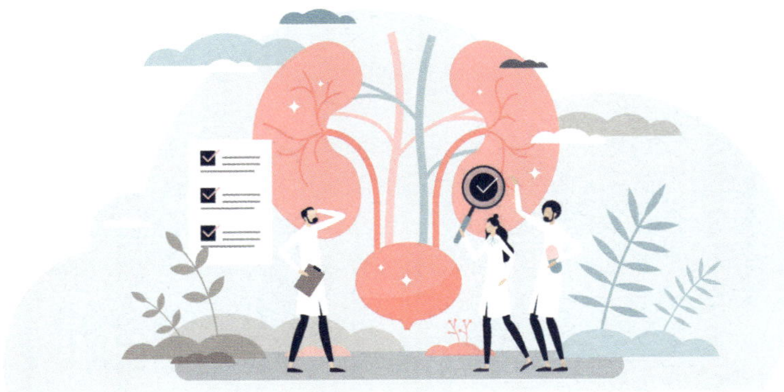

Während der Embryonalzeit entwickeln sich die Nieren als einziges Organ an drei verschiedenen Orten. Bereits in der dritten Schwangerschaftswoche bildet sich die (unfunktionelle) Vorniere, auch »Pronephros« genannt. Diese Entwicklung findet in der Halsregion, oberhalb des Thorax und unterhalb des Ohres, statt. Die antike und die paracelsische Medizin bezeichnen die Vorniere auch als »Venusniere«, da sie zu diesem Zeitpunkt noch venös gesteuert wird.

In der vierten Schwangerschaftswoche bildet sich aus dem unteren Bereich der Vorniere die Urniere, auch als »Mesonephros« bezeichnet. Während sich die Vorniere zurückbildet, entstehen in der Urniere nach und nach Nierenkörperchen, die kurzzeitig in der Lage sind, Harn zu produzieren.

Die Entwicklung der Nachnieren (»Metanephros«) als endgültig harnproduzierendes Organ beginnt ab der sechsten Schwangerschaftswoche im unteren Bereich der Urnieren. Dies geschieht, während sich die Urniere langsam zurückbildet. Die Nachniere steigt im weiteren Verlauf der embryonalen Entwicklung aus dem Becken auf, bis sie ihre eigentliche Position gefunden hat.

In der Praxis ist mir aufgefallen, dass Menschen mit einer Nierenschwäche häufig Probleme haben, »ihren Ort« zu finden. Sie wandern umher und suchen ihr inneres Zuhause. Unterwegs und an anderen Orten fühlen sie sich meist wohler – Reisen bessert die Symptome.

Verwandtschaft zwischen Niere und Ohr

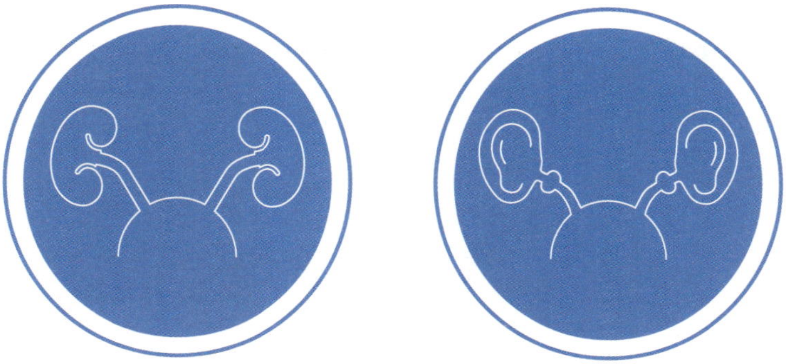

Interessant ist auch die Anatomie der Niere und ihre Verwandtschaft zum Ohr. Vergleichen wir im Kopfbereich Ohren, Ohrtrompete (Eustachische Röhre) und Rachen mit Nieren und Blase, ist ein ähnlicher Aufbau zu erkennen. Die Ohren befinden sich außerhalb des Kopfes und stehen über die Ohrtrompete in Verbindung mit dem Rachen. Auch die Nieren befinden sich nicht im Bauchraum, sondern liegen außerhalb des Bauchfells. Nieren und Nierenbecken sind durch den Harnleiter mit der Blase verbunden.

Ebenso in der äußeren Form ähneln sich Ohr und Niere. Das kann zunächst wie eine Analogie-Spielerei wirken. Es gewinnt aber einen realistischen Aussagewert durch die noch nicht lange bekannte Tatsache, dass bei Neugeborenen, die mit einem missgebildeten Ohr zur Welt kommen, die gleichseitige Niere häufig ebenfalls fehlentwickelt ist.

Die Äußerlichkeit ist also kein Zufall, sondern spricht für eine Verwandtschaft zwischen Ohr und Niere. In der TCM ist das Ohr der Öffner des Funktionskreises Niere/Blase. Häufige Mittelohrentzündungen bei Kindern sind somit ein Zeichen für Nierenschwäche. Außerhalb der akuten Phase kann Silicea comp. von Wala bei Kindern gute Dienste zur Stabilisierung der oberen Luftwege und der Nieren leisten.

Die Nieren werden in der Literatur allgemein als »das Ausscheidungsorgan« dargestellt. Dabei haben sie mit der Ausscheidung direkt nichts zu tun. Diese obliegt dem Eisenstoffwechsel. In den Glomeruli (in der Nierenrinde liegende Nierenkörperchen) werden die kapillären Gefäßknäuel durch die Kraft des Eisens wie ein Schwamm ausgepresst. Auf diese Weise entstehen täglich etwa 170 Liter Ultrafiltrat. Bei einer Urinmenge von zwei Litern täglich werden folglich 168 Liter wieder in das Interstitium (Zellzwischenraum) und das Blut zurückgenommen. Das sind 99 % der Ultrafiltratmenge. Die Aufgabe der Nieren ist es, zu entscheiden, was im Körper verbleiben darf. So wird bei genauer Betrachtung deutlich, dass in den Nieren die aufnehmenden Kräfte wirken. Unterstützt werden sie dabei vom Kupfer. In der anthroposophischen Medizin steht Eisen für »Ausscheidung von Fremdem« (Entgiftung) und Kupfer für »Integration von Fremdem«. Unter diesem Blickwinkel sind die Nieren das Organ der Individualität und der Entscheidung darüber, was für uns gut ist.

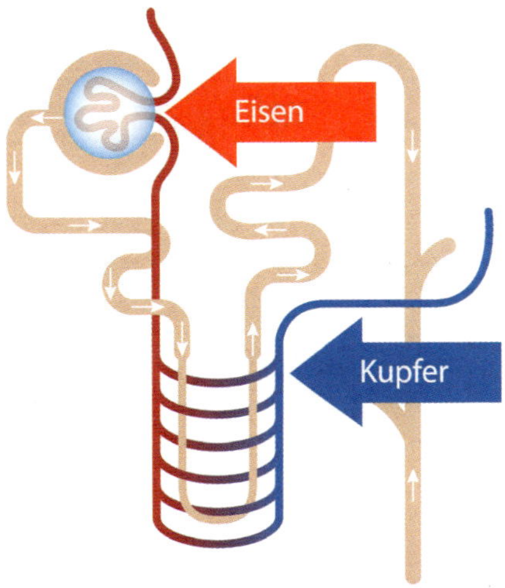

Eisen und Kupfer – entgiften und integrieren

Die Nieren haben einen hohen Sauerstoffbedarf. So werden beispielsweise bei einer Wanderung im Hochgebirge die Nieren angeregt, einen Botenstoff auszusenden, der das Knochenmark dazu bringt, viele rote Blutkörperchen zu bilden. Damit soll der entstehenden Sauerstoffnot entgegengewirkt werden. Die Nieren haben also neben der Regulation des Wasserhaushalts die große Aufgabe, den Organismus mit Sauerstoff zu versorgen. Daher sollte bei Asthma oder Bronchialleiden immer an eine Unterstützung der Nieren gedacht werden.

Der Nierenmeridian

Der Nierenmeridian beginnt direkt unter der Fußsohle. Kalte Füße verursachen daher häufig Blasenbeschwerden oder Erkältungen. In der chinesischen Medizin werden die Nieren deshalb als »Winterorgan« betrachtet. Im Winter regeneriert sich die Natur für die kommenden Jahreszeiten. Genauso braucht der Mensch die Nierenkraft als treibenden Impuls zur Gesundung. Menschen mit schwacher Nierenenergie regenerieren viel langsamer als solche, bei denen die Nieren einwandfrei arbeiten.

Die maximale Aktivität der Nieren liegt zwischen 17 Uhr und 19 Uhr. In dieser Zeit sollten wir uns von getaner Arbeit erholen und Kräfte für den nächsten Tag sammeln. Daher eignet sich die Feierabendzeit ideal für ein ansteigendes Fußbad. Ihr Energietief haben die Nieren morgens zwischen 5 Uhr und 7 Uhr. Frieren Sie früh morgens trotz warmer Decken, könnte das auf eine Schwächung des Organs hinweisen.

Verbindung zu anderen Organen

Nach den Erkenntnissen der chinesischen und anthroposophischen Medizin reguliert die Niere den Luftorganismus. Somit hat sie auch Einfluss auf Darm, Lunge, Nasennebenhöhlen und Ohren. Störungen im Luftorganismus zeigen sich unter anderem durch Blähungen, Asthma, Ohrensausen, Tinnitus, Hörsturz und Nebenhöhlenentzündungen.

Die Niere steht in einem engen Zusammenhang mit der Statik des Körpers und dem Knochensystem. Diesen Zusammenhang finden wir in der Wirbelsäule wieder, unserem Rückgrat. Damit ist die anatomische Funktion der Wirbelsäule an die Nierenfunktion gebunden.

Der Nierenfunktionskreis wird auch als die »Eintrittspforte der körperlichen Energie und der Inkarnation« bezeichnet. Kinder in den ersten vier Lebensjahren zeigen oft typische Erkrankungen mit Bezug zum Nierenfunktionskreis. Dazu zählen Erkältungen, Bronchitiden, Asthma, Neurodermitis und trockene Ekzeme. Vergrößern wir das Betrachtungsfeld um die Nebenniere und schauen einmal auf das Verhältnis von Eisen zu Kupfer im Serum, zählen Symptome wie Hyper- und Hypoaktivität auch dazu. Denn ein erhöhter Eisenwert im Serum kann Störungen in der Nebenniere verursachen. Hierbei sind die gängigen Laborparameter der Niere, beispielsweise Kreatin oder auch Cystatin C, meist noch in der Norm.

Die Niere im Labor

Kreatinin

Referenzbereich	Männer	0,7–1,2 mg/dl
	Frauen	0,5–0,9 mg/dl

Kreatinin ist ein Abbauprodukt des Muskelstoffwechsels. Nach aktuellem Wissensstand hat es keine Funktion und wird über die Niere ausgeschieden. Der Kreatininwert hängt von der Muskelmasse ab. Daher haben muskulöse Menschen höhere Normalwerte im Blut. Der Wert steigt erst bei einer Nierenfunktionseinschränkung von mehr als 50 % ungewöhnlich an. Ab einem Kreatininwert von 2,5 mg/dl liegt die Nierenleistung nur noch bei etwa 30 %. Bei einem Wert von 8–10 mg/dl muss eine Dialyse erfolgen.

Zur Früherkennung von Nierenbelastungen ist Kreatinin nicht geeignet. Zur Bestimmung der Nierenleistung ist das körpereigene Protein Cystatin C ein verlässlicher und früh reagierender Wert. Es sollte bei allen Nierenproblemen untersucht werden.

Unabhängig von den Nieren können auch andere Einflüsse die **Kreatininwerte erhöhen.** Dazu zählen unter anderem ausgeprägte Muskelverletzungen. Auch beim Zerfall von Muskelgewebe infolge von Drogenmissbrauch, Alkoholkonsum oder der Einnahme von Cholesterinsenkern steigt der Kreatininspiegel im Blut.

Reduzierte Kreatininwerte sind in der Regel kein Hinweis auf eine Erkrankung. Werte unterhalb der Norm finden wir bei Abnahme der Muskelmasse, zu Beginn der Schwangerschaft und bei stark abgemagerten Menschen.

Harnstoff

Referenzbereich 16,6–48,5 mg/dl

Ein weiterer wichtiger Nierenwert ist der Harnstoff. Wird im Körper Eiweiß abgebaut, entsteht über das giftige Zwischenprodukt Ammoniak später der ungiftige Harnstoff. Der Umbau erfolgt in der Leber, die Ausscheidung über die Nieren. Erhöhte Werte können ein Hinweis auf eine Nierenfunktionsstörung oder einen alkalischen Darm sein.

In allen Situationen, in denen es zu einem vermehrten Eiweißabbau im Körper kommt, kann der Harnstoffspiegel ebenfalls ansteigen. Dazu gehören fieberhafte Erkrankungen, Operationen, Verbrennungen, Abbau von Gewebe bei Krebserkrankungen oder Hungerzuständen.

Cystatin C

Referenzbereich	Männer	0,53–0,95 mg/l
	Frauen	0,62–1,05 mg/l

Cystatin C ist ein Eiweiß und wird von den meisten kernhaltigen Körperzellen in relativ konstanter Rate produziert. Ausgeschieden wird es ausschließlich über die Nierenfiltration. Somit hängt die Konzentration im Blut hauptsächlich von der glomerulären Filtrationsleistung der Niere ab. Das macht die Substanz zu einem guten und sensiblen Marker für die Nierenleistung. Außer bei einer Niereninsuffizienz finden wir bei Autoimmunerkrankungen erhöhte Werte. Im Labor wird aus dem Cystatin C altersentsprechend die GFR (glomeruläre Filtrationsrate) errechnet.

Referenzbereich	GFR	
	>90	normale Filtrationsrate
	60–89	Nierenschädigung mit geringgradiger Einschränkung
	30–59	Nierenschädigung mit mittelgradiger Einschränkung
	15–29	Nierenschädigung mit schwerer Einschränkung
	<15	Nierenversagen

Serumelektrolyte

Wichtige Hinweise auf die Nierenfunktion liefert die Bestimmung der Elektrolyte im Blut. Scheidet die Niere aufgrund einer Störung zu viel Natrium aus, sinkt dieser Wert im Blut. Kalium und Chlorid hingegen steigen bei einer Nierenstörung an. Ein erhöhter oder reduzierter Phosphorspiegel im Blutserum gibt ebenfalls Hinweise auf die Nierenfunktion.

Kupfer

In der anthroposophischen Medizin ist die Niere der Venus und dem Kupfer zugeordnet. Sie überprüft die Substanzen im Blut. Was für den Aufbaustoffwechsel benötigt wird, führt sie dem Körper zu, unbrauchbar Gewordenes wird ausgeschieden. Kupfer ist immer im Verhältnis zum Eisen zu betrachten. Ein Kupfermangel kann durch zu wenig Kupfer, aber auch durch zu hohe Eisenwerte entstehen (relativer Kupfermangel). Kupfermangelsymptome gehen fast alle mit Verkrampfungen, z. B. Asthma, Magen- oder Darmkrämpfen, einher. Eines der ganz wichtigen Mittel bei Asthma, **Renes Cuprum** von Wala, beschreibt Dr. Vogel ausführlich in seinem Buch *Wege der Heilmittelfindung*.

Blutwert	Gemessener Wert			Referenzbereich	Gemessener Wert im Referenzbereich
Harnstoff		24	mg/dl	13-43	
Kreatinin		0.9	mg/dl	0.4-1.1	
Cystatin C im Serum	+	1.39	mg/l	0.62-1.05	
Glom. Filtrationsrate	-	43	ml/min	80-160	
Eisen	-	7	µmol/l	10-25	
Kupfer		19.7	µmol/l	11.0-22.0	
Fe/Cu Quotient	-	0.4		0.6-1.4	

Nierenwerte im Laborbefund

Emotionale Bedeutung der Niere

Die Nieren stehen für den Beginn und das Ende eines Lebenszyklus. Sie bergen die Lebensgrundlage in sich und sichern das Überleben. Angst ist eine Emotion, die zur Wahrung des Lebens dazugehört, sie ist der Gegenpol zu Sicherheit und Geborgenheit. Werden Ängste übermächtig, verselbstständigen sie sich und bleiben ungelöst, dann kann es als Folge einer Nierenschwäche zu körperlichen Erscheinungen, z. B. Schwerhörigkeit, Hörsturz, Tinnitus, Asthma, Allergien, Abwehrschwäche und Rückenproblemen, kommen. Steigert sich die Angst, etwa zu Platzangst, Existenzangst oder sozialer Angst, kann sie sich in nahezu unerträgliche Panikattacken ausweiten.

Als paariges Organ gehört zu den Nieren das Thema »Partnerschaft und Beziehung«. Freundschaft und Liebe verbinden die Menschen und aktivieren die Energien, die eine gesunde Nierenfunktion ermöglichen. Insbesondere Beziehungsverluste durch Tod oder Trennung können die Nierenfunktion stark beeinträchtigen.

Der Bezug der Nieren zur Statik des Körpers und dem Knochensystem kann analog betrachtet werden. So sind Stabilität und Festigkeit wesentliche Aspekte der Nieren. Körperlich betrachtet, bildet die Wirbelsäule das Gerüst, seelisch-geistig das Rückgrat, die innere Standfestigkeit. Die äußere Haltung spiegelt die innere Haltung wider.

Naturheilkundliche Unterstützung und Hinweise für die Praxis

Reines Wasser ist die beste Medizin für die Nieren. Sie benötigen pro Tag etwa 1,7 Liter Flüssigkeit, darum sind zwei bis drei Liter täglich die optimale Trinkmenge. Durst und somit auch das Trinkverhalten werden entgegen der gängigen Meinung nicht über die Nieren, sondern über die Leber gesteuert. Das hängt damit zusammen, dass die Leber, unser größtes Speicherorgan, Einlagerungen immer in Verbindung mit Wasser durchführt.

Die optimale Ernährung für die Nieren richtet sich nach ihrem Zustand. Bei eingeschränkter Nierenfunktion sollten im Labor die Elektrolyte überprüft und, wenn notwendig, zugeführt werden. Bei einem erhöhten Phosphatspiegel im Blut sollten möglichst wenig phosphatreiche Nahrungsmittel, z. B. Käse und Geräuchertes, gegessen werden. Ist die Nierenfunktion stark eingeschränkt, wird allgemein empfohlen, die Eiweißzufuhr zu begrenzen. Das hängt mit der Ammoniakbildung und der daraus resultierenden Nierenbelastung zusammen. Allerdings ist zu berücksichtigen, dass der Stoffwechsel auf die Zufuhr essenzieller Aminosäuren angewiesen ist. Das Stoffwechselprogramm von »gesund + aktiv« berücksichtigt neben der genetischen Stoffwechselprägung auch die aktuelle Stoffwechsellage und die Nierenfunktion. Bei extrem starker Niereneinschränkung empfiehlt »gesund + aktiv«, die Eiweißmenge zu reduzieren und die Zufuhr essenzieller Aminosäuren durch Nahrungsergänzungsmittel (z. B. **AMINO BALANCE** von NewLife nutrition) auszugleichen. Patienten, die auf eine Dialyse angewiesen sind, sollten sich eiweißreich ernähren und ergänzend essenzielle Aminosäuren zu sich nehmen, da durch die Dialyse ein erhöhter Eiweißverlust auftritt.

Bekanntlich wird bei Nierenleiden in der klassischen Naturheilkunde häufig die Goldrute **(Ceres Solidago virgaurea urt.)** verordnet. Sie wirkt harntreibend, entzündungshemmend und krampflösend. Das lässt sich ganzheitlich aus dem Wesen der Heilpflanze heraus begründen. Der Chemiker und Arzneipflanzenforscher Roger und seine Frau Hildegard Kalbermatten schreiben in ihrem Buch *Pflanzliche Urtinkturen* zur Goldrute: »Freundschaft und Liebe verbindet die Menschen und aktiviert die Energien, die eine gesunde Nierenfunktion ermöglichen. Wenn der harmonische Fluss der verbindenden Gefühle versagt, wenn Enttäuschungen, Frustration und Schuldgefühle Beziehungen blockieren, wird die psychische Energie geschwächt und die Nieren leiden. Die Goldrute ist ein spezifisches Nierenfunktionsmittel, das bei allen Nierenleiden angezeigt ist, die mit schmerzlichen Erfahrungen in Beziehungen und Partnerschaften und mit Beziehungsverlusten zusammenhängen«.

Im Wesen des Ackerschachtelhalms **(Equisetum arvense Silicea cultum D2** von Weleda) spiegelt sich die Aufgabe der Niere wider. Es ist ein wunderbares Mittel, wenn eine vermehrte Durchlässigkeit an Grenzflächen, Haut oder Schleimhaut besteht, die mit einem Verlust von Form, Flüssigkeit und Wärme einhergeht. Der zu 90 % unterirdisch wachsende Ackerschachtelhalm saugt große Mengen an Wasser aus seiner Umgebung auf, oberirdisch bildet er eine aufrechte, symmetrische Gestalt, was die Formkräfte betont. Dabei löst er große Mengen Kieselsubstanz aus dem Boden und lagert sie linsenförmig an seiner Oberfläche ab. So bildet er eine robuste und zugleich elastische Grenzschicht, die das Licht der Umgebung sammelt und nach innen konzentrieren kann. Diese Qualität wird pharmakologisch gesteigert durch die Vegetabilisierung von Kieselsäure. Einsatzgebiete sind Ekzeme, Allergien, rheumatische Erkrankungen mit starker Berührungsempfindlichkeit, Autoimmunerkrankungen jeglicher Art und rezidivierende Harnwegsinfekte. Das Mittel stabilisiert den Funktionskreis Niere/Blase und unterstützt die Struktur sowie die formbildenden Kräfte in uns. Ein Mangel an diesen äußert sich beispielsweise in unklarem Denken oder in fehlendem Ordnungssinn. Hervorzuheben ist auch die stärkende Wirkung des Schachtelhalms auf das Bindegewebe und das Skelett.

Ingwer-Nierenwickel

Wer ständig kalte Füße und ein großes Wärmebedürfnis im Beckenbereich hat, sollte häufiger einmal den Ingwer-Nierenwickel anwenden. Der wärmende Ingwer regt die Nieren und die Nebennieren an und verleiht seelische Ausdauer. Vor allem nach psychischer Überlastung wirken Ingwer-Nierenwickel entstauend auf die Gefühlswelt.

Dieser Wickel kann ambulant oder zu Hause von einer Pflegekraft oder einem Angehörigen (nicht vom Patienten selbst) angewendet werden. Benötigt werden Ingwerpulver, Innentuch (Leinen), Frotteetuch, Wärmflasche, Wickeltuch und Lavendelöl.

2 TL Ingwerpulver in 250 ml heißem Wasser gut verrühren. Das Innentuch gleichmäßig tränken, auswringen und über die Nieren legen. Dann das Frotteetuch und eine Wärmflasche darüberlegen und das Ganze mit einem Wickeltuch bedecken. Nach etwa 20–30 Minuten den Wickel abnehmen und auf die Haut etwas Lavendelöl auftragen. Anschließend noch 20 Minuten Ruhe einhalten.

Neben den allgemein beschriebenen Mitteln gibt es noch eine ganze Reihe naturheilkundliche Therapeutika, die bei Nierenbelastungen zum Einsatz kommen können:

- **Helleborus niger e planta tota D6** Glob. von Wala bei Nierenentzündungen mit Wasseransammlungen
- **Nierentonikum** von Wala oder **Birkenblätter-Elixier** von Weleda bei geringer Entzündlichkeit
- **Kupfer-Salbe rot** von Wala bei Erkältungen oder Nierenproblemen (die Nierenzone oder Fußsohlen mit der Salbe einreiben)
- **Arsenicum album D12** oder **Natrium chloratum D12** bei akuten und chronischen Nierenerkrankungen
- **Renes Cuprum** Amp. von Wala bei allen Nierenleiden oder Erkrankungen mit Bezug zur Niere, z. B. Asthma bronchiale oder immer wieder auftretenden Bronchitiden
- **Renes/Equisetum comp.** Amp./Glob. von Wala bei Niereninsuffizienz oder Erkrankungen, die mit Niere und Haut zu tun haben, z. B. Neurodermitis
- **Cuprit D3 Trit.** von Weleda bei Kupfermangel (unterstützt die Niere bei der Rückresorption der Bestandteile, die im Körper verbleiben sollen)

Ursachen für Nierenversagen

Akutes Nierenversagen kann durch einen Schock mit Blutdruckabfall oder Blutverlust, durch akute Schädigung der Nieren aufgrund von Giftstoffen, Medikamenten oder Chemikalien oder durch Entzündungen der Nieren verursacht werden.

Die häufigsten Ursachen, die zu einem **chronischen Nierenuntergang** führen, sind Nierenentzündungen, Diabetes mellitus (Zuckerkrankheit), Bluthochdruck (Hypertonie) und angeborene Zystennieren.

Die Milz – das Organ der Mitte

Die Milz befindet sich im linken Oberbauch. Sie vereint in Bau und Struktur zwei Organe, die sich farblich unterscheiden und verschiedene Funktionen haben. Der weiße Bereich der Milz übernimmt als lymphatisches Organ Aufgaben im Immunsystem. Dazu zählen die Vermehrung der Lymphozyten und die Speicherung der Monozyten, beides Zellen unseres Abwehrsystems. Der rote Anteil der Milz ist unsere »Filterstation«. Hier wird das Blut von überalterten, in ihrer Verformbarkeit veränderten, roten Blutkörperchen (Erythrozyten) und Blutplättchen (Thrombozyten) gereinigt.

Die Milz bereitet selten ernsthafte Probleme. Es kann durch Tumore, Leukämie (Blutkrebs) oder im Rahmen einer Infektion jedoch zu einer Vergrößerung kommen. Obwohl sie wichtige Aufgaben erfüllt, ist die Milz kein überlebenswichtiges Organ.

Die Milz im Labor

In der Labormedizin gibt es keine eindeutigen Parameter, die die Funktions- oder Arbeitsweise der Milz widerspiegeln. Studien belegen, dass sich bei einer Entfernung der Milz die Leukozyten (weiße Blutkörperchen), das Immunglobulin M und die Lymphozyten im Blut reduzieren. Nach meiner Erfahrung weist ein erhöhtes indirektes Bilirubin auf eine Störung der Milz hin.

Emotionale Bedeutung der Milz

Milz und Bauchspeicheldrüse gelten als eine Einheit und repräsentieren am stärksten die Körpermitte. Sie sind damit eng mit der Entwicklung der individuellen Persönlichkeit verbunden, die mit einem **Sich-Abgrenzen gegenüber der Außenwelt** einhergehen sollte.

Auf der körperlichen Ebene hilft uns das Immunsystem, ein »Ich« vom »Nicht-Ich« zu unterscheiden. Die Milz schützt unsere Innerlichkeit, indem sie eine große Mauer gegen eingedrungene Fremdkörper darstellt. Sie ist eines unserer wichtigsten Immunorgane. Im Inneren »frisst« sie ihre »Kinder«, das Blut, an deren Erzeugung sie während der Embryonalzeit beteiligt war. Alle roten Blutkörperchen durchlaufen eine Kontrolle in der Milz. Ältere, meist mehr als 120 Tage alte und instabile rote Blutkörperchen werden zerstört. Der freigewordene rote Blutfarbstoff wird der Leber zugeführt, die daraus den Gallenfarbstoff erzeugt. Durch diesen Reinigungsprozess bekommt das Blut die Möglichkeit, sich neu zu bilden. Aus dem ehemals süßen, roten, lebendigen Blut wird mithilfe der Leber eine zähflüssige, bittere, grünliche Flüssigkeit für die Galle – eine wahrhaft einzigartige Metamorphose. An diesem Beispiel wird die enge Verbindung zwischen Milz und Galle deutlich.

Können Menschen sich nicht ausreichend gegen äußere Einflüsse abgrenzen und werden sie von Eindrücken überschwemmt, entwickelt sich eine seelische Hüllenlosigkeit. Umgekehrt entsteht durch eine zu starke Abgrenzung Eigensinn bis hin zum Autismus. Den Betroffenen geht der emotionale Kontakt verloren, sie führen ein inneres Eigenleben. Auf der metallischen Ebene hat Blei einen starken Einfluss auf Abgrenzungsprozesse. Wir kennen es von der Bleischürze bei Röntgenuntersuchungen.

Die Milz ist auch Mittler und Bindeglied zwischen Stoffwechsel- und Hormonsystem. Sie ist das Organ des Übergangs und spielt beim Wechsel in die zweite Lebenshälfte eine große Rolle. Ist die Lebensmitte überschritten und haben sich die Anforderungen von Familie, Beruf, Karriere und Kindern geordnet, ist es Zeit für eine Rückschau und dafür, sich neu zu orientieren. Bei der Frau zeigt sich der Wandel im Übergang von der irdischen in die geistige Mutterschaft, dem Klimakterium. Kommt es in diesem Lebensabschnitt zu Beschwerden, sollte die Milz immer in das Behandlungskonzept mit eingebunden werden.

Naturheilkundliche Unterstützung und Hinweise für die Praxis

Ceres Geranium robertianum urt. (Storchenschnabel) ist ein wunderbares Mittel bei Störungen der Milzfunktion. Es hat eine reinigende und entgiftende Wirkung, die sich sowohl auf körperliche als auch auf seelische Vergiftungen bezieht. Kommt es infolge von Schrecken und Traumata zu psychischen Lähmungen oder Traurigkeit, setzt Geranium den Fluss des Lebens wieder in Gang. Die Dosierung sollte immer einschleichend und gering sein. Durch die starke seelische Wirkung kann es dazu kommen, dass Bilder vergangener traumatischer Erlebnisse aufsteigen. In den meisten Behandlungen beginne ich mit einer Verordnung von 1 x 1 Tropfen täglich mit etwas Wasser und steigere die Dosierung langsam auf maximal 3 x 5 Tropfen.

Ein weiteres Mittel ist **Cichorium Plumbo cultum D3** von Weleda. Es ist eine Kombination aus der Wegwarte (Cichorium) und Blei (Plumbum). Die Wegwarte wartet am Wegesrand und weist uns den Weg zu uns selbst. Cichorium ist eine wertvolle Hilfe dabei, die eigenen Fähigkeiten zu erkennen sowie die eigene Bestimmung zu finden und ihr zu folgen. Auf körperlicher Ebene unterstützt die Wegwarte die Gallensaftbildung in der Leber, die Bauchspeicheldrüse und den Darm. Sie ist die Pflanze für den Oberbauch, über den die Verdauungs- und Abwehrkräfte stabilisiert werden. Das im Mittel enthaltene vegetabilisierte Blei stärkt die Milztätigkeit im Sinne einer Abschirmung des Organismus gegen die Außenwelt. Das ermöglicht uns, unsere innere Stimme stärker wahrzunehmen.

Die Bauchspeicheldrüse – das Doppelorgan

Unbemerkt und versteckt zwischen Leber, Magen und linker Niere liegt im Oberbauch die Bauchspeicheldrüse. Das »Pankreas«, so der medizinische Fachbegriff, ist ein Doppelorgan mit zwei wichtigen Funktionen: Es produziert Enzyme für den Verdauungstrakt und die für den Kohlenhydratstoffwechsel so wichtigen Hormone Insulin und Glukagon.

Im Folgenden beziehe ich mich auf die Enzymproduktion der Bauchspeicheldrüse. Die Bedeutung der Bauchspeicheldrüse im Kohlenhydratstoffwechsel erläutere ich im Abschnitt »Stoffwechsel« (S. 177).

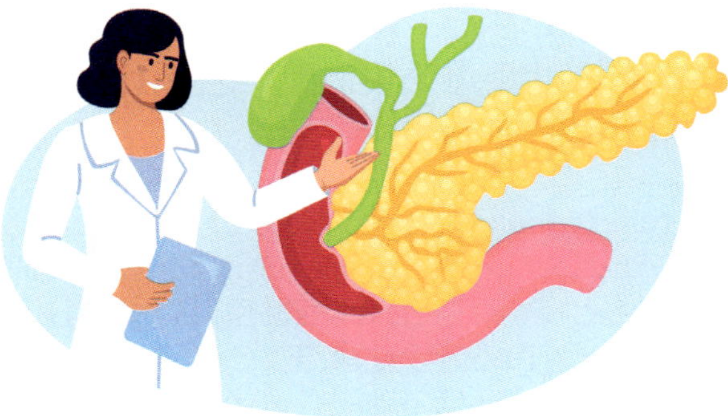

Die Bauchspeicheldrüse im Labor

Die Verdauungsenzyme der Bauchspeicheldrüse spalten Eiweiße, Kohlenhydrate und Fette der Nahrung in ihre Grundbestandteile, damit sie von der Schleimhaut im Darm aufgenommen werden können.

Amylase

Referenzbereich 28 – 100 U/l im Serum

Amylase spaltet langkettige Kohlenhydrate aus der Nahrung in kleine Bruchstücke bis hin zum Zweifachzucker Maltose auf. Ein Anstieg der Amylase im Blutserum ist kein sicheres Indiz für eine Bauchspeicheldrüsenerkrankung, da das Enzym auch in anderen Geweben des Körpers produziert wird. Dazu zählen die Ohrspeicheldrüse, die Eierstöcke, Hoden und die Lunge. Aus diesem Grund werden immer Amylase und Lipase gemeinsam im Blutserum untersucht. Es besteht darüber hinaus die Möglichkeit, die Bauchspeicheldrüsenaktivität über das Enzym Pankreas-Elastase-1 im Labor zu bestimmen.

Erhöhte Amylasewerte

Ein erhöhter Amylasespiegel im Blutserum kann verschiedene Ursachen haben, die mit einer entsprechenden Symptomatik einhergehen:

- akute Bauchspeicheldrüsenentzündung (Pankreatitis)
- akuter Schub einer chronischen Bauchspeicheldrüsenentzündung
- bei Verlegung des Ausführungsgangs durch einen Gallenstein oder Darmverschluss
- Ohrspeicheldrüsenentzündung (Parotitis) bei Mumps oder Verlegung des Ausführungsgangs durch einen Speichelstein
- Eierstockentzündung (Ovaritis) oder Hodenentzündung (Orchitis)
- Tumore der Bronchien, Eierstöcke und Hoden führen selten zu einem Anstieg der Amylase (der Wert ist allerdings in die Ausschlussdiagnostik mit einzubeziehen).
- zu Beginn der Wechseljahre der Frau (leichter Anstieg)
- Nierenschwäche

Eine Amylaseerhöhung im Serum ohne klinische Zeichen kann ein Hinweis auf das Vorliegen eines Makroenzyms sein. Dabei verbinden sich Amylasemoleküle mit Eiweißen, die wegen ihrer Größe über die Nieren nicht ausgeschieden werden können. In diesem Fall sind Lipase und Elastase-1 im Blutspiegel normal.

Reduzierte Amylasewerte

In der Literatur gibt es für eine reduzierte Amylase keine Beschreibung. Von Bedeutung sind ausschließlich erhöhte Werte. Meiner Erfahrung nach liegen bei niedrigen Werten Symptome wie Blähungen oder weicher, klebriger Stuhlgang vor. Das sind Hinweise auf eine Bauchspeicheldrüsenunterfunktion. Für mich habe ich den Begriff »trockene Bauchspeicheldrüse« gewählt, wenn die Amylase (und Lipase) reduziert sind. Eine Unterstützung der Bauchspeicheldrüse mit pflanzlichen oder homöopathischen Mitteln verbessert in der Regel den Stuhlgang und beseitigt unangenehme Blähungen. Eine der Ursachen für eine »trockene Bauchspeicheldrüse« ist die Übersäuerung des Gewebes. Auf dieses Thema gehe ich später noch etwas genauer ein.

Lipase

Referenzbereich 13–60 U/l im Serum

Die Lipase ist ein Enzym, das im Dünndarm die mit der Nahrung aufgenommenen Fette spaltet. Es wird ausschließlich in der Bauchspeicheldrüse gebildet und mit dem Verdauungssaft in den Dünndarm abgegeben.

Erhöhte Lipasewerte

Bei einer gesunden Bauchspeicheldrüse gelangt nur ein geringer Anteil der Enzyme ins Blut. Ist der Anteil größer, weist das auf eine Erkrankung der Bauchspeicheldrüse hin. Das zeigt sich durch sehr starke Schmerzen im Oberbauch. Ursachen können sein:

- akute Bauchspeicheldrüsenentzündung
- akuter Schub einer chronischen Bauchspeicheldrüsenentzündung
- Darmverschluss
- Gallenblasenentzündung
- Nierenschwäche

Reduzierte Lipasewerte

Wie bei Amylase gibt es für reduzierte Lipasewerte in der labormedizinischen Literatur keine Hinweise. Neben der bereits beschriebenen »trockenen Bauchspeicheldrüse« kommen als häufigste Ursache eine chronische Bauchspeicheldrüsenentzündung und eine zystische Fibrose (Krankheitsbild der Mukoviszidose) in Betracht.

Pankreas-Elastase

Referenzbereich < 3,5 mg/ml im Serum

Die Pankreas-Elastase wird ausschließlich in der Bauchspeicheldrüse gebildet. Wegen der langen Halbwertzeit im Serum lassen sich Entzündungsschübe dieses Organs noch nach mehreren Tagen nachweisen.

Emotionale Bedeutung der Bauchspeicheldrüse

Während der Magen für die Aufnahme der Nahrungsmittel zuständig ist, spaltet die Bauchspeicheldrüse das Essen in verdauliche Moleküle. Erst damit wird eine Aufnahme durch den Dünn- und Dickdarm möglich. Magen, Milz und Bauchspeicheldrüse sorgen dabei nicht nur für den eigenen Körper, durch ihre Verbindung zu den Ovarien fördern sie auch das Einnisten des Lebens in die Gebärmutter und ermöglichen das Stillen des neugeborenen Säuglings. Die Gesundheit dieser Organe ist somit auch die Voraussetzung für eine Schwangerschaft und deren harmonischen Verlauf.

Die Bauchspeicheldrüse verleibt sich Impulse, Eindrücke und Gedanken ein, damit sie umgebaut und zu etwas Eigenem gemacht werden können. Körperlich entspricht dieser Prozess der Umwandlung der mit der Nahrung aufgenommenen Eiweiße (Fisch, Fleisch) in körpereigenes Eiweiß. Psychisch gesehen bedeutet das, aus Impulsen von außen die eigene Meinung oder Überzeugung zu entwickeln.

Aufgrund der allgemeinen Ernährungsweise und der Kopflastigkeit unserer Gesellschaft ist die Bauchspeicheldrüse ein arg strapaziertes Organ. Die Nahrung ist meist zu kalt, zu schwer, zu fett und zu kohlenhydrathaltig. Insgesamt wird zu viel, zu schnell, zu spät und zu unkontrolliert gegessen. Das überfordert die Bauchspeicheldrüse, genauso wie eine pausenlose intellektuelle Beschäftigung den Kopf bzw. den Verstand überfordert.

Die Bauchspeicheldrüse wird gemeinsam mit dem Magen über das Nervengeflecht des Solarplexus gesteuert. Vielen ist dieser Bereich als Sonnengeflecht oder 3. Chakra bekannt. Es ist der Sitz unseres Selbstverständnisses als Person, unserer persönlichen Macht und Kraft. Über das Sonnengeflecht entsteht auf der Beziehungsebene bewusst und unbewusst der emotionale Kontakt zueinander. Jeder Umgang, ob privat oder geschäftlich, hat auch eine emotionale Qualität.

Über das Sonnengeflecht gehen wir mit unseren Gefühlen in die Außenwelt. Bei **erhöhter Lipase** besteht ein Gefühlsstau. Positive Emotionen können nicht zum Ausdruck gebracht werden – entweder weil der Mensch es nicht gelernt hat oder weil ihm ein Gegenüber fehlt. **Reduzierte Lipase** symbolisiert eine Unterfunktion im Sonnengeflecht. Betroffenen fehlt der Zugang zu ihren Emotionen, und sie erfassen die Welt über den Verstand. Die Fähigkeit, Herzensangelegenheiten zu kommunizieren, ist eingeschränkt.

Naturheilkundliche Unterstützung und Hinweise für die Praxis

Ein Besuch bei Freunden, ein nettes Wort, eine schmeichelhafte Geste – alle Dinge, die dem Sonnengeflecht guttun, sind auch für die Bauchspeicheldrüse gut. Bestätigung, Lob und Anerkennung gehören ebenfalls dazu.

Aus der Pflanzenwelt sind Bitterstoffe bei allen Schwächen der Verdauung geeignete Substanzen. **Ceres Gentiana urt.** (Gelber Enzian) unterstützt Verdauungsprozesse und die Verarbeitung von Gefühlseindrücken. Roger Kalbermatten und seine Frau Hildegard schreiben, dass die aufgenommenen wesensfremden Substanzen und Energien durch die Kraft des Enzians überwunden, verarbeitet und einverleibt werden. Er unterstützt die körperliche und seelische Verarbeitung.

Zur Unterstützung der Bauchspeicheldrüse gibt es eine große Anzahl homöopathischer Einzel- und Kompositionsmittel:

- **Pankreas/Meteoreisen Amp.** von Wala stärkt die Aktivität der Bauchspeicheldrüse.
- **Cichorium/Pankreas comp.** von Wala unterstützt die Oberbauchorgane und fördert die Zentralverdauung im Dünndarm (dieses Mittel hat sich bei Ernährungsumstellung und Nahrungsmittelallergien bewährt).
- **Cichorium Plumbo cultum D3** von Weleda (wurde bereits beschrieben)
- **Sulfur jodatum D6** von DHU aktiviert die Bauchspeicheldrüsen- und Gallenaktivität.

Eine **Bauchspeicheldrüsenentzündung** (Pankreatitis) ist an erhöhten Amylase- und Lipasewerten im Labor erkennbar. Sie äußert sich im Akutfall durch heftige gürtelförmige, sich um den Leib ziehende, Oberbauchschmerzen und durch Übelkeit und Erbrechen. Bei einer chronischen Bauchspeicheldrüsenerkrankung kommt es dagegen vor allem zu Oberbauchschmerzen und Verdauungsproblemen. Im fortgeschrittenen Stadium sind viele Betroffene in den entzündungsfreien Phasen schmerzfrei, obwohl die Bauchspeicheldrüse bereits geschädigt ist.

Die Behandlung einer akuten Bauchspeicheldrüsenentzündung erfolgt in der Regel im Krankenhaus. Begleitend hat sich **Pankreas/Argentum Amp.** von Wala bewährt. Es wird täglich subkutan injiziert. Als orales Mittel kann zusätzlich **Barium/Pankreas comp.** von Wala verabreicht werden.

Das Herz – Pumpe oder Sinnesorgan?

Das Herz besitzt seit Jahrhunderten eine kulturübergreifende symbolische Kraft als Sitz der Seele und der Emotionen. In der Traditionellen Chinesischen Medizin wird hier der Sitz der Verbindung zwischen Geist und Körper verortet. In der westlichen Medizin wird das Herz auf seine Leistung reduziert. Täglich pumpt es ca. 8000 Liter Blut durch den Körper, indem es sich 70-mal oder öfter in der Minute zusammenzieht und wieder entspannt.

Vor einigen Jahren entdeckten Neurowissenschaftler, dass das menschliche Herz ein eigenes, unabhängiges Nervensystem hat, das komplexer ist als das des Gehirns.

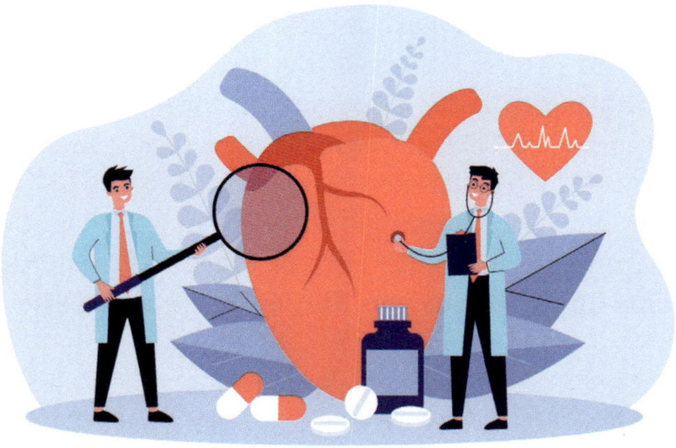

Das Herz ist auch der stärkste Sender für elektromagnetische Wellen. Sie wirken sich energetisch auf das Umfeld aus, gleich, ob wir uns dessen bewusst sind oder nicht. Wir können über das Herz die Gefühle, Stimmungen und Einstellungen anderer Menschen wahrnehmen, wobei es sowohl an seine Umgebung sendet als auch aus ihr empfängt, wie es Markus Peters in seinem Buch *Gesundmacher Herz* beschreibt. Die Kraft des Herzens ist sogar so stark, dass sie sich noch in vielen Metern Entfernung messtechnisch nachweisen lässt. Messungen des kalifornischen Heart-Math-Instituts belegen, dass das elektrische Feld des Herzens bis zu 100-mal und das magnetische Feld sogar bis zu 5000-mal stärker ist als das des Gehirns. In diesem Zusammenhang wurde entdeckt, dass es auch unabhängig von den Botschaften des Gehirns eine eigene Entscheidungsinstanz hat. Die Forscher in Kalifornien sind sich sicher: Diese Herzintelligenz verbindet den Intellekt mit den Emotionen.

Wer in der Lage ist, sie zu nutzen, kann besser mit seinen Gefühlen umgehen – und lebt gesünder.

Unser Herzrhythmus verändert sich sofort, wenn wir uns auf unser Herz konzentrieren. So verbessern gerade positive Emotionen wie Liebe, Wertschätzung oder Anteilnahme die Herzfrequenz. Die Aktivität des Sympathikus, der die Herzfrequenz beschleunigt und die Ausschüttung von Stresshormonen anregt, reduziert sich. Im Gegenzug verstärkt sich die Tätigkeit des Parasympathikus, er verlangsamt die Herzfrequenz, und der ganze Körper entspannt sich. Der Hormonhaushalt bleibt in harmonischer Balance, wir fühlen uns wohl, energiegeladen und gesund.

So, wie positive Gefühle den Körper in Bestform bringen, können negative Emotionen krank machen. Sie lassen den Spiegel des Stresshormons Cortisol im Blut chronisch ansteigen. Die Folge: Gehirnzellen nehmen Schaden, die Knochendichte reduziert sich, Fett wird schneller eingelagert, und die Herzfrequenz kommt ins Ungleichgewicht. So, wie die Sonne mit ihrem Steigen und Sinken den natürlichen Kreislauf auf dieser Erde bestimmt, ist es in unserem Organismus das Herz, das unsere körperlichen Rhythmen koordiniert und integriert. Herzrhythmusstörungen sind nicht immer primär eine Erkrankung des Herzens, sondern auch ein **Ausdruck des Ungleichgewichts im Rhythmus von Körper, Seele und Geist.**

Das Herz ist nicht nur ein »Sinnesorgan«, es durchmischt auch die unterschiedlichen Arten des venösen Blutes. Das aus dem Stoffwechsel kommende, nährstoffreiche und warme Blut der Leber wird im Herzen mit dem nährstoffarmen und kühlen, vom Kopf her kommenden venösen Blut vermengt. Rudolf Steiner hat in diesem Zusammenhang einmal davon gesprochen, dass das Blut auf seinem Weg durch den Körper die verschiedenen Eindrücke und Informationen mit sich nimmt, die dann gleichsam in das Blut eingeschrieben und im Zuge der Erneuerung und Erfrischung in der Lunge wieder gelöscht werden – so, wie Notizen von einer Tafel gewischt werden, damit diese neue aufnehmen kann.

Das Herz im Labor

Die Aussagen über die »Herzintelligenz« sind über das Labor nur vage möglich. Bessere Informationen liefert die Herzratenvariabilitätsmessung (HRV). Dabei wird die Fähigkeit des vegetativen Nervensystems gemessen, die Frequenz des Herzschlags an die aktuellen Erfordernisse anzupassen.

Herzenzyme werden in der Schulmedizin nur dann bestimmt, wenn Verdacht auf einen akuten Herzinfarkt besteht. Im Routinelabor spielt das Herz keine Rolle. In unserer Praxis nutzen wir die Parameter des vegetativen Nervensystems und die Enzyme Creatin-Kinase (CK) und deren vor allem im Herzmuskel vorkommende Untereinheit CK-MB. Über die Messung des Enzyms Hydroxybutyrat-Dehydrogenase (HBDH) zeigen sich mögliche Herzrhythmusstörungen. Vergleichen wir Kalium im Serum mit den Messwerten im Vollblut, lassen sich bei einem Mangel dieses wichtigen Minerals (Herz-)Muskelschwächen frühzeitig erkennen.

Creatin-Kinase – CK und CK-MB

Referenzwert CK	Männer	<190 U/l
	Frauen	<170 U/l
Referenzwert CK-MB	Männer	<25 U/l
	Frauen	<25 U/l

Das Enzym Creatin-Kinase (CK) befindet sich in den Herzmuskelzellen der quergestreiften Muskulatur (Skelettmuskeln) und der glatten Muskulatur (innere Organe). Es wird bei Zellschädigungen freigesetzt und führt zu einem Anstieg im Blutserum.

Zu einer besseren Bestimmung sollte bei erhöhten Werten eine Differenzierung der Creatin-Kinase durchgeführt werden. Die Creatin-Kinase unterteilt sich in zwei Untereinheiten: CK-MM bezieht sich hauptsächlich auf die Skelettmuskulatur und CK-MB auf den Herzmuskel.

Eine **erhöhte Creatin-Kinase** im Serum kann folgende Ursachen haben:

- körperliche Anstrengung (Sport oder schwere körperliche Arbeit)
- Injektion in den Muskel
- Operation oder Entbindung
- Muskelfaserriss
- epileptischer Anfall
- Muskelschwund
- hochgradige Verbrennungen
- Herzinfarkt (CK-MB frühestens vier Stunden nach Beginn erhöht)
- Herzmuskelentzündung (CK-MB erhöht)

Hydroxybutyrat-Dehydrogenase (HBDH)

Referenzwert	72 – 182 U/l

Das Isoenzym HBDH gehört in der klinischen Labormedizin zum Repertoire der Herzinfarktdiagnostik. Etwa sechs bis zwölf Stunden nach einem Infarkt steigt der Wert im Serum an. Nach meiner Erfahrung finden wir auch bei Patienten mit Herzrhythmusstörungen und Blutarmut (Anämien) erhöhte Werte.

Troponin

Referenzwerte	< 0,5 pg/ml

Troponin ist ein Eiweißbaustein der Muskelfasern im Herzen. Im Rahmen eines Herzinfarkts kommt es aufgrund der Zerstörung der Muskulatur innerhalb von vier Stunden zum Anstieg des Troponin im Blut. Es gibt Troponin T und Troponin I. Ausschließlich herzspezifisch ist das Troponin I.

Kalium

Referenzwert	Serum	3,5 – 5,1 mmol/l
	Vollblut	1549 – 1715 mg/l (korreliert)

Kalium ist das wichtigste Mineral im Innern der Körperzellen. Es schafft die Voraussetzungen dafür, dass Informationen von Zelle zu Zelle weitergeleitet werden. Erst dadurch können das Herz, die weiteren Organe, das Nervensystem, die Skelettmuskulatur, die Darmmuskulatur und auch die Haut gesteuert werden und ihre Funktionen erfüllen. Kalium ist an der Aktivierung von Enzymen beteiligt, an der Bildung von Eiweißen, am Kohlenhydratstoffwechsel und an der Energiebildung.

In den durch unser Labor untersuchten Blutbildern ist der Kaliumspiegel häufig im Serum erhöht, im Vollblut dagegen reduziert.

Beispiel

Mineralstoffe, im Serum und Vollblut gemessen

Blutwert	Gemessener Wert		Referenzbereich	Gemessener Wert im Referenzbereich
Serum				
Kalium	4.3	mmol/l	3.5-5.1	
Natrium	145	mmol/l	136-145	
Calcium	2.41	mmol/l	2.20-2.65	
Magnesium	0.85	mmol/l	0.65-1.07	
Vollblut				
Kalium (Vollblut)	- 1527	mg/l	1549-1715	
Natrium (Vollblut)	1693	mg/l	1618-1822	
Calcium (Vollblut)	79.1	mg/l	67.6-79.6	
Magnesium (Vollblut)	- 29.6	mg/l	30.4-36.4	

Diese Konstellation zeigt dem erfahrenen Therapeuten, dass in der Körperzelle ein Mangel an Kalium besteht. Es fehlen die Spannkraft und die Leistungsfähigkeit der Körperzelle, was sich am ganzen Menschen zeigt. Die Schwächung der Körperzellen betrifft auch den Herzmuskel.

Da Kalium und Magnesium in der Zelle fehlen, sollten Kalium- und Magnesiumcitrat (z. B. in **ZELL ACTIV** von NewLife nutrition) mit einem potenzierten Strophanthuspräparat, z. B. **Strophanthus D4** von Sanum, verordnet werden. Der Wirkstoff Strophanthin hat einen positiven Einfluss auf die Kalium-Natrium-Pumpe der Körperzellen.

Die Herzintelligenz bezieht sich auf das Zusammenspiel von Sympathikus und Parasympathikus. Zwischen diesen beiden Anteilen des vegetativen Nervensystems herrscht ein ständiger Wechsel.

Die Übersteuerung des Sympathikus mit einer möglichen Herzbelastung zeigt sich im Laborbefund durch einen Anstieg von Leukozyten, Lymphozyten und anorganischem Phosphor. Hilfreich ist auch der **Adrenalin-Stress-Index,** bei dem im Speichel ein Tagesprofil von Cortisol und DHEA (beides Nebennierenhormone) erstellt wird.

Blutwert	Gemessener Wert			Referenzbereich	Gemessener Wert im Referenzbereich
Cortisol i.Sp. (Morgen)	+	**1.75**	µg/dl	< 0.69	
Cortisol i.Sp. (Mittag)	+	**0.45**	µg/dl	< 0.43	
Cortisol i.Sp. (Abend)	+	**0.35**	µg/dl	< 0.19	
Cortisol i.Sp. (Nacht)		0.09	µg/dl	< 0.19	
DHEA im Speichel morgens	-	**10.1**	pg/ml	68.0-676.0	
DHEA im Speichel mittags	-	**3.4**	pg/ml	68.0-676.0	
DHEA im Speichel abends	-	**2.2**	pg/ml	35.4-396.8	
DHEA im Speichel Nacht	-	**10.4**	pg/ml	35.4-396.8	

Beispiel eines Adrenalin-Stress-Index

Das Beispiel verdeutlicht eine tendenzielle Erschöpfung der Nebennieren. Cortisol ist erhöht und DHEA deutlich reduziert. Es besteht eine extreme Stresssituation, in der das Herz und der Stoffwechsel weder Ruhe noch Entspannung finden und dauerhaft überfordert sind. Der wichtigste Ansatzpunkt in der Therapie ist eine Änderung der Lebensführung. Diese kann der Betroffene nur selbst herbeiführen.

Emotionale Bedeutung des Herzens

Seelisches Leid, Schockzustände und Liebeskummer beeinflussen die Herzleistung. Außer Medikamenten bleibt für den Menschen immer noch das Heilmittel des Kontaktes zu einem anderen Menschen. Seinen Kummer bei einem vertrauten Menschen zum Ausdruck zu bringen und von diesem Geborgenheit und Hilfe zu erfahren, ist bei »Herzeleid« von großer Bedeutung.

Bereits der Dichter William Shakespeare kam zu dem Schluss: »Der Kummer, der nicht spricht, nagt leise an dem Herzen, bis es bricht.«

Naturheilkundliche Unterstützung und Hinweise für die Praxis

Das Herz verbindet Materie und Geist wie kein anderes Organ. Die Kraft unseres Herzens richtig zu nutzen, ist ein großes Ziel – für uns selbst, für unsere Gesundung und die gesunde Zukunft dieser Welt. Der wichtigste Ansatzpunkt in der Therapie liegt bei uns selbst. Liebe ist die beste Arznei für das Herz – sowohl für unser eigenes als auch für das Herz der Welt.

In der Naturheilkunde gibt es eine Vielzahl von Pflanzen und Wirkstoffen, die das Herz unterstützen. Angesichts der hektischen und sich schnell entwickelnden Zeit möchte ich eine Pflanze hervorheben, die sowohl einen Bezug zum Herzen als auch zur Nebenniere (dem Stressorgan) hat: Es ist **Strophanthus.** Die Zuckerverbindung Strophanthin wirkt, über die Vene direkt ins Blut gegeben, gegen Herzschwäche. Oral als Kaukapsel wird es zur Vorbeugung und Akutbehandlung von Herzinfarkt und Angina pectoris (Herzenge) eingesetzt. Eine Tinktur aus dem Samen unterstützt zudem das Herz effektiv in seiner Leistung, besonders bei funktionellen Beschwerden des Herzmuskels und der Herzkranzgefäße. Das sind Beschwerden, die keine organische Ursache besitzen, sondern durch übermäßige körperliche oder seelische Belastungen ausgelöst werden.

Interessant ist, dass der menschliche Organismus diesen Stoff in der Nebenniere sowie im Gehirn selbst bildet und bei Stress oder körperlicher Anstrengung als blutdrucksteuerndes Hormon in das Blut abgibt. Dieses menschliche Strophanthin ist im englischen Sprachraum unter der Bezeichnung »Quabain« bekannt geworden.

Leider ließen Mittel wie Digitalis und Betablocker die Strophanthus-Präparate ab den 1950er-Jahren in den Hintergrund treten. Derzeit gibt es nur ein rezeptpflichtiges Strophanthuspräparat **(Strodival)** und wenige Apotheken, die eine Rezeptur herstellen. In der Naturheilkunde gibt es Strophanthus in homöopathischer Verdünnung. Es ist als Einzelmittel oder auch in Kombination mit anderen Substanzen erhältlich. Die Verordnung sollte immer durch einen erfahrenen Therapeuten erfolgen.

Die Verwendung von Strophanthin zur Behandlung physiologischer Erschöpfungszustände aufgrund von chronischer Stressbelastung, die insbesondere ein chronisches Erschöpfungssyndrom von Nebennierenrinde, Hypophyse und Hypothalamus umfasst, lässt die Substanz in einem völlig neuen Licht erscheinen. Für diese Indikation existiert zwar ein deutsches Patent, der Nutzen wird allerdings nicht im Präparat beschrieben. Auch bei den homöopathisch zubereiteten Präparaten wird auf die Stressbehandlung kein Bezug genommen.

Das Herz als Organ des »rhythmischen Systems« kann entweder von unten, dem Stoffwechselgeschehen, oder von oben, dem Nerven-Sinnes-System, verlangsamt oder überlastet werden. Gerät das Herz aus dem Rhythmus, ist eine umfangreiche Vital- und Stoffwechselanalyse, neben einer kardiologischen Betreuung, anzuraten. Mittel, die sich bei einer Herzrhythmusstörung bewährt haben, sind: **Sarothamnus comp.** Glob./Amp. von Wala in Verbindung mit **Fasciculus atrioventricularis D6 Amp.** von Wala. Zur allgemeinen Herzunterstützung kann entweder **Strophanthus comp. Glob.** von Wala, **Strophanthus kombe e semine D6 Glob.** von Wala oder **Strophanthus D4** von Sanum gegeben werden.

Einer beginnenden Herzschwäche kann ebenfalls mit homöopathischen und pflanzlichen Arzneimitteln entgegengewirkt werden.

Strophanthus comp. Glob. und **Adonis comp. Glob.** von Wala zur inneren Anwendung und **Aurum/Lavandula** Creme von Weleda zur Herzeinreibung sind Mittel, die sich in unserer Praxis bewährt haben.

Ein Hinweis für Therapeuten, die mit dem kategorialen Ordnungssystem arbeiten:
Grün ärgert Rot. Das bedeutet, dass die meisten Herzbeschwerden ihre Ursache im grünen Quadranten haben. Dort finden wir den **Funktionskreis Leber/Galle.** Es ist daher wichtig, bei allen Herzbeschwerden die Leber zu untersuchen, denn häufig besteht das Problem einer **Fettleber.**

Der Darm – die Wurzel der Gesundheit

Die Darmgesundheit ist in der Naturheilkunde ein zentrales Thema. Störungen im Darm beeinträchtigen nicht nur den Stoffwechsel, sie gelten auch als ein wichtiger Ausgangspunkt für die Entstehung chronischer Erkrankungen.

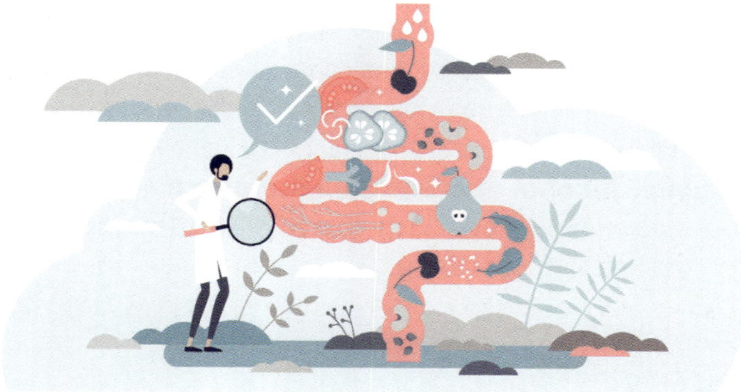

Ein gesunder Darm erfüllt zwei unterschiedliche Funktionen: Er ist für die Aufnahme von Nährstoffen, Vitaminen und Spurenelementen zuständig und muss dafür sorgen, dass keine Krankheitskeime oder Schadstoffe in den Organismus gelangen. Das sind zwei völlig gegensätzliche Herausforderungen, die unser Darm stets aufs Neue bewältigen muss. Um ihn gesund zu erhalten, arbeiten Schleimhaut, Immunsystem, Bakterienflora und das Darm-Nervensystem als eine Einheit zusammen.

Sinnbildlich hat der Darm für den Menschen dieselbe Funktion wie die Wurzeln für einen Baum. Der Zustand des Verdauungstraktes ist für die Gesamtgesundheit von größter Wichtigkeit. Ob der Darm in gutem Zustand ist, kann im Labor über verschiedene Parameter im Blut und im Stuhl untersucht werden.

Auslöser für Darmstörungen

Die Auslöser für Darmstörungen liegen immer **vor dem** Darm. Dazu gehören:

- **Nahrungsmittel und Ernährungsweise:** Häufig wird zu schnell, zu viel, zu oft und zu hochkalorisch gegessen. Dazu kommt als ein wichtiger Faktor, dass Nahrungsmittel gegessen werden, die nicht zum individuellen Stoffwechsel passen. Dabei handelt es sich um Antinährstoffe in Nahrungsmitteln, an die das individuelle Mikrobiom und das Immunsystem im Darm nicht angepasst sind. Für fast alle Stoffwechselprägungen sind Weizen, Kuhmilch, Soja und Nachtschattengewächse bedenklich.

- Ein weiterer Auslöser ist **Dauerstress.** Er führt aufgrund der Überforderung zu einer mangelnden Anpassungsfähigkeit des Regulationssystems. Davon sind hauptsächlich Nebenniere und Darm betroffen. Dauerstress ist die häufigste Ursache für eine degenerative Darmbarrierestörung ohne Entzündungszeichen.
- **Funktionsstörungen** von Magen, Leber/Galle und Bauchspeicheldrüse finden in der allgemeinen Darmdiagnostik nur selten Beachtung. Die ausreichende Aktivität der Drüsen ist aber eine wichtige Voraussetzung für den intakten Darm. Hinzu kommt die nachlassende Nierenfunktion im Alter. Alle diese Faktoren können im Rahmen einer umfangreichen Vital- und Stoffwechselanalyse im Blutlabor untersucht werden. Die Stuhluntersuchung gibt dazu keine sicheren Auskünfte.
- **Medikamente, Alkohol und Umweltbelastungen** dürfen bei der Betrachtung von Darmbarrierestörungen nicht übersehen werden. Diese Auslöser gehen in der Regel nicht mit Entzündungsanzeichen einher.

Darmbarrierestörungen – Leaky Gut

Das Hauptaugenmerk gilt der Barrierefunktion der Schleimhaut und des Epithels des Dünndarms. Sie stellen eine Grenzfläche zwischen der Innen- und der Außenwelt dar.

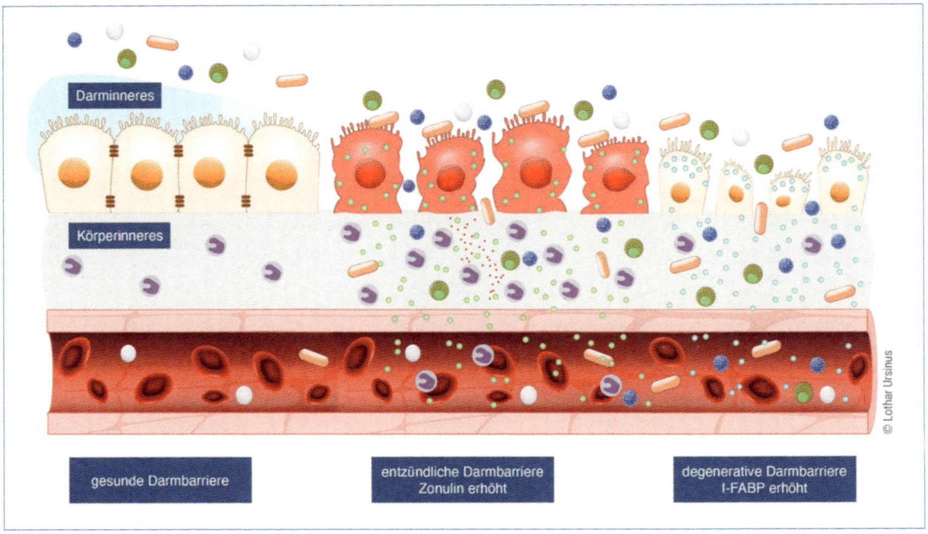

Darmbarriere

Bei einer Schwächung der Darmschleimhaut gelangen vermehrt Bakterien der normalen Darmflora direkt auf das Epithel. Sie können sogar teilweise in die Darmwand eindringen. Dieser Kontakt mit den Bakterien löst Entzündungen aus. Besteht er dauerhaft, entsteht eine chronische Entzündung des Darmepithels, eine entzündliche Darmbarriere.

In der Folge bricht der Zellverband, der durch die Tight Junctions (Proteine, die sich zwischen den Epithelzellen befinden) zusammengehalten wird, auf. Es entsteht ein löchriger Darm (Leaky Gut). Große Moleküle unverdauter Nahrung, Viren, Bakterien, Pilze, Schwermetalle und andere Giftstoffe können dadurch unkontrolliert aus dem Darm ins Körperinnere einströmen. Das Immunsystem wird aktiv und reagiert auf die Eindringlinge, indem es Entzündungsstoffe, sogenannte Zytokine, ausschüttet und Antikörper gegen die Fremdstoffe bildet. Diese gelangen über das Lymphsystem in die Blutbahn und können sich im gesamten Körper verteilen. In der Literatur wird dieser Prozess als stille Entzündung oder auch als Silent Inflammation beschrieben. Im Laborbefund sind dabei die normalen Entzündungsparameter wie das hochsensitive C-Reaktive Protein (hCRP) oder auch das Kynurenin nur selten erhöht.

Da die Darmepithelien auch an der Produktion verschiedener Enzyme beteiligt sind, treten in Verbindung mit dem Leaky Gut auch Enzymmangelsituationen im Stoffwechsel auf. Dazu gehört unter anderem die Histaminose. Sie ist auf einen Mangel an Diaminoxidase zurückzuführen, einem Enzym, das für den Abbau von Histamin im Darm erforderlich ist. Im Laborbefund kann dazu die Diaminoxidase im Blutserum bestimmt werden.

Neben der **entzündlichen Darmbarrierestörung** gibt es auch die **degenerative Darmbarrierestörung**. Sie kann die Folge einer Entzündung sein oder entsteht durch eine funktionelle Schädigung der Darmepithelien. Die Auslöser und Auswirkungen der beiden physiologischen Situationen (entzündlich oder degenerativ) können identisch sein.

Darmbarrierestörungen im Labor

Für den Nachweis von Darmbarrierestörungen in der Blutuntersuchung gibt es direkte und indirekte Laborparameter. Die indirekten Parameter erlauben eine Schlussfolgerung auf die Ursachen und Folgen. Die beiden direkten Laborparameter, Zonulin und I-FABP, entstehen in Verbindung mit einer gestörten Darmbarriere.

Zonulin

Referenzbereich im Serum 20,0–38,0 ng/ml

Ein bekannter Laborparameter für Darmbarrierestörungen ist das Zonulin. Es gehört zur Familie der Prä-Haptoglobine (Akute-Phase-Proteine bei Entzündungen).

Erhöhte oder reduzierte Zonulinwerte

Zonulin wird vermehrt bei Entzündungen der Darmepithelien freigesetzt. Dadurch erhöht sich auch der Zonulinspiegel im Blutserum. Allerdings kann bei sich ausweitender Entzündung und damit einhergehender Schädigung des Darmepithels die Freisetzung von Zonulin reduziert werden. Das sehen wir insbesondere bei länger andauernder Darmschädigung, aber auch bei toxischen Darmbelastungen und Dauerstress.

I-FABP

Referenzbereich im Serum 575–1362 pg/ml

Neben dem Zonulin kann das im Zytoplasma der Darmepithelzellen gebildete intestinale fettsäurebindende Protein (Intestinal-type fatty acid-binding protein), als I-FABP abgekürzt, im Serum bestimmt werden. I-FABP ist zu 100 % für den Darm spezifisch.

Erhöhte I-FABP-Werte

Wird das Darmepithel geschädigt, wird I-FABP in die Zirkulation freigesetzt und ist im Serum messbar (nicht im Stuhl).

Reduzierte I-FABP-Werte

Reduzierte oder niedrige I-FABP-Werte haben keine diagnostische Relevanz.

Zonulin und I-FABP in Kombination

I-FABP und Zonulin unterliegen verschiedenen Regulationsmechanismen. Zonulin wird von den Dünndarmepithelzellen sezerniert. Voraussetzung sind ein inflammatorisches Signal (Entzündung) und eine Mindestmenge an intakten Darmepithelzellen, die noch Zonulin produzieren können. I-FABP hingegen liegt immer in ausreichender Menge in den Mikrovilli der Darmepithelien vor. Es wird nicht inflammatorisch kontrolliert, sondern tritt bei jeder strukturellen Schädigung des Darmepithels ins Blut über. Eine sichere Diagnose ergibt sich aus der Untersuchung beider Laborparameter.

1	Zonulin im Serum		▲	44.0	ng/ml	20.0-38.0
	I-FABP	s	▼	483.00	pg/ml	575.18-1362.
2	Zonulin im Serum	s	▲	45.0	ng/ml	20.0-38.0
	I-FABP	s	▲	2543.30	pg/ml	575.18-1362.
3	Zonulin im Serum	s		28.3	ng/ml	20.0-38.0
	I-FABP	s	▲	2543.30	pg/ml	575.18-1362.
4	Zonulin im Serum	s	▼	15.2	ng/ml	20.0-38.0
	I-FABP	s	▲	5784.6	pg/ml	575.2-1362.4

Laborbeispiele

Die unter Laborbefunde (siehe Grafik) dargestellten Ergebnisse zeigen unterschiedliche Konstellationen beider Laborparameter:

- **Beispiel 1:** Es handelt sich um eine entzündliche Darmbarrierestörung mit einer noch ausreichenden Zellstruktur der Darmepithelien.
- **Beispiel 2:** Da beide Laborwerte erhöht sind, handelt es sich um eine entzündliche und degenerative Darmbarrierestörung mit geschädigter Zellstruktur.
- **Beispiel 3:** Es ist nur das I-FABP erhöht. Daher besteht keine entzündliche, sondern eine degenerative Darmbarrierestörung mit geschädigter Zellstruktur. Dieser Zustand kann als Folge einer chronisch-entzündlichen Darmbarrierestörung entstanden sein oder ihren Ursprung in einer toxischen Belastung haben. Dauerstress kann ebenfalls zu einer degenerativen Darmbarrierestörung führen. Dieses Beispiel macht deutlich, warum es wichtig ist, beide Laborparameter (Zonulin und I-FABP) zu untersuchen.
- **Beispiel 4:** Niedriges Zonulin und hohes I-FABP sind ein Hinweis auf eine degenerative Darmbarrierestörung. Das Darmepithel produziert kaum noch Zonulin.

Sekundäre Laborparameter

Unklare Darmbeschwerden oder Erkrankungen, die mit dem Darm in Verbindung stehen, finden ihren Ausgangspunkt häufig in der individuellen Ernährungs- und Lebensweise. In einer umfangreichen Vital- und Stoffwechselanalyse sind die Auswirkungen der Lebens- und Ernährungsweise frühzeitig erkennbar. Im Blutlabor gibt es einige Parameter, die nach der Sichtweise von »Labor ganzheitlich« mit Darmbelastungen in Verbindung stehen.

Blutwert	Gemessener Wert				Referenzbereich	Gemessener Wert im Referenzbereich
Leukozyten	E		5.0	/nl	3.9-10.2	
Erythrozyten	E	▼	4.4	/pl	4.6-6.0	
MCV	E	▲	98	fl	80-95	
Vitamin B12	S	▼	207	pg/ml	400-771	
Harnstoff	S		43.0	mg/dl	16.6-48.5	
Gamma-GT	S	▲	145	U/l	< 60	
Cholinesterase	S		12.70	U/ml	5.32-12.92	
Alk.Phosphatase	S		105	U/l	40-129	
GLDH	S	▲	10.8	U/l	< 6.4	
Amylase	S		44	U/l	28-100	
Lipase	S		26	U/l	13-60	
Cystatin C im Serum	S	▲	1.30	mg/l	0.53-0.95	
Glom. Filtrationsrate (CKD-Epi)	S	▼	56	ml/min	80-160	

Laborbefund mit Hinweisen auf einen gestörten Darm

Die **Leukozyten** gelten als »Gesundheitspolizei« unseres Körpers. Bei geschwächter Abwehr oder beginnenden Infekten mit Viren oder Bakterien sinkt die Leukozytenzahl. Weitere mögliche Ursachen können Pilz- oder Wurmbelastungen sein. Medikamente, z. B. Psychopharmaka, Schmerzmittel und Schilddrüsenmittel, reduzieren ebenfalls die Anzahl der Leukozyten.

Nach meiner Erfahrung gehen **niedrige Leukozyten** fast immer mit Störungen der Darmbarriere einher. Es kommt durch postprandiale (durch Nahrungsaufnahme hervorgerufene) Entzündungen zu einem vermehrten Verbrauch von Leukozyten. Eine leichte Reaktion des Immunsystems auf Lebensmittel ist normal. Stärkere Entzündungen werden hervorgerufen durch:

- Nahrungsmittel, die nicht zum Stoffwechsel passen
- hochkalorische Mahlzeiten
- eine erhöhte Mahlzeitenfrequenz
- Dauerstress

Der **alkalische Darm** wird in der Diagnostik häufig als wesentlicher Verursacher von Darmbarrierestörungen übersehen. Das ist der Oberbegriff für ein gestörtes Darmmilieu mit einem zu hohen ph-Wert. Dies führt zu einer verminderten Aktivität der Enzyme und zu Stoffwechselendprodukten, die die Darmbarriere schädigen können.

Das Darmmilieu wird beeinflusst durch die Nahrung und Ernährungsweise sowie die Sekrete von Magen, Leber/Galle, Bauchspeicheldrüse und Darm. Sie sorgen gemeinsam für einen leicht sauren pH-Wert.

Die Magensäure tötet Bakterien ab, verändert die Struktur der Eiweiße und bereitet somit die Verdauung vor. Menschen mit der Blutgruppe AA haben im Verhältnis zu den anderen Blutgruppen wenig Magensäure, weshalb für sie eine vegetarische Ernährungsweise oder eine mit wenig Fleisch optimal ist. Im Alter lässt im Allgemeinen die Produktion von Magensäure nach. Ebenso können Medikamente, die die Säureausschüttung im Magen hemmen, sogenannte **Protonenpumpenhemmer,** einen alkalischen Darm begünstigen.

Die Leber gibt über die Gallenblase ihren Saft und die Bauchspeicheldrüse verschiedene Enzyme in die aufgenommene Nahrung, damit Eiweiße, Kohlenhydrate und Fette im Darm verarbeitet werden können. Über bestimmte Sensoren in Mund und Nase wird die Zusammensetzung reguliert und die Drüsenaktivität angeregt. Sind die Verdauungsdrüsen geschwächt, gelangt zu wenig Verdauungssekret in den Darm. Das kann zu Veränderungen in der Zusammensetzung der Darmbakterien, einem zu hohen pH-Wert und Störungen in der Darmbarriere führen.

Im Laborbefund zeigt sich der alkalische Darm durch eine **reduzierte Anzahl der Erythrozyten, erhöhtes MCV** und **Vitamin-B12-Mangel.** Noch deutlicher wird dieser Hinweis, wenn auch der Harnstoffgehalt im Blutserum als Stoffwechselendprodukt des Ammoniakstoffwechsels ansteigt. Das Ammoniak wirkt hochalkalisch und führt zu Störungen der Darmbarriere.

Ein **gestörter Leberstoffwechsel** kann ursächlich eine Darmbarrierestörung zur Folge haben. Für den Leberstoffwechsel gibt es mehrere Laborwerte. Erhöhte **Gamma-Glutamyltransferase (GGT)** entsteht, wenn die Leber durch Medikamente, Alkohol, Giftstoffe oder durch einen Stau der Gallensäfte belastet wird. Die **Cholinesterase** gibt Auskunft über die Leberaktivität. Erhöhte Werte sind ein Hinweis auf Störungen im Kohlenhydratstoffwechsel und/oder eine durch andere Ursachen ausgelöste katabole Stoffwechsellage, die die Leber auszugleichen versucht. Die erhöhte

alkalische Phosphatase gibt Auskunft über einen Stau in der Galle. Die wichtigen Gallenbestandteile werden für die Fettverdauung benötigt. Stehen sie nicht zur Verfügung, kommt es zu Störungen in der Aufnahme fettlöslicher Vitamine (Vitamin E, D, K, A) und zu Belastungen der Darmflora. Ist **Glutamatdehydrogenase (GLDH)** im Befund erhöht, ist das immer ein Zeichen für Leberzellschäden (Fettleber, Leberzirrhose). Die Ursache muss unbedingt abgeklärt werden. Bei gleichzeitiger Erhöhung von GGT könnten Medikamente, Alkohol oder der Darm als Verursacher infrage kommen.

Auch die mangelnde Aktivität der **Bauchspeicheldrüse** kann eine Darmbarrierestörung begünstigen. Sind Amylase und Lipase im Laborbefund leicht vermindert, ist die Besaftung der Nahrungsmittel reduziert. Die frühen Anzeichen können Blähungen und Unregelmäßigkeiten im Stuhlgang sein.

Bei einer verminderten Nierenaktivität versucht der Organismus, die auszuscheidenden Substanzen über die Schleimhäute zu entsorgen. Das belastet sowohl die Lungen als auch den Darm. Im Laborbefund gibt das **Cystatin C** Auskunft über die Leistung der Nieren, die als **glomeruläre Filtrationsrate (GFR)** ausgewiesen wird. Ist der Wert zu gering, arbeiten die Nieren nicht optimal. Blähungen und ein gestörtes Darmmilieu können ein Hinweis auf Nierenschwäche sein.

Darmbarrierestörungen in der Stuhldiagnostik

Bei unklaren Darmbeschwerden oder Erkrankungen, die im Zusammenhang mit dem Darm stehen, wird häufig eine Stuhluntersuchung durchgeführt. Neben der Zusammensetzung des Mikrobioms (Bestimmung der Keime) sind auch Verdauungsrückstände, Enzyme, Entzündungsfaktoren, menschliches Blut und Darmhormone von Interesse.

Bei der Stuhluntersuchung auf Keime wird die Zusammensetzung der im Darm lebenden Bakterien, Pilze oder auch Viren bestimmt. Dabei ist zu berücksichtigen, dass die Stuhlprobe von der Entnahme bis in die Petrischale des Labors mindestens zwei Tage unterwegs ist. Während dieser Zeit können sich die lebenden Keime stark verändern, und es kommt eventuell zu Verschiebungen zwischen den aeroben und anaeroben Mikroorganismen. Somit ist eine exakte Aussage über die Zusammensetzung des Mikrobioms im Darm nur vage möglich.

In der modernen Darmdiagnostik wird zur Untersuchung des Mikrobioms die Methode »Next Generation Sequencing« (NGS) durchgeführt. Sie erlaubt es, mittels mikrobieller DNA-Untersuchung fast alle bekannten Bakterien, auch die nicht kultivierbaren, zu identifizieren.

Neben den gesunden gibt es unzählige krank machende Darmbakterien, die im Stuhl nachgewiesen werden können. Dazu gehören beispielsweise Campylobacter jejuni/coli, Clostridien, Enterohämorrhagische Escherichia coli (EHEC), Salmonellen, Shigellen oder Yersinia enterocolitica. Sie sind immer nur dann in der Stuhlprobe zu finden, wenn das Darmmilieu gestört ist.

Grundsätzlich können sich Keime nur dort ausbreiten, wo sie ein passendes Milieu finden. **Über die Wirkkraft der Mikroorganismen entscheidet somit ausschließlich die Umgebung.** Wird in der Stuhlprobe ein Ungleichgewicht zwischen den gesunden und den krank machenden Keimen festgestellt, muss die Frage nach dem Auslöser der Milieuverschiebung gestellt werden. Eine ausreichende Antwort darauf ist in der Stuhlprobe nicht zu finden.

In Studien zeigte sich, dass bei Patienten mit entzündlichen Darmerkrankungen sowie bei gesunden Probanden die Stuhl- und Blutergebnisse keine identischen Ergebnisse aufwiesen. Wie ist das zu erklären?

Das ist darin begründet, dass das im Dünndarm produzierte und ins Darmlumen abgegebene Eiweiß **Zonulin** durch intestinale und mikrobielle Proteasen noch während der Darmpassage abgebaut wird. Das Zonulin, das im Stuhl gemessen wird, stammt überwiegend aus dem Dickdarm. Im Blut wird Zonulin dagegen nicht abgebaut. Es hat sich gezeigt, dass die Zonulinwerte im Blut meist besser zu den aktuellen klinischen Beschwerden der Patienten passen. Auch die messbaren Sekundärfolgen eines Leaky Gut, z. B. Mineralstoffmangel oder die Aufnahme toxischer Metalle, stimmen häufig mit den Ergebnissen der Blutanalyse überein.

Im Stuhl können noch weitere Darmbarrieremarker untersucht werden. **Alpha-1-Antitrypsin** ist ein in der Leber gebildetes Protein, das nur bei gestörter Darmbarriere in den Stuhl übertritt. Bei leichteren Barrierestörungen ist es unauffällig, da es in Abhängigkeit von der Darmpassagezeit **bakteriell abgebaut** wird. **SIgA, Lactoferrin** und **Calprotectin** sind spezifische Entzündungsmarker, die nicht bei Stress oder toxisch bedingtem Leaky Gut reagieren.

Aus den genannten Gründen empfehle ich, die Zonulin-Untersuchung ausschließlich im Blutserum durchzuführen. Sicherheitshalber sollte sie durch **I-FABP** ergänzt werden.

Naturheilkundliche Unterstützung und Hinweise für die Praxis

Der Ansatzpunkt in der Therapie der Darmbarrierestörung ergibt sich aus den Ergebnissen der Vital- und Stoffwechselanalyse. Das Thema **Ernährung** ist dabei immer der wichtigste Aspekt. Ich arbeite in der Praxis mit dem Stoffwechselprogramm von »gesund+aktiv« (www.gesund-aktiv.com). Es basiert auf der genetischen und epigenetischen Stoffwechselprägung. Meine grundsätzlichen Empfehlungen zur Ernährungsweise sind, langsam zu essen und gut zu kauen, auf ausreichende Pausen zwischen den Mahlzeiten zu achten und sein Essen in guter Atmosphäre zu genießen.

Dem **Dauerstress** kann mit der »Macht der Pausen« begegnet werden. **Strophanthus comp.** von Wala und **STRESS BALANCE** von NewLife nutrition dienen zur allgemeinen Unterstützung der Nebennieren.

Die **Drüsenschwäche** erfordert unbedingt gutes Kauen. Das ist die einfachste und preiswerteste Therapie zur Anregung der Verdauungsdrüsen. Darmunterstützende Therapeutika wie **COLO ACTIV** von NewLife nutrition, **Ceres Angelica archangelica urt., Taraxacum Stanno cultum D3** oder das Steuerungsmittel für die Verdauung **Cichorium Plumbo cultum D3** von Weleda sind einige der Mittel, die das Drüsensystem weiter unterstützen.

Toxische Belastungen durch Antibiotika, Schmerzmittel, Blutdrucksenker, Protonenhemmer oder Giftstoffe aus der Nahrung sollten in der Therapie ebenfalls berücksichtigt werden. In der täglichen Praxis gibt es eine Vielzahl geeigneter Mittel dafür. Ich arbeite vorzugsweise mit der Aminosäure L-Glutamin in **GLUTAMIN ACTIV** von NewLife nutrition, dem Darmreinigungs- und Regenerationsmittel **COLO ACTIV** von NewLife nutrition, **OXI BALANCE** von NewLife nutrition, **Ceres Imperatoria osthrutium urt.** und mit dem großen Mittel der »Grenzflächen«, **Equisetum arvense Silicea cultum D2** von Weleda.

Die Untersuchung von Zonulin und I-FABP ist ein sicheres Duo in der Diagnostik von Darmbarrierestörungen. Die in der Folge auftretenden niedriggradigen Entzündungen gelten in der wissenschaftlichen Medizin als wichtigste physiologische Ursache vieler chronischer Erkrankungen. Damit hat der Ausspruch von Hippokrates »Der Tod sitzt im Darm« fast 2400 Jahre später nichts von seiner Aktualität verloren.

Was ist der Stoffwechsel?

Stoffwechsel ist nicht dasselbe wie Verdauung. Der Stoffwechsel, auch »Metabolismus« genannt, ist die treibende und lebenserhaltende Kraft des Körpers. Er sorgt für die Umwandlung und den Transport aller Nährstoffe, die unsere Körperzellen zum Erhalt und zur Energiegewinnung benötigen.

Das, was wir essen, wird zerkleinert, verarbeitet und sowohl in verwertbare als auch in nicht weiter brauchbare Bestandteile sortiert. Kohlenhydrate, Eiweiße, Fette, Vitamine, Mineralien und Spurenelemente werden über den Blutkreislauf in alle Zellen des Körpers gebracht. Unbrauchbare Substanzen werden über Galle oder Nieren ausgeschieden.

Das Hormon- und das Nervensystem steuern die Stoffwechselprozesse. Beeinflusst werden sie durch die aufgenommenen Nahrungsmittel, Umweltfaktoren und körperliche Bewegung. Das wichtigste Stoffwechselorgan ist die Leber. Bedingt durch Gene und Lebensumstände hat jeder Mensch ein individuelles Stoffwechselprofil.

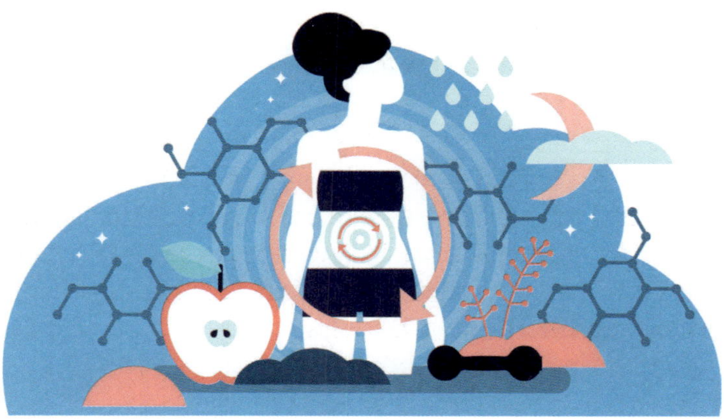

Synthese- und Energiestoffwechsel

In der Medizin werden zwei Formen und Phasen des Stoffwechsels unterschieden: anabole und katabole Prozesse.

- Der **anabole Stoffwechsel,** auch »Synthesestoffwechsel« genannt, umfasst alle Aufbauvorgänge, die für das Wachstum der Zellen und ihre Erhaltung erforderlich sind. Außerdem ist der anabole Stoffwechsel für den Stressabbau und das Immunsystem zuständig.
- Der **katabole Stoffwechsel,** auch »Energiestoffwechsel« genannt, sorgt für den Abbau Energie liefernder Nährstoffe, für die kontinuierliche Energieproduktion und einen ausreichenden Vorrat an einfachen organischen Substanzen.

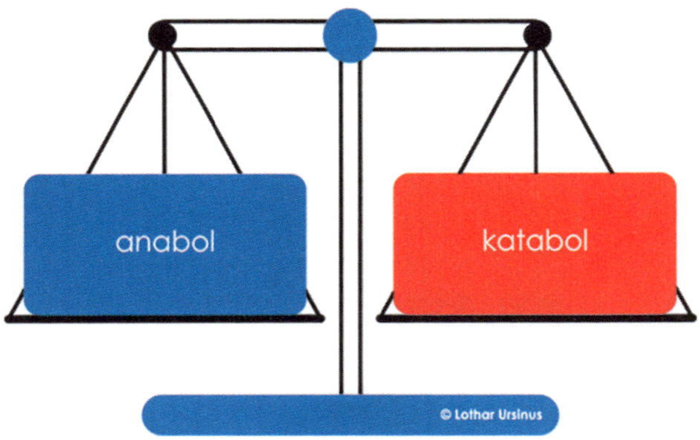

Ausgewogenes Verhältnis beider Stoffwechselvorgänge

In einem gesunden Organismus besteht ein ausgewogenes Verhältnis dieser beiden Stoffwechselvorgänge. Während der katabole Stoffwechsel am Tag dominiert, in der aktiven Phase, übernimmt der anabole Stoffwechsel nachts, in der Phase von Ruhe und Regeneration, das Steuer. Dieses Wechselspiel wird auch als »Regulation« und »Anpassungsfähigkeit« bezeichnet.

Die wissenschaftlichen Grundlagen dazu veröffentlichten Prof. Dr. Dr. Jürgen Schole und Dr. Wolfgang Lutz bereits im Jahre 1985. Von Schole stammt auch folgende Definition von Gesundheit: »Gesundheit ist die Fähigkeit der schnellstmöglichen Anpassung an wechselnde Umweltbedingungen.«

Beide wiesen nach, dass eine Regulation des Zellstoffwechsels nur möglich ist, wenn Cortisol (Nebennieren) und Thyroxin (T3/T4 der Schilddrüse) als katabol wirkende Hormone gemeinsam mit Somatropin (STH, Wachstumshormon) und anabolen Peptiden anwesend sind. Die Ausgewogenheit dieser vier Komponenten wird als »Basisregulation« bezeichnet.

Dr. Bodo Köhler hat diese Grundlagen weiterentwickelt und die Erkenntnisse mit der Regulationspsychologie nach Max Lüscher und den polaren Systemen der Medizin in Verbindung gebracht. Er beschreibt in seinen Büchern und Veröffentlichungen, dass sämtliche Erscheinungen im Universum, jedes Leben und alle Funktionseinheiten dem Gesetz der Vierheit unterworfen sind. Alles steht in Wechselbeziehung mit jeweils drei anderen Aspekten, und alle sind oder sollten in Polarität zueinander aktiv sein. Seine hochinteressanten Erkenntnisse hat er in einem Artikel unter dem Titel »Der 4-polige Mensch und die Drehscheibe des Lebens« und in seinem Buch *Das Lehrbuch für die vereinte lebenskonforme Medizin* zusammengefasst.

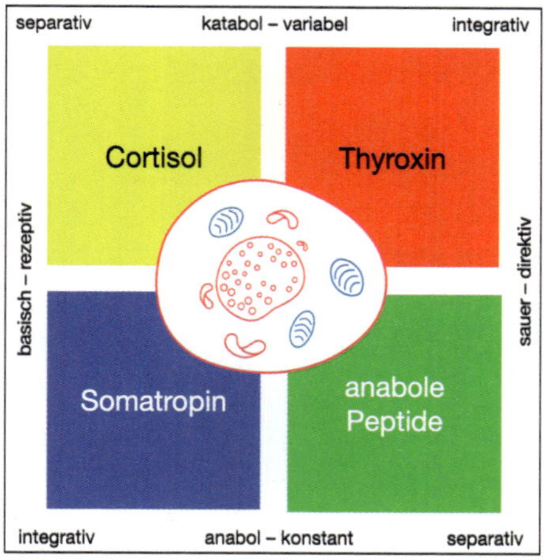

Der Stoffwechsel im Lüscher-Würfel

Während einer körperlichen Anstrengung nutzen wir den katabolen, in der Erholungsphase den anabolen Anteil. Solange sich der Stoffwechsel immer wieder ins Gleichgewicht bringt, also beide Anteile in einem ausgewogenen Verhältnis zueinander stehen, sprechen wir von einer intakten Regulation. Ist dieser Ausgleich nicht mehr möglich, besteht eine Regulationsstörung, die sich in Form von Symptomen und letztlich als Krankheit zeigt.

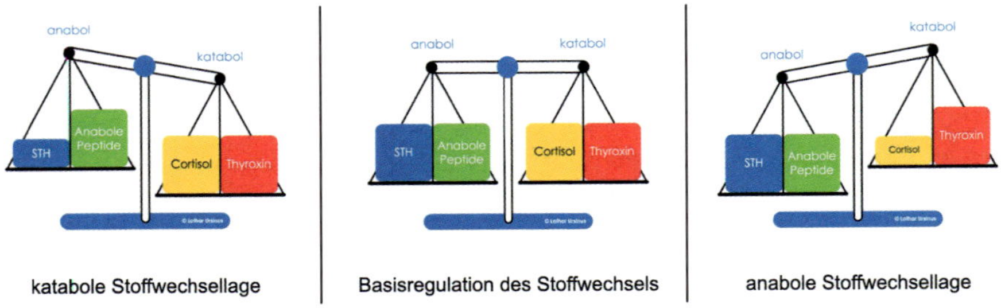

Stoffwechselregulation

Stoffwechselstörungen, ihre Ursachen, Folgen und Symptome

Die kleinste Einheit in allen biochemischen Abläufen unseres Körpers ist der Zellstoffwechsel. Die Zellen bilden die verschiedenen Gewebe und Organe des Körpers, z.B. Magen, Darm, Knochen, Nerven usw. Ein gestörter Zellstoffwechsel ist somit der Ausgangspunkt allen Unwohlseins, aller Symptome oder Erkrankungen.

Ursachen für Stoffwechselstörungen:

- **Ernährung:** Häufig wird zu viel, zu oft, zu schnell und zu hochkalorisch (kohlenhydratlastig) gegessen sowie stoffwechselfremde Nahrungsmittel, die der individuelle Stoffwechsel aufgrund seiner genetischen und epigenetischen Prägung nicht verarbeiten kann (die Folge sind Mangelzustände oder Überfrachtung).
- **Dauerstress** mit Überforderung eines Funktionssystems (Nebennieren und Schilddrüse)
- **Bewegung** in Form einer Über- oder Unterforderung (Zu wenig Bewegung führt zu Einlagerung von Energie liefernden Substanzen, eine dauerhafte Überforderung kann oxidativen Stress begünstigen.)
- **Toxische Belastungen** aus der Umwelt durch Giftstoffe, die grobstofflich (Medikamente, Metalle, Mikroplastik etc.), aber auch feinstofflich sein können (häusliche Lebens- oder Umgebungssituation)

Aus den Ursachen ergeben sich je nach »Locus minoris resistentiae«, dem Ort der größten Schwäche im Organismus, individuelle Störungen im Stoffwechsel. Diese können sein:

- Störungen im Kohlenhydratstoffwechsel mit Reduzierung des Wachstumshormons
- Insulinresistenz der Körperzellen
- Darmbarrierestörungen (Leaky Gut)
- niedriggradige Entzündungen
- eine gestörte Entgiftung
- funktionelle Organstörungen
- hormonelle Dysregulationen (Hormonstörungen)
- Defizite an Vitalstoffen wie Vitaminen, Mineralien etc. mit entsprechenden Mangelerscheinungen

Die aufgeführten Ursachen bzw. ihre Auswirkungen führen einzeln und in Kombination zu einer Stoffwechselentgleisung, entweder in Richtung anabol oder in katabol. Sie können über einen langen Zeitraum unbemerkt bleiben. Erst wenn der Organismus nicht mehr in der Lage ist, sie zu kompensieren, entwickelt er ein Symptom, das eigentlich als Warnsignal verstanden werden soll. Aus der Summe der Symptome ergibt sich in der Medizin ein Krankheitsbild mit einer bestimmten Bezeichnung. Wie sich die jeweilige Auswirkung im Stoffwechsel zeigt, ist jedoch von vielen Faktoren abhängig und je nach Stoffwechselprägung unterschiedlich.

Typische Symptome sind:

- Schlafstörungen, Leistungsschwäche
- Hauterkrankungen, Darmstörungen, Hormonstörungen, Migräne, Autoimmunerkrankungen, Gewichtsveränderung, Osteoporose, Diabetes mellitus, Bluthochdruck, Arteriosklerose, Herzinfarkt, Krebs
- Depressionen, Alzheimer, Demenz

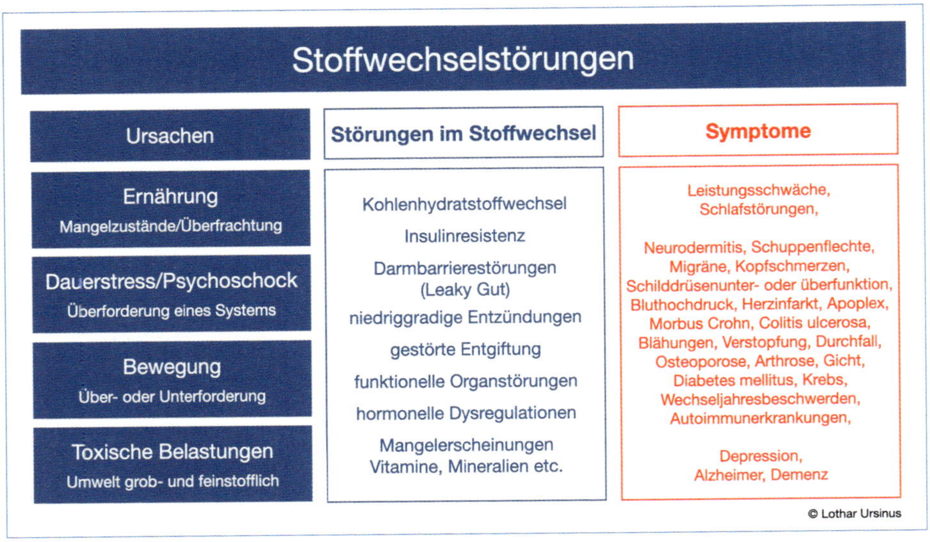

Auswirkungen der Ernährungsweise auf den Stoffwechsel

Essen ist die Grundlage unseres Lebens. Die zugeführte Nahrung wird im Mund zerkleinert und im Magen durch Säure und Enzyme chemisch zerlegt. Erst im Dünndarm werden die Makronährstoffe Kohlenhydrate, Eiweiße und Fette durch Enzyme in ihre einzelnen Bestandteile aufgespalten und aufgenommen. Der Dickdarm ist der Schwerstarbeiter des Körpers. Seine Aufgabe ist es, dem noch flüssigen Speisebrei, der aus dem Dünndarm kommt, Wasser und Salze zu entziehen und den unverdaulichen Rest über den Enddarm auszuscheiden. Neben den Enzymen sind die Darmbakterien wichtige Helfer des Verdauungs- und Stoffwechselsystems.

Zur Gesunderhaltung benötigt der Stoffwechsel **gute Kohlenhydrate** mit niedriger glykämischer Last (z. B. in stärkefreiem Gemüse), **wertvolle Eiweiße** (z. B. in Fisch, Fleisch, Eiern, Nüssen), **gesunde Fette** (z. B. in Leinöl, Olivenöl) und **stilles Wasser** in einem ausgewogenen Verhältnis.

Kohlenhydrate

Kohlenhydrate sind wichtige Energielieferanten. Im Stoffwechsel werden die komplexeren Stärken aus der Nahrung in Traubenzucker (Glukose), Milchzucker (Galaktose) oder Fruchtzucker (Fruktose) umgewandelt. Ihre Aufgabe ist die Bereitstellung von Energie für unsere Muskeln, unser Gehirn und unsere Stoffwechselprozesse.

Entwicklungsgeschichtlich dienen Kohlenhydrate dazu, den Muskeln im Notfall Energiereserven für Flucht oder Kampf bereitzustellen. Normalerweise sind das Gehirn und die roten Blutkörperchen die einzigen Kohlenhydratkonsumenten. Da das Gehirn sich bei Bedarf auch auf andere Energieträger einstellen kann, sind nur die Erythrozyten wirklich auf reine Kohlenhydrate angewiesen. Werden diese nicht durch die Nahrung zur Verfügung gestellt, produziert sie der Körper selbst, indem er Eiweiße aus der Muskelmasse umbaut. Aus Sicht des Stoffwechsels ist eine Zufuhr großer Mengen Kohlenhydrate also nicht notwendig. Das ist schon daran zu erkennen, dass es im Gegensatz zu den Eiweißen und Fetten unter den Kohlenhydraten keine gibt, die essenziell sind.

Komplexe und einfache Kohlenhydrate

Die Kohlenhydrate, die wir zu uns nehmen, kommen aus unterschiedlichen Quellen. Die bekanntesten Lieferanten sind Früchte, Gemüse, Brot, Kartoffeln, Nudeln und Zucker. Entsprechend ihrem molekularen Aufbau reagiert der Körper unterschiedlich auf sie. Der Blutzuckerspiegel steigt langsam an (und sinkt auch wieder langsam ab), wenn dem Körper 500 Kalorien in Form von Gemüse zugeführt werden. Diese Kohlenhydrate werden daher auch als »gute Kohlenhydrate« bezeichnet.

Nehmen wir dieselbe Anzahl an Kalorien in Form von Weizenbrot zu uns, hat das einen rapiden Anstieg des Blutzuckerspiegels mit anschließendem steilem Abfall zur Folge. Das führt zu einer nur kurzen Phase der Sättigung mit anschließendem Heißhunger. Den schnellen Anstieg des Blutzuckerspiegels bewirkt die im Weizen vorliegende Stärke Amylopektin A, da die Bauchspeicheldrüse sie leicht verstoffwechseln kann. Grundsätzlich zählen Kartoffeln, Reis, Teigwaren (Nudeln) und alle Getreideprodukte (allen voran Brot) zu den Nahrungsmitteln, die den Blutzuckerspiegel schnell und stark ansteigen lassen. Die Kohlenhydrate aus diesen Nahrungsmitteln und natürlich auch aus Haushaltszucker – ein Gemisch aus Traubenzucker (Glukose) und Fruchtzucker (Fruktose) –, Süßigkeiten und Softdrinks werden als »schlechte Kohlenhydrate« bezeichnet.

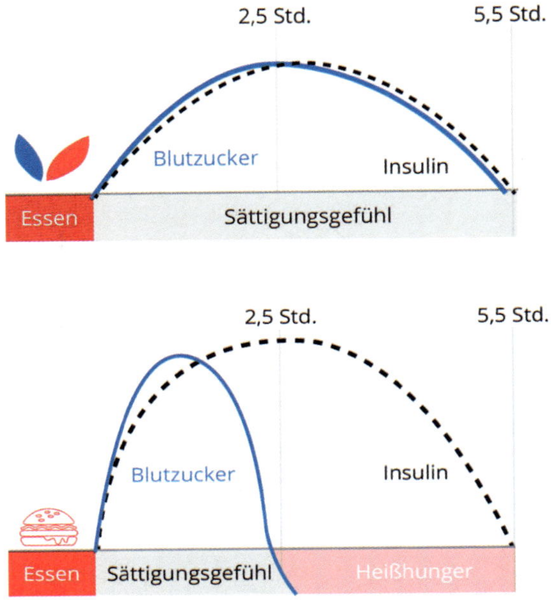

Auswirkung »guter« und »schlechter« Kohlenhydrate auf den Blutzuckerspiegel

Kohlenhydrate im Stoffwechsel – Insulin

Nach dem Essen strömt jede Menge energiereicher Nährstoffe in den Kreislauf. Kohlenhydrate (Glukose), Eiweiße (Aminosäuren) und Fette (Fettsäuren) müssen von den Körperzellen aufgenommen und gespeichert werden. Dafür ist das große Speicherhormon Insulin zuständig.

Insulin wird in den Inselzellen erzeugt, den sogenannten Betazellen der Bauchspeicheldrüse. Es ist das einzige Hormon des Stoffwechsels, das den Blutzuckerspiegel senkt. Sein direkter Gegenspieler ist Glukagon. Dieses wird in den Alphazellen der Bauchspeicheldrüse gebildet und hat die Aufgabe, den Blutzuckerspiegel zu erhöhen. Die beiden Stresshormone Adrenalin und Cortisol sowie die Schilddrüsenhormone lassen ebenfalls den Glukoseanteil im Blut steigen und führen somit zu einer Aktivierung des Insulins.

Die Zufuhr von Nahrung führt immer zu einem Anstieg des Insulinspiegels. Insulin sorgt dafür, dass die zu Traubenzucker umgebauten Kohlenhydrate in die Körperzellen geschleust werden. Gleichzeitig regt es die Speicherung des Traubenzuckers in Form von Glycogen in Leber und Muskulatur an. Auf diese Weise sinkt der Blutzuckerspiegel wieder. Die mit der Nahrung aufgenommenen Eiweiße, die der

Stoffwechsel zu Aminosäuren umbaut, werden mithilfe des Insulins ebenfalls in die Zellen aufgenommen. Fette werden nach der Verstoffwechslung als Fettsäuren gespeichert. Insulin regt die Fettzellen an, Fettsäuren aufzunehmen und zu speichern. Nachdem alle Aufgaben abgeschlossen sind, sinkt der Insulinspiegel wieder.

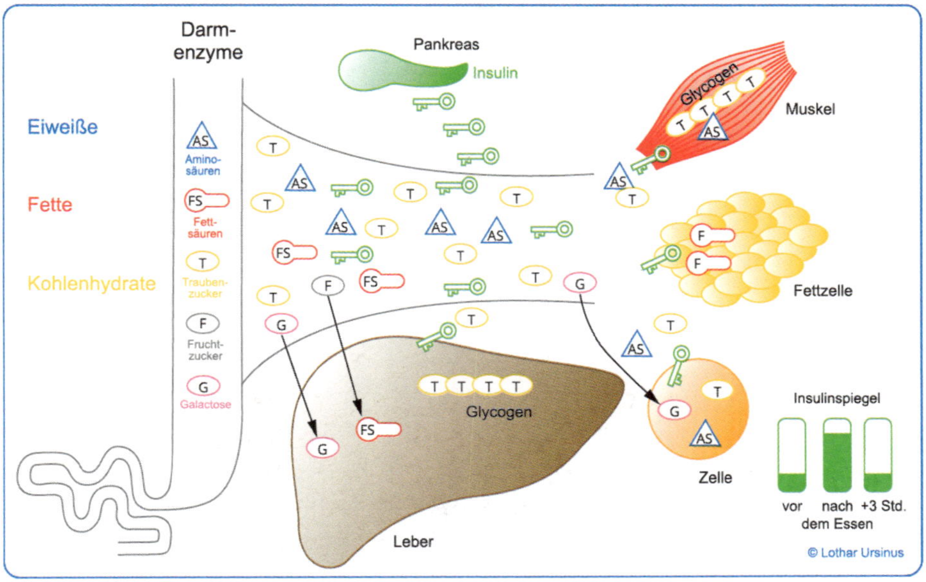

Aufgaben des Insulins im Stoffwechsel

Ein **hoher Insulinspiegel** treibt die Leber an, vermehrt Traubenzucker aus dem Blut aufzunehmen und zu speichern, erst als Glycogen und später als Fettsäuren. Die Leber kann allerdings nur eine geringe Menge Fettsäuren einlagern. Aus diesem Grund bindet sie jeweils drei Fettsäuren an ein Glycerin (Triglycerid), um sie über das Blut in die Fettdepots zu transportieren. Ein hoher Triglyceridspiegel im Laborbefund weist auf eine ungesunde, kohlenhydratlastige Ernährung hin.

Ist der Transport aus der Leber in die Fettdepots gestört, entsteht eine Fettleber. In der Folge kann das Organ immer weniger Glukose aufnehmen und als Glycogen speichern. Zum Schutz senkt die Leber ihre Empfindlichkeit gegenüber Insulin, indem sie in die Wand ihrer Zellen vermehrt Cholesterin einbaut. Diesen Schutz bauen nach und nach alle Körperzellen auf. Dadurch kommt es zu einem Anstieg des Blutzucker- und des Cholesterinspiegels als Reaktion auch auf die Erhöhung des Insulinspiegels. In der Medizin wird dieser Vorgang als »Insulinresistenz bezeichnet« und stellt den Beginn des sogenannten Altersdiabetes dar.

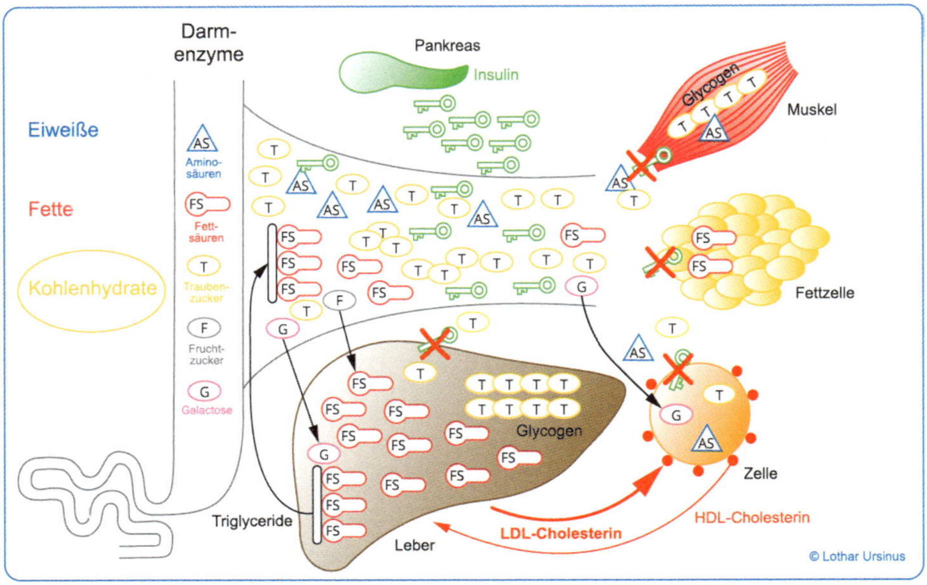

Insulinresistenz im Stoffwechsel

Eine Insulinresistenz zeigt sich im Labor durch hohe Triglyceride (Blutfette) und geringes HDL-Cholesterin, häufig zusätzlich durch einen erhöhten Harnsäurespiegel, der das Ergebnis der Umwandlung von Eiweiß in Glukose (Gluconeogenese) ist. Verstärkt sich die Stoffwechselentgleisung, steigt zusätzlich der Langzeitzuckerwert (HbA1c). Aus der anfänglichen Insulinresistenz entwickelt sich zuerst eine diabetische Stoffwechsellage und später der Diabetes mellitus Typ 2. Diese Verlaufsform wird auch als »metabolisches Syndrom« bezeichnet.

Ein **dauerhaft zu hoher Insulinspiegel** führt zu einem vermehrten Fetteinbau und verhindert den Fettabbau. Das Fettgewebe, das als Zwischenspeicher den Körper mit Fettsäuren versorgen soll, kann diese nicht mehr abgeben. Die Fettdepots werden immer größer, und es kommt zu Übergewicht. Die kluge Vorsorge des Organismus entwickelt sich so zu einem Problem.

Ein **niedriger Insulinspiegel** löst in den Zellen das Signal aus, gespeicherte Nährstoffe wieder freizusetzen. Das gilt auch für die Fettzellen. Etwa 2–3 Stunden nach einer Mahlzeit ist der Insulinspiegel normalerweise so weit abgesunken, dass die Fette im Fettgewebe ungestört zur Energiebereitstellung abgebaut werden können. Diese Speicherung und Abgabe von Nährstoffen stellt sicher, dass uns immer genug Bausteine für den Energie- und den Synthesestoffwechsel zur Verfügung stehen. Dieser Ablauf ermöglichte auch, in Zeiten der Hungersnot auf Reserven zurückzugreifen. Ein Problem tritt allerdings auf, wenn durch ständige Nahrungszufuhr der Insulinspiegel nicht sinkt.

1. Insulinresistenz

Parameter		Wert	Einheit	Referenz
Triglyceride	+	200	mg/dl	40-175
Cholesterin	+	324	mg/dl	150-280
HDL-Cholesterin	-	54	mg/dl	> 65
LDL-Chol.rech	+	230	mg/dl	< 150
Harnsäure	+	6.1	mg/dl	2.6-6.0

2. Diabetische Stoffwechsellage

Parameter		Wert	Einheit	Referenz
HbA1c		5.8	%	4.1-6.1
HbA1c (mol)		40	mmol/mol	20-44
Glukose im Serum		106	mg/dl	60-115
EAG (durchschn. BZ)		120	mg/dl	60-126

3. Diabetes mellitus

Parameter		Wert	Einheit	Referenz
HbA1c	+	10.7	%	4.1-6.1
HbA1c (mol)	+	94	mmol/mol	20-44
Glukose im Serum	+	405	mg/dl	60-115
EAG (durchschn. BZ)	+	260	mg/dl	60-126

Die drei Stufen des Diabetes mellitus im Laborbefund

Stellt der eigene Körper kein Insulin mehr her, wird diese Erkrankung als **»Diabetes mellitus Typ 1«** bezeichnet. Dabei handelt es sich um eine Autoimmunerkrankung, bei der das körpereigene Immunsystem die insulinproduzierenden Betazellen der Bauchspeicheldrüse zerstört.

Zu den **auslösenden Faktoren** gehören:

- sich wiederholende Aufregungen (Schreck, Schock, Traumata)
- intellektuelle Überanstrengung
- das Casein der Kuhmilch
- Impfungen gegen Mumps (die Bauchspeicheldrüse gehört zur Drüsenkette: Ohrspeicheldrüse, Bauchspeicheldrüse und Gonaden [Hoden oder Eierstöcke])
- erbliche Belastungen

Symptome wie starkes Durstgefühl, häufiges Wasserlassen, Gewichtsabnahme und andauernde Müdigkeit entwickeln sich relativ rasch und sollten schnellstmöglich zu einem Arztbesuch führen, damit eine diabetische Ketoazidose (ein akuter Notfall) verhindert werden kann.

Diabetes-mellitus-Typ-1-Betroffene müssen ein Leben lang das Hormon Insulin zugeführt bekommen und auf ihre Ernährung achten. In der Praxis hat sich auch hier das Stoffwechselprogramm von »gesund + aktiv« bewährt. Eine kontinuierliche Blutzuckerkontrolle und eine einmal jährlich durchgeführte umfangreiche Vital- und Stoffwechselanalyse mit naturheilkundlicher Begleitbehandlung kann vor möglichen Folgeerkrankungen schützen.

Triglyceride

Referenzbereich $< 150\,mg/dl$

Mit der Nahrung nehmen wir gesättigte und ungesättigte Fettsäuren sowie Triglyceride, früher auch »Neutralfette« genannt, zu uns. Sie bestehen aus einem Molekül Glycerin, an das drei Fettsäuren gebunden sind. Triglyceride kommen aus der Nahrung, werden allerdings genauso von der Leber aus überschüssigem Zucker oder Alkohol (beides Kohlenhydrate) selbst hergestellt. Ob sie Kalkablagerungen in den Gefäßen verursachen können, konnten Wissenschaftler bisher nicht beweisen. Unbestritten ist aber, dass ein zu hoher Triglyceridspiegel in Verbindung mit einem niedrigen HDL-Cholesterin auf eine zu hohe Zufuhr von Kohlenhydraten über die Ernährung hinweist. In der Stoffwechselmedizin wird diese Kombination als **»Insulinresistenz«** der Körperzellen bezeichnet.

Erhöhte Triglyceride

Der Triglyceridwert hängt von der Ernährung, dem persönlichen Lebensstil, aber auch von Krankheiten und Medikamenten ab. Eine Erhöhung gibt Hinweise darauf, dass die Leber ihre Fettsäurespeicher (die das Ergebnis einer zu kohlenhydratlastigen Ernährungsweise sind) entleert. Das geschieht meist in Verbindung mit der Nahrungsaufnahme, wenn die Leberspeicher gefüllt sind. Um diesen Vorgang zu erkennen, empfehle ich, die Blutentnahme nicht nüchtern durchzuführen, da sonst dieses Stoffwechselgeschehen nicht erkennbar wird.

Ursachen für einen hohen Triglyceridspiegel sind:

- Diabetes mellitus
- metabolisches Syndrom
- Schilddrüsenunterfunktion
- eine schwere Nierenerkrankung
- Alkoholmissbrauch

- Einnahme von Entwässerungstabletten (Diuretika)
- Einnahme von Cortison
- Überfunktion der Nebennieren (zu hohe Cortisolproduktion)
- Einnahme der Antibabypille
- genetisch bedingte Hypertriglyceridämie

Reduzierte Werte werden in der Literatur nicht beschrieben. Als Grund kämen nach meiner Erfahrung die Ernährungsweise, aber auch eine Unterfunktion der Nebennieren infrage.

Cholesterin

Referenzbereich	Gesamtcholesterin		150–280 mg/dl
	HDL-Cholesterin		
		Männer	>55 mg/dl
		Frauen	>65 mg/dl
	LDL-Cholesterin		<150 mg/dl

Erhöhte Cholesterinwerte gelten als Risikofaktor für Herz-Kreislauf-Krankheiten. Um die Werte zu senken, wird den Betroffenen einerseits zu cholesterinarmer Ernährung geraten, andererseits werden ihnen Medikamente zur Fettsenkung (Statine) verordnet. Seit ein paar Jahren stellen immer mehr Experten diese Vorgehensweise infrage. Sie äußern sich kritisch gegenüber den niedrigen Grenzwerten für Cholesterin und weisen auf die erheblichen Nebenwirkungen der Therapie mit Fettsenkern hin.

Was ist Cholesterin?

Cholesterin ist ein lebensnotwendiger Baustein. Chemisch betrachtet ist es ein Alkohol. In der Medizin gehört es zur Gruppe der Lipide, entgegen einer weitverbreiteten Annahme ist es jedoch kein Fett. Mehr als 90 % des Cholesterins werden in der Leber und von den Astrozyten im Gehirn hergestellt. Das durch die Nahrung zugeführte Cholesterin spielt eine eher untergeordnete Rolle. Um das nicht lösliche Cholesterin über das Blut in die Organe zu tragen, wird es an Transporteiweiße gebunden. Das LDL-Transporteiweiß bringt das Cholesterin von der Leber zu den Organen. Im Volksmund wird es als das »schlechte« Cholesterin bezeichnet, weil es für Arteriosklerose verantwortlich sein soll. Das HDL-Transporteiweiß übernimmt den Rücktransport des nicht verbrauchten Cholesterins von der Körperzelle zur Leber. Dort kann es wiederverwendet werden.

Welche Aufgaben hat Cholesterin?

Cholesterin ist an vielen wichtigen Stoffwechselprozessen beteiligt. Es ist ein Baustein für die Produktion von Vitamin D und dient als Grundlage für den Aufbau der meisten Hormone. Ein Teil des Cholesterins wird für die Bildung von Gallensäure genutzt. Diese sorgt für die Aufnahme der Nahrungsfette und regt die Darmmuskulatur an. Unser Gedächtnis funktioniert nur mit ausreichend viel Cholesterin. Auch unsere Organe beinhalten viel Cholesterin: Die Nebennieren bestehen zu bis zu 50 % daraus, und das angeblich so stark bedrohte Herz zu 10 %.

Cholesterin ist ein unentbehrlicher Bestandteil jeder einzelnen Körperzelle, da es zur Stabilisierung der Zellwand dient. Der Bedarf erhöht sich bei:

- akuten und chronischen Entzündungen
- Dauerstress mit der Folge der Übersäuerung des Gewebes
- Ansammlung von Schadstoffen in der Zellumgebung (Matrix)
- einem dauerhaft zu hohen Insulinspiegel bei bestehender Insulinresistenz oder Diabetes mellitus Typ 2

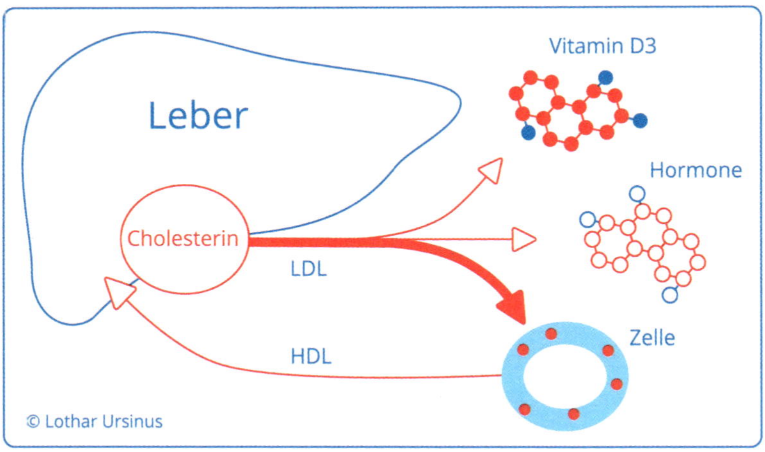

Wege des Cholesterins im Stoffwechsel

Der Körper besitzt somit eine intelligente Selbstregulation. Er erhöht den Cholesterinspiegel, wenn Zellschutz nötig ist. Sind die Werte hoch (also über 280 mg/dl), kann man davon ausgehen, dass der Organismus sich vermehrt gegen äußere Einflüsse abgrenzen muss. Je höher die Differenz zwischen LDL- und HDL-Cholesterin ist, desto größer ist der Verbrauch und somit das »Schutzbedürfnis« der Körperzellen. In diesem Zusammenhang ist es interessant, dass bei der Entstehung einer Krebserkrankung der Cholesterinspiegel meist niedrig ist. Man könnte vermuten, dass Cholesterin ein körpereigener Schutz gegen Krebs ist.

Was bewirkt eine Senkung des Cholesterins mit Medikamenten?

Seit etwa 20 Jahren werden chemische Fettsenker vom Typ Statine zur Senkung des Cholesterinspiegels verordnet. Die Hersteller machen damit jedes Jahr einen Umsatz von ca. 27 Milliarden Euro. Es ist die umsatzstärkste Arzneimittelgruppe der Pharmaindustrie. In den umfangreichen Studien wurde allerdings bislang kein Zusammenhang zwischen der Höhe des Cholesterinspeigels und krankhaften Ablagerungen in den Gefäßen gefunden. Es stellt sich die Frage, warum Cholesterinsenker eingenommen werden sollen, wenn der Nutzen nicht wirklich belegt ist und es erhebliche Nebenwirkungen gibt. Auch ist der festgelegte Grenzwert des Cholesterins in Höhe von 200 mg/dl wissenschaftlich nicht zu begründen.

Nebenwirkungen der »Fettsenkertherapie«

- **Einschränkung der Gedächtnisleistung/Demenz:** Voraussetzung für die Vernetzung der Gehirnzellen ist ein ausreichend hoher Cholesterinspiegel im Blut. Sinkt dieser, werden keine neuen Schaltstellen mehr gebildet. Die Folge: Die Gedächtnisleistung lässt nach. Möglicherweise ist das Medikament ein Wegbereiter der Alzheimererkrankung.
- **Hirnblutungen:** Bei Menschen, die schon einmal eine Hirnblutung hatten, erhöht sich unter Einnahme der Cholesterinsenker die Gefahr einer weiteren Hirnblutung.
- **Muskelschmerzen und Herzschwäche:** Statine verbrauchen das für den Muskelaufbau notwendige Coenzym Q10. Durch den herbeigeführten Mangel können Muskelschmerzen und Herzschwäche entstehen.
- **Schilddrüsenunterfunktion:** Die Umwandlung der Schilddrüsenhormone von der inaktiven zur aktiven Form wird durch Statine blockiert. Es kommt zu einer leichten Schilddrüsenunterfunktion, im Blut erkennbar am geringen Anstieg des Schilddrüsenstimulierenden Hormons (TSH). Die Folgen sind ein träger Stoffwechsel und Gewichtszunahme.
- **Haarausfall, Schwindel, Juckreiz, Schlafstörungen, Leberfunktionsstörungen** werden beschrieben, sind allerdings seltene Komplikationen.
- **Erhöhtes Krebsrisiko:** Die Höhe des Cholesterins regelt der Organismus selbst. Wir dürfen unterstellen, dass ein hoher Cholesterinspiegel vom Körper bewusst gewählt wird, um die Zellwand zu schützen. Es ist daher verständlich, dass es Stimmen gibt, die darauf hinweisen, dass eine zu starke Senkung des Cholesterinspiegels das Risiko einer Krebserkrankung erhöht.

Fazit

Das Verständnis, wie es zu einem erhöhten Cholesterinspiegel kommt, ist bedeutsam. Oft handelt es sich um eine Störung im stoffwechselregulierenden System. Diese gilt es zu finden und zu behandeln. Darum ergibt es meines Erachtens auch keinen Sinn, nach alternativen Cholesterinsenkern zu suchen.

Analoge Entsprechung

Auf körperlicher Ebene ist Cholesterin ein Schutzfaktor für die Wände der Zellen. Diesem entspricht es auch in der analogen Betrachtung. Menschen mit einem niedrigen Cholesterinspiegel fehlt die Fähigkeit, sich gegen äußere Einflüsse ausreichend abzugrenzen. Sie sind sensitiv und saugen alle Erlebnisse auf wie ein Schwamm. Ihre »Dünnhäutigkeit« ist eine Gabe, die es ihnen ermöglicht, feinste Energien wahrzunehmen. Diese müssen allerdings auch verarbeitet werden. Auf grobstofflicher Ebene übernimmt diese Aufgabe die Leber, erkennbar an der Höhe der Cholinesterase. Dieser Parameter ist auch auf die feinstoffliche Ebene übertragbar. Dünnhäutigkeit (niedriger Cholesterinspiegel) und eine langsame und gründliche Aufarbeitung wahrgenommener Sinneseindrücke (niedrige Cholinesterase) können leicht zu Überforderung führen.

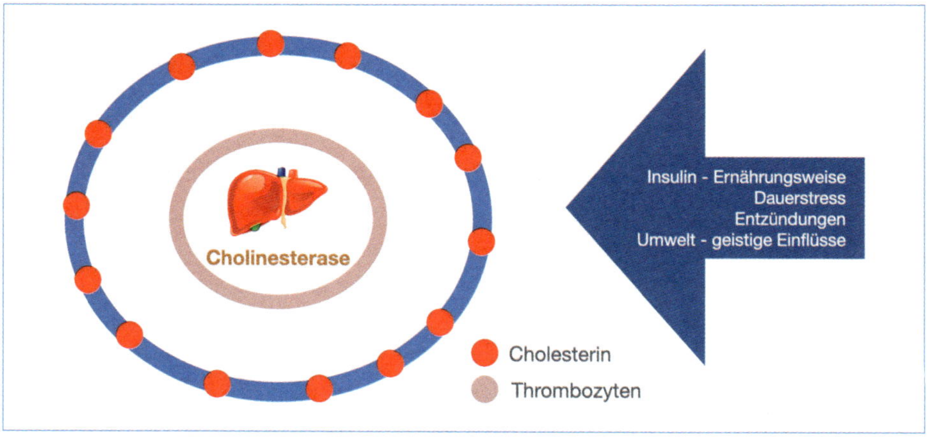

Cholesterin aus ganzheitlicher Sicht

In meinem Praxisalltag hat sich gezeigt, dass Menschen mit dieser Laborwertekonstellation intuitiv den Rückzug wählen, um Erlebnisse ausreichend zu verarbeiten. Finden sie nicht entsprechend Zeit und Ruhe, reagiert der Körper mit »Zwangsrückzug« in Form einer Erkrankung.

Andere Patienten überlagerten ihre Sensibilität durch Körperfülle. Diese Konstellation tritt häufig bei Menschen mit starkem Übergewicht und gleichzeitig niedrigem Cholesterin im Blut auf. Eine Gewichtsreduktion sollte nur mit Aufbau des seelischen Schutzes durchgeführt werden. Dazu eignet sich **Amnion D30** von Wala (Amnion ist die gefäßlose Eihaut, unser erster Schutz in der Schwangerschaft). Extrakte aus Pflanzen mit Stacheln, die die Symbolik der Abgrenzung in sich tragen, sind auch geeignet. **Engelwurz** (Ceres Angelica archangelica urt.) ist eine Pflanze, die ich gern zum besseren Schutz rezeptiere. Sie umhüllt uns wie ein Kokon, damit sich im Schutz vor äußeren Einflüssen die innere Struktur wiederfinden kann. Auf körperlicher Ebene unterstützt Angelica den Drüsenstoffwechsel und den Darm. **Duftveilchen** in der Urtinktur (Viola Odorata urt. von DHU) ist ebenfalls ein pflanzliches Mittel für Menschen, die sich von der Übermacht der Einflüsse im Außen überfordert fühlen und sich nicht ausreichend abgrenzen können. Als Akutmittel für unterwegs haben sich **Solum Globuli velati** von Wala bewährt.

Hohes HDL-Cholesterin steht auf der körperlichen Ebene für viel Cholesterin, das von den Körperzellen wieder zur Leber zurücktransportiert wird. Diese Symbolik können wir auf die feinstoffliche Ebene übertragen: Menschen mit einem hohen HDL-Cholesterin erhalten viele positive Einflüsse aus ihrer nächsten Lebensumgebung. Sie werden geliebt und auf Händen getragen.

Niedriges HDL-Cholesterin haben meist Einzelkämpfertypen. Ihnen fehlt häufig der soziale Kontakt zu ihrer Umgebung.

Oxidiertes LDL-Cholesterin

Referenzbereich <470 ng/ml

Im Hinblick auf die Entstehung von Arteriosklerose gewinnt das oxidierte LDL-Cholesterin immer mehr an Beachtung. Nicht ausschließlich die Menge des LDL-Cholesterins im Blut stellt ein Risiko für Herz-Kreislauf-Erkrankungen dar, sondern seine oxidierte Form. Diese entsteht durch ein Ungleichgewicht zwischen der Produktion von freien Radikalen und der Fähigkeit des Körpers, diese schädlichen Moleküle durch Antioxidantien zu neutralisieren. Das wird auch als »oxidativer Stress« bezeichnet.

Ursachen dafür sind:

- Verschmutzung der Umwelt, Belastungen durch Strahlung (Mobilfunk)
- elektronenarme Kost wie Fertignahrungsmittel oder durch Küchengeräte, deren Magnetfeld die Elektronen herausreißt und das Gemüse oder Obst wertlos macht
- Dauerstress und psychische Belastungen, zu viele Menschen auf zu wenig Raum
- körperliche Belastungen durch zu intensives Training
- Medikamente sowie Strahlen- und Chemotherapie

Wenn das LDL-Cholesterin oxidiert, verändert es seine Struktur und wird von den Zellen des Immunsystems (Makrophagen) aufgenommen, die dem Körper in der Folge eine chronische Entzündungsreaktion vermitteln. Durch die fortschreitende Aufnahme von oxidiertem LDL verändern sich die Makrophagen in sogenannte Schaumzellen. Kommt es zu Schäden in der Auskleidung der Gefäße, beispielsweise durch Bluthochdruck, freie Radikale oder Entzündungen, nutzt der Organismus diese Schaumzellen wie ein Pflaster zur Reparatur der Gefäßwände. Sie bilden dann die in der Literatur beschriebenen atherosklerotischen Plaques, die das Lumen der Gefäße einschränken können.

Der Schlüssel zur Vermeidung einer Arteriosklerose liegt in der Minimierung von oxidativem Stress durch einen gesunden Lebensstil. Dieser besteht aus einer ausgewogenen Ernährung, die reich an Elektronen (frische Kost) und Antioxidantien (Obst und Gemüse) ist. Wichtig sind auch moderate Bewegung, Pausen und die Vermeidung schädlicher Substanzen wie Tabakrauch und Alkohol in großen Mengen. Die Untersuchung des Biomarkers »oxidiertes LDL-Cholesterin« könnte nützlich dafür sein, ein individuelles Risikoprofil zu erstellen, um daraus gezielte Maßnahmen abzuleiten.

Harnsäure

Referenzbereich	Männer	3,5–7,2 mg/dl
	Frauen	2,6–6,0 mg/dl

Harnsäure ist ein Abfallprodukt des Zellkernstoffwechsels. Sie wird hauptsächlich über die Nieren und zu einem geringen Anteil über den Darm und die Haut ausgeschieden.

Erhöhte Harnsäurewerte

Steigt der Harnsäurespiegel im Blut, kann die Ursache mangelhafte Ausscheidung, erhöhte Zufuhr über die Nahrung oder vermehrte Eigenproduktion durch Zellzerfall oder -umbau sein. In hoher Konzentration bildet Harnsäure Kristalle. Diese führen zu Nierensteinen oder Gicht.

Die Annahme, der erhöhte Harnsäurespiegel entstehe durch zu hohen Fleischkonsum, führt häufig zu der Empfehlung, Fleisch, Fisch und Wurst nur in kleinen Mengen zu verzehren. Innereien, Heringe, Makrelen, Geflügel und geräucherte Sprotten seien vollständig zu meiden. Als Eiweißlieferanten werden fettarme Milch und Milchprodukte sowie Eier empfohlen. Kohlenhydrate in Form von Getreideprodukten seien zu bevorzugen. Dieser Ernährungshinweis berücksichtigt ausschließlich eine möglicherweise durch äußere Zufuhr entstandene Erhöhung des Harnsäurespiegels. Die Annahme bestätigt sich in der Praxis allerdings häufig nicht.

Zucker aus Eiweiß – Gluconeogenese

Meiner Erfahrung nach entsteht der größte Anteil der Harnsäure durch einen vermehrten Abbau von Eiweiß aus den Muskelzellen, um daraus Glukose herzustellen. Dieser Vorgang, auch als »Gluconeogenese« bezeichnet, ist im geringen Umfang ein normales Stoffwechselgeschehen. Jede Stresssituation setzt Adrenalin und Cortisol frei. Adrenalin sorgt dafür, dass die Zuckerspeicher (Glycogenspeicher) in der Leber Zucker (Glukose) freisetzen. Cortisol wählt den Weg der Gluconeogenese und macht aus Eiweiß Zucker. Menschen mit Dauerstress haben aufgrund dieses Stoffwechselvorgangs eine erhöhte Harnsäure im Blut.

Dr. Lutz hat in seinem Buch *Leben ohne Brot* noch einen weiteren Weg beschrieben, der zur Gluconeogenese führt. Sinkt der Blutzuckerspiegel in den Körperzellen, fehlt Energie. Diese kann durch den Umbau von Eiweiß in Glukose oder von Fetten in Ketonkörper wieder zur Verfügung gestellt werden. Bei Menschen, die sich zu kohlenhydrathaltig ernähren, verlernt der Stoffwechsel die Fähigkeit, aus Fetten Energie zu generieren. Er nutzt dann den schnellen und einfachen Weg über den Umbau der Eiweiße. Zahlreiche Untersuchungen belegen, dass dieser Stoffwechselprozess bereits drei Stunden nach einer Mahlzeit beginnt. Sobald wieder Kohlenhydrate zugeführt werden, stoppt die Gluconeogenese. Unter diesem Gesichtspunkt ist eine kohlenhydratarme und stoffwechseloptimierte Ernährungsweise der richtige Weg zum Abbau der Harnsäure. Die allgemeine Ernährungsempfehlung, weniger Fleisch und mehr Kohlenhydrate (Vollkorngetreide) zu sich zu nehmen, ist nicht nachvollziehbar. Dieses Vorgehen führt nach meiner Erkenntnis zum genau gegenteiligen Effekt.

In seinen Untersuchungen beschreibt Dr. Lutz, dass der Eiweißabbau überwiegend in der Rückenmuskulatur stattfindet. Rückenprobleme können somit Folge einer Ernährungsweise mit zu vielen Kohlenhydraten sein.

Reduzierte Harnsäurewerte

Bei zu niedrigem Harnsäurespiegel kann ein Sauerstoffmangel im Gewebe bestehen. Der Stoffwechsel arbeitet nicht mit voller Kraft. Stoffwechselaktivierende Maßnahmen sind hier gefragt: Bewegung an der frischen Luft, viel trinken und eine Bereinigung des Lymphsystems mit **MATRIX ACTIV** und **OXI BALANCE** von NewLife nutrition.

Analoge Entsprechung

Der vermehrte Genuss von Kohlenhydraten kann süchtig machen. Die Tafel Schokolade oder das knusprige Brot vom Bäcker lässt die Selbstkontrolle schwinden. Statt intelligent und langfristig fällt die Wahl impulsgesteuert und kurzfristig. Wir entscheiden nicht bewusst, sondern erliegen wie fremdbestimmt den Verführungen äußerer Einflüsse.

Der Weg zurück zur Selbstbestimmung führt über die Eigenwahrnehmung. Der Ort dafür ist das dritte Kraftzentrum, unser Solarplexus. Hier sitzt die Persönlichkeit. Diese gilt es zu stärken. Die dafür dominanten Organe sind Gallenblase und Bauchspeicheldrüse.

In der Wegwarte, **Cichorium intybus,** finden wir ein Heilmittel, das uns die Kraft gibt, den Weg zu uns selbst zu finden und mutig die wahren inneren Bedürfnisse zu befriedigen.

HbA1c (Langzeitzuckerwert)

Referenzbereich 4,1–6,1 %

Zur besseren Übersicht in der Verlaufskontrolle des Diabetes mellitus wird aus dem HbA1c der durchschnittliche Blutzuckerspiegel pro Tag errechnet. Dieser Wert wird als EAG angegeben mit einem Referenzbereich von 60–126 mg/dl. Die meisten Labore weisen beide Parameter aus. Der Langzeitzuckerwert gibt an, wie viel Zucker sich an das Hämoglobin der roten Blutkörperchen gebunden hat. Dieser Vorgang wird auch als »Glykierung« bezeichnet. Je höher der Blutzuckerspiegel ist, desto stärker wird der Blutfarbstoff mit Zucker beladen – vergleichbar mit dem Zuckerguss auf dem Sonntagskuchen.

Werte oberhalb der Norm besagen, dass der Langzeitzuckerwert zu hoch ist und ein Diabetes mellitus vorliegt. Entsprechend der Interpretationsweise von »Labor ganzheitlich« weisen alle Werte, die sich nicht im Optimum, aber noch innerhalb der Norm befinden (gelb), auf eine diabetische Stoffwechsellage hin.

LDH – Lactatdehydrogenase

Referenzbereich	Männer	135–225 U/l
	Frauen	135–214 U/l

Lactatdehydrogenase ist ein Enzym, das in jeder Zelle und damit in allen Geweben und Organen vorkommt. Es ist an der Milchsäuregärung beteiligt, die es ermöglicht, dass Energie aus Blutzucker gewonnen wird, ohne dass dazu Sauerstoff benötigt wird. Wird eine Zelle beschädigt, wird das Enzym freigesetzt und ist dann im Blut messbar.

Erhöhte Werte können verschiedene Gründe haben:

- Hämolyse des Blutes durch Fehler bei der Blutentnahme (zu langes Stauen)
- Vitamin-B12-Mangel (megaloblastäre Anämie oder alkalischer Darm)
- Mononukleose (Pfeiffersches Drüsenfieber)
- Herzschäden, z. B. Herzrhythmusstörungen, Entzündung der Herzinnenhaut (Endokarditis), Herzbeutelentzündung (Perikarditis), Herzinfarkt oder Herzmuskelentzündungen (Myokarditis)
- akute Hepatitis

- körperliche Belastung
- **Gluconeogenese** (Abbau von Muskulatur in Glukose) durch Dauerstress und zu hochkalorische Nahrung (kohlenhydratreiche Ernährungsweise)

Nach meiner Erfahrung ist die Gluconeogenese der häufigste Grund in der täglichen Praxis. Darum erlaube ich es mir auch, Patienten, die erhöhte LDH-Werte aufweisen, als »Naschkatzen« zu bezeichnen, wenn sich die Werte nicht durch andere medizinische Gegebenheiten erklären lassen.

Reduzierte Werte werden in der Literatur nicht beschrieben. Nach meiner Beobachtung könnte es sich hier um einen gestörten Zellerneuerungsprozess handeln.

Auswirkungen des Insulins auf den Stoffwechsel

Unsere Ernährung hat einen großen Einfluss auf die Stoffwechselprozesse, insbesondere Kohlenhydrate, die vom Stoffwechsel schnell verarbeitet werden können. Dazu gehört neben zuckerhaltigen Nahrungsmitteln und Getränken auch der Weizen. Er enthält die Stärke Amylopektin A, die von den Enzymen der Bauchspeicheldrüse leicht in Glukose umgewandelt werden kann, sodass es zu einem raschen Anstieg des Blutzuckerspiegels kommt. Um diesen wieder zu senken, wird die Produktion des Hormons Insulin in der Bauchspeicheldrüse angekurbelt. Insulin ist das einzige Hormon, das den Blutzuckerspiegel senken kann. Es gehört aufgrund seiner nährenden Wirkung zur anabolen Seite des Stoffwechsels.

Wird die Menge der benötigten Kohlenhydrate überschritten, gerät durch den Anstieg des Insulins der anabole Anteil des Stoffwechsels ins Übergewicht. Um im Gleichgewicht zu bleiben, reduziert das limbische System (ein Teil des Gehirns) das anabol wirkende Wachstumshormon Somatropin. Dazu nutzt es das parallel zum Insulin von der Bauchspeicheldrüse und der Hypophyse produzierte Hormon Somatostatin. Da Insulin nur an und nicht in der Körperzelle wirkt, gerät der **intrazelluläre Stoffwechsel** in eine katabole Stoffwechsellage mit einem STH-Mangel auf der anabolen Seite.

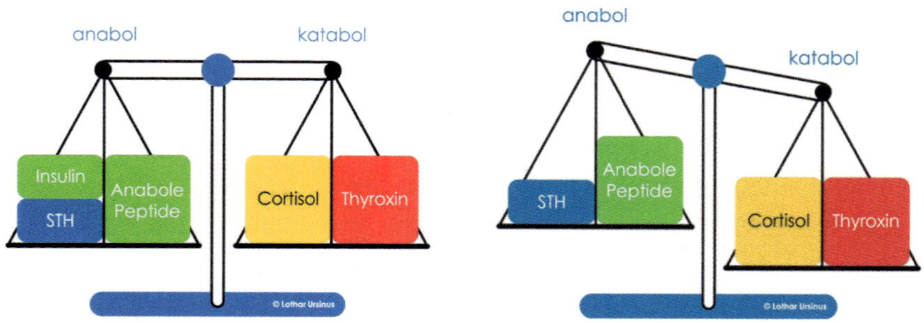

Vorübergehendes Gleichgewicht durch Reduktion des STH, wodurch die Basisregulation in der Körperzelle ins Ungleichgewicht gerät

Das hat einen direkten Einfluss auf die Innenauskleidung der Gefäße (Endothel). Ein Mangel an Wachstumshormonen verursacht Schäden an der Gefäßinnenwand, die durch Zellen des Immunsystems, auch »Schaumzellen« genannt, abgedichtet werden. Wir können uns das wie ein Pflaster, auch als »Plaques« bezeichnet, auf einer Wunde vorstellen. Je häufiger die Gefäßinnenwand beschädigt wird, desto mehr dieser Plaques kleben an ihr. Diese Ablagerungen führen zu **Arteriosklerose** und bilden in Verbindung mit einer Übersäuerung des Gewebes die Voraussetzung für **Herz-** und **Hirninfarkte.**

Ein frühes Anzeichen einer Kohlenhydratstoffwechselstörung ist **Bluthochdruck** (Hypertonie). Dieser entsteht, wenn die Nieren insulinresistent werden und sich aufgrund des Sauerstoffmangels dann die Gefäße verengen.

Diabetes mellitus Typ 2 ist die bekannteste Erkrankung, die in Verbindung mit Insulin steht. Doch auch Fettleber, Sexualstörungen, Übergewicht, Makuladegeneration und sogar Krebs sind katabole Stoffwechselentgleisungen, die mit dem Thema »Ernährung« eng verbunden sind.

In neuen Publikationen wird häufig der **Diabetes mellitus Typ 3** erwähnt. Auch er ist eine Erkrankung, die mit Insulin zu tun hat. Bereits Anfang der 1990er-Jahre stellte der Heidelberger Neurowissenschaftler Siegfried Hoyer die These auf, dass Demenz eine Stoffwechselstörung sein könnte: ein Diabetes mellitus Typ 3. In zahlreichen Untersuchungen wird deutlich, dass defekte Insulinrezeptoren die Ursache für **Demenz** und **Alzheimer** sind. Das heißt, dass die Gehirnzellen die Glukose aus dem Blut trotz ausreichender Insulinproduktion des Körpers nicht mehr in der benötigten Menge aufnehmen können. Den Nervenzellen fehlt somit die Energie, verbrauchte Proteine zeitnah abzubauen. Die Zellen »vermüllen«, Plaques entstehen, und in der Folge sterben die betroffenen Nervenzellen ab.

In Verbindung mit einem reduzierten Wachstumshormonspiegel kommt es bei einer kohlenhydratlastigen Ernährungsweise zu **niedriggradigen Entzündungen,** die auch als »inflammatorische Prozesse« oder »chronische Entzündungen« bezeichnet werden. Hier spielen die AGEs (Advanced Glycation Endproducts) eine entscheidende Rolle. Sie entstehen durch die Verzuckerung von Proteinen, die dadurch nicht mehr funktionsfähig sind. Chronische niedriggradige Entzündungen bilden die Grundlage für schwerwiegende Krankheitsbilder. Dazu gehören beispielsweise Autoimmunerkrankungen, Tumorbildung, Fibromyalgie, Depressionen, Alzheimer, Parkinson, Übergewicht und das chronische Müdigkeitssyndrom.

Auswirkungen des Insulins auf das Hormonsystem

Insulin stimuliert zusammen mit dem in der Hirnanhangsdrüse produzierten Luteinisierenden Hormon (LH) in den Geschlechtsorganen – durch die Thekazellen der Frau bzw. die Leydigzellen des Mannes – die Umsetzung von Progesteron in Testosteron (»männliches Hormon«). Zeitgleich wird die Produktion der sexualhormonbindenden Globuline (SHBG) in der Leber reduziert. Das führt zu einer Erhöhung des freien Testosterons im Blut und in der Folge zu einer verstärkten Aktivität der Talgdrüsen in der Haut.

Akne entsteht dann, wenn das Testosteron die Produktion von Keratin in den Poren erhöht, dieses sich mit dem Talg verbindet und die Poren verstopft. Das typische Hautbild der Akne sind vergrößerte, geschwollene und entzündete Poren. Östrogen (»weibliches Hormon«) wirkt der Aktivität der Talgdrüsen entgegen. Das ist ein Grund, warum die östrogenhaltige Antibabypille bei Frauen häufig erfolgreich gegen Akne wirkt.

Eine weitere Problematik, die in der Verbindung der Geschlechtshormone mit dem Stoffwechselhormon Insulin auftritt, sind Zyklusstörungen und Zysten in den Eierstöcken (**polyzystisches Ovarialsyndrom, PCOS**). Davon ist fast jede zehnte Frau im gebärfähigen Alter betroffen.

Die **männliche Glatze** entsteht durch das stark anabol wirkende Testosteron, das im Zusammenhang mit Insulin die Produktion des Wachstumshormons (STH) unterdrückt und so den Haarboden schädigt. Frauen produzieren auch Keimdrüsenhormone, aber sie haben zwei, die sich in ihrer Wirkung mehr oder weniger aufheben: die anabolen Östrogene und das katabole Progesteron.

Zum Zeitpunkt der Pubertät und der Schwangerschaft wird der Organismus mit den anabol wirkenden Keimdrüsenhormonen (Testosteron und Östrogen) überschwemmt. Die anabole Seite des Stoffwechsels kann diese Situation allein nicht mehr ausgleichen. Damit das hormonelle Gleichgewicht wiederhergestellt wird, werden die katabol wirkenden Hormone der Nebennieren (Cortisol) und der Schilddrüse (fT3 und fT4) angehoben. Bei einer gleichzeitig kohlenhydratlastigen Ernährungsweise und einem Anstieg des Insulins müssen die katabolen Kräfte umso mehr aktiviert werden. Vorzugsweise übernimmt Cortisol diesen Ausgleich.

Im Stoffwechsel führt die Erhöhung des Cortisolspiegels allerdings zum Abbau von Eiweißen im Gewebe, um daraus Glukose als Energielieferanten aufzubauen (Gluconeogenese). Der Abbau der Eiweiße erfolgt im gesamten Organismus, hauptsächlich in der starken Rückenmuskulatur. Die Folgen sind **Rückenbeschwerden,** aber auch **Verbiegungen der Wirbelsäule, Bänder-** und **Muskelschwäche, Parodontose, Osteoporose** und **Degeneration.** An der Haut kommt es zu **Dehnungsstreifen** (Striae cutis distensae). Diese streifenförmigen Hautveränderungen, die im Rahmen einer Schwangerschaft auch als »Schwangerschaftsstreifen« bezeichnet werden, sind auf die Strukturschwäche des Fasergerüstes der Haut zurückzuführen und gelten als eines der Leitsymptome bei Hypercortisolismus.

Ein weiteres Symptom des erhöhten Cortisolspiegels ist **Stammfettsucht.** Darüber klagen überwiegend Frauen, die in den **Wechseljahren** plötzlich an Bauchumfang zulegen, obwohl sie nicht mehr essen als zuvor. Der Anstieg des Cortisolspiegels ist darauf zurückzuführen, dass das katabol wirkende Progesteron im Verhältnis zum anabol wirkenden Östrogen stärker abnimmt. Es wird durch Cortisol ersetzt, damit sich die anabolen und katabolen Kräfte wieder ausgleichen. Durch eine kohlenhydratarme Ernährungsweise lässt sich der Anstieg des Cortisols erheblich verringern. Neben der Reduzierung der Kohlenhydrate kann der Mangel vorübergehend mit **bioidentischen Hormonen** ausgeglichen werden. Diese werden nur in Apotheken hergestellt und sind kein Produkt der Pharmaindustrie. Die Anwendung sollte ausschließlich durch einen sachkundigen Therapeuten erfolgen, der vorab einen Hormonstatus im Labor hat erstellen lassen.

Auswirkungen des Insulins auf den Hunger

Leptin ist ein körpereigenes Hormon, das überwiegend in den Fettzellen gebildet wird. Je mehr Fett das Fettgewebe speichert, desto mehr Leptin wird hergestellt und anschließend ins Blut abgegeben. Die über das Zwischenhirn (Hypothalamus) ausgeschütteten Botenstoffe (Neuropeptide), die den Appetit anregen und den Menschen zur Nahrungsaufnahme animieren, werden durch das Leptin gehemmt. Ein Mangel an Leptin reduziert daher das Sättigungsgefühl.

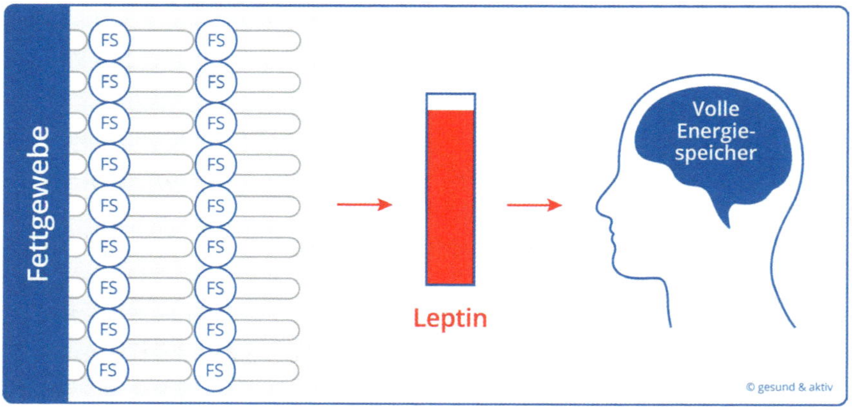

Hoher Leptinspiegel erzeugt ein Sättigungsgefühl

Früher wurde angenommen, dass adipöse Menschen, die fortwährend Appetit verspüren, unter einem Leptinmangel leiden. Neuere Forschungen ergaben, dass nicht der Leptinmangel den ständigen Appetit verursacht, sondern eine **Leptinresistenz**. Die Zellen reagieren also nicht mehr auf das Leptin. Dies wird durch einen dauerhaft zu hohen Insulinspiegel ausgelöst.

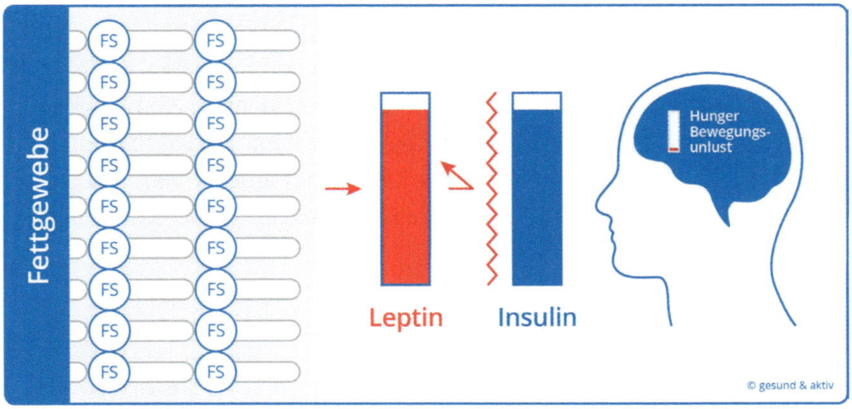

Insulin blockiert den Leptinimpuls, Hunger und Bewegungsunlust werden signalisiert

Das Gehirn reagiert so, als wäre kein Leptin vorhanden, was sonst nur im Hungerzustand der Fall ist. Das erklärt auch, warum sich bei einem dauerhaft erhöhten Insulinspiegel der Stoffwechsel und der Energieverbrauch verlangsamen. Es kommt zu einem Stimmungstief, man verliert die Lust, sich zu bewegen, und hat Heißhunger.

Naturheilkundliche Unterstützung und Hinweise für die Praxis

Ernährung

Unser Stoffwechsel funktioniert immer noch wie in der Steinzeit. Er ist auf die Fülle der Kohlenhydrate in der heute üblichen Ernährung nicht eingestellt. Die geschilderten Auswirkungen können mit Medikamenten gelindert, aber nicht geheilt werden. Die Probleme vieler Menschen können jedoch durch eine auf den individuellen Stoffwechsel abgestimmte insulinreduzierte Ernährungsweise verbessert werden. Damit ist das Stoffwechselprogramm von »gesund + aktiv« der wichtigste Baustein auf dem Weg zu einem gesunden Metabolismus. Im Kapitel »Wege zur stabilen Gesundheit« (S. 383) gehe ich auf dieses Programm näher ein.

Begleitbehandlung

Die schulmedizinische Therapie greift mit unterschiedlichen Mitteln in die Regulation des Zuckerstoffwechsels ein. **Sulfonylharnstoffe** und **Glinide** stimulieren die Insulinsekretion der Betazellen und führen so zu einer Senkung des Blutzuckerspiegels. Das bereitgestellte Insulin verstärkt allerdings das Hungergefühl, wodurch schneller Übergewicht entsteht.

Metformin senkt den Blutzucker, indem es die Neubildung von Glukose in der Leber hemmt. Dadurch gelangt weniger vom Körper produzierter Zucker ins Blut. Zusätzlich verzögert das Medikament die Glukoseaufnahme im Darm. Der Blutzuckerspiegel kann nicht ansteigen, und die Insulinwirkung wird verbessert. Es trägt möglicherweise über diesen Weg auch zur Gewichtsreduktion bei. Bei einer Herzschwäche ist Metformin kontraindiziert, da es die Lactatazidose und somit die Gefahr eines Herzinfarkts fördern kann.

GLP-1-Analoga (Nachbauten), beispielsweise Liraglutid (Victoza) und Semaglutid (z. B. Ozempic) wurden speziell für Menschen mit Diabetes mellitus Typ 2 entwickelt. Das GLP-1 (Glucagon-like Peptide 1) ist ein Hormon, das hauptsächlich nach der Nahrungsaufnahme im Dünndarm produziert wird. Es fördert die Freisetzung von Insulin aus den Betazellen der Bauchspeicheldrüse und hemmt die Glukagonsekretion in der Leber. Gleichzeitig trägt es zu einer verzögerten Magenentleerung bei und beeinflusst die Zentren im Gehirn, die für den Appetit und die Sättigung verantwortlich sind. Dadurch wird weniger Nahrung zugeführt, was zur Gewichtsreduktion beiträgt. Das körpereigene GLP-1 wird von dem Enzym Dipeptidylpeptidase-4 (DPP-4) abgebaut. Bei GLP-1-Analoga wurden zwei Aminosäuren ausgetauscht, um den Abbau durch das DPP-4 zu verhindern und die Wirkdauer zu verlängern. Damit haben sie eine günstige Wirkung auf das Körpergewicht. Das ist einer der Gründe, warum das Medikament bei Menschen, die keinen Diabetes mellitus haben, als »Abnehmspritze« bekannt geworden ist.

Aus **Sicht der anthroposophischen Medizin** entwickeln sich beim metabolischen Syndrom und beim Diabetes mellitus im gesamten Organismus Skleroseprozesse. Im **Nerven-Sinnes-System** kann es zu Durchblutungsstörungen im Gehirn oder neurodegenerativen Erkrankungen kommen, z. B. Alzheimer oder Demenz. Im **rhythmischen System** manifestiert sich als Skleroseerkrankung oft die koronare Herzerkrankung. Überhaupt ist das rhythmische System des Menschen durch zunehmende Starre, Verfestigung und Sklerose gekennzeichnet. Darüber hinaus kann die Herzfrequenzvariabilität, in der sich verschiedene körpereigene Rhythmen abbilden, eingeschränkt sein und erstarren. Im **Stoffwechsel-Gliedmaßen-System** zeigt sich der Skleroseprozess durch das Diabetische Fußsyndrom (Wunden am Unterschenkel oder Fuß).

Unter dieser Betrachtungsweise haben Arzneimittel und Therapieverfahren, die mit Wärme verbunden sind, eine besondere Bedeutung. Die frischen Blätter des **Rosmarinus officinalis** dynamisieren den Blutkreislauf, entzünden den Geist und feuern den Stoffwechsel an. Sie schenken Energie, erwärmen Körper und Seele und stärken Magen und Bauchspeicheldrüse. Die Anwendung kann in Form von Rosmarin-Öldispersionsbädern bzw. oral mit Rosmarinus recens D3 von Weleda oder **Ceres Rosmarinus urt.** durchgeführt werden.

Platinum chloratum/Pankreas comp. von Wala ist eines der Hauptmittel bei erhöhten Blutzuckerwerten, da es eine regulierende Wirkung auf die Bauchspeicheldrüse hat.

Aurum/Stibium/Hyoscyamus von Wala oder **Aurum/Hyoscyamus comp.** von Weleda eignet sich bei Rhythmusstörungen (Herz- und Lebensrhythmus) ängstlicher und unruhiger Menschen. Es stärkt das rhythmische System bei Beschwerden, die durch seelische Ursachen oder Störungen des Stoffwechsels entstanden sind.

Phosphor – in Form von **Phosphorus D6** – wird weniger bei einem unruhigen Seelenleben und vielmehr bei Willenslähmung mit begleitender Müdigkeit und Inaktivität eingesetzt. Phosphor stärkt die Persönlichkeit und die Stoffwechselprozesse.

Ceres Hypericum urt. oder **Hypericum auro cultum D2** von Weleda können eingesetzt werden, wenn eine depressive Symptomatik des diabeteskranken Patienten im Vordergrund steht. Johanniskraut hat von allen Heilpflanzen die stärkste Beziehung zum Licht, unserer essenziellen Energiequelle.

Entsprechend der sich entwickelnden Ausprägung des metabolischen Syndroms bzw. des Diabetes mellitus kommen noch weitere, auf die Symptomatik ausgerichtete Ergänzungsmittel zum Einsatz.

Analoge Entsprechung

Die Zuckerkrankheit ist auf körperlicher Ebene mit zahlreichen Verhärtungsprozessen verbunden. Als Gegenpol entstehen chronische Entzündungsprozesse. Die ausgeprägten Anzeichen der Zuckerkrankheit sind Demenz und Alzheimer im Nerven-Sinnes-System, Erstarrung des Herz- und Atemrhythmus und Durchblutungsstörungen mit Sklerotisierung der Gliedmaßen (Diabetisches Fußsyndrom).

Diese Verhärtung zeigt sich analog auf der seelisch-geistigen Ebene. Vielen Menschen mit Diabetes mellitus Typ 2 fällt es schwer, Vorhaben und Entschlüsse in die Tat umzusetzen. Obwohl sie über die Folgen ihrer Erkrankung informiert sind und meist genau wissen, was zu tun sinnvoll und nötig wäre, schaffen sie es einfach nicht, diesem Wissen auch Taten folgen zu lassen.

Wie auf körperlicher Ebene die Muskeln sind auch Denken, Fühlen und Wollen mit Zucker verbunden. Trotz ausreichender Menge an Zucker verarmt die Zelle im Inneren. Es fehlt an Spannkraft, Willens- und Entscheidungsstärke, Begeisterung und Wärme.

Der Gegenpol zur Starre ist Bewegung. Wenn Kinder in der bewegungsaktiven Lebensphase vor Computer und Fernseher verharren und somit inaktiv sind, legen sie bereits zu diesem Zeitpunkt die Disposition für Übergewicht, Arteriosklerose und Diabetes fest. Der Lebensstil beeinflusst sehr früh die Gesundheit. Nur noch passiv aufnehmen und nicht innerlich selbst beweglich sein, sich also nicht mehr für etwas begeistern und erwärmen können, hat eindeutig etwas mit der Zuckerkrankheit zu tun.

Eiweiß

Eiweiß, auch »Protein« genannt, ist ein biologisches Makromolekül, das aus Aminosäuren aufgebaut ist. Verknüpft werden die einzelnen Aminosäuren durch Peptidverbindungen. In der Laboranalyse wird häufig das im Blut befindliche Gesamteiweiß untersucht.

Gesamteiweiß

Referenzbereich 6,6 – 8,7 g/dl

Das im Blut gemessene Gesamteiweiß setzt sich aus verschiedenen Proteinen zusammen, die sich im flüssigen Teil des Blutes (Plasma) befinden. Sie bilden keine einheitliche Gruppe und haben verschiedene Aufgaben und Funktionen.

Erhöhte Eiweißwerte

Erhöhte Werte können durch folgende Situationen entstehen:

- Verminderung des Wasseranteils im Blut, z. B. durch Austrocknung aufgrund schwerer Durchfälle, Erbrechens oder hormonell bedingten Flüssigkeitsverlustes

- Erkrankungen, bei denen Zellen des Immunsystems in vermehrtem Maße Eiweiße ans Blut abgeben, beispielsweise beim Plasmozytom (einer Tumorerkrankung des lymphatischen Systems), Hepatitis C oder Krebserkrankungen

Reduzierte Eiweißwerte

Reduzierte Werte finden sich:

- bei verschiedenen Nierenerkrankungen, im Rahmen derer größere Eiweißmengen verloren gehen
- beim nephrotischen Syndrom (Als Folge einer Streptokokkeninfektion wie Scharlach werden die Nierenkörperchen geschädigt und zu viele Eiweiße ausgeschieden.)
- bei entzündlichen Darmerkrankungen, im Rahmen derer Eiweiße über den Darm verloren gehen, beispielsweise Morbus Crohn oder Colitis ulcerosa (Dickdarmentzündung)
- bei Verbrennungen der Haut

Analoge Entsprechung

Der Fachbegriff für Eiweiß lautet »Protein«. Er wurde abgeleitet von dem griechischen Wort »proteios«, das »vorrangig« oder »grundlegend« bedeutet. Das spiegelt wunderbar die Rolle dieses Bausteins wider, wenngleich das Benennungsmotiv ursprünglich ein anderes war. Eiweiße dienen dem Zellaufbau und der Zellregeneration. Ein geringer Eiweißspiegel im Blut weist auf mangelnde Regeneration auf körperlicher und seelisch-geistiger Ebene hin. Die Erholungsphase nach einer Erkrankung oder nach körperlicher Anstrengung verlängert sich. Die Leistungsfähigkeit, die Energie ist reduziert. Da die Nieren und Nebennieren im Eiweißstoffwechsel eine bedeutende Rolle spielen, finden wir hier den wichtigsten Ansatzpunkt in der Behandlung von Eiweißmangelsituationen.

Naturheilkundliche Unterstützung und Hinweise für die Praxis

Neben den bekannten Mitteln zur Unterstützung der Nieren, z. B. **Renes/Equisetum, Solidago** und **Equisetum arvense,** kann mit **Hypophysis Stannum** von Wala der Drüsen- und Aufbaustoffwechsel angeregt werden. **Organum Quadruplex** von Wala zählt ebenfalls zu den Mitteln, die bei Eiweißmangel durch die Anregung der vier Hauptorgane (Herz, Leber, Lunge, Nieren) den Eiweißstoffwechsel unterstützen.

Um den Eiweißbedarf kurzfristig zu decken, nutze ich in der Praxis **AMINO BALANCE** von NewLife nutrition. Dabei handelt es sich um eine Mikronährstoffkombination aus den acht essenziellen Aminosäuren ohne weitere Zusatzstoffe.

Aminosäure Phenylalanin

Referenzbereich 0,74 – 1,47 mg/dl

Phenylalanin ist eine essenzielle Aminosäure, die an verschiedenen biochemischen Prozessen beteiligt ist:

- **Proteinsynthese:** Als Baustein für Proteine ist Phenylalanin entscheidend für die Struktur und Funktion von Enzymen, Zellen und Geweben.
- **Neurotransmittersynthese:** Phenylalanin ist ein Vorläufer von Tyrosin, das wiederum ein Vorläufer der Neurotransmitter Dopamin, Adrenalin und Noradrenalin darstellt. Diese spielen eine wichtige Rolle bei der Regulierung von Stimmung, Aufmerksamkeit und der Stressantwort.
- **Schmerzregulation:** Einige Studien legen nahe, dass Phenylalanin an der Schmerzregulation beteiligt sein könnte, da es die Produktion von Botenstoffen mit schmerzlindernden Eigenschaften (Enkephaline) fördert.
- **Melaninproduktion:** Tyrosin, das aus Phenylalanin entsteht, ist auch ein Vorläufer von Melanin, dem Pigment, das für die Farbe von Haut, Haaren und Augen verantwortlich ist.

Ein Mangel an Phenylalanin kann verschiedene gesundheitliche Probleme verursachen:

- kognitive Einschränkungen und Gedächtnisleistungen
- Stimmungsschwankungen und Depressionen
- verminderte Stressresistenz und Angstzustände
- Schwächen im Immunsystem

Ein ausgeglichener Phenylalaninspiegel ist wichtig, da ein Überschuss auch negative Auswirkungen auf die Nierenfunktion haben kann. Nahrungsmittel wie Fleisch, Fisch, Eier und einige Hülsenfrüchte sind gute Quellen für diese Aminosäure. Bei besonderen gesundheitlichen Bedingungen oder Ernährungsweisen (beispielsweise einer veganen) kann die Zufuhr durch Nahrungsergänzungsmittel sinnvoll sein.

Aminosäure Tyrosin

Referenzbereich 0,75 – 1,75 mg/dl

Tyrosin ist eine semi-essenzielle Aminosäure, was bedeutet, dass der Körper sie in gewissen Mengen selbst produzieren kann, allerdings auf eine externe Zufuhr durch die Nahrung angewiesen ist. Tyrosin spielt eine zentrale Rolle in mehreren biochemischen Prozessen des Körpers:

- **Neurotransmittersynthese:** Tyrosin ist ein Vorläufer von Neurotransmittern wie Dopamin, Noradrenalin und Adrenalin. Diese sind für verschiedene Funktionen wie Stimmungsregulation, Stressantwort und Aufmerksamkeit verantwortlich.
- **Schilddrüsenhormonsynthese:** Tyrosin ist an der Bildung von Schilddrüsenhormonen wie Thyroxin beteiligt, die den Stoffwechsel regulieren.
- **Melaninproduktion:** Tyrosin ist auch ein Baustein für Melanin, das Pigment, das für die Färbung von Haut, Haaren und Augen verantwortlich ist.
- **Proteinsynthese:** Wie andere Aminosäuren ist Tyrosin an der Bildung von Proteinen beteiligt.

Ein Mangel an Tyrosin kann verschiedene gesundheitliche Probleme verursachen:

- psychische Symptome wie depressive Stimmungen und eine Abnahme der geistigen Leistungsfähigkeit
- Stoffwechselprobleme (durch eine Schilddrüsenunterfunktion)
- Pigmentstörungen
- Muskelschwäche und Wachstumsprobleme
- allgemeine Müdigkeit und Antriebslosigkeit (Tyrosin wird in der Literatur häufig als natürliches Aufputschmittel beschrieben, da es nicht nur stimmungsaufhellende, sondern auch Energie steigernde Eigenschaften hat.)

Eine ausgewogene Ernährung, reich an proteinhaltigen Lebensmitteln wie Fleisch, Fisch, Eiern und Hülsenfrüchten, kann dabei helfen, ausreichende Mengen an Tyrosin zu sich zu nehmen. In einigen Fällen können auch Nahrungsergänzungsmittel sinnvoll sein, die Substitution sollte jedoch immer individuell untersucht und überwacht werden.

Aminosäure Tryptophan

Referenzbereich 0,57 – 1,23 mg/dl

Tryptophan ist eine essenzielle Aminosäure, die eine Schlüsselrolle in verschiedenen biologischen Prozessen einnimmt.

- **Serotoninsynthese:** Eine der wichtigsten Rollen von Tryptophan ist die Synthese von Serotonin, einem Neurotransmitter, der Stimmung, Schlaf und Appetit reguliert.
- **Melatoninsynthese:** Durch seine Rolle in der Serotonin-Produktion ist Tryptophan auch indirekt an der Herstellung von Melatonin beteiligt, dem »Rhythmushormon«.
- **Niacinsynthese:** Tryptophan ist ebenfalls an der Produktion von Niacin (Vitamin B3) beteiligt, das für den Energiestoffwechsel wichtig ist.
- **Proteinsynthese:** Als Aminosäure ist Tryptophan auch ein Baustein für Proteine, die für zahlreiche biologische Funktionen benötigt werden.
- **Regulation des Immunsystems:** Einige Studien deuten darauf hin, dass Tryptophan an der Regulierung des Immunsystems beteiligt sein könnte.

Ein Mangel an Tryptophan hat Auswirkungen auf die Psyche und den Stoffwechsel:

- Stimmungsschwankungen und Depressionen (Tryptophan wird als »natürliches Antidepressivum« bezeichnet.)
- Schlafstörungen
- Appetit- und Gewichtsprobleme (Sättigungsgefühl gestört)
- geschwächtes Immunsystem
- Haut- und Schleimhautprobleme (z. B. Pellagra)

Tryptophan ist sowohl in pflanzlichen als auch in tierischen Lebensmitteln ausreichend vorhanden. Zu einem Mangel an Tryptophan kommt es selten.

Fettsäuren

Fettsäuren als Bestandteil der natürlichen Fette und Öle sind wichtige Energieträger im Stoffwechsel. Sie können aber auch Auslöser von Entzündungen und somit eine Ursache für chronische Erkrankungen sein. Welche Bedeutung haben Fettsäuren im Stoffwechsel, und wie kommt es zu diesen gegensätzlichen Wirkungen?

Fette sind für den Menschen lebenswichtig. Sie erfüllen in Zellen und Geweben wichtige Funktionen und werden von den meisten Zellen des Körpers in Energie umgewandelt. Sie können praktisch unbegrenzt im Fettgewebe gespeichert werden, wodurch enorme Energievorräte entstehen. Darüber hinaus sind sie für die fettlöslichen Vitamine A, D, E und K von Bedeutung.

Fettsäuren sind Bestandteil der Biomembran von Zellen und Organellen (Mitochondrien). In dieser Funktion dienen sie der mechanischen und elektrischen Isolierung und der interzellulären Kommunikation.

Metabolite der Fette wie Prostaglandine, Thromboxane oder Leukotrine sind hormonähnliche Substanzen mit wichtigen Regulationsfunktionen. Prostaglandine und Thromboxane fungieren als Mediatoren für Schmerzen, Hormone, Fieber und Entzündungen. Leukotrine sind entzündungsfördernde Botenstoffe, die ähnlich wie Histamin von Mastzellen oder anderen Immunzellen freigesetzt werden.

Aus medizinischer Sicht ist die biochemische Struktur der Fettsäuren von Bedeutung. Sind bei einer Fettsäure alle freien Bindungsstellen der Kohlenstoffatome mit Wasserstoff belegt, wird sie als »gesättigt« bezeichnet. Verbinden sich zwei Kohlenstoffatome miteinander, ist die Fettsäure nicht mehr vollständig gebunden und wird als »ungesättigt« bezeichnet. Sie hat andere Eigenschaften als eine gesättigte Fettsäure.

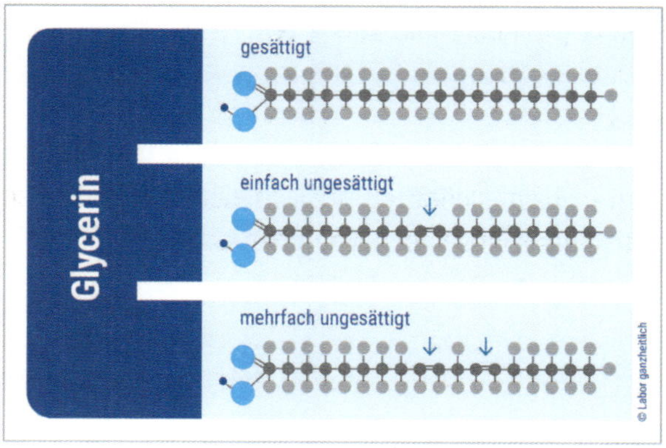

Besitzt eine ungesättigte Fettsäure nur eine einzige Doppelbindung der Kohlenstoffatome, dann wird sie als »einfach ungesättigt« bezeichnet. Weist sie zwei oder mehr Doppelbindungen auf, spricht man von einer »mehrfach ungesättigten« Fettsäure. Jede dieser unterschiedlichen Strukturen erfüllt eine wichtige Aufgabe im Körper.

Gesättigte Fettsäuren

Gesättigte Fettsäuren sind in allen tierischen Produkten wie Butter, Milchprodukten, Fleisch und Wurstwaren sowie in Kokos- und Palmkernfett (Öle aus den Kernen der Ölpalme) enthalten. Sie sind hervorragende und unkomplizierte Energieträger, die kiloweise im Fettgewebe gespeichert werden können.

In Lebensmitteln erkennen wir gesättigte Fette an ihrer festen Konsistenz, z. B. in Butter, Schmalz, Kakaobutter, Kokos- oder Palmkernfett. Sie behalten bei Zimmertemperatur ihre feste Form.

Der Körper kann gesättigte Fettsäuren auch selbst herstellen. Das passiert vor allem in der Leber, wenn der Stoffwechsel mit einem Überschuss an anderen energiereichen Nährstoffen fertig werden muss wie Kohlenhydraten, Eiweißen und Alkohol.

Gesättigte Fette haben einen schlechten Ruf, weil sie angeblich den Cholesterinspiegel anheben können. Neuere Erkenntnisse aus der forschenden Medizin können das nicht bestätigen.

Blutwert	Gemessener Wert				Referenzbereich	Gemessener Wert im Referenzbereich
GESÄTTIGTE FETTSÄUREN						
C14:0 Myristinsäure	S		95.6	mg/l	29.8-111.8	
C16:0 Palmitinsäure	S		1093.4	mg/l	494.9-1746.0	
C18:0 Stearinsäure	S	+	343.9	mg/l	183.9-321.9	
C20:0 Arachinsäure	S	+	10.6	mg/l	5.6-8.9	
C22:0 Behensäure	S	-	21.6	mg/l	25.9-44.4	
C24:0 Lignocerinsäure	S	+	32.1	mg/l	20.3-30.8	
Summe ges. Fettsäuren	S	+	1597	mg/l	764-1483	

Unter den gesättigten Fettsäuren hat die **Palmitinsäure** den größten Anteil. Sie ist vorwiegend in tierischen Lebensmitteln enthalten. Eine Überversorgung zeigt sich durch Übergewicht, zunehmende Insulinresistenz mit beginnenden Anzeichen eines Diabetes mellitus, erhöhte Cholesterinwerte und ein erhöhtes Entzündungsrisiko. Palmitinsäure dient als Energielieferant und -reserve und ist am Aufbau und dem Schutz von Zellmembranen beteiligt.

Ähnlich einzustufen ist auch die **Stearinsäure.** Ihr Spiegel im Blut hängt allerdings nicht ausschließlich von der Menge über die Nahrung aufgenommener Fette ab. Eine kohlenhydratreiche Ernährungsweise kann ebenfalls zu einem Anstieg der gesättigten Fettsäure führen. Immer wenn die Kohlenhydratspeicher in der Leber gefüllt sind, werden die bereits gespeicherten Kohlenhydrate in Fettsäuren umgewandelt und in der Leber zwischengelagert, bevor sie über das Blut an ein Glycerid gebunden (Triglycerid) in die Fettdepots transportiert werden.

Einfach ungesättigte Fettsäuren

Einfach ungesättigte Fettsäuren (mit einer Doppelbindung) kann der Körper aus gesättigten Fettsäuren selbst herstellen. Sie sind also nicht essenziell und müssen nicht mit der Nahrung zugeführt werden.

Blutwert		Gemessener Wert		Referenzbereich	Gemessener Wert im Referenzbereich
EINFACH UNGESÄTTIGTE FETTSÄUREN					
C16:1 n-7 Palmitoleinsäure	s	82.5	mg/l	28.5-216.1	
C18:1 n-9 Ölsäure	s	1315.7	mg/l	445.0-2134.8	
C24:1 n-9 Nervonsäure	s	47.8	mg/l	29.4-84.3	
Summe einf. unges. Fettsäuren	s	1446	mg/l	544-2411	

Wichtigster Vertreter der einfach ungesättigten Fettsäuren ist die **Ölsäure.** Sie wird in der Literatur auch als **»Omega-9-Fettsäure«** bezeichnet. Ölsäure dient als Energiequelle und stabilisiert die Zellmembranen. Ihr Einbau unterstützt die Elastizität der Blutgefäße, die Kommunikation der Nervenzellen untereinander und die Geschmeidigkeit der Haut. Der Gegenspieler der Omega-9-Fettsäure an den Zellmembranen ist die **Omega-6-Fettsäure.** Fehlt es an Omega-9-Fettsäure oder besteht ein dauerhafter Überschuss an Omega-6-Fettsäure, verlieren die Zellen ihre Elastizität und die Nervenzellen die Fähigkeit der Kommunikation.

Insbesondere Olivenöl enthält eine hohe Konzentration an Omega-9-Fettsäuren und geringe Anteile an Omega-6-Fettsäuren. Weitere Lebensmittel mit einem hohen Anteil an Ölsäure sind Rapsöl, Avocado, Nüsse und Samen.

Einfach ungesättigte Fettsäuren sind mit Abstand die am wenigsten diskutierten Fettsäuren. Ihre Auswirkungen auf den Körper sind grundlegend unproblematisch. Die Meinungen über die mehrfach ungesättigten Fette gehen hingegen weit auseinander und polarisieren.

Mehrfach ungesättigte Fettsäuren

Mehrfach ungesättigte Fettsäuren kann der Stoffwechsel nicht selbst herstellen. Sie müssen über die Nahrung zugeführt werden. Enthalten sind sie vor allem in Nüssen, verschiedenen Speiseölen und Kaltwasserfischarten wie Hering, Thunfisch, Lachs oder Makrele, im Krill, in Muscheln und in Algen.

Die mehrfach ungesättigten Fettsäuren werden in Omega-3- und Omega-6-Fettsäuren unterteilt.

Zu den **Omega-3-Fettsäuren** gehören als Hauptvertreter die pflanzliche Alpha-Linolensäure (ALA) und die aus dem Meer stammenden marinen Docosahexaensäure (DHA) und Eicosapentaensäure (EPA). Sie sind vor allem in Kaltwasserfisch, Krill und Algen sowie Lein-, Hanf- und Walnussöl enthalten.

Blutwert	Gemessener Wert		Referenzbereich	Gemessener Wert im Referenzbereich
mehrfach ungesättigte Fettsäuren;OMEGA-3				
C18:3 n-3 Alphalinolensäure(ALA) S	24.9	mg/l	9.8-49.6	
C20:5 n-3 Eicosapentaens. (EPA) S	14.7	mg/l	11.7-84.9	
C22:6 n-3 Docosahexaens. (DHA) S	59.0	mg/l	49.7-116.7	
Sum. mehrf. unges. Fetts.;Omega3 S	99	mg/l	88-251	

Die am häufigsten vorkommende Omega-3-Fettsäure ist die Alpha-Linolensäure. Sie wird durch die Enzyme Desaturase und Elongase in Verbindung mit den Co-Faktoren Vitamin B6, Zink und Magnesium zu EPA und DHA verstoffwechselt. Die gleichen Enzyme nutzt allerdings auch die Linolsäure, die zu den Omega-6-Fettsäuren gehört. Ein Überschuss an Linolsäure und/oder ein Defizit an den Co-Faktoren kann somit einen Mangel an EPA und DHA begünstigen.

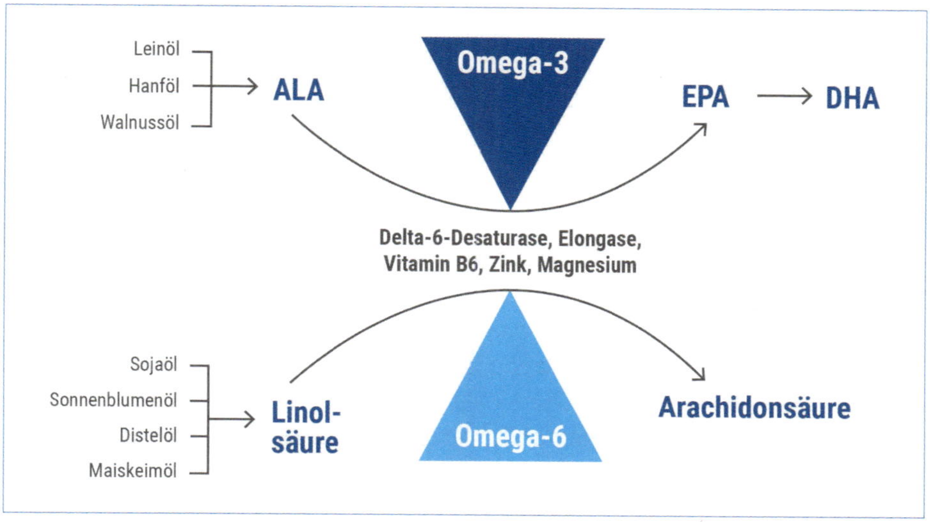

Weitere Faktoren, die einen möglichen Umwandlungsprozess hemmen, sind das Alter, UV-Strahlen, Alkohol und Insulinresistenz. In der Literatur wird beschrieben, dass unser Körper ALA nur zu maximal 5 % in EPA und zu 0,5 % in DHA umwandelt. Bei pflanzenbasierter Ernährung kann es daher zu einer Unterversorgung mit EPA und DHA kommen. Es ist ratsam, EPA und DHA direkt mit der Nahrung durch regelmäßigen Fischkonsum aufzunehmen.

Die wichtigsten **Omega-6-Fettsäuren** sind Linolsäure (LA) und Arachidonsäure (AA).

Blutwert		Gemessener Wert		Referenzbereich	Gemessener Wert im Referenzbereich
mehrfach ungesättigte Fettsäuren;OMEGA-6					
C18:2 n-6 Linolsäure (LA)	S	1368.4	mg/l	667.5-1604.0	
C18:3 n-6 gamma Linolens. (GLA)	S	8.4	mg/l	7.2-43.2	
C20:3 n-6 DGLA	S	70.1	mg/l	25.2-90.2	
C20:4 n-6 Arachidonsäure (AA)	S	243.4	mg/l	130.2-377.3	
Sum. mehrf. unges. FS;Omega6	S	1690	mg/l	842-2114	

Linolsäure ist Bestandteil von Maiskeim-, Distel-, Soja-, Sesam- und Sonnenblumenöl (sowie der entsprechenden Ölfrüchte). **Arachidonsäure** kommt überwiegend in tierischen Lebensmitteln wie Fleisch, Wurst, Fisch, Käse, Ei und Milchprodukten vor.

Der Körper kann sie auch aus der pflanzlichen Linolsäure selbst herstellen, darum zählt sie zu den semi-essenziellen Fettsäuren.

Einen besonders hohen Gehalt an Omega-6-Fettsäuren weisen tierische Lebensmittel aus Masttierhaltung auf. Das ist auf das Kraftfutter zurückzuführen, das den Tieren während der Aufzucht gegeben wird. Das gilt leider mittlerweile auch für Lachsfarmen, die Sojaschrot einsetzen. Da Sojaöl einen Omega-6-Gehalt von über 50 % aufweist, gelangen diese Fette über das Tier in den menschlichen Körper.

Eine weitere Omega-6-Quelle in unserer Ernährung sind kostengünstige Pflanzenöle, die in der Lebensmittelindustrie zur Herstellung von Fertigprodukten und Backwaren eingesetzt werden. Besonders häufig vertreten sind Sojaöl, Sonnenblumenöl und Maiskernöl.

Aufgaben der Omega-3- und Omega-6-Fettsäuren

Omega-3- und Omega-6-Fettsäuren sind in ihrem strukturellen Aufbau ähnlich. Beide sind Bestandteil der Zellmembran und werden für Wachstums- und Reparaturprozesse benötigt. Sie erfüllen wichtige Aufgaben in der Immunabwehr und im Herz-Kreislauf-System. Größtenteils sind sie allerdings Antagonisten, die sich gegenseitig kontrollieren. Darum ist ein ausgeglichenes Verhältnis beider Substanzen für die Gesundheit von großer Bedeutung. Im Idealfall sollte das Verhältnis Omega-6 zu Omega-3 zwischen 1 : 1 bis maximal 5 : 1 liegen. Während heutzutage Omega-3-Fettsäuren meist in einer zu geringen Menge verzehrt werden, herrscht ein Überschuss an Omega-6-Fettsäuren in vielen Lebensmitteln. Das führt zu einem ungünstigen Verhältnis mit gesundheitlichen Folgen. Bei vielen Menschen liegt das Verhältnis heutzutage bei über 20 : 1.

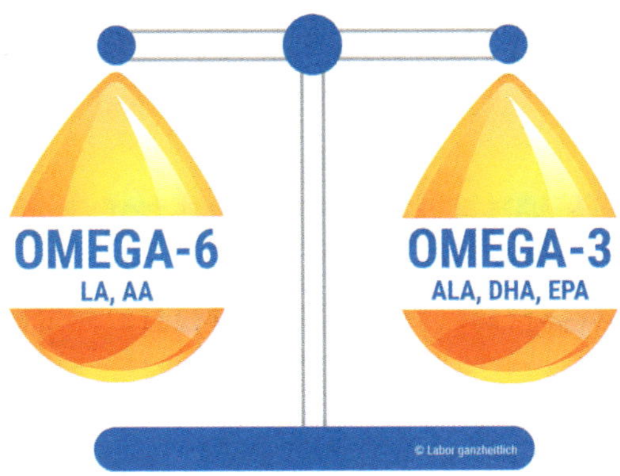

Zellenergiestoffwechsel

Omega-3-Fettsäuren sind essenzielle Strukturlipide der Mitochondrien. Sie sorgen für Aufbau, Funktion und Reparatur der empfindlichen Lipidschichten der Mitochondrien-Membrane.

Ein Mangel an Omega-3-Fettsäuren beeinträchtigt die laufende Neubildung sowie den Erhalt der Funktionsfähigkeit bestehender Mitochondrien. Die Folge ist ein verminderter mitochondrialer Energiestoffwechsel.

Studien haben gezeigt, dass eine erhöhte Omega-3-Versorgung eine ganze Reihe von positiven Wirkungen hat: Sie hebt den Energielevel, steigert die Ausdauer und Widerstandsfähigkeit, verbessert die Sauerstoffaufnahme und -nutzung sowie die Fettverbrennung und Eiweißsynthese. Außerdem verhilft sie zu weniger Muskelkater, Gelenk- und Muskelschmerzen, zu besseren Reflexen und höherer Konzentration.

Insbesondere Leistungssportler, die massenweise Eiweißriegel oder Proteinshakes einnehmen, sollten nicht nur auf eine Omega-3-reiche Ernährung achten, sondern auch die direkte Zufuhr von DHA und EPA erwägen.

Herz-Kreislauf-System

Omega-6-Fettsäuren erhöhen die Gerinnungsneigung des Blutes und verengen die Gefäße. Dies ist vor allem bei stärkeren Verletzungen von Vorteil. Denn je rascher die Gefäße sich verengen und je schneller das Blut gerinnt, desto weniger Blut verliert der Körper. Omega-3-Fettsäuren hingegen sind für die Spannung und Flexibilität der Blutgefäße wichtig. Sie hemmen Entzündungsprozesse, erweitern die Gefäße und senken die Blutgerinnung, damit das Blut besser durch die Gefäße gleiten kann und nicht bereits in ihnen verklumpt. Zudem schützen sie aufgrund ihrer antithrombotischen Eigenschaften vor arteriosklerotischen Plaques in den Adern. Aktuelle Studien weisen darauf hin, dass durch Omega-3-Fettsäuren erhöhte Triglyceride im Blut gesenkt werden können. Dieser positive Effekt kann als Schlaganfall-Prophylaxe gewertet werden. Die entzündungshemmende Eigenschaft von EPA und DHA kann das Risiko eines plötzlichen Herztods oder Herzinfarkts deutlich verringern. Durch die günstige Beeinflussung mehrerer kardiovaskulärer Risikofaktoren tragen Omega-3-Fettsäuren zur Prävention von kardiovaskulären Erkrankungen bei.

Nervensystem/Gehirn

Omega-3-Fettsäuren sind wichtig für die Bildung der Zellmembranen aller Nervenzellen. Sie sorgen für den Erhalt bestehender und eine laufende Produktion neuer Nervenzellen sowie die Reizweiterleitung. Depressionen, Demenz, Alzheimer und Aufmerksamkeitsstörungen können mit stark erniedrigtem Omega-3-Fettsäurespiegel im Blut in Verbindung gebracht werden. Auch wenn diese Erkrankungen viele Ursachen haben können, kann die Ernährung mit Omega-3-Fettsäuren Psychopharmaka einsparen oder überflüssig machen.

Omega-3-Fettsäuren sind Balsam für jede geschundene Seele. Forscher konnten in einer Studie einen eindeutigen Zusammenhang feststellen: Mehr Omega-3 bedeutet weniger Angst und bessere Stimmung. Die Fettsäuren unterstützen sogar die Wirkung von Antidepressiva.

Augengesundheit

DHA ist das wesentliche Strukturfett der Netzhaut und des Sehnervs. Daher sorgt eine hohe Konzentration für die nötige Flexibilität der Netzhaut und die normale Reizübertragung des Sehnervs. Der Gegenspieler Omega-6 verhindert diese Flexibilität und begünstigt damit die Degeneration der Makula. Menschen im mittleren Erwachsenenalter können bereits frühe Stadien der Makuladegeneration aufweisen. Derzeit leben in Deutschland etwa 7 Millionen Menschen mit dieser Erkrankung und der damit verbundenen stark verminderten Sehfähigkeit, die bis zur Erblindung führen kann.

Immunsystem

Die Omega-3-Fettsäure EPA und die Omega-6-Fettsäure Arachidonsäure bilden die Grundlage für einige hormonähnliche Transmitter, die an Entzündungsprozessen beteiligt sind. Während die Transmitter (Eicosanoide) aus der Arachidonsäure entzündungsfördernde Eigenschaften aufweisen, haben die Transmitter der Omega-3-Fettsäuren entzündungshemmende Auswirkungen im Immunsystem.

Omega-6-Fettsäure sollte nicht grundsätzlich als schlecht für das Immunsystem eingeordnet werden. Unser Körper ist auf sie angewiesen, da sie bei Verletzungen und Infektionen für das Immunsystem wertvolle Dienste leistet.

Beide Fettsäuren konkurrieren um die gleichen Stoffwechselvorgänge. Ein Zuviel an Omega-6 bewirkt eine Blockade von Omega-3 und verhindert eine Umwandlung in die entzündungshemmende Wirkungsform. Es kann zu einer vermehrten Auslösung von Entzündungen im Körper führen und begünstigt dadurch die sogenannten stillen Entzündungen, die die Ursache für eine Vielzahl der heutigen Zivilisationskrankheiten bilden. Dazu gehören neben Herzinfarkt und Schlaganfall auch Allergien, Diabetes mellitus, Demenz und Krebs. Umso wichtiger ist ein ausgewogenes Verhältnis beider Fettsäuren, denn nur dadurch bleiben Prozesse und Abläufe im Körper in einem gesunden Gleichgewicht.

Schwangerschaft und Stillzeit

In der Schwangerschaft und Stillzeit ist die Versorgung mit Omega-3-Fettsäuren besonders wichtig, da während dieser Phasen ein erhöhter Bedarf besteht. DHA unterstützt die gesunde Entwicklung des Fötus im Mutterleib sowie dessen Intelligenz. Daher sollte spätestens ab der 13. Schwangerschaftswoche bis zum Ende der Stillzeit auf eine ausreichende DHA-Versorgung geachtet werden. Omega-3 verbessert auch die psychische Ausgeglichenheit der Mutter, senkt das Frühgeburtsrisiko und reduziert die Disposition für Allergien, Heuschnupfen und Asthma.

Der Fettsäurestatus im Laborbefund

Die moderne Labormedizin macht es möglich, die Fettsäuren im Blut zu analysieren. Überwiegend werden sie im Serum bestimmt, aber auch die Untersuchung in den Erythrozyten ist möglich. Angesichts der Erythrozytenlebensdauer beim Menschen von 120 Tagen ist die Messung der Fettsäuren in den Erythrozyten ein Langzeitparameter, vergleichbar mit dem HbA1c zur Bestimmung des Langzeitzuckers. Bisher gibt es keine Studien, in denen die Serum- und Erythrozyten-Fettsäureanalyse hinsichtlich ihrer klinischen Relevanz verglichen wurden. Zur Auswahl einer medizinisch sinnvollen Ernährungsumstellung hat sich die Untersuchung der Fettsäuren im Serum bewährt.

Bei fast allen Erkrankungen ist die Ernährung ein wichtiger Baustein in der Therapie. Der in der Laborgemeinschaft für ganzheitliche Medizin in Hamburg durchgeführte Fettsäurestatus bildet dafür eine gute Grundlage.

Interpretation des Fettsäureprofils

Neben der Darstellung der einzelnen Fettsäuren ist die Zusammenfassung in Form ihres Verhältnisses für die Beurteilung der aktuellen Ernährungssituation wichtig.

Blutwert			Gemessener Wert		Referenzbereich	Gemessener Wert im Referenzbereich
GESÄTTIGTE FETTSÄUREN						
C18:0 Stearinsäure	s	+	**343.9**	mg/l	183.9-321.9	
ZUSAMMENFASSUNG ERGEBNIS						
Quotient ges./unges. FS	s		0.49	U/l	0.46-0.61	
Quotient Omega 6 / Omega 3	s	+	**17.15**	U/l	5.39-10.95	
Omega-3-IndexQuotient AA/EPA	s	+	**16.52**	U/l	2.59-8.67	
Omega-3-Index	s	-	**1.5**	%	> 4.0	

Im Patientengespräch gehe ich noch einmal auf die **gesättigte Stearinsäure** ein, da sie aufgrund einer kohlenhydratlastigen Ernährungsweise überwiegend vom Körper selbst produziert wird. Der im Befund deutlich erhöhte Wert geht häufig mit hohen Triglyceriden und erniedrigtem HDL-Cholesterin aus der Vital- und Stoffwechselanalyse einher. In der Stoffwechselmedizin wird diese Konstellation als »Insulinresistenz« bezeichnet.

Der **Quotient Omega-6-/Omega-3-Fettsäuren** ist ein Indikator für die Nahrungsaufnahme mehrfach ungesättigter Fettsäuren. In dem Befund zeigt sich ein deutliches Ungleichgewicht zwischen Omega-6- und Omega-3-Fettsäuren. Der Mangel an Omega-3 kann mit vielen Erkrankungen, z. B. Herzinfarkt, Schlaganfall, Depressionen, Autismus, ADHS, Alzheimer, Demenz, chronisch-entzündlichen Prozessen oder Autoimmungeschehen, einhergehen.

Der **Quotient AA/EPA** ist ein Biomarker der Entzündungsbereitschaft. Hohe Werte, wie im Befund zu sehen, weisen auf mögliche proinflammatorische Situationen hin.

Der **Omega-3-Index** gibt in Prozentpunkten an, wie gut der Stoffwechsel mit Omega-3-Fettsäuren versorgt ist. Er kann ein Marker dafür sein, ob ein erhöhtes Risiko für eine kardiovaskuläre Erkrankung besteht. Der im Befund ausgewiesene Wert von 1,5 % gilt als kritisch, da alle Werte unter 4 % ein erhöhtes Risiko für Herz-Kreislauf-Erkrankungen darstellen. Werte über 8 % haben einen guten kardiovaskulären Schutzeffekt.

Naturheilkundliche Unterstützung und Hinweise für die Praxis

Ausgleich der Fettsäurebilanz

Besteht ein Mangel an Omega-3-Fettsäuren, ist es ratsam, diesen auszugleichen. Die Verwendung gesunder Öle in Flaschen, die sonnenlichtgeschützt sind, der Verzicht auf Fast Food, Fleisch aus Massentierhaltung und Fertiggerichte, dafür mehr fetter Kaltwasserfisch und in geringen Mengen Fleisch von Wildtieren könnten die ersten Schritte in eine gesündere Fettsäurebilanz sein. Ich empfehle meinen Patienten als Baustein in der Ernährungstherapie neben den Hinweisen auf Omega-3-haltige Nahrungsmittel immer das **Stoffwechselprogramm von »gesund + aktiv«.** Es handelt sich dabei um einen individuellen und maßgeschneiderten Ernährungsplan auf Basis der genetischen und epigenetischen Stoffwechselprägung. Das erspart mir einen großen Aufwand, das wichtige Thema »Ernährung« zu erläutern, und ich habe gleichzeitig eine gute Ernährungsberatung für meine Patienten.

Nahrungsergänzungsmittel mit Omega-3-Fettsäuren

Das Angebot an Omega-3-Fettsäuren als Nahrungsergänzungsmittel ist riesig. Als Quelle der marinen Fettsäuren EPA und DHA dienen Kaltwasserfisch, Krill oder Algen.

In der Praxis bevorzuge ich das hoch dosierte Omega-3 aus Algenöl in **OMEGA 3 BALANCE** von NewLife nutrition. Es ist die einzige vegane Quelle für EPA und DHA und zugleich nachhaltig und umweltschonend. Fische reichern ihren hohen Omega-3-Fettsäurengehalt über die Nahrungsaufnahme von Algen an. Omega-3-Fettsäuren aus Algen kommen direkt aus der Quelle, ohne den Umweg über die Nahrungskette zu gehen. Somit werden die Fisch- und Krillbestände geschont, und es wird nicht in das natürliche Ökosystem des Meeres eingegriffen. Die Dosierung wähle ich entsprechend dem Krankheitsgeschehen oder nach den Ergebnissen aus dem Labor.

Die Erkenntnis

Fettsäuren sind wichtige Bausteine in unserem Stoffwechsel. Ob sie gesund sind oder krank machen, hängt vom Verhältnis zueinander ab.

Wenn Nahrungsmittel krank machen

Allergien und Unverträglichkeiten auf die verschiedensten Substanzen unserer Umwelt haben in den beiden letzten Jahrzehnten weltweit dramatisch zugenommen. Während die meisten Allergiker auf Inhalationsallergene wie Pollen oder Hausstaub reagieren, treten immer häufiger auch Reaktionen gegen Lebensmittel auf.

Diese können unterschiedliche Ursachen haben, und ihnen können verschiedene physiologische Abläufe im Organismus zugrunde liegen. Eine Allergie auf Weizen ist etwas anderes als eine physiologische Unverträglichkeit des Weizens. Erdbeeren können eine Allergie, aber auch eine Reaktion aufgrund einer Fruktosemalabsorption auslösen.

Jucken oder Schwellungen am Mund, im Rachenraum oder am ganzen Körper sowie Nesselausschlag oder Neurodermitisschübe direkt nach der Nahrungsaufnahme sind typische Symptome einer **allergischen Reaktion.** Blähungen, Bauchschmerzen oder Durchfälle sind jedoch schwieriger einem bestimmten Lebensmittel zuzuordnen – insbesondere, wenn diese Reaktionen nicht sofort, sondern erst einige Zeit nach der Nahrungsaufnahme auftreten.

»Nahrungsmittelunverträglichkeiten« ist ein Oberbegriff für alle Beschwerden oder unerwünschten Reaktionen, die in Zusammenhang mit der Aufnahme von Lebensmitteln auftreten. Grundsätzlich unterscheiden wir sie von Nahrungsmittelallergien.

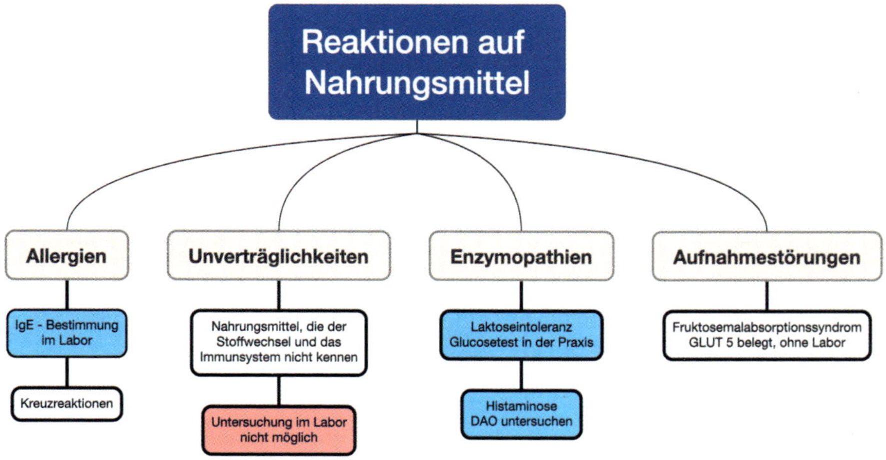

Nahrungsmittelallergien – Epigenetik

Die klassische Nahrungsmittelallergie zeigt sich in Form einer typischen Immunglobulin-E-vermittelten (IgE) Sofortreaktion. Bereits wenige Minuten bis Stunden nach dem Verzehr treten typische Anzeichen auf. Dazu reichen schon geringe Mengen des jeweiligen Nahrungsmittels aus. Im Labor zeigt sich oft das Gesamt-IgE erhöht. Um verdächtige Nahrungsmittel einzugrenzen, ist die Auswahl weiterer Laboruntersuchungen sowie die Anamnese von Bedeutung. Bei Verdacht können infrage kommende Nahrungsmittel durch einen Labortest genau bestimmt werden. Positiv getestete Nahrungsmittel sollten dann vorerst gemieden werden.

Reine IgE-vermittelte Nahrungsmittelallergien sind relativ selten. Während etwa 30–40 % der Bevölkerung in Deutschland über Reaktionen auf Nahrungsmittel berichten, sind es weniger als 1 %, die unter einer echten Nahrungsmittelallergie leiden. Bei **Pseudoallergien, Nahrungsmittelintoleranzen** oder **Nahrungsmittelunverträglichkeiten** haben IgE-Untersuchungen keine Relevanz.

Die Ursache der Nahrungsmittelallergie ist nicht im Nahrungsmittel selbst zu finden, sondern in einer gestörten Stoffwechselregulation. Darum gehören **Nahrungsmittelallergien** zur **epigenetischen Stoffwechselprägung,** der Steuerung der Gene, die abhängig von Ernährung, Lebensstil, Erkrankungen und Umwelteinflüssen ist.

In der Behandlung empfehle ich, die allergieauslösenden Nahrungsmittel für acht Wochen wegzulassen. In dieser Zeit werden der Stoffwechsel und das Drüsensystem mit geeigneten pflanzlichen und homöopathischen Mitteln wieder ins Gleichgewicht gebracht. Die Basis dafür bildet eine umfangreiche Vital- und Stoffwechselanalyse mit 70 Einzelparametern über das Labor. Ein wichtiger Baustein ist die auf den Stoffwechsel individuell abgestimmte Ernährung. In der Regel kann nach der Behandlung das allergieauslösende Nahrungsmittel wieder gegessen werden, sofern es zur genetischen Stoffwechselprägung des Patienten passt.

Die in der Literatur beschriebenen und in Laboren durchgeführten **Immunglobulin-G-Antikörpertests (IgG)** auf Lebensmittel haben nichts mit Allergien oder Nahrungsmittelunverträglichkeiten zu tun. Eine IgG-Reaktion ist eine normale Antwort des Immunsystems auf Nahrungsmittel, die aus dem Darm ins Körperinnere gelangt sind. Jeder Mensch produziert diese Immunglobuline. Laboruntersuchungen auf IgG-Reaktionen sind teilweise sehr teuer und zeigen nur an, welche Nahrungsmittel gegessen wurden oder mit welchem Erreger Kontakt stattgefunden hat.

Es gibt Menschen, die ihre Ernährungsweise entsprechend den Ergebnissen eines IgG-Tests umgestellt haben und über Verbesserungen ihres Wohlbefindens berichten. Wie ist das zu erklären?

Werden aufgrund von IgG-Testungen Lebensmittel weggelassen, kann es durchaus sein, dass einige der im Befund ausgewiesenen Lebensmittel Beschwerden verursachen. Welches der vielen getesteten Lebensmittel es konkret ist, bleibt allerdings offen. Nach meiner Erfahrung sind in jedem IgG-Befund Weizen, Gluten, Milch oder Nachtschattengewächse zu finden. Diese Nahrungsmittel sind für den Stoffwechsel vieler Menschen eine Herausforderung. Sie sind häufig die Übeltäter für Beschwerden. Alle in dem IgG-Test positiv angezeigten Lebensmittel aus dem Warenkorb zu streichen, ergibt jedoch keinen Sinn.

Werden im Blut hohe IgG-Reaktionen gemessen, könnte eine Darmbarrierestörung (S. 168) vorliegen. In diesem Fall empfehle ich eine umfangreiche Vital- und Stoffwechselanalyse sowie die Untersuchung des Zonulins und des I-FABP im Labor.

Nahrungsmittelunverträglichkeiten – Genetik

Im Gegensatz zu Nahrungsmittelallergien weisen Nahrungsmittelunverträglichkeiten je nach Ursache unterschiedliche physiologische Abläufe im Körper auf. Neben den Einflussfaktoren der Epigenetik spielt bei Nahrungsmittelunverträglichkeiten die **genetische Stoffwechselprägung** eine entscheidende Rolle.

Die Entwicklung des Menschen brachte es mit sich, dass er sich der Veränderung der Umwelt anpassen musste. Um zu überleben, war es notwendig, neue Nahrungsquellen zu erschließen. Die Erfindung von Werkzeugen und Jagdwaffen machte die Jagd auf Tiere immer erfolgreicher. Ein entscheidender Schritt in der Evolution war die Beherrschung des Feuers. Dadurch ließen sich größere Mengen an Fleisch haltbar machen. Zugleich erleichterte das Braten oder Kochen den enzymatischen Aufschluss der Nahrung. Das brachte große Veränderungen in den Ablauf des Stoffwechsels des Menschen, die dazu führten, dass für die Verdauung weniger Energie aufgewendet werden musste. Davon profitierte vor allem das Gehirn, es wurde im Laufe der folgenden Jahrhunderttausende immer größer.

Entwicklung der menschlichen Ernährung © gesund+aktiv

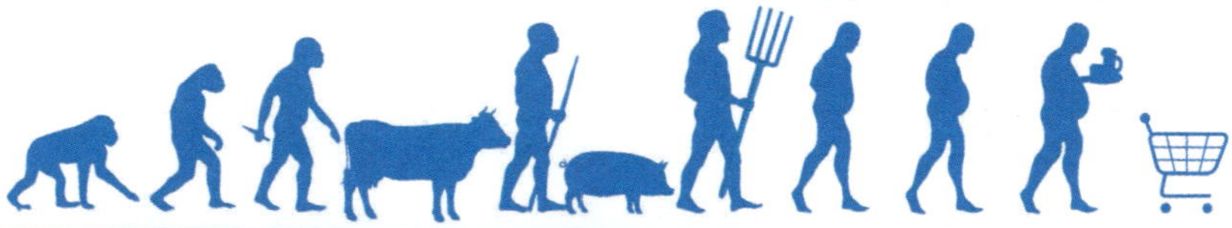

Seit Anbeginn	Seit 1,8 Mio. Jahren	Seit 12.000 Jahren	Seit 10.000 Jahren	Seit 8.000 Jahren	Seit 6.000 Jahren	Seit 2.000 Jahren	Seit 1.000 Jahren	Seit 500 Jahren	Seit 50 Jahren
Honig, Früchte, Wurzeln, Kräuter	Fleisch gewinnt an Bedeutung, das Kochen wird erfunden	Getreide, Bohnen, Zuchttiere	Reis, Milch, Mais	Käse, Joghurt, Quark, Butter, Sahne	Weizen, Brot	genetische Veränderung der Kuhmilch	Zucker	Kartoffeln, Tomaten, Paprika, Auberginen, Cashewkerne, Erdnüsse	pasteurisierte Milch und industrialisierte Nahrungsmittel (Soja, Mais, Weizen), Dünger, Herbizide, Insektizide, Tiermedikamente

Die Steinzeitmenschen zogen umher, um immer neue Jagdgebiete zu erschließen. Vor ca. 12 000 Jahren wurden die ersten Nomaden sesshaft, da sie mit Ackerbau und Viehzucht begonnen hatten. Der Anbau von Getreide veränderte die bis dahin übliche Ernährung zum ersten Mal einschneidend.

Bis zur heutigen Zeit und insbesondere in den letzten 50 Jahren hat sich der Warenkorb, aus dem wir uns bedienen, extrem erweitert. Das mag für den Gaumen ein Genuss sein, doch für den Stoffwechsel ist es eine große Herausforderung, sich mit den vielen neuen Nahrungsmitteln auseinandersetzen zu müssen. In dieser noch nicht erfolgten Anpassung des Stoffwechsels und des Immunsystems an die von Pflanzen gebildeten Antinährstoffe liegt der wesentliche Grund der Unverträglichkeit von Nahrungsmitteln.

Antinährstoffe, eine Waffe der Natur

Wir betrachten Pflanzen gern als unsere Freunde, weil sie uns ernähren. Sie selbst identifizieren allerdings alle Lebewesen, also auch den Menschen, als Fressfeinde. Im Laufe der Evolution haben Pflanzen eine Vielzahl an Schutz- und Abwehrmechanismen entwickelt, um sich oder zumindest ihre Samen wirksam gegen Lebewesen aller Art zu verteidigen. Diese Stoffe werden als »Antinährstoffe« bezeichnet, die je nach Stoffwechselprägung unterschiedliche Auswirkungen auf den Stoffwechsel haben.

Zu den Antinährstoffen zählen:

- Saponine (aktivieren das Immunsystem und führen zu Entzündungen)
- Phytinsäure (hemmt die Aufnahme von Zink und Magnesium)
- Enzymhemmer (hemmen die Enzymaktivität im Darm)
- Alkaloide, Solanin, z. B. in Tomaten, Kartoffeln und Auberginen (hemmen das Enzym Cholinesterase, das in unseren Nervenzellen für das Abklingen von Nervenimpulsen sorgt)
- Lektine (kleine Eiweiße, die die Kommunikation zwischen den Zellen vermindern)

Problematische Nahrungsmittel aus Sicht des Stoffwechsels

Ob ein Nahrungsmittel gesund ist oder Abwehrreaktionen auslöst, entscheidet nicht das Nahrungsmittel, sondern der individuelle Stoffwechsel, der es verarbeiten muss. Dabei spielt die Entwicklung der Ernährung im Wandel der Zeit und somit die genetische Anpassung des Stoffwechsels und Immunsystems eine entscheidende Rolle. Auf welche Lebensmittel sollte aufgrund der Antinährstoffe und Lektine besonders geachtet werden?

Getreide – altes und neues Wissen

Eine Ernährung mit Getreide ist für den Stoffwechsel immer eine Herausforderung. Fleisch, Fisch, Gemüse, Obst und Samen sind ihm seit Urzeiten bekannt. Das vor 10 000 Jahren neu hinzugekommene und bis heute weitverbreitete Lebensmittel stellt den Organismus jedoch vor Probleme. Noch heute sind das Verdauungssystem und das Immunsystem nur unzureichend darauf eingestellt, insbesondere auf die modernen Getreidesorten.

Gluten gilt seit einigen Jahren als Bösewicht im gesamten Ernährungssektor. Es gehört neben Albumin und Globulin zu den Eiweißen des Getreides. Gluten ist allerdings nicht gleich Gluten: Im Weizen setzt es sich je zur Hälfte aus den pflanzlichen Speicherproteinen Glutenin und Prolamin zusammen. Das Prolamin des Weizens heißt Gliadin und wird für die Unverträglichkeit bei Zöliakie verantwortlich gemacht. Gluten kommt auch in Roggen, Gerste, Dinkel und Hafer vor, allerdings in einer anderen chemischen Zusammensetzung als im Weizen. Das Prolamin des Hafers heißt Avenin und ist im Gegensatz zu Gliadin für Zöliakiepatienten meist gut verträglich. Außerdem hat Hafer von Natur aus weniger Gluten als andere Getreidesorten.

Weizen – ein Problemnahrungsmittel

Weizen ist ein Grundnahrungsmittel. Allerdings ist der heutige Weizen nicht mehr das Korn unserer Vorfahren. Die Neuzüchtungen konnten zwar die Ernteerträge steigern, doch gleichzeitig ging der Nährstoffgehalt zurück. Der moderne Weizen, wie es ihn seit den 1950er-Jahren gibt, enthält doppelt so viel Gluten und Lektine wie seine Vorgänger. So wurde aus der Nahrungspflanze Weizen ein Auslöser für Gewichtszunahme, Allergien, Diabetes mellitus, chronische Entzündungen, Depressionen, Hyperaktivität (ADHS) und Autoimmunerkrankungen.

Weizen finden wir außer in Brot auch in Nudeln und Seitan, der als pflanzliches Fleischersatzprodukt für Veganer angeboten wird. Auch die im Handel erhältlichen Eiweißbrote enthalten fast immer Weizeneiweiß.

Die Molekularstruktur des **Weizen-Amylopektins** (Weizenstärke) unterscheidet sich deutlich von der bei anderen Getreidesorten. Es lässt sich von den Enzymen der Bauchspeicheldrüse leichter verstoffwechseln und treibt den Blutzuckerspiegel schneller in die Höhe als ein Schokoriegel. Ein regelmäßiger Weizenkonsum bewirkt deshalb einen dauerhaft erhöhten Blutzuckerspiegel und eine chronische Insulinreaktion, die wiederum zur Fettspeicherung führt.

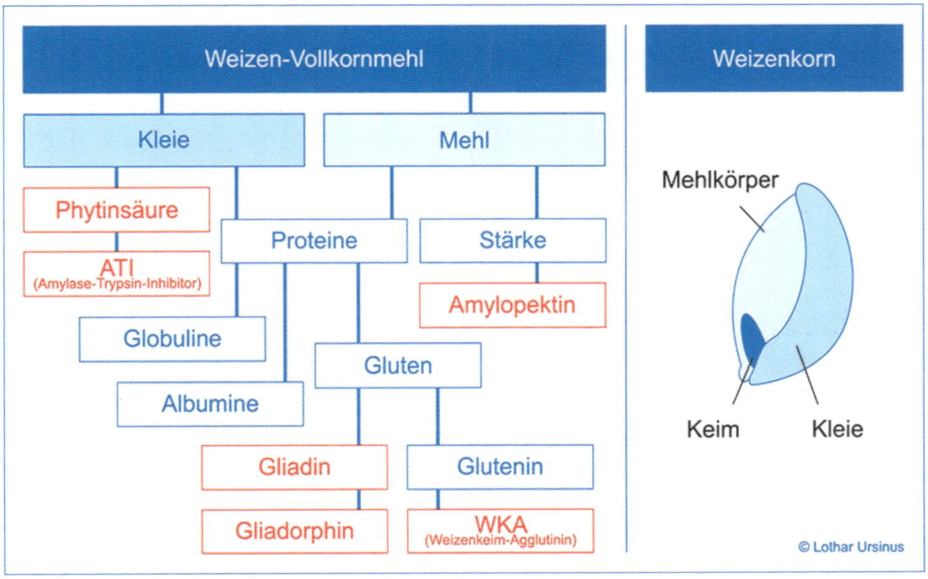

Aufbau des Weizens

Das **Gluten** im Weizen, Gliadin, gilt als der Hauptauslöser für eine Glutenunverträglichkeit. Im Rahmen der Verdauung wird es enzymatisch in kurze Polypeptide, Gliadorphin (auch »Gluteomorphin« genannt), gespalten. Normalerweise sollten diese bei der Verdauung vollständig abgebaut werden. Sie sind allerdings sehr klein und können die Blut-Hirn-Schranke durchwandern. Es gibt Indizien dafür, dass durch Gliadorphin die neurologische Entwicklung bei Kindern und Jugendlichen beeinträchtigt wird. Die Folgen können ADHS, Depressionen, Epilepsie und andere Anfallsleiden, entzündliche Muskelerkrankungen, Migräne, Angststörungen sowie Autismus umfassen.

Das **Weizenkeim-Agglutinin** (WKA) gilt als das kleinste Lektin. 1967 wies Wolfgang Lutz in seinem Buch *Leben ohne Brot* erstmals auf seine Schädlichkeit hin. Leider wird dieser Zusammenhang in der akademischen Medizin bis heute kaum beachtet. Da das Weizenkeim-Agglutinin für alle Stoffwechselprägungen und somit für alle Menschen gleichermaßen ein Problem darstellt, möchte ich auf die Auswirkungen dieses Lektins näher eingehen.

Im Magen-Darm-Kanal kann sich Weizenkeim-Agglutinin an Immunrezeptoren andocken und dafür sorgen, dass entzündungsspezifische Stoffe (Zytokine) freigesetzt werden. Das führt zu chronischen Entzündungen mit Blähungen. Die Entzündungen beschränken sich jedoch nicht auf den Darm. In den letzten Jahren konnte mehrfach nachgewiesen werden, dass Weizenkeim-Agglutinin aufgrund des geringen Molekulargewichts die Darmwand leicht durchwandern und in allen Körpergeweben chronische Entzündungen verursachen kann. Demnach ist es naheliegend, dass bei Autoimmunerkrankungen, degenerativen Erkrankungen, Arthrosen, Neurodermitis und Schmerzzuständen aller Art das Weglassen von Getreideprodukten, insbesondere von Weizenprodukten, als ersten Therapieschritt zu erwägen.

Wie schon erwähnt: Das Weizenkeim-Agglutinin ist (mit einer Masse von 36 Kilodalton) extrem klein. Daher kann es die Blut-Hirn-Schranke leicht passieren. Einmal dort angekommen, ist es in der Lage, sich an Nervenmembranen anzukoppeln und den Gehirnstoffwechsel zu beeinflussen. Wenn es sich an die Myelinscheide der Nerven bindet, kann es zu Multiple-Sklerose-Symptomen kommen.

Das Weizenkeim-Agglutinin hat zudem die Fähigkeit, sich an die Insulinrezeptoren der Körperzellen anzudocken. Dadurch kommt es zum Anstieg des Insulinspiegels und in der Folge zu Bluthochdruck, einer Zunahme des Körpergewichts und schließlich Diabetes mellitus. Das Weizenkeim-Agglutinin kann auch die Leptin-Rezeptoren in der Hirnanhangsdrüse (Hypothalamus) blockieren. Dadurch wird der Sättigungsreflex unterdrückt, was ebenfalls eine Gewichtszunahme und deren Folgen mit sich bringen kann.

Weizenkeim-Agglutinin kann ähnlich wie ein Virus in die Körperzelle aufgenommen werden. Die Moleküle sind in der Lage, das Immunsystem des Wirtsorganismus zu täuschen und die Genexpression der Zellen zu verändern. Dadurch werden diese für das Immunsystem markiert und von den weißen Blutkörperchen zerstört. Dies ist der Auslöser für Autoimmunerkrankungen aller Art.

Es ist daher nachvollziehbar, warum in allen Bevölkerungen, deren Hauptnahrungsmittel auf Getreide basiert, Autoimmunerkrankungen, chronische Entzündungen und degenerative Erkrankungen bereits im frühen Lebensalter vermehrt auftreten.

Casein, das Eiweiß der Kuhmilch

Reaktionen auf Kuhmilch verbinden viele Menschen mit einer Laktoseintoleranz, einem Mangel des Verdauungsenzyms Laktase. Wenig bekannt sind die Auswirkungen des Eiweißes der Kuhmilch, des Caseins, auf den menschlichen Stoffwechsel. Vor etwa 2000 Jahren kam es durch eine spontane Mutation der Rinderrassen im nordalpinen Europa zu einer genetischen Veränderung der Eiweißstruktur der Kuhmilch. Die Menge der Milchproduktion vergrößerte sich, gleichzeitig verschlechterte sich die Verträglichkeit für den Menschen erheblich: Das bis dahin in der Milch befindliche Eiweiß A2-Beta-Casein veränderte sich zu A1-Beta-Casein, das bei der Verdauung in Casomorphin, ein Lektin-ähnliches Protein, umgewandelt wird. Neben dem Weizenlektin gilt Casomorphin als einer der wesentlichen Auslöser für Darmbarrierestörungen (Leaky Gut) und für chronische Entzündungen. Darüber hinaus hat es einen starken Bezug zur Bauchspeicheldrüse und wird als Auslöser für den Diabetes mellitus Typ 1 vermutet.

Die Milch von Ziegen und Schafen ist von dieser Mutation nicht betroffen. Auch die Kühe der Mittelmeerländer enthalten noch immer das besser verträgliche A2-Beta-Casein. Das gefleckte Holstein-Rind mit dem problematischen Lektin-ähnlichen Protein ist allerdings weltweit die verbreitetste Rinderrasse, weil sie robuster ist und mehr Milch produziert als die anderen.

Kartoffel, Tomate und Co. – Pflanzen aus Übersee

Kartoffeln, Tomaten, Auberginen und Paprika sind aus der heutigen Küche kaum wegzudenken. Sie gehören zu der Gruppe der Nachtschattengewächse und haben im Laufe der Zeit den Rang von Grundnahrungsmitteln erreicht. Das war nicht immer so, denn bekanntlich hat erst Christoph Kolumbus sie vor etwa 500 Jahren nach Europa mitgebracht. Für den Stoffwechsel und das Immunsystem der Europäer war dieses Gemüse aufgrund der bis dahin unbekannten Lektine eine große Herausforderung. Es waren nicht nur Nachtschattengewächse, die Kolumbus und seine Nachfolger mitbrachten: Sie führten auch viele Früchte, einige Bohnen, Mais, Erdnüsse und Cashewkerne ein.

Das Problem der Nachtschattengewächse ist das darin enthaltene Solanin, eine schwach giftige chemische Verbindung, die besonders in Kartoffeln und Tomaten zu finden ist.[3] Momentan wird davon ausgegangen, dass Solanin die Mitochondrien schädigt.

Die Alkaloide in Auberginen und Kartoffeln verursachen darüber hinaus Muskelverkrampfungen, die wir als Steifigkeit oder Muskelverhärtungen wahrnehmen. Alkaloide zerstören den Zellverband der Darmwand, was ebenfalls einen Leaky Gut zur Folge hat.

Je nach Stoffwechselprägung können Nachschattengewächse verarbeitet werden. Die **Tomate** wird von den Blutgruppen **0** und **AB** toleriert. Dasselbe gilt für die **Aubergine,** die zusätzlich zum Stoffwechsel der **Blutgruppe B** passt. **Paprika** wird von den **Blutgruppen 0, B** und **A** akzeptiert. **Kartoffeln** sollten nur Menschen mit einem gesunden Stoffwechsel ab und zu auf den Speiseplan setzen.[4]

---

3 Die höchsten Werte erreichen Frühkartoffeln. Werden sie längere Zeit dem Licht ausgesetzt, steigt der Solaningehalt, besonders in den Trieben, an. Auch Kartoffeln mit Druckstellen oder Frostschäden produzieren mehr Solanin, um Fäulniserreger zu bekämpfen. Daher sollten sie genauso wie gekeimte Kartoffeln nicht mehr verzehrt werden.

4 Kartoffeln sollten immer gut geschält werden, da sich direkt unter der Schale das meiste Gift befindet. Wie alle Nachtschattengewächse sind sie in reichlich Wasser zu kochen, damit sich die giftigen Alkaloide lösen. Werden Nachtschattengewächse im Schnellkochtopf gegart, lassen sich die Lektine sogar neutralisieren.

Auswirkungen der Nahrungsmittel, die der Stoffwechsel nicht kennt

Der Stoffwechsel und das Immunsystem waren im Laufe der Zeit immer wieder gezwungen, sich mit neuen Nahrungsmitteln und den darin enthaltenen Stoffen, z. B. Lektinen und Antinährstoffen, auseinanderzusetzen. War aufgrund der genetischen und epigenetischen Stoffwechselprägung eine Anpassung noch nicht möglich, hatte dies gesundheitliche Störungen zur Folge. Dies beginnt mit einer Darmbarrierestörung, einer Überforderung des Immunsystems und chronischen niedriggradigen Entzündungen. Daraus entstehen Allergien, Autoimmunerkrankungen, neurologische Erkrankungen, Diabetes mellitus Typ 2 und 3 und letztlich Tumorerkrankungen. Auch Nahrungsmittelunverträglichkeiten haben ihren Ursprung in einer nicht angepassten genetischen Stoffwechselprägung.

Enzymopathien

Bei einer Enzymopathie handelt es sich um eine Fehlfunktion oder einen Mangel von Enzymen bzw. Enzymsystemen. Die Folge sind Störungen im Stoffwechsel. In Verbindung mit Nahrungsmitteln sind die bekanntesten Enzymopathien die Laktoseintoleranz und die Histaminose.

Würden wir das Thema etwas weiter fassen, wäre auch der Mangel an alkalischer Phosphatase bei der Blutgruppe A eine Enzymopathie. Dabei handelt es sich um ein Enzym zur Aufspaltung von Eiweißen im Darm. Die vorhandene Menge ist bei Trägern dieser Blutgruppe allerdings physiologisch niedriger als bei den Blutgruppen 0 und B. Aus diesem Grund handelt es sich nicht um eine pathologische Enzymopathie.

Laktoseintoleranz – ein Laktasemangel

Laktose (Milchzucker) ist ein natürlicher Bestandteil der Milch. Man findet ihn auch in Sahne, Molke oder Käse. Bei der Herstellung industriell gefertigter Lebensmittel wird Milchzucker oftmals als Zusatz verwendet. Backwaren, Pommes frites, Kroketten, Fertigsoßen, Salatdressings und viele andere Fertigprodukte enthalten Milchzucker, ohne dass er in der Zutatenliste vermerkt werden muss.

Laktose kann nicht direkt vom Organismus aufgenommen, sondern muss in die Einzelbestandteile Glukose und Galaktose aufgespalten werden. Dazu benötigt sie das Verdauungsenzym Laktase. Etwa 15 % der deutschen Bevölkerung leidet an einem Laktasemangel. Entweder ist das Enzym in zu geringer Menge vorhanden, oder es fehlt ganz. Menschen mit einer Unterversorgung an Laktase können die Milchzuckermoleküle im Dünndarm nur unzureichend oder gar nicht aufspalten.

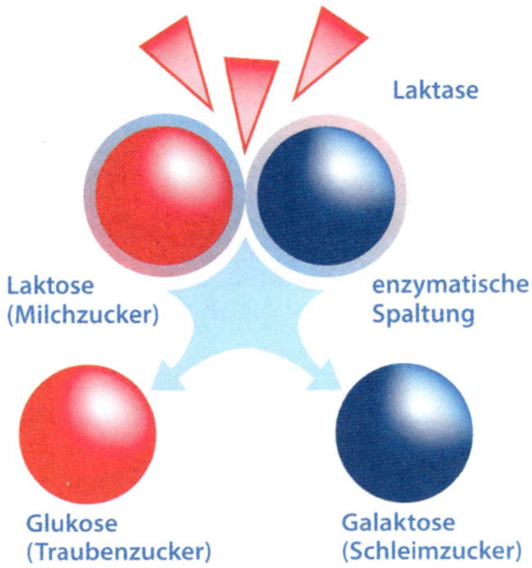

Laktase spaltet Milchzucker

Im Dickdarm entstehen dadurch große Mengen an Gasen und organischen Säuren. Die Folge können Blähungen, Völlegefühl, Durchfall, Übelkeit, Kopfschmerzen oder Blasenstörungen sein. Die Ursache der Laktoseintoleranz ist kein Gendefekt, wie man häufig liest, sondern ein völlig gesunder Vorgang.

Untersuchung einer Laktoseintoleranz

Morgens wird nüchtern der Blutzuckerspiegel gemessen. Dann werden 50 g Milchzucker in 300 ml Flüssigkeit aufgelöst und getrunken. Nach 30 Minuten wird der Blutzuckerspiegel erneut gemessen. Kommt es zu einem Anstieg um mehr als 20 Einheiten, ist der Organismus in der Lage, ausreichend Laktase zur Spaltung von Milchzucker zu produzieren, und es liegt keine Laktoseintoleranz vor. Bei einem Anstieg von weniger als 20 Einheiten liegt eine Laktoseintoleranz vor. Sollten Beschwerden im Rahmen dieser Untersuchung auftreten, kann von einer chemischen Laktoseintoleranz (also eine chemische Reaktion auf Laktose) ausgegangen werden.

Histaminose – Reaktion auf histaminhaltige Nahrungsmittel

Histamin ist ein Stoff, der im Körper wichtige Aufgaben erfüllt. Er regt die Magensaftbildung und den Appetit an, hat einen Einfluss auf den Schlaf-wach-Rhythmus und wirkt auf das Immunsystem.

Das über die Nahrung aufgenommene Histamin wird normalerweise von dem Enzym Diaminoxidase (DAO) im Darm abgebaut. Besteht ein Mangel an diesem Enzym, gelangen größere Mengen Histamin aus den Nahrungsmitteln über den Darm in den Blutkreislauf. Eine Histaminose beruht auf dem Ungleichgewicht zwischen dem anfallenden Histamin und der Möglichkeit, es abzubauen. Generell können große Mengen von Histamin bei jedem Menschen heftige Symptome verursachen.

Bei einer Histaminose entstehen bereits beim Verzehr geringer Mengen allergieähnliche Symptome wie Durchfall, Asthma, Fließschnupfen, Hautrötungen, Juckreiz, niedriger Blutdruck, aber auch Antriebsschwäche oder Konzentrationsmangel. Im Gegensatz zu einer Allergie finden wir bei der Histaminose keine Immunreaktion.

Histamin entsteht beim Eiweißabbau in Lebensmitteln. Besonders histaminhaltig sind Fisch in Dosen, Thunfisch, Sardellen, Makrelen, Brathering, Rollmops, gepökelte oder geräucherte Fleisch- oder Fischsorten, Leberwurst, Salami, roher Schinken, alter Gouda, Parmesan, Schimmelkäse, Camembert und Brie. Ein besonders hoher Histamingehalt findet sich auch in Erdbeeren, Kohl, Spinat, Avocados, Auberginen und Tomaten. Außerdem sind Rotwein-, Tafel- und Apfelessig, Champagner und Weizenbier starke Histaminträger.

Bestehen allergische Erscheinungen ohne immunologische Veränderungen, kann dies ein Hinweis auf eine Histaminose sein, die über das Labor durch die Untersuchung des Enzyms Diaminoxidase abgeklärt werden sollte.

Diaminoxidase

Referenzbereich >10U/ml

Diaminoxidase ist ein kupferhaltiges Enzym, das Histamin und andere biogene Amine abbauen kann. Es wird im Darm, in den Nieren und in der Plazenta produziert. Ein Mangel kann zur Histaminunverträglichkeit führen.

Da Vitamin B6 maßgeblich an diesem Abbauprozess beteiligt ist, sollte es ebenfalls mitbestimmt werden. Auch ein Mangel an Vitamin B6 allein kann bereits eine Histaminose auslösen.

Blutwert	Gemessener Wert			Referenzbereich	Gemessener Wert im Referenzbereich
ENZYME					
Diaminoxydase (DAO)	-	**6.0**	U/ml	> 10.0	
VITAMINE					
Vitamin B6/P5P (VB)	-	**12.9**	µg/l	13.1-32.5	

Untersuchung auf Histaminose

Hinweis: Eine Histaminose verursacht ähnliche Symptome wie das Mastzellenaktivierungssyndrom (MCAS). Dieses ist bis heute kein eindeutig definiertes Krankheitsbild, sondern ein Syndrom, also eine Anhäufung von Symptomen. Dabei handelt es sich um eine Überreaktion der zu den Leukozyten gehörenden Mastzellen. Wegen der Vielzahl der möglichen Symptome und ihrer teils vorübergehenden Natur ist die Diagnose der MCAS-Erkrankung oft schwierig.

Malabsorptionssyndrom – Aufnahmestörungen im Darm

Blähungen, Durchfall, Verstopfung, Druckgefühl im Oberbauch, allgemeines Aufstoßen bis hin zu Bauchkrämpfen können die Folge einer Aufnahmestörung unverdauter Nahrungsmittel sein. Diese Beschwerden treten häufig in Verbindung mit Fruktose auf.

Fruktose – ist Obst gesund?

Fruktose (Fruchtzucker) klingt vom Namen her erst einmal gesund. Ist sie auch, wenn man die in Früchten vorkommende Fruktose als Teil eines Nährstoff- und

Faserstoffkomplexes aufnimmt. Hohe Mengen an reiner Fruktose, wie sie in Softdrinks, Energiedrinks, Fertigprodukten oder Süßigkeiten vorkommt, zerstört direkt die Darmschleimhaut und führt zu deren erhöhter Durchlässigkeit.

Neben der vermehrten Zufuhr von Fruktose ist außerdem zu berücksichtigen, dass Zuckerersatzstoffe wie Sorbit oder Aspartam den gleichen Transporter (GLUT-5) nutzen. Das bedeutet, dass eine Reaktion auf Fruktose auch durch die Zufuhr von Zuckerersatzstoffen entstehen kann.

Die Symptome wie Blähungen, Krämpfe oder Durchfall entstehen häufig bereits 30 Minuten nach der Aufnahme von Fruchtzucker, den die Bakterien im Dickdarm in kurzkettige Fettsäuren umwandeln.

Was tun bei Reaktionen auf Nahrungsmittel?

Ich empfehle meinen Patienten, über eine umfangreiche Vital- und Stoffwechselanalyse mit 70 Einzelwerten einen Einblick in das Stoffwechselgeschehen und die Drüsentätigkeit zu erhalten. Erst die Klarheit in der Diagnose kann zu einer erfolgreichen Therapie führen.

Bei Reaktionen auf Nahrungsmittel, Leaky Gut und niedriggradigen Entzündungen müssen die auslösenden Faktoren konsequent gemieden (Nahrungsmittel) oder bereinigt (Stress, Schwermetalle und Medikamente) werden. Ein nachhaltiger Erfolg ist sonst nicht möglich. Dieser Teil der Therapie ist für den Patienten die größte Herausforderung, da er eine dauerhafte Veränderung seiner Lebensführung vornehmen muss. Für die Auswahl der individuellen Ernährung nutze ich das Stoffwechselprogramm von »gesund + aktiv«. Ich gehe darauf etwas später noch ein.

Problematisch wird es, wenn Medikamente eine auslösende Rolle spielen. In diesem Fall ist es wichtig, eine Alternative anzubieten. Säureblocker ersetzen wir in unserem Institut häufig durch das Mittel **Iberogast** von Bayer. Die Ursache des Sodbrennens ist nicht ein Zuviel, sondern ein Zuwenig an Magensäure. Das Säuregefühl entsteht durch die aufsteigende Gallensäure.

Die zusätzliche Unterstützung des Stoffwechsels mit homöopathischen oder pflanzlichen Mitteln richtet sich immer an den konkreten Ergebnissen der Vital- und Stoffwechselanalyse aus. Bittere Kräuter und Gewürze wie Löwenzahn, Wegwarte, Ingwer, Galgant, Curcuma oder Wermut regen die Verdauungsdrüsen an und bereiten so eine wichtige Voraussetzung für ein intaktes Darmmilieu. Leinsamen und Bockshornklee binden Giftstoffe und sorgen für eine gute Darmpassage. Laktobazillen bewirken einen gesunden pH-Wert im Darm. Dieser sollte leicht sauer sein. Ist er es nicht, weist der Laborbefund meist erhöhte Harnstoffwerte (Ergebnis der Ammoniakbildung) und einen Mangel an Vitamin B12 auf. **Taraxacum** hat eine stoffwechselaktivierende Wirkung auf die Leber. Es steigert den Glutathionspiegel und sorgt so für die Ausleitung der Giftstoffe. In **COLO ACTIV** von NewLife nutrition sind die wichtigsten Substanzen für eine Darmbereinigung kombiniert vorhanden. Sollte im Laborbefund das Zonulin stark erhöht sein (sich im roten Bereich befinden), geben wir unseren Patienten zusätzlich die **Aminosäure L-Glutamin** (ist in **GLUTAMIN ACTIV** von NewLife nutrition mit L-Cystein kombiniert) zum Aufbau der Darmbarriere dazu.

Dennoch gilt: Ohne die Berücksichtigung der Ernährung ist jede Art der Therapie langfristig kaum von Erfolg gekrönt.

Umweltbelastungen und Möglichkeiten der Entgiftung

Zivilisationskrankheiten nehmen trotz aller medizinischer Anstrengungen weiter zu. Eine der Hauptursachen ist die Belastung durch Umweltgifte. Das Wissen um die tägliche Aufnahme von Giftstoffen, ihre Auswirkungen auf die Gesundheit, die Möglichkeiten des Schutzes und der Entgiftung sind für ein Verständnis der Zusammenhänge von Krankheitsentstehung und -vorsorge von großer Bedeutung.

Schadstoffe wie Schwermetalle, Weichmacher, Formaldehyd oder künstliche Aromen befinden sich in der Luft, im Wasser und im Boden, in Pflanzen und Tieren. Über diesen Weg sind sie ein fester Bestandteil der Nahrungskette geworden. Nicht zu vergessen sind die Belastungen durch Medikamente (direkte Einnahme und über die Nahrungskette), Drogen und selbst produzierte Stoffwechselendprodukte. Chemische Verbindungen, die dem biologischen Stoffwechsel fremd sind, werden auch als »Xenobiotika« bezeichnet. Die Frage lautet nicht, ob wir täglich unwissend Schadstoffe aufnehmen, sondern, wie viele.

Darüber hinaus spielt auch die individuelle Möglichkeit der Entgiftung über die im Körper vorhandenen Entgiftungssysteme eine große Rolle.

Über die gesundheitsschädigenden Folgen der Schadstoffe gibt es eine Vielzahl internationaler Forschungsergebnisse. Bekannt ist, dass Schwermetallbelastungen mit der zunehmenden Unfruchtbarkeit in der Bevölkerung und Entwicklungsstörungen bei Kindern in Zusammenhang stehen. Erwiesen sind die Auswirkungen auf das Immunsystem und die Entstehung von Allergien und Krebs. Auch Schädigungen des Herz-Kreislauf-Systems sowie die schwerwiegenden neurologischen und psychiatrischen Auswirkungen sind dokumentiert. Bereits das ungeborene Kind im Mutterleib wird nicht von Giften verschont.

Schwermetalle sind für Erkrankungen des Nervensystems mitverantwortlich. Sie können die Blut-Hirn-Schranke durchwandern und sich im Gehirn ablagern. Parkinson, Multiple Sklerose, Alzheimer und Demenz sind Erkrankungen, die mit Schwermetallbelastungen in Verbindung gebracht werden.

Die körpereigene Entgiftung

Der Begriff »Entgiftung« hat in der Naturheilkunde eine lange Tradition. Von alters her werden die verschiedensten Maßnahmen mit dem Ziel der Reinigung, Entschlackung und Giftausleitung durchgeführt. Da die schädlichen Stoffwechselprodukte mit den als »Schlacke« bezeichneten Rückständen bei Verbrennungsprozessen verglichen wurden, bürgerte sich der Begriff der »Entschlackung« ein. Entsprechende Maßnahmen richten sich primär gegen körpereigene Giftstoffe, die aufgrund von Ausscheidungsschwächen oder falscher Lebensweise im Organismus verbleiben.

Hinsichtlich der Auswirkung der Schadstoffe kommt es nicht nur darauf an, in welcher Konzentration und wie lange ein Giftstoff wirkt. Eine ebenso große Bedeutung kommt der Fähigkeit des Organismus zu, Schadstoffe zu verstoffwechseln, sie ausscheidungsfähig zu machen und sich ihrer schließlich zu entledigen. Die Funktion der Entgiftung im Körper läuft in Phasen ab, die auch als die **»drei Phasen der Entgiftung«** bezeichnet werden. Dazu bedient sich der Organismus einer Reihe hochspezifischer Enzyme, die in unterschiedlicher Konzentration in den meisten Zellen nachweisbar sind. Organe wie Leber oder Niere, die besonders intensiv in die Entgiftung involviert sind, weisen die höchste Enzymdichte auf.

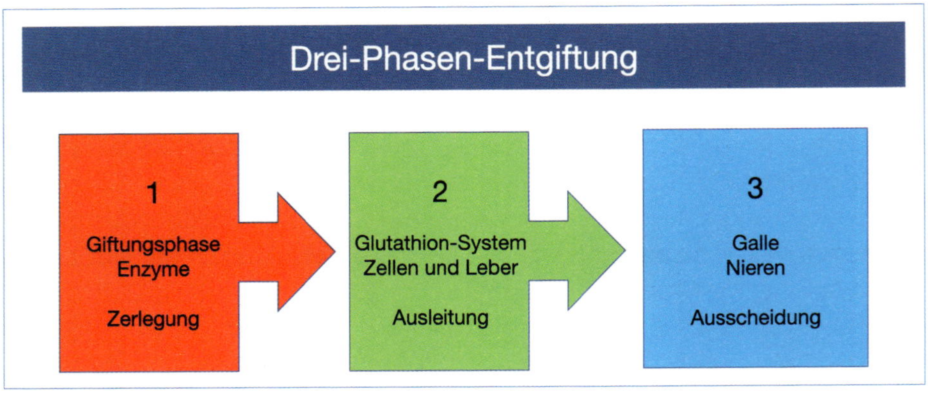

Phase 1: Giftungsphase – Zerlegung
In Phase 1 werden Fremdstoffe wie Medikamente, Weichmacher, Lösungsmittel und Pestizide durch Enzyme (Cytochrome) zerlegt und für die zweite Entgiftungsphase vorbereitet. Die dadurch entstehenden Stoffwechselzwischenprodukte können giftiger sein als der Ausgangsstoff selbst. Deshalb ist es besonders wichtig, dass sich möglichst rasch die Phase 2 anschließt und die Stoffe damit zur Ausleitung gelangen. Die Giftungsphase funktioniert bei den meisten Menschen relativ gut.

Phase 2: Glutathion-System – Ausleitung
Für die Ausleitung in Phase 2 der Entgiftung ist das Glutathion-System im Körper zuständig. Es macht die in der ersten Phase zerlegten Stoffe unschädlich und führt sie der Ausscheidung zu. Das Glutathion-System ist bei vielen Menschen gestört, und somit gestaltet sich die Entgiftung schwierig. Dadurch kommt es im Laufe der Zeit zur Anreicherung mit schädlichen Substanzen im Organismus.

Phase 3: Galle/Niere – Ausscheidung
Nachdem die Schadstoffe in Phase 1 verstoffwechselt und in Phase 2 zur Ausleitung aufbereitet wurden, erfolgt nun die Ausscheidung der fettlöslichen Stoffe über die Galle und der wasserlöslichen über die Nieren.

Laborhinweise zu Phase 1 und 2 – Zerlegung und Ausleitung
Die Aktivität der in Phase 1 benötigten Entgiftungsenzyme (Cytochrome) ist nicht bei allen Menschen gleich. Das erklärt die unterschiedlichen Reaktionen auf Medikamente. Die Labormedizin ermöglicht heute ohne großen Aufwand einen Einblick in die individuelle Entgiftungskapazität eines Menschen. Über einen Gentest lässt sich sicher und zuverlässig die Enzymaktivität der Entgiftungsphasen 1 und 2 feststellen.

Im Blut können das Glutathion und die für die Entgiftung notwendigen Substrate untersucht werden.

Glutathion

Referenzbereich	Glutathion gesamt	869 – 1271	µmol/l im Vollblut
	Glutathion oxidiert	41 – 227	µmol/l im Vollblut
	Glutathion reduziert	570 – 1011	µmol/l im Vollblut

Der in der Zelle befindliche (intrazelluläre) Glutathionspiegel ist ein quantitatives Maß für Vitalität, Gesundheit und Alterungszustand der Körperzellen. Glutathion ist ein Eiweiß, das an zahlreichen biochemischen Vorgängen beteiligt ist. Es reguliert die Zellteilung, hilft bei der Reparatur der Körperzellen, erhöht die Aktivität der Abwehrzellen und trägt maßgeblich zur Entgiftung von Schadstoffen bei.

Im Vollblut werden sowohl das Gesamt-Glutathion als auch das reduzierte und das oxidierte Glutathion untersucht. Warum ist das wichtig? Das **Gesamt-Glutathion** liefert Anhaltspunkte zur grundsätzlichen Produktion des Organismus von Glutathion. Entscheidend für den Zellschutz und somit für die Entgiftungskapazität ist der Spiegel an **reduziertem Glutathion.** Es kann Giftstoffe in sich aufnehmen und der Ausscheidung zur Verfügung stellen. Das **oxidierte Glutathion** ist bereits gebunden und steht der Entgiftung nicht mehr zur Verfügung. Der **Quotient** von Glutathion reduziert zu Glutathion gesamt gibt Auskunft über die Reaktivierung des verbrauchten Glutathions in aktives Glutathion. Je höher der Wert ist, desto besser die Reaktivierung.

Erhöhte Werte können während einer Tumortherapie auf eine Medikamentenresistenz hinweisen.

Reduzierte Werte finden wir bei Leberschäden, Tumorerkrankungen, Diabetes mellitus, entzündlichen Erkrankungen, Strahlenschäden, Schadstoffbelastungen, Arzneimittelnebenwirkungen und Alterungsprozessen. Auch können schwere körperliche Arbeit oder Leistungssport, Stress und Mikronährstoffmangel zu einem Mangel an Glutathion führen. Wichtige Co-Faktoren für die Glutathionsynthese sind beispielsweise Polyphenole (unterstützen die Reaktivierung), die Vitamine B2, B6, B12 und C, Zink, Selen und Alpha-Liponsäure.

	Blutwert		Gemessener Wert		Referenzbereich	Gemessener Wert im Referenzbereich
1	Glutathion gesamt		1266	µmol/l	869-1271	
	Glutathion oxi.		143	µmol/l	41-227	
	Glutathion red.		980	µmol/l	570-1011	
	Glut.red./Glut.ges.	+	77	%	55-70	
2	Glutathion gesamt		984	µmol/l	869-1271	
	Glutathion oxi.	+	229	µmol/l	41-227	
	Glutathion red.	-	526	µmol/l	570-1011	
	Glut.red./Glut.ges.	-	53	%	55-70	
3	Glutathion gesamt		877	µmol/l	869-1271	
	Glutathion oxi.		175	µmol/l	41-227	
	Glutathion red.	-	528	µmol/l	570-1011	
	Glut.red./Glut.ges.		60	%	55-70	

Laborbeispiele

Laborbeispiel 1: Es besteht ein intaktes Glutathionsystem mit ausreichend Glutathion (gesamt), guter Reserve (reduziert) und optimaler Reaktivierung des verbrauchten Glutathions (Quotient Glut. red./Glut. ges.).

Laborbeispiel 2: Die Glutathionsynthese ist in einer vertretbaren Größenordnung (gesamt). Der hohe Verbrauch (oxidiert) kann aber nicht optimal reaktiviert werden (Quotient Glut. red./Glut. ges. ist niedrig).

Laborbeispiel 3: Die Glutathionsynthese ist zu gering (gesamt). Die Entgiftungsdynamik (oxidiert) ist gut, aber die Glutathionreserve (reduziert) ist vermindert. Die Reaktivierung des verbrauchten Glutathions funktioniert (Quotient Glut. red./Glut. ges.).

Glutathion wird in der Regel mit der Nahrung aufgenommen und aus den Bausteinen Glutamin, Cystein und Glycin gebildet. Bestimmte Obst- und Gemüsesorten enthalten vermehrt Glutathion. Dazu zählen Tomaten, Brokkoli, Zucchini und Spinat. Sofern diese Nahrungsmittel vom Stoffwechsel verarbeitet werden können, sind sie eine Hilfe bei der Entgiftung. Auf die naturheilkundlichen Möglichkeiten für die Praxis gehe ich am Schluss dieses Kapitels ein.

Analoge Entsprechung

Besteht auf körperlicher Ebene eine mangelnde Entgiftung, findet diese auch auf seelisch-geistiger Ebene statt. Die Patienten werden ihren »seelischen Müll« nicht los. Sie vergiften damit nicht nur sich, sondern auch ihre Umgebung. Wird die Problematik verdrängt und nicht aufgearbeitet, kommt es zur Verschiebung der Psyche in das Soma (Körper), sprich: einer psychosomatischen Erkrankung. Der innere Schmerz wird z. B. als Rückenschmerz wahrgenommen und findet so Beachtung und Rücksichtnahme durch die Außenwelt. Man spricht in solchen Fällen auch vom sekundären Krankheitsgewinn.

Laborhinweise zu Phase 3 – Ausscheidung

Es hat keinen Nutzen, Giftstoffe zu verstoffwechseln und sie zur Ausleitung zu bringen, wenn sie nicht ausgeschieden werden können. Darum beginnt die Therapie immer mit der Phase 3 der Entgiftung: der Ausleitungsphase. Über eine mögliche Störung dieser Phase geben die folgenden Laborparameter Auskunft:

Lymphozyten reduziert ist der Hinweis auf ein gestörtes Lymphsystem, es fließt nicht im Organismus, es gibt Blockierungen, Stauungen und Verhärtungen.

Bilirubin erhöht liefert Hinweise auf eine mangelhafte Entgiftung der fettlöslichen Substanzen aus dem Organismus.

Alkalische Phosphatase erhöht kennzeichnet einen Stau in der Galle und mangelhafte Ausleitung der nicht wasserlöslichen Giftstoffe.

Kreatinin erhöht oder GFR reduziert: die Niere ist gestaut, wasserlösliche Schadstoffe gelangen somit nicht zur Ausscheidung.

Ferritin im Serum oder Eisen im Vollblut sind wichtige Parameter für die Ausscheidung von Giftstoffen über die Nieren. Das Eisen presst in den Nieren die Kapillare aus und sorgt so für das Urfiltrat. Aus diesem filtern die Nieren mit Unterstützung des Kupfers diejenigen Stoffe wieder heraus, die dem Organismus noch dienlich sind. Der Rest wird ausgeschieden. Ein Eisenmangel führt zu einer verminderten Giftstoffausscheidung über die Nieren.

Cholinesterase reduziert ist ein Hinweis auf eine langsam und träge arbeitende Leber. Alle Aufbau- und Entgiftungstätigkeiten sind in ihrer Summe reduziert (so auch die Aufbereitung für die Ausscheidung).

Kalium im Serum hoch und im Vollblut niedrig, Natrium im Serum niedrig und im Vollblut hoch weisen auf eine mangelhafte Zellspannung und somit auf fehlende Kraft und Energie zur Entgiftung hin.

HbA1c und/oder Homocystein erhöht sind Parameter, die eine katabol entgleiste Stoffwechsellage darstellen. Das bedeutet, dass der Organismus nicht in der Lage ist, die ausreichende Energie für eine Entgiftung zur Verfügung zu stellen.

Cholesterin und/oder Thrombozyten sind Parameter, die Auskunft über den Zellschutz und analog über den Schutz gegenüber äußeren Einflüssen geben. **Reduzierte Werte** in Verbindung mit erniedrigter Cholinesterase (verminderter Leberleistung) sind ein Hinweis auf eine Offenheit gegenüber äußeren Einflüssen (stofflich und feinstofflich), die langsam verarbeitet werden. Aus Sicht des Stoffwechsels besteht die Gefahr einer Ansammlung von Giftstoffen.

Bestimmung einzelner Giftstoffbelastungen

Der wissenschaftliche Nachweis von spezifischen Giftstoffbelastungen im Organismus ist schwierig. Die Ein- oder Ablagerungen befinden sich in unserem »Mülldepot«, der Zellmatrix. Dieser Bereich ist für die Labormedizin nicht zugänglich.

Ein großer Teil der eingelagerten Giftstoffe sind Schwermetalle. Sie sind weder über Ultraschall noch durch MRT oder CT darstellbar. Selbst das Blutserum gibt keine genauen Hinweise, was eingelagert ist. Wir finden dort lediglich die Schwermetalle der letzten Tage. Auch eine Untersuchung des Zellinneren der roten Blutkörperchen ist nicht ausreichend, da die Erythrozyten nur etwa 120 Tage leben. Für eine Bestimmung chronischer Belastungen ist diese Methode nicht geeignet.

In meiner langjährigen Erfahrung bezüglich Schwermetallbelastungen und deren Diagnostik hat sich der Provokationstest über den Urin als ein relativ sicherer Nachweis dieser Belastungen erwiesen.

Naturheilkundliche Unterstützung der körpereigenen Entgiftung

Um die körpereigene Entgiftungsfähigkeit anzukurbeln, muss die **Regulation des Zellstoffwechsels** wiederhergestellt werden. Eine wichtige Voraussetzung dafür ist ein ausreichend hohes Membranpotenzial, das sich aus dem Verhältnis von Kalium und Natrium innerhalb und außerhalb der Zellen ergibt. Eine umfangreiche Vital- und Stoffwechselanalyse über das Labor zeigt die Wege auf, die dafür notwendig sind.

Ein wichtiger Baustein der Entgiftungstherapie ist die **Ernährung.** Es ist empfehlenswert, nur die Nahrungsmittel zu sich zu nehmen, die optimal zum Stoffwechsel und Immunsystem passen. Das **Stoffwechselprogramm von »gesund + aktiv«** ist dafür die beste Voraussetzung. Wir benötigen für die Entgiftung bestimmte Eiweiße (sulfurische) und Fette (Omega-3-Fettsäuren). Die **Öl-Eiweiß-Kost** nach Dr. Budwig ist ideal geeignet und eine gute Ergänzung des Stoffwechselprogramms.

Die Zufuhr von Nahrungsergänzungsmitteln muss individuell je nach Bedarf erfolgen. Sie sollte keine Dauertherapie darstellen. Die Regulation des Stoffwechsels ist wichtiger als die dauerhafte Substitution. Mikronährstoffe, die vorübergehend zum Einsatz kommen können, sind häufig: Selen, Zink, Vitamin B6 (bei Zinkmangel aktiviertes Vitamin B6), Omega-3-Fettsäuren, Taurin (Aminosäure), Glycin (Aminosäure), Chlorella-Algen, Koriander, Kalium-/Natriumcitrat und Vitamin C. In der Praxis kombiniere ich zur Unterstützung des Glutathions **OXI BALANCE** mit **JOD BALANCE** von NewLife nutrition. In OXI BALANCE sind die wichtigsten Radikalenfänger (Antioxidantien und Phenole) enthalten und zusätzlich hoch dosiertes natürliches Astaxanthin. Dieses wird aus der Rotalgenart Haematococcus pluvialis gewonnen und gilt derzeit als die beste Substanz zur Unterstützung der Entgiftungsphase. JOD BALANCE enthält neben Jod auch Vitamin A zur Unterstützung der Schilddrüse. Beim Einsatz von Jod sollte darauf geachtet werden, dass keine Schilddrüsenüberfunktion besteht.

Zur Unterstützung der **Nierenaktivität** eignen sich Renes Equisetum und Renes Cuprum von Wala oder Equisetum arvense Silicea cultum von Weleda. **Leber** und **Galle** aktiviere ich häufig mit Taraxacum Stanno cultum D3 von Weleda.

Besteht ein **Eisenmangel** (niedriges Ferritin im Blutbefund), verschreibe ich FERRO ACTIV von NewLife nutrition. Die Mikronährstoffkombination aktiviert den Eisenstoffwechsel, und das in geringen Mengen enthaltene Kupfer sorgt für eine optimale Eisenaufnahme über den Darm. Der Kupferspiegel im Blut wird nicht erhöht.

Immunsystem

Das Immunsystem ist wie eine Unfallversicherung: im Notfall von Vorteil, aber besser wäre es, davon nie Gebrauch machen zu müssen. Es nutzt alle Sinne, um Gefahren zu erkennen. Je nach Interpretation des Signals reagiert es mit einer mehr oder weniger starken Entzündung. Diese ist somit ein lebensnotwendiger Schutz und der Beginn des Heilungsprozesses. Die klassischen äußerlichen Entzündungszeichen sind Schmerz, Wärme, Rötung, Schwellung und Bewegungseinschränkung, z. B. bei einem Bänderriss im Sprunggelenk. Ohne die Fähigkeit des Körpers, gezielt und angepasst zu entzünden, würden wir bereits an einer kleinen Schnittwunde sterben. Darum ist es wichtig, zu verstehen, was genau eine Entzündung ist, was sie bewirkt und wann sie gewollt und wann schädlich ist.

Akute Entzündungen

Durch Toxine, Infektionen durch Bakterien, Viren oder Pilze, Gewebefehlbelastung bzw. Gewebestress (Kreuzbandriss, Schnittwunde) und auch Verbrennungen und Erfrierungen entsteht eine innerliche oder äußerliche Verletzung. Der Körper reagiert mit einer **starken Entzündung,** um die Infektion zu bekämpfen, die Wunde zu heilen, sich an eine neue Situation anzupassen bzw. die alte Balance wiederherzustellen. Die Dauer einer Entzündung beträgt unter optimalen Bedingungen typischerweise vier bis sieben Tage. Am achten Tag fährt der Organismus die Cortisolrezeptoren wieder ein.

Die Entzündungsreaktion des Immunsystems beginnt bei den Gefahrenantennen (Toll-like-Rezeptoren) der Zellaußenwand und gipfelt in der Aktivierung der DNA im Zellkern. Die Voraussetzung für diesen optimalen Ablauf ist ein entsprechend starker Reiz, der die Reaktionskaskade des Immunsystems tatsächlich in Gang setzt.

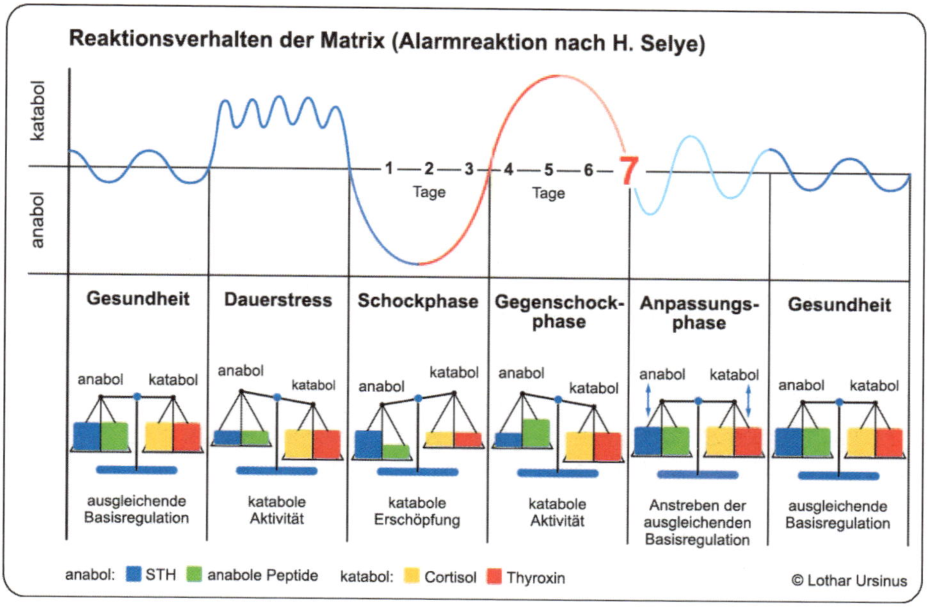

Alarmreaktion nach H. Seyle

Jede akute Abwehrreaktion kann in einen **chronischen Zustand übergehen,** wenn ein Mangel an Regulatoren (Somatropin, anabole Peptide, Thyroxin, Cortison) besteht und die Akutphase nicht intensiv genug ablaufen kann. In diesem Fall sollte sich die Untersuchung als Erstes auf die Nebennieren, die Schilddrüse und die Hypophyse konzentrieren.

Die Mikrobe ist nichts, das Milieu ist alles!

Lassen Sie mich noch auf die Theorie der Verursachung von Erkrankungen durch Erreger eingehen. Vom Arzt und Mikrobiologen Prof. Antoine Bechamp stammt eine Aussage, die zum Grundsatz der von mir verfochtenen Regulationsmedizin geworden ist: Die Mikrobe ist nichts, das Milieu ist alles! Die Krankheit und der Erreger kommen nicht von außen, sondern aus uns selbst heraus, aus unserem eigenen Blut, wenn das Milieu nicht stimmt. (Ähnlich beschreibt es auch Prof. Dr. Enderlein als Ergebnis seiner Forschungen in dem Buch *Bakterien-Cyclogenie.)* Wir leben normalerweise mit den Bakterien in uns in harmonischem Einklang. Ohne die Vielzahl der Darmbakterien etwa würde unser Organismus versagen. Mikroben sind nicht unsere Feinde, sondern Symbionten, die in uns sinnvolle Aufgaben erfüllen.

Ausnahmen sind aggressive oder mutierte Krankenhauskeime, genmanipulierte oder künstlich eingebrachte Mikroben aus gänzlich anderen Milieus, z. B. aus fernen Kontinenten. In diesem Zusammenhang sollten wir auch die Herstellung von Impfstoffen überdenken, die auf artfremdem Gewebe (mit unbekannten Viren) gezüchtet werden. Dazu gehören z. B. Hirngewebe von Kaninchen, Nierengewebe von Hunden, Kaninchen und Affen, Eiweiß aus Hühner- oder Enteneiern, Kälberserum, Blut von Pferden oder Schweinen sowie Krebszellen. Eine Auswirkung der artfremden Mikroben auf das menschliche Immunsystem ist nicht auszuschließen.

Im Labor gibt es die Möglichkeit, akute Entzündungen sicher zu identifizieren: einerseits durch Entzündungsmarker und andererseits durch einen spezifischen Erregernachweis. In diesem Buch gehe ich auf die Entzündungsmarker ein.

Blutsenkungsgeschwindigkeit (BSG)

Referenzbereich	Männer	3–10 mm nach 1 Stunde
	Frauen	6–10 mm nach 1 Stunde

(Mit zunehmendem Alter können auch höhere Werte normal sein.)

Die Bestimmung der Blutsenkungsgeschwindigkeit, auch »Erythrozytensedimentationsrate« (ESR) genannt, ist eine altbewährte Methode in der Praxis. Sie gehört zu den Routinelaboruntersuchungen. Die Blutsenkung misst die Zeit, die die roten Blutkörperchen benötigen, um in einem dünnen Röhrchen nach unten zu sinken.

Ist die Blutsenkung erhöht, deutet das auf eine Entzündung hin. Einen geringen Anstieg finden wir bei Blutarmut (Anämie) und bei Frauen, die sich vor der Menstruation befinden, mindestens in der vierten Woche schwanger sind oder die Antibabypille einnehmen.

Eine erniedrigte Blutsenkung könnte ein Hinweis auf Polyglobulie (erhöhte Anzahl der roten Blutkörperchen), Polycythaemia vera (Erkrankung der blutbildenden Zellen im Knochenmark), Erkrankungen mit veränderter Erythrozytenform (z. B. Sichelzellenanämie) oder vermehrter Wasserverlust sein.

C-reaktives Protein (CRP)

Referenzbereich unter 5 mg/l

Besteht eine Entzündungsaktivität im Körper, wird das C-reaktive Protein (CRP) in größeren Mengen gebildet. Das Eiweiß ist ein empfindlicher und zuverlässiger Parameter, der schneller zu Ergebnissen führt als die Untersuchung der Blutsenkungsgeschwindigkeit. Schon sechs bis zehn Stunden nach einer Erkrankung ist dieser Wert erhöht. Wie bereits beschrieben, ist es zur Untersuchung des Speichereisens immer notwendig, ebenfalls das CRP zu bestimmen, da jenes bei Entzündungen ansteigt. Bei Verdacht auf eine chronische oder latente Entzündung kann im Labor das hochsensitive C-reaktive Protein (hCRP) untersucht werden. Es reagiert empfindlicher als das normale CRP. Dieser Wert gehört heutzutage zum Vorsorgepaket bei Herzinfarktrisiko.

CRP-Werte über 5,0 mg/l weisen auf eine Entzündung hin, Werte über 1,0 und unter 5,0 mg/l sind nach der Interpretation von »Labor ganzheitlich« bereits deutliche Anzeichen für eine chronische niedriggradige Entzündung. Bei diesem Verdacht empfehle ich, das hochsensitive CRP (hCRP) bestimmen zu lassen.

Immunglobuline

Immunglobuline sind ein wichtiger Bestandteil unseres Immunsystems. Sie werden auch als »Antikörper« bezeichnet. Die lebenswichtigen Eiweiße zirkulieren im Blut und erfüllen je nach Ausprägung vielfältige Aufgaben. Die Antikörper werden unterteilt in die Klassen Immunglobulin A, G, M und E.

Immunglobulin A (IgA)

Referenzbereich 0,7 – 4,0 g/l

Immunglobulin A befindet sich vorwiegend auf Schleimhäuten und in Sekreten. Es stellt den größten Teil der im Körper produzierten Immunglobuline dar.

Erhöhte Werte können auf Veränderungen der Eiweiße im Blutplasma, chronische Lebererkrankungen, Autoimmunprozesse, Zöliakie oder Schleimhautinfektionen hinweisen.

Reduzierte Werte werden in der Medizin allgemein nicht beachtet, bedeuten aber einen geringen Schleimhautschutz. Insbesondere ist von Darmbarrierestörungen auszugehen. Bei einem Großteil der Betroffenen treten durch einen Mangel an IgA vermehrt Infekte und Autoimmunerkrankungen auf.

Immunglobulin G (IgG)

Referenzbereich 7,0 – 16,0 g/l

Immunglobulin G, auch »Gammaglobulin« genannt, ist ein wichtiger Bestandteil des Abwehrsystems. Kommt der Körper mit fremden Stoffen (Viren, Bakterien oder Antigenen) in Kontakt, schütten Plasmazellen IgG-Antikörper aus. Sie verbinden sich mit den Erregern und machen sie unschädlich oder lösen weitere Abwehrvorgänge aus. Unter anderem werden Makrophagen angelockt, die dann die Krankheitserreger zerstören. Außerdem können IgG-Antikörper Bakteriengifte unschädlich machen. Sie sind für die Langzeitimmunität verantwortlich, beispielsweise nach einer Impfung oder durchgemachten Infektion.

Erhöhte Werte sind bei akuten und chronischen Infektionen, Krebserkrankungen wie Plasmozytom, Autoimmunerkrankungen oder rheumatoider Arthritis zu finden.

Reduzierte Werte können bei einem allgemeinen Eiweißverlust über den Darm oder die Nieren auftreten. Eine verminderte IgG-Produktion kann unter anderem durch Virusbelastungen, Strahlen- oder Chemotherapie, Stoffwechselstörungen (Diabetes mellitus, Hypothyreose, Morbus Cushing) oder Mangelernährung verursacht werden.

Immunglobulin M (IgM)

Referenzbereich 0,4–2,3 g/l

Immunglobulin M wird schnell bei erstmaligen akuten Infektionen gebildet. Es markiert Krankheitserreger, damit sie von den Makrophagen abgetötet werden können. IgM ist der stärkste Aktivator des in Kaskaden ablaufenden Immunsystems.

Erhöhte Werte finden wir zu Beginn einer Infektion, die durch Viren oder Bakterien ausgelöst wurde. IgM ist somit der früheste Antikörper, der bei einer Erstinfektion gebildet wird. Auch chronische Infektionen, die wieder aufflammen oder einen akuten Schub erhalten, weisen erhöhte IgM-Werte im Blut auf. Neben den akuten Infekten sind auch bei der Kälteagglutininkrankheit, bei Lebererkrankungen, Lupus erythematodes oder Krebserkrankungen die IgM-Werte erhöht.

Reduzierte Werte führen zu einer erhöhten Anfälligkeit gegenüber bakteriellen Infektionen. Ursachen einer verminderten IgM-Konzentration sind auch Eiweißverluste über Darm oder Nieren sowie Verbrennungen, Strahlen- oder Zytostatikatherapie und eine Behandlung mit Immunsuppressiva.

Immunglobulin E (IgE)

Referenzbereich 0,4–2,3 g/l

Die ursprüngliche physiologische Aufgabe des Immunglobulin E ist die Abwehr von Parasiten. Heutzutage werden die in Plasmazellen gebildeten Antikörper vor allem mit ihrer Schlüsselrolle bei allergischen Sofortreaktionen wie Heuschnupfen oder Asthma in Verbindung gebracht. Sobald sich Fremdstoffe im Blut befinden, verbinden sich die IgE-Antikörper mit den Mastzellen und veranlassen diese, Histamin freizusetzen. Das führt zur Erweiterung der Gefäße (rote Haut), Verengung der Bronchien (Atemnot), Juckreiz und der verminderten Dichtigkeit der Blutgefäße (Schwellungen im Gewebe).

Erhöhte Werte treten bei Asthma, Neurodermitis, rheumatoider Arthritis, Plasmozytom, EBV-Infektionen, Verbrennungen und einem Parasitenbefall auf.

Reduzierte Werte stehen in Verbindung mit Immundefekten.

Chronische und niedriggradige Entzündungen

Chronische und niedriggradige Entzündungen werden mit weit verbreiteten Erkrankungen in unserer Gesellschaft in Verbindung gebracht. Dazu gehören Autoimmunerkrankungen, rheumatoide Arthritis, Osteoporose, Arteriosklerose, Alzheimer, Demenz, Depressionen und Krebs. Was ist der Unterschied zwischen einer chronischen und einer niedriggradigen Entzündung?

Chronische Entzündung

Erreger wie Bakterien und Viren werden aktuell überwiegend mit Antibiotika bekämpft. Ist der Feind ausgemacht, liefert die Pharmaindustrie eine geeignete Waffe. Dabei werden allerdings alle im Körper ablaufenden Regelmechanismen, die unser Abwehrsystem gelernt hat, außer Gefecht gesetzt, z. B. Hitze (Fieber). Die Aufgabe der Abwehr übernimmt jetzt jemand anderes, und das Immunsystem hat Pause. Es wird als »Nichtsnutz« dargestellt, was auf Dauer zu einer »Depression« führen kann. Natürlich sind in besonderen Notsituationen Antibiotika eine wichtige und notwendige Lösung, sie sind jedoch nicht bei jedem Husten, Schnupfen oder leichtem Infekt erforderlich.

Baut sich das Immunsystem nicht in der von der Evolution vorgesehenen Weise auf, kann aus einer akuten eine chronische Entzündung werden. Das bedeutet, dass das Immunsystem sich mit dem Krankheitsgeschehen arrangiert. Dieses ist nicht ganz weg, verursacht aktuell zwar keine Beschwerden, schwelt jedoch dauerhaft im Hintergrund. Sobald weitere immunologische Anforderungen bestehen, flammt die Entzündung wieder auf.

Niedriggradige Entzündung (Silent Inflammation)

Während die chronische Entzündung das Ergebnis einer Immunsuppression oder eines Mangels an anabolen Peptiden (Helfer des Aufbaustoffwechsels und des Immunsystems) ist, ist die niedriggradige Entzündung das Ergebnis eines gestörten Zellstoffwechsels durch hochkalorische Nahrungsmittel oder erhöhte Mahlzeitenfrequenz sowie durch Nahrungsmittel, die den individuellen Stoffwechsel belasten.

Auslöser: Nahrungsmittel, die der Stoffwechsel nicht kennt

Einer der wichtigsten Auslöser für chronische Entzündungen ist das Essen. Alle Nahrungsbestandteile und Schadstoffe, die die Darmwand durchwandert haben, sind für das Immunsystem Fremdkörper. Haben sich der Stoffwechsel und das Immunsystem im Laufe der Evolution an das Nahrungsmittel und damit auch an seine Antinährstoffe gewöhnt, fällt die Reaktion des Immunsystems gering aus.

Die Anpassung des Immunsystems an die Antinährstoffe der Lebensmittel ist abhängig von der Stoffwechselprägung. Diese ergibt sich aus den sechs unterschiedlichen Blutgruppen und Verbrennungstypen. Aus diesem Grund kann es keine pauschalen Nahrungsmittelempfehlungen geben. Lebensmittel, die erst in jüngster Menschheitsgeschichte Bestandteil unseres Speiseplans geworden sind, sollten hinsichtlich ihrer Immunreaktion besondere Aufmerksamkeit erhalten. Darunter fallen Getreide, allen voran Weizen, Kuhmilch und Nachtschattengewächse. Sie sind die Hauptauslöser für Darmbarrierestörungen und niedriggradige Entzündungen.

Auslöser: hohe Nahrungsfrequenz

Neben dem Bekanntheitsgrad des Lebensmittels ist auch die Häufigkeit der Nahrungsaufnahme entscheidend. Eine Entzündung, die durch Nahrungsaufnahme ausgelöst wird, benötigt bis zu sieben Stunden, um wieder abzuklingen. Wenn wir also dreimal am Tag essen, bleibt eine Entzündung den ganzen Tag über bestehen.

Unser Stoffwechsel ist nach wie vor so geprägt wie in der Urzeit, als die Nahrungsaufnahme unregelmäßig war. Mehrmals pro Tag zu essen, ist einer der sichersten Wege, schnell krank zu werden. Mehr als 21 Mahlzeiten pro Woche sind für unseren Stoffwechsel zu viel, denn es fehlen die Pausen. Darum hat sich das intermittierende Fasten mit der Methode »16:8« (16 Stunden ohne und 8 Stunden mit Nahrungsaufnahme) bei unseren Patienten bewährt. Diese Methode ermöglicht eine Erholungsphase der Organe und eine Beruhigung des Immunsystems. **Hiervon ausgenommen sind Patienten mit Migräne.** Da es sich bei Migräne nicht um eine Erkrankung, sondern um ein Energiemangelsymptom im Gehirn handelt, könnte das Intervallfasten kontraproduktiv wirken.

Auslöser: energiereiche, kohlenhydrathaltige Nahrungsmittel

Energiereiche, kohlenhydrathaltige Nahrungsmittel führen zu einem schnellen Anstieg des Blutzuckerspiegels und regen gleichzeitig das Hormon Insulin an. Bei einer dauerhaften Aktivierung kommt es zu einer Insulinresistenz. Die Körperzellen reagieren nicht mehr auf das Hormon, und der Zuckerspiegel im Blut steigt. Die Bauchspeicheldrüse erhöht den Insulinspiegel weiter. Darüber freut sich das Immunsystem, denn es nutzt das Insulin zur Vermehrung der Abwehrzellen. Diesen Prozess hat die Evolution für akute Infektionskrankheiten eingerichtet. Bei einer chronischen Entzündung wirkt er allerdings kontraproduktiv, weil dem fälschlich aktivierten Immunsystem kontinuierlich energiereiche Bausteine und Wachstumsfaktoren zugespielt werden. Das Immunsystem erfährt somit eine ständige Stimulation.

Die Deutsche Gesellschaft für Ernährung (DGE) hat bis heute nicht verstanden, dass Stärke komprimierte Glukose ist und im Darm schnell in Glukose umgewandelt werden kann. Ein Beispiel dafür ist das Amylopectin A, das wir vorzugsweise im Weizen finden. Umgerechnet entsprechen zwei Scheiben Vollkornbrot anderthalb Tafeln Vollmilchschokolade. Gleiches gilt für 100 g Nudeln oder drei Kartoffeln. Eine Tagesempfehlung der DGE entspricht somit etwa fünf Tafeln Schokolade, wobei diese einen größeren Nährwert hat als Nudeln oder Kartoffeln.

Hinzu kommt, dass bei einer kohlenhydratreichen Ernährungsweise und gleichzeitig mangelnder körperlicher Aktivität die Fettreserven angereichert werden. Die Fettmasse im Bereich unterhalb der Bauchmuskulatur, das innere Bauchfett, ist sehr entzündungsaktiv und somit auch ein massiver Energieräuber.

Für einen geregelten Insulinspiegel sorgen Nahrungsmittel, die für die Verstoffwechslung wenig Insulin benötigen, beispielsweise stärkefreies Gemüse, Fisch und Fleisch. Je höher der Eiweißgehalt einer Mahlzeit im Vergleich zur Menge an Fett und Kohlenhydraten ist, desto geringer und kürzer ist die Entzündungsantwort nach dem Essen.

Auslöser: Verhältnis von Omega-6- zu Omega-3-Fettsäuren

Glücklicherweise verbessert sich der Ruf von Fetten zusehends. Sie sind Geschmacksträger und sorgen im Stoffwechsel für beinahe alle vitalen Funktionen. Auch sind sie ein wichtiger Baustein im Hormonsystem. Die beiden Fettsäuren Omega-3 (DHA und EPA) und Omega-6 (AA) sind für den Stoffwechsel essenziell. Dabei ist das Mengenverhältnis zueinander entscheidender als die Gesamtmenge. Ein Übergewicht an Omega-6- im Vergleich zu den Omega-3-Fetten in der Ernährung kann zu einem Anstieg entzündungsauslösender Stoffe im Körper führen. Zum Ausgleich der Balance bevorzuge ich in der Praxis hoch dosiertes Omega-3 aus Algenöl **(OMEGA 3 BALANCE** von NewLife nutrition).

Auslöser: Dauerstress

Bei den Auswirkungen von Stress scheint neuesten Studien zufolge die Dauer ein wichtiger Faktor dafür zu sein, ob er Menschen nachhaltig schadet oder sie sogar stärkt. Altbekannte Stressfaktoren wie Hunger, Durst, Hitze oder Kälte hatten einen positiven Einfluss auf unsere Stresstoleranz, kommen aber in unserer heutigen Gesellschaft eher selten vor. Auch bei der Frage, wie sich Stress auf unseren Stoffwechsel auswirkt, spielt die Evolution eine entscheidende Rolle.

Menscheitsgeschichtlich neu sind beispielsweise Nachrichten über Naturkatastrophen, Kriegsereignisse, Morde und Wirtschaftskrisen sowie Dauerbelastung im Berufs- oder Privatleben. Wir können auf derartige Ereignisse nicht aktiv mit einer passenden Lösung reagieren, beschäftigen uns aber innerlich damit. Ist diese Stressphase kurz, stellt sie für unseren Körper kein Problem dar. Wir werden allerdings jeden Tag über das Internet, das Smartphone, die Zeitung, Fernsehen und Radio mit allen möglichen schwerwiegenden negativen Informationen konfrontiert, und das macht etwas mit uns. Neben der Anzahl der Informationen spielt hier vor allem die Dauer eine wesentliche Rolle. Im Stoffwechsel führt diese Belastung zu einer vermehrten Energiebereitstellung, die einen durchlässigen Darm und niedriggradige Entzündungen nach sich zieht. Auch die Nebennieren, das Organ, das uns auf unterschiedliche Lebenssituation angemessen reagieren lässt, sind von Dauerstress betroffen. Die Variabilität der Reaktion geht mit der Zeit verloren.

Folgen einer niedriggradigen Entzündung

Eine über Jahre bestehende niedriggradige Entzündung ist die Basis für alle inflammatorischen Zivilisationserkrankungen und damit verantwortlich für die meisten Krankheiten. Für ein glückliches, zufriedenes, kraftvolles und gesundes Leben ist es absolut notwendig, unser Abwehrsystem zu beruhigen. Die beiden zentralen Themen der Gesundheit sind daher die richtige Ernährung und der Abbau von Dauerstress.

Nahrungsmittel, die der Stoffwechsel aufgrund seiner genetischen und epigenetischen Stoffwechselprägung kennt und verarbeiten kann, eine geringe Mahlzeitenfrequenz und eine gesunde Darmflora sind die besten Voraussetzungen dafür, die Entzündungsantwort nach dem Essen möglichst gering zu halten. Der Trigger Dauerstress lässt sich durch Pausen, körperliche Aktivität und die Zufuhr von Mikronährstoffen harmonisieren.

Labornachweis von niedriggradigen Entzündungen

Aktuell gibt es keinen verlässlichen Labornachweis für niedriggradige Entzündungen. Parameter wie hCRP, Kynurenin, IDO-Aktivität oder IL-6 können Hinweise geben, sind aber nicht verlässlich.

Blutwert	Gemessener Wert			Referenzbereich	Gemessener Wert im Referenzbereich
AMINOSÄUREN					
Serotonin	-	5	µg/l	44-210	
Kynurenin (ELISA)	+	3.82	µmol/l	1.28-3.06	
Tryptophan (ELISA)		0.0548	mmol/l	0.0462-0.085	
IDO-Aktivität (KYN/TRP)	+	69.82		22.30-52.31	
IMMUNSYSTEM					
CRP hochsensitiv	+	3.68	mg/l	< 1.00	
IL-6	+	3.8	pg/ml	< 3.4	

Entzündungsparameter im Laborbefund

Der Nachweis des hochsensitiven C-reaktiven Proteins ist auf jeden Fall verlässlicher als der des normalen CRP. Ich empfehle daher, es in das Routinelabor mit aufzunehmen.

Der Stoffwechsel der essenziellen Aminosäure Tryptophan ist für die Regulation der Immunbalance von großer Bedeutung. Sie ist die Grundlage für das rhythmische Hormon Melatonin, das Glückshormon Serotonin und das immunsuppressiv wirkende Kynurenin. Der Organismus nutzt Kynurenin für die großen Schleimhautoberflächen in der Lunge und im Darm, um überschießenden Immunreaktionen entgegenzuwirken und Toleranz gegenüber den natürlichen Darmbakterien zu vermitteln.

Eine niedriggradige Entzündung treibt die Aktivität des Enzyms IDO (Indolamin-2,3-Dioxygenase) in die Höhe, wodurch vermehrt Tryptophan in Kynurenin umgesetzt wird. Einmal ausgelöst, kann sich dieser Prozess durch Rückkopplung selbst unterhalten. Der auf diese Weise herabgesenkte Tryptophanspiegel führt im Stoffwechsel zu einem Serotoninmangel. Das kann auf feinstofflicher Ebene zu depressiven Verstimmungen führen.

Interleukin 6 (IL-6) und Interleukin 1 sind weitere Parameter, die die Diagnostik der niedriggradigen Entzündungen abrunden.

Nach meiner Erfahrung ist der wichtigste Hinweis gegeben, wenn sowohl Leukozyten als auch Lymphozyten im Laborbefund reduziert sind. Bei allen niedriggradigen Entzündungen im Verdauungstrakt handelt es sich um eine Verbrauchsleukozytose. Dieser Hinweis sollte mit der Anamnese (z. B. Müdigkeit nach der Nahrungsaufnahme) und dem Befund der Inspektion (z. B. hoch sitzender Bauchansatz oder Trommelbauch) abgeglichen werden.

Blutwert	Gemessener Wert		Referenzbereich	Gemessener Wert im Referenzbereich
Leukozyten	4.4	/nl	3.9-10.0	
Seg. Granulozyten	66.3	%	50.0-70.0	
Lymphozyten	- **24.4**	%	25.0-40.0	

Laborbefund mit Verdacht auf postprandiale niedriggradige Entzündungen

Behandlung der niedriggradigen Entzündung

Ähnlich wie beim Krankheitsgeschehen Leaky Gut sind die auslösenden Faktoren der wichtigste Ansatzpunkt in der Therapie. Ernährung nach **»gesund + aktiv«** steht in unserem Institut immer an erster Stelle. Für den Darm kommt fast immer **COLO ACTIV** und **GLUTAMIN ACTIV** von NewLife nutrition hinzu und zur Unterstützung der Entzündungsabwehr Curcuma, das in **METABOLIC ACTIV** von NewLife nutrition mit Weihrauch und der Myrobalanenfrucht kombiniert wurde. Aus der Pflanzenwelt passt **Ceres Imperatoria ostruthium urt.,** da dieses Mittel neben der Darmtätigkeit auch die Entgiftung über den Darm anregt.

Bei Dauerstress ist der wichtigste therapeutische Schritt die Änderung der Lebensführung, indem die »Macht der Pausen« genutzt wird. Zur Unterstützung der Nebennieren haben sich **STRESS BALANCE** von NewLife nutrition und **Strophanthus comp.** von Wala bewährt.

Hormone

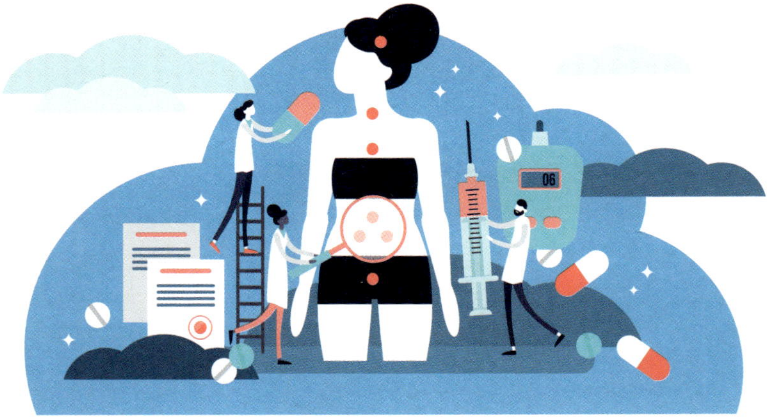

Tanz der Hormone

Hormone beeinflussen unser ganzes Leben: Wir spüren sie, wenn wir verliebt sind. Dann schlägt das Herz höher, wir sehen alles durch eine rosarote Brille, könnten die ganze Welt umarmen und sind gut gelaunt und fröhlich. Hormone machen uns aber auch zu schaffen, wenn wir pubertieren oder in den Wechseljahren sind. Sie beeinflussen das Verhalten, die Emotionen, die chemischen Stoffe im Gehirn, das Immunsystem und die Umwandlung von Nahrung in Energie. Sie sorgen dafür, dass die Muskeln wachsen, und verhelfen unserem Körper zu jugendlichem Aussehen. Beeindruckend sind die enormen Effekte, mit denen Hormone wirken, im Verhältnis zu ihrer geringen Konzentration und Größe – ohne dass wir uns dessen bewusst sind.

Hormone sind Kuriere, die wichtige Informationen von einem Organ oder Gewebe zum anderen übermitteln. Sie werden in spezialisierten Drüsen produziert, z. B. in der Zirbeldrüse (Epiphyse), Hirnanhangsdrüse (Hypophyse), in den Nebennieren, der Schilddrüse und der Bauchspeicheldrüse (Pankreas). Darüber hinaus gibt es noch Produktionsstätten der hormonbildenden Zellen im zentralen Nervensystem.

Von den Produktionsstätten gelangen die meisten Hormone über den Blutkreislauf in ihre Zielzellen. Damit sie diese auch erkennen können, sind die Zielzellen mit speziellen Rezeptoren ausgestattet. Das funktioniert so ähnlich wie mit Schlüsseln und Schlössern. Dockt sich das Hormon an den passenden Rezeptor seiner Zielzelle an, werden in ihr verschiedene Stoffwechselvorgänge ausgelöst oder wiederum andere Hormone freigesetzt. Aber nicht alle Hormone werden über die Blutbahn transportiert. So wandert beispielsweise das schlaffördernde Melatonin von der Zirbeldrüse durch die Zellzwischenräume zu den Rezeptoren seiner Zielzellen und reguliert so den Tag-Nacht-Rhythmus des Körpers.

Untersuchung der Hormone

Hormone können in Blutserum, Speichel und Urin untersucht werden. Eine genaue Bestimmung ist jedoch nicht immer möglich, da sie vielfach pulsierend ins Blut abgegeben werden. Außerdem unterliegen sie im Tages- oder Monatszyklus starken Schwankungen.

Material für einen **Speicheltest** kann über das Internet bestellt werden. Für einen Basistest wird ein Fläschchen mit Speichel gefüllt und ans Labor geschickt. Der Hauptvorteil einer Messung der Hormone über den Speichel liegt vor allem im niedrigen Preis. Zudem ist diese Form der Messung nicht invasiv, und die Probe kann zu Hause selbst entnommen werden. Außerdem werden hier nur die freien und somit aktiven Hormone untersucht. Dieser scheinbare Vorteil ist aber mit einem erheblichen Nachteil verbunden: Die Maßeinheit für die im Speichel gemessenen Hormone sind Pikogramm (pg). Diese fast nicht vorstellbare Größenordnung entspricht einem Billionstel Gramm.

Nur etwa 2 % der Hormone sind freie Hormone, und die im Speichel messbare Menge ist daher extrem gering. Besteht insgesamt ein niedriger Hormonspiegel, so ist eine genaue und zuverlässige Bestimmung über den Speichel nicht mehr möglich. Darüber hinaus ist das Medium nicht bei allen Menschen gleich. Das macht eine Festlegung der Referenzwerte schwierig. In unserer Praxis nutzen wir den Speicheltest ausschließlich zur Bestimmung des Cortisol-Tagesprofils. Dafür werden im Laufe eines Tages mehrere Proben bequem zu Hause entnommen und danach direkt ins Labor geschickt.

Die derzeit sicherste Methode ist ein Hormonstatus aus dem Blutserum. Dabei werden die aktiven und inaktiven (gebundenen) Hormone untersucht. Da das Hormonsystem ein sich selbst regulierendes System ist, kann davon ausgegangen werden, dass der Organismus genau erkennt, wie viele Hormone er über die Leber aktivieren bzw. deaktivieren muss. Somit ist es nicht entscheidend, nur die aktiven

Hormone zu bestimmen. Anders ist es bei der Untersuchung der Schilddrüsenhormone. Hier besteht eine ausreichende Menge an freien Hormonen, sodass an ihnen eine sichere Analyse im Blutserum durchgeführt werden kann.

Eine Hormonuntersuchung aus dem 24-Stunden-Urin ist für einige Hormone möglich, aber noch kein Standard. Das könnte eine Methode der Zukunft sein, da sie nicht invasiv ist und tageszeitliche Schwankungen ausgleicht. Problematisch ist jedoch der hohe Anteil von Hormonen im Trinkwasser, die ebenfalls im Urin gemessen werden.

Hypothalamus und Hypophyse

Der Hypothalamus als Teil des Gehirns steuert die Hypophyse als übergeordnete Hormondrüse. Diese beiden Organe arbeiten unmittelbar zusammen. Sie lenken nahezu alle Stoffwechselvorgänge im Körper mithilfe verschiedenster Hormone und anderer Botenstoffe. Manche davon wirken direkt auf Organe, andere regulieren die Hormonproduktion in anderen Drüsen wie der Schilddrüse.

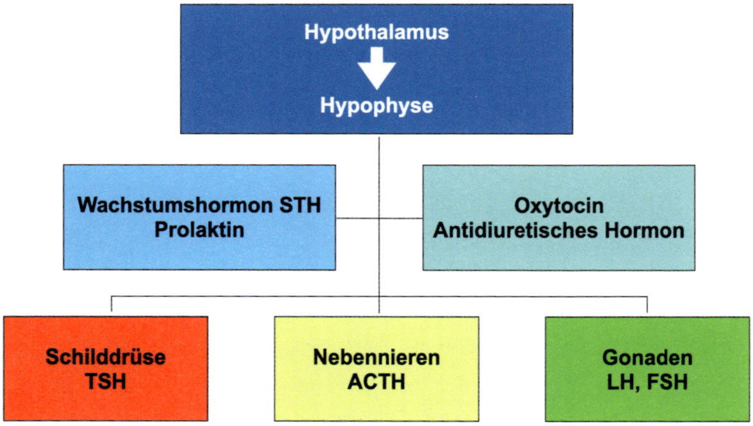

Hypophysenhormone und ihre Funktionsweise

Nachfolgend finden Sie eine Übersicht der zentralen Hormone, die in der Hypophyse gebildet oder auch von ihr überwacht und gesteuert werden.

Wachstumshormon (STH)

Das Wachstumshormon, auch als »somatotropes Hormon« (STH) bezeichnet, wird im Hypophysenvorderlappen produziert. Es steuert im Kindesalter das Wachstum des Körpers und sorgt für die Reifung und das Verknöchern des Skeletts. Beim Erwachsenen werden vielfältige Körperfunktionen durch dieses Hormon beeinflusst, z. B. die Regeneration und die Zellerneuerung.

Das Wachstumshormon wird in einem tageszeitlichen Rhythmus in mehreren Schüben in den Blutkreislauf freigesetzt. In den Abendstunden, besonders kurz nach dem Einschlafen, wird die größte Menge sezerniert. Zusätzlich können durch Stress, körperliche Anstrengung und im Hungerzustand kurzfristige Anstiege auftreten.

Im Blutplasma ist das Wachstumshormon weniger als eine Stunde haltbar. Das erschwert die Bestimmung über das Labor. Bewährt hat sich die Bestimmung von **IGFBP-3 im Serum.** Es zeigt keine pulsatile Sekretion und keine tageszeitliche Rhythmik. Es spiegelt die Ausschüttung des Wachstumshormons über mehrere Tage wider. Daher ist es der direkten Bestimmung von STH überlegen.

Ein Überschuss an Wachstumshormonen ist bei Kindern an Riesenwuchs und bei Erwachsenen an einer Vergrößerung von Händen, Füßen, Unterkiefer, Kinn und Nase (Akromegalie) erkennbar. Die gesteigerte Produktion wird meist von der Hirnanhangsdrüse verursacht, beispielsweise durch ein Adenom (gutartige Geschwulst).

Reduzierte Werte entstehen durch Erkrankungen der Hirnanhangsdrüse, deren Folge eine verminderte Aktivität ist. In der Literatur wird erwähnt, dass im Alter die Produktion des Wachstumshormons nachlässt. Auch wenn das stimmt, gibt es dafür physiologisch keinen Grund. Ursachen für das Nachlassen der Produktion des Wachstumshormons könnten **Dauerstress** und eine **kohlenhydratlastige Ernährung** sein. Sobald der Blutzuckerspiegel ansteigt, wird von der Bauchspeicheldrüse und der Hirnanhangsdrüse das Hormon Somatostatin gebildet. Seine Aufgabe ist es, die Bildung des Wachstumshormons zu reduzieren. Aus diesem Grund ist es auch wichtig, abends auf kohlenhydratlastige Nahrungsmittel, z. B. Brot, Nudeln, Pizza oder auch Alkohol, zu verzichten. Auf die Ernährung und Auswirkung von Kohlenhydraten im Stoffwechsel bin ich bereits eingegangen (S. 183).

Prolaktin

Die Produktion des Prolaktins erfolgt ebenfalls im Hypophysenvorderlappen. Es ist für die Entwicklung der Brustdrüsen verantwortlich und sorgt für die Milchproduktion in Schwangerschaft und Stillzeit.

Erhöhte Prolaktinwerte müssen abgeklärt werden, wenn keine Schwangerschaft oder Stillzeit vorliegt. Medikamente wie Antazida (gegen erhöhte Magensäure), Antidepressiva, aber auch Mittel gegen erhöhten Blutdruck können den Prolaktinspiegel im Blut anheben. Dopaminmangel, seelische Belastungen, eine Schilddrüsenunterfunktion oder Hypophysentumore führen ebenfalls zu einem Anstieg des Prolaktins.

Die Folgen sind Unfruchtbarkeit der Frau und Zeugungsunfähigkeit des Mannes. Bei unerfülltem Kinderwunsch sollte immer Prolaktin mit in den Hormonstatus aufgenommen werden. Ich empfehle dies grundsätzlich, da Prolaktin die Wirkung von Testosteron, Östrogenen und Progesteron beeinträchtigt.

Reduzierte Werte werden durch eine Hypophysenschwäche verursacht. In der Menopause sind reduzierte Werte als normal anzusehen.

Oxytocin

Dieses Hormon wird im Hypothalamus gebildet, im Hypophysenhinterlappen aufbewahrt und bei Bedarf abgegeben. Oxytocin löst Geburtswehen aus, lässt nach der Geburt die Muttermilch in die Brust einschießen und erlaubt die Freigabe der Muttermilch beim Stillen. Es ist allerdings nicht nur im Rahmen von Geburt und Stillzeit bedeutsam. Mittlerweile sind die Auswirkungen auf die Psyche bekannt. Oxytocin wird in der Literatur auch als **»Kuschelhormon«** bezeichnet. Es wird bei beiden Geschlechtern infolge von Körperkontakt ausgeschüttet und stärkt so die Bindung, das gegenseitige Vertrauen und die Entspannung.

Antidiuretisches Hormon (ADH)

Die Regulierung des Wasserhaushalts erfolgt durch das im Hypothalamus gebildete und im Hypophysenhinterlappen aufbewahrte antidiuretische Hormon. Es bewirkt die vermehrte Rückgewinnung von Wasser aus dem Primärharn. Dadurch wird der Urin konzentriert, und sein Volumen nimmt ab. Das Hormon wird vor allem nachts ausgeschüttet. Dadurch ist es gesunden Menschen möglich, ohne Bettnässen durchzuschlafen. Alkohol hemmt die Sekretion aus der Hypophyse mit der Folge einer vermehrten Wasserausscheidung. Das erklärt den sogenannten Nachdurst am nächsten Morgen.

Schilddrüsenstimulierendes Hormon (TSH)

Das Schilddrüsenstimulierende Hormon (TSH) regelt die Produktion der Schilddrüsenhormone (T3 und T4) und steuert die Größe der Schilddrüse. Die Bedeutung der Schilddrüse und der Schilddrüsenhormone wird im weiteren Verlauf noch genauer beschrieben.

Adrenokortikotropes Hormon (ACTH)

Das adrenokortikotrope Hormon (ACTH) steuert die Produktion von Cortisol und den anderen Nebennierenhormonen. Die Nebennieren werden im weiteren Verlauf noch genauer beschrieben.

Luteinisierendes und Follikelstimulierendes Hormon (LH und FSH)

Das Luteinisierende Hormon (LH) und das Follikelstimulierende Hormon (FSH) sind zwei lebenswichtige Hormone, die im Hypophysenvorderlappen gebildet werden.

LH wirkt auf die Keimzellen. Bei der Frau fördert es die Eireifung, den Eisprung und die Bildung des Gelbkörpers, beim Mann die Reifung der Spermien. FSH beeinflusst ebenfalls die Keimzellen. Bei der Frau bewirkt es die Ausschüttung von Östrogen und die Reifung der Eizellen. Beim Mann ist es für die Bildung der Spermien und die Ausschüttung des Testosterons verantwortlich. Die Fehlregulation der Keimdrüsen wird im weiteren Verlauf beschrieben.

Analoge Entsprechung

In der anthroposophischen Medizin gehören Hypophyse und Leber zum Jupiterprinzip. Dieses Prinzip steht unter anderem für Ordnung, Weisheit und Gerechtigkeit. In einem ausgeglichenen Zustand sind wir voller Frieden, weil wir wissen, dass wir immer versorgt werden, dass wir im Paradies, im Schlaraffenland zu Hause sind. Jupiter gilt als Wohltäter, der uns reich beschenkt und unser Leben mit Freude und Fruchtbarkeit segnet.

In der spirituellen Welt wird die Hypophyse auch »Meisterdrüse« genannt. Sie gehört zum Stirnchakra, das auch als »Drittes Auge« bezeichnet wird. Diesem entspringt das Wissen, dass wir mehr sind als unser Körper. Ist es aktiviert, verfügen wir über eine ausgeprägte Fantasie, können Dinge hervorragend visualisieren, lassen zunehmend das Alltagsbewusstsein fallen und uns von der universellen Weisheit und der eigenen Intuition führen. Menschen mit einem geöffneten Dritten Auge können hellsichtige Fähigkeiten entwickeln. Sie sind in der Lage, auch verborgene Dinge wahrzunehmen und Schwingungen in ihrer Qualität zu spüren und zu unterscheiden.

Ist das Stirnchakra nicht entwickelt, fehlt der Sinn für Mystisches. Alles wird von der materiellen und verstandesgesteuerten intellektuellen Ebene aus betrachtet. Spiritualität hat wenig bis keinen Platz im Leben. Nur das Sichtbare, Mess- und Analysierbare wird als real akzeptiert, begleitet von einer Intoleranz gegenüber allem, was darüber hinausgeht.

Eine intensive Arbeit mit dem Dritten Auge ist jedoch vor dem 28. Lebensjahr nur bedingt empfehlenswert, da das Nervensystem oft erst in diesem Alter bereit ist, derart starke Energien aufzunehmen.

Naturheilkundliche Unterstützung und Hinweise für die Praxis

Bei hormoneller Funktionsschwäche kann zweimal wöchentlich **Hypophysis D8** zusammen mit einmal wöchentlich **Hypothalamus D8** von Wala als Trinkampulle zur Regulierung des Hormonsystems gute Dienste leisten. Die beste Einnahmezeit ist kurz vor der Nachtruhe.

Hypophysis/Stannum Glob. von Wala ist eine Verbindung mit dem Metall Zinn, das der Leber und der Hypophyse zugeordnet wird. Das Mittel stärkt das gesamte Hormonsystem und den Aufbaustoffwechsel.

Da eine enge Verbindung zwischen Hypophyse und Leber besteht, können wir zur Unterstützung der Hypophyse Pflanzen wählen, die zur Leber passen. Sowohl der Löwenzahn **(Ceres Taraxacum urt.** oder **Taraxacum Stanno cultum D3** von Weleda) mit seinen sattgelben Blüten als auch die Mariendistel **(Ceres Carduus marianus urt.)** mit ihrer majestätischen Gestalt und ihren purpurfarbenen Blüten wirken auf die Aktivität der Hirnanhangsdrüse.

Hepatodoron von Weleda ist eine Komposition aus den Blättern von Wein und Walderdbeere. Beide harmonisieren den Aufbaustoffwechsel und stellen somit eine gute Unterstützung für Leber und Hypophyse dar. **Angelica archangelica** und **Artemisia** (jeweils als Urtinktur) haben einen positiven Einfluss auf das gesamte Drüsensystem und sollten bei allgemeiner Hormonschwäche mit in die engere Wahl kommen.

Schilddrüse

Die Schilddrüse ist eines der kleinsten, aber wichtigsten Organe in unserem Körper. Wie zwei Schmetterlingsflügel schmiegen sich die beiden Schilddrüsenlappen unterhalb des Kehlkopfs an die Luftröhre.

Die Schilddrüsenhormone sind für unzählige Stoffwechselprozesse zuständig. Sie regulieren den Fett- und Kohlenhydratstoffwechsel, sorgen für die Rückresorption von Glukose, regeln den Wärme- und Energiehaushalt, sind an der Eiweißsynthese beteiligt, steuern die Entwicklung des zentralen Nervensystems, regulieren die Herzfrequenz und spielen bei der Skelettreifung und der Genitalausbildung bei Kindern eine große Rolle. Zusätzlich stimulieren sie die Sauerstoffaufnahme der Zellen fast aller Gewebe. In der anthroposophischen Menschenkunde wird dieser Drüse eine Art von »Gehirnfunktion« – d. h. eine regulatorische Aufgabe – zugeordnet.

Die Schilddrüse hat ihren Sitz direkt vor dem Kehlkopf, dem Sprachorgan. Daraus ergibt sich eine enge Beziehung zu Sprache und Kommunikation. In psychosomatischer Hinsicht steht die Schilddrüse für die Fähigkeit des Menschen, seine Bedürfnisse, seine inneren Empfindungen und Gefühle durch Worte zum Ausdruck zu bringen. Sie wird aber auch damit assoziiert, die innere Bestimmung zu leben und sich selbst treu zu bleiben.

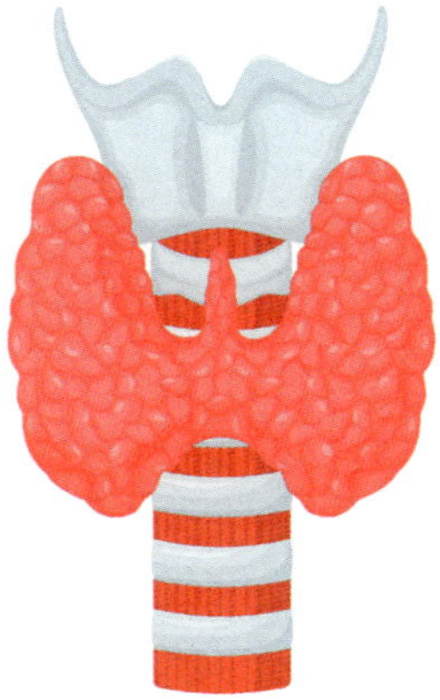

Die Schilddrüse zeigt sich sowohl bei einer Über- als auch bei einer Unterfunktion als Spiegel der Emotionen. Seelische Reifungsstörungen zwischen dem 9. und dem 12. Lebensjahr haben besonderen Einfluss auf die Schilddrüsenaktivität. Aus anthroposophischer Sicht ist diese Zeit die sogenannte **Rubikonphase,** in der das Kind sein ganz eigenes Identitätsgefühl entwickelt. Es stellt entsprechende Fragen, etwa, ob es nach seiner Geburt nicht vielleicht vertauscht worden sei oder was wäre, wenn die Mutter stirbt. Der Rubikon ist eine entscheidende Phase, in der das Kind besonders viel Anerkennung benötigt. Die Stabilität der Familie und auch der erweiterten Lebensgemeinschaft ist hierbei essenziell. Anhaltende Sorgen, chronische Überforderungen, der Verlust an familiärem oder heimatlichem Rückhalt können den Grundstein einer **Hashimoto-Thyreoiditis** legen. In der Anamnese berichten Patienten oft von einem Wohnortwechsel, der sie belastete, da der Freundeskreis verlassen werden musste, von einer Überforderung durch Schulwechsel oder von Dauerstreit zwischen den Eltern. Bei der **Basedow-Hyperthyreose** erscheint in den Erzählungen als Auslöser häufig ein plötzlicher Verlust an Geborgenheit, z. B. die Auflösung einer häuslichen Gemeinschaft durch den Tod eines Elternteils oder aufgrund der Trennung der Eltern. Es kann sich auch um eine frühe Umkehr in der Mutterbeziehung handeln, bei der die Mutter in Bezug auf das Tragen von Verantwortung zum Kind und das Kind zur Mutter wird. Wir finden dieses Phänomen bei Alkoholsucht und Depressionen. Solche Erlebnisse hinterlassen eine Gedächtnisspur im unbewussten Teil der Psyche.

Schilddrüsenhormone und ihre Bedeutung

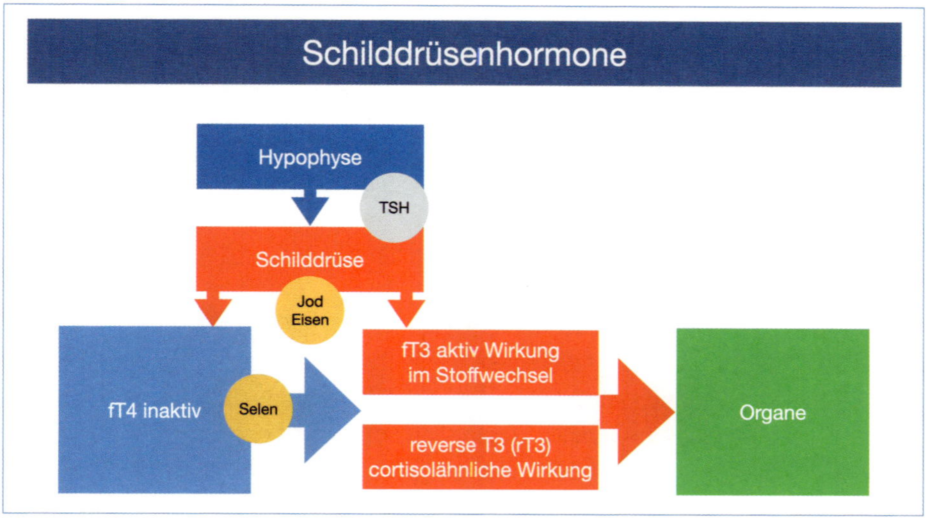

Schilddrüsenstimulierendes Hormon (TSH)

Referenzbereich Erwachsene 0,35–2,50 mU/l

TSH wird von der Hirnanhangsdrüse (Hypophyse) produziert und ins Blut abgegeben. Erhöhte Werte deuten in den meisten Fällen auf eine Schilddrüsenunterfunktion, reduzierte Werte auf eine -überfunktion hin. Nach meiner Erfahrung, die mittlerweile von vielen Experten geteilt wird, kann bereits bei TSH-Werten von > 2,00 mU/l von einer Schilddrüsenfehlfunktion ausgegangen werden. Leider haben einige Labors den Wert nicht auf die empfohlene Begrenzung angepasst. Bis vor einigen Jahren lag der Referenzbereich sogar noch bei 0,30–4,2 mU/l.

Bei Kindern und Jugendlichen gelten etwas höhere Normwerte. Berücksichtigt werden sollte auch, dass der TSH-Wert im Laufe des Tages schwankt. In der Regel ist er abends etwas höher als morgens.

Als wichtige Co-Faktoren zur Produktion von Hormonen benötigt die Schilddrüse ausreichend Jod und Eisen. Ein Mangel dieser beiden Stoffe kann zur Schilddrüsenunterfunktion führen. Wie bereits beim Thema »Jod« beschrieben, sollte im Auge behalten werden, dass die Aufnahme von Jod durch andere Halogene (Brom, Fluor und Chlor) blockiert sein kann.

Schilddrüsenhormone T3 (Trijodthyronin) und T4 (Thyroxin)

Referenzbereich	Erwachsene	freies T3 (fT3)	2,0–4,4 pg/dl
	Erwachsene	freies T4 (fT4)	0,93–1,70 ng/dl

Die Schilddrüsenhormone T3 und T4 liegen im Blut zu über 99 % in gebundener Form vor. Das wichtigste Bindungseiweiß ist das Thyroxin-bindende Globulin (TBG). Im Körper biologisch aktiv sind jedoch ausschließlich die freien, ungebundenen Hormonanteile. Diese werden »fT3« bzw. »fT4« genannt.

Obwohl die Schilddrüse erheblich mehr T4 als T3 herstellt, kommt dem T3 die größere Bedeutung zu. Es wird als das eigentlich stoffwechselwirksame Hormon angesehen. Deshalb wird es auch nicht nur in der Schilddrüse produziert, sondern kann bei Bedarf ebenso in anderen Organen (hauptsächlich in der Leber) aus fT4 hergestellt werden. Für die Umwandlung des inaktiven Schilddrüsenhormons fT4 in seine aktive Form fT3 wird Selen benötigt. Daher sollte der **Selenspiegel im Vollblut** (liefert etwas bessere Ergebnisse als im Serum) immer ein Bestandteil der Schilddrüsendiagnostik sein. Eine pauschale Gabe von Selen, ohne vorher den Bedarf untersucht zu haben, ist nicht zu empfehlen.

Schilddrüsenhormon Reverse-T3 (rT3)

Referenzbereich 90–215 pg/ml

Das Schilddrüsenhormon T4 (Thyroxin) wird im Körper normalerweise in das aktive Hormon T3 (Triiodthyronin) umgewandelt, das eine zentrale Rolle im Stoffwechsel spielt. In bestimmten Situationen wandelt es sich jedoch in das sogenannte Reverse T3 (rT3) um, eine inaktive Form von T3. Das rT3 kann nicht an die Schilddrüsenhormonrezeptoren binden und hat daher keine metabolische Aktivität.

Warum wird T4 in rT3 umgewandelt?

In Zeiten von körperlichem oder psychischem Stress, schwerer Krankheit oder Hungerzuständen versucht der Körper, Energie zu sparen. Die Umwandlung von T4 in rT3 ist ein Mechanismus, der den Stoffwechsel verlangsamt und somit den Energieverbrauch reduziert. Reverse T3 wird auch als eine Art »Notbremse« betrachtet, die der Körper zieht, um eine übermäßige Aktivierung des Stoffwechsels zu verhindern.

Cortisol, das Stresshormon, beeinflusst ebenfalls die Umwandlung von T4 in rT3. Bei einem hohem Cortisolspiegel wird vermehrt rT3 gebildet, was den Stoffwechsel zusätzlich verlangsamt.

Zusammenfassend lässt sich sagen, dass die Produktion von rT3 eine adaptive Reaktion des Körpers ist, um den Energieverbrauch herunterzufahren und den Körper zu schützen. Dies ist besonders wichtig, um Ressourcen zu sparen und den Körper vor Überlastung zu bewahren. Erhöhtes rT3 ist ein Zustand von Hypercortisolismus bei gleichzeitig relativem Cortisolmangel.

Schilddrüsenautoantikörper

Schilddrüsenautoantikörper richten sich gegen das eigene Schilddrüsengewebe, gegen Schilddrüsenenzyme oder -hormone. Sie können im Blutserum genau gemessen werden.

Blutwert		Gemessener Wert		Referenzbereich	Gemessener Wert im Referenzbereich
SCHILDDRÜSE					
TSH (hypersensitiv)	+	**3.25**	µIU/ml	0.35-2.50	
Freies T3 (fT3)		2.5	pg/ml	2.0-4.2	
Freies T4 (fT4)	-	**0.71**	ng/dl	0.89-1.70	
TPO AK	+	**68**	U/ml	< 60	
Thyreoglobulin (TG)	+	**124.60**	ng/ml	1.40-78.00	
TSH-Rezeptor AutoAk		<0.30	IU/l	< 1.75	

Laborbefund eines Autoimmunprozesses der Schilddrüse

TPO-Antikörper richten sich gegen das Enzym Schilddrüsenperoxidase (TPO), das an der Bildung der Schilddrüsenhormone beteiligt ist. Ein erhöhter Wert im Blut lässt auf eine Autoimmunerkrankung vom Typ »Hashimoto« schließen.

TSH-Rezeptor-Autoantikörper (TRAK) richten sich gegen die TSH-Rezeptoren der Schilddrüsenzellen. Dadurch wird der Zelle das Signal gegeben, weitere Schilddrüsenhormone zu produzieren, was zu einer Überfunktion vom Typ »Basedow« führt.

TG-Antikörper richten sich gegen Thyreoglobulin (TG), ein von der Schilddrüse hergestelltes Protein, das für die Herstellung und Speicherung der Schilddrüsenhormone verantwortlich ist. Bei etwa 20 % der autoimmunen Schilddrüsenerkrankungen vom Typ »Basedow« finden wir erhöhte Werte für TG-Antikörper.

Schilddrüsenüber- oder -unterfunktion

Schilddrüsenunterfunktion, so lautet bei unseren Patienten die am häufigsten gestellte Diagnose, die sie von ihrem Arzt erhalten haben. Eine Behandlung erfolgt fast immer mit entsprechenden Schilddrüsenhormonen, die den Mangel ausgleichen sollen.

Symptome der Schilddrüsenunterfunktion (Hypothyreose):

- Gewichtszunahme, Verstopfung, verlangsamter Stoffwechsel
- Neigung zu Depression, verminderte Reflexe, geistiger Abbau
- Herzschwäche mit Ödemen
- Stimme rauchig, leise, wenig moduliert
- verminderter Antrieb, vermehrtes Schlafbedürfnis

Schilddrüsenüberfunktionen können durch eine Autoimmunerkrankung vom Typ »Basedow« oder beginnende Hashimoto-Thyreoiditis sowie durch einen temporären Wachstumsschub ausgelöst werden.

Symptome der Schilddrüsenüberfunktion (Hyperthyreose):

- ungewollter Gewichtsverlust
- Wärmeintoleranz und Schweißneigung
- Durchfall
- Herzrhythmusstörungen
- Hyperaktivität, erhöhte Reizbarkeit, seelische Labilität
- vermindertes Schlafbedürfnis

Mit Schilddrüsenüber- oder -unterfunktion wird nicht die Erkrankung einer Schilddrüse bezeichnet, sondern nur eine Aussage über deren Funktion getroffen. Diese wird fast immer durch systemische Störungen ausgelöst wie:

- Eisenmangel
- Selenmangel
- Störung der Jodaufnahme in die Zellen
- Autoimmunprozesse

- Gallenstau
- Einnahme von Cholesterinsenkern
- Dauerstress
- hormonelle Fehlreaktionen im Bereich der Geschlechtshormone
- Östrogendominanz (aufgrund von Pubertät, Wechseljahren, Schwangerschaft oder Einnahme der Antibabypille)

Bei einer Schilddrüsenstörung muss also diagnostisch immer systemisch geschaut werden. Nur die Schilddrüsenhormone zu bestimmen, führt nicht zur eigentlichen Ursache. Nach meiner Erfahrung ist die Schilddrüse nicht die Ursache, sondern mit betroffen von Störungen im Stoffwechsel, vegetativen Nervensystem, Hormon- oder Immunsystem.

Autoimmunprozesse – Hashimoto und Basedow

Bei Autoimmunerkrankungen handelt es sich um eine überschießende Reaktion des Immunsystems auf körpereigenes Gewebe. Die Folge sind Entzündungsreaktionen, die zu Schäden an bestimmten Organen führen können. Die Autoimmunstörungen der Schilddrüse sind die Hashimoto-Thyreoiditis und die Basedow-Hyperthyreose.

Beide Krankheiten weisen sich durch eine Überfunktion aus, die beim Typ »Hashimoto« allerdings nicht obligatorisch ist und zudem im Verlauf immer stärker in eine Unterfunktion übergeht. In der Biografie von Betroffenen finden sich oft Sorgen und Verlust am Rückhalt der häuslichen Gemeinschaft. Auf körperlicher Ebene ist das Immunsystem überfordert, was häufig mit Darmbarrierestörungen (Leaky Gut) einhergeht. Die Symptomatik des Autoimmunprozesses entspricht dem Ort des Geschehens in der Schilddrüse und der damit im Labor nachzuweisenden Antikörper (TPO-AK, TRAK oder TG-AK).

Die **Basistherapie** für die Erkrankungen vom Typ »Hashimoto« und »Basedow« ist aufgrund der Biografie und des Immunsystems identisch: Bei Hinweisen auf seelische Reifungsstörungen in der Rubikonphase rezeptiere ich potenzierte Milch, um die Ebene der seelischen Verletzung auszugleichen. Das häufigste Mittel ist **Lac maternum** (potenzierte Muttermilch verschiedener Frauen). Muttermilch verbinden wir mit Nähe, Geborgenheit, Vertrauen, Schutz, Liebe, Wohlbefinden, Sättigung, Versorgt- und Umsorgtsein. Besteht ein Defizit in der Entwicklung dieser Aspekte, kann Lac maternum auf seelisch-geistiger Ebene unterstützend wirken. Bei starker Unterdrückung der Persönlichkeit verwende ich alternativ Lac caninum (Hundemilch), bei sexuellem Missbrauch Lac suis (Schweinemilch). Lac bovinum (Kuhmilch) setze ich bei Patienten ein, denen es schwerfällt, Kontakte zu anderen Menschen zu knüpfen und zu halten. Diese Mittel gebe ich in der Potenz C200 als Einzelgabe. Falls erforderlich, wiederhole ich die Gabe im Abstand von mindestens sechs Monaten.

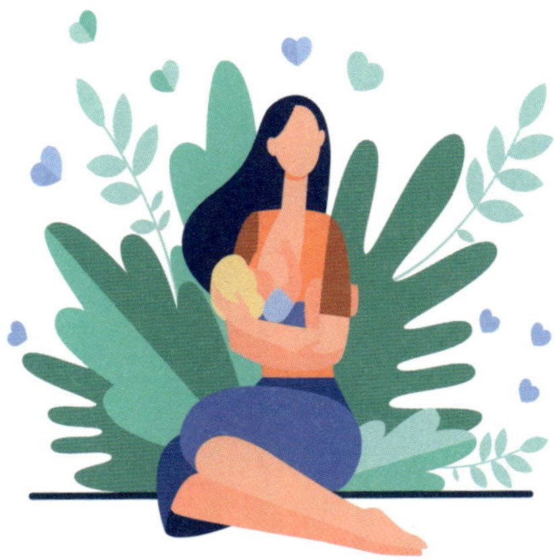

Zur Harmonisierung des Immunsystems arbeite ich gern mit folgenden Ampullenpräparaten:

- **Reticuloendotheliales System D30:** Dieses System ist die Geburtsstätte des Immunsystems. Es dient der Abwehr und der Beseitigung von Abfall-, Fremdpartikeln und Krankheitserregern.
- **Quarz D30:** Damit erkennt das Immunsystem wieder besser, was »eigen« und was »fremd« ist.
- **Thymus/Mercurius:** Stärkt die Ausbildungsstätte des Immunsystems und die Nebennieren als Regulatoren des Immunsystems.
- **Glandula thyreoidea D30:** Wirkt positiv auf chronisch-entzündliche Prozesse der Schilddrüse.

Störungen im Eisen-Kupfer-Stoffwechsel

Eisenmangel, ausgelöst durch zu wenig Eisen oder zu viel Kupfer, kann zu einer Schilddrüsenunterfunktion führen. Ob ein Eisenmangel vorliegt, lässt sich leicht und sicher untersuchen. Ich empfehle eine Bestimmung von Kupfer und Eisen im Vollblut.

Die naturheilkundliche Therapie sollte ihren Ansatz entsprechend der Ursache des Eisenmangels finden. Dieser kann durch pflanzliche Mittel (z. B. **Urtica dioica),** homöopathische Substanzen (z. B. **Ferrum sidereum, Pyrit, Ferrum chloratum),** die Organ-Metall-Kombination **Thyreoidea/Ferrum** oder mit **FERRO ACTIV** von NewLife nutrition wieder ins Gleichgewicht gebracht werden.

Ist der relative Eisenmangel durch einen zu hohen Kupferanteil entstanden und die Einnahme der Antibabypille dafür die Ursache, sollte eine geringer dosierte Antibabypille eingenommen oder über eine andere Verhütungsmethode nachgedacht werden.

Funktionsstörungen der Nebennieren

Die Nebennieren lassen uns auf Stresssituationen angemessen reagieren. Sie produzieren wirkungsvolle Hormone, z. B. Cortisol, DHEA, Adrenalin und Noradrenalin, und sichern unser Überleben. Auch wenn der Cortisolspiegel bereits erhöht ist, kann es sein, dass zum Ausgleich der Geschlechtshormone oder zur Deckung des Bedarfs an Glukose die Cortisolproduktion weiter erhöht werden muss. Können die Nebennieren diesen Bedarf nicht mehr selbst decken, gleicht die Schilddrüse ihn mit dem Hormon Reverse-T3 aus. Dann besteht ein Hyperkortisolismus bei relativem Cortisolmangel. Diesen Zustand finden wir häufig in der Schwangerschaft und bei Patienten mit Migräne.

Die Behandlung erfolgt dann über die Lebensführung in Form von Ernährungstherapie und vermehrten Pausen (die »Macht der Pausen« nutzen). Zur Unterstützung der Nebennieren verwende ich häufig **Strophanthus comp.** von Wala oder **Strophanthus D4** von Sanum in Kombination mit **STRESS BALANCE** von NewLife nutrition.

Stauungen der Galle

Laut der Traditionellen Chinesischen Medizin fließt die Energie der Galle in Richtung der Stoffwechselorgane. Bei Stauungen der Gallenwege wird diese Energie von der aufsteigenden Lungenenergie mit nach oben genommen und trifft dort die Stimmbänder und die Schilddrüse. Bei Wut und Ärger hat man das Gefühl, dass der Hals anschwillt. Kommt die Emotion nicht zum Ausdruck und bleibt im Körper stecken, kann die Schilddrüsenfunktion beeinträchtigt werden.

Das Hauptaugenmerk gilt jedoch nicht der Schilddrüse. Vielmehr muss der Stau in der Galle aufgelöst werden. Hierfür eignet sich die Wegwarte **(Cichorium intybus urt.),** da sie das Sonnengeflecht (drittes Kraftzentrum) und somit das Selbst stärkt. Auch der Storchenschnabel **(Geranium robertianum)** mit seiner reinigenden und Schock auflösenden Wirkung kann helfen, wieder in den Fluss des Lebens zu kommen.

Insulinresistenz – gestörter Kohlenhydratstoffwechsel

Unsere Ernährung hat großen Einfluss auf die Stoffwechselprozesse. Schnell zu verarbeitende Kohlenhydrate in Nudeln, Kartoffeln, Brot oder Süßigkeiten kurbeln den Energiestoffwechsel an und verstärken die Insulinproduktion. Wird eine Körperzelle jedoch fortwährend mit viel Insulin umspült, reagiert sie irgendwann nicht mehr darauf. Dieser Zustand wird als »Insulinresistenz« bezeichnet und ist die erste Stufe des Altersdiabetes.

Insulinresistenz und Diabetes sind die häufigsten Ursachen eines Serotonin- und Dopaminmangels, der die Kommunikation zwischen Gehirn und Schilddrüse behindert.

Zur Behandlung der Schilddrüsenunterfunktion ist eine Umstellung auf eine stoffwechselverträgliche Ernährungsweise erforderlich. In der Praxis arbeite ich deshalb mit dem Stoffwechselprogramm von »gesund + aktiv«. Nur Schilddrüsenmittel einzusetzen, würde das Problem nicht lösen.

Niedriggradige Entzündungen – Darmbarrierestörungen (Leaky Gut)

Niedriggradige Entzündungen haben ihre Ursache häufig in einem löchrigen Darm, dem Leaky-Gut-Syndrom. Dieser kann durch Stoffe wie Glutene (aus glutenhaltigen Getreidesorten), Casein (Milcheiweiß), Lektine und Saponine, die der individuelle Stoffwechsel nicht verarbeiten kann, ausgelöst werden. Hinzu kommen Dauerstress, Schmerzmittel, Säureblocker und Antibiotika.

Die Folge sind chronische Entzündungen wie Fibromyalgie (Weichteilrheumatismus), Morbus Crohn (Darmentzündung), Colitis ulcerosa (Dickdarmentzündung) oder auch Autoimmunerkrankungen wie Morbus Basedow und Hashimoto-Thyreoiditis.

Bei einer Schilddrüsenbehandlung sind ein intakter Darm und eine an den individuellen Stoffwechsel angepasste Ernährung wichtige Voraussetzungen.

Analoge Entsprechung

Auf feinstofflicher Ebene gehört die Schilddrüse zum **Halschakra** (auch »Kehlkopfchakra« genannt). Es ist die Quelle unserer Verständigung.

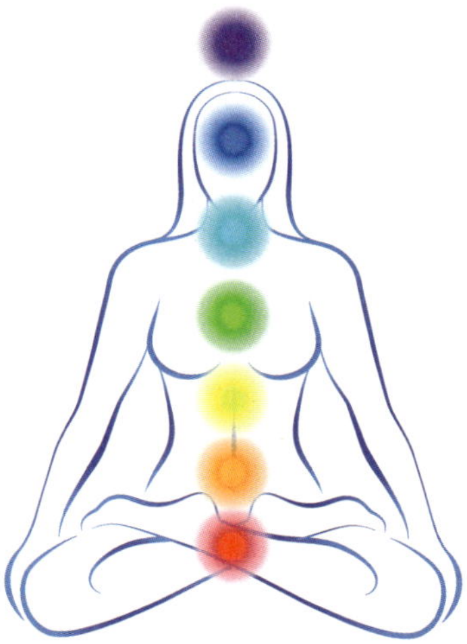

Die Chakras

Menschen, deren Halschakra in Harmonie ist, äußern ihre Gefühle, Gedanken und inneren Erkenntnisse ohne Vorbehalte. Sie offenbaren ihre Schwächen und bringen ihr Wesen vollständig zum Ausdruck. Ihre Sprache ist fantasievoll und klar. Sie lieben es, zu kommunizieren, und schrecken vor einem Streitgespräch nicht zurück. Sie sind authentisch und können »Nein« sagen, wo es angebracht ist. Von der Meinung anderer lassen sie sich nicht zu sehr vereinnahmen.

Bei Menschen mit blockiertem Halschakra – was sich durch eine Störung der Schilddrüse zeigen kann – sind der Selbstausdruck und die Verständigung mit der Umwelt gestört. Den Betroffenen fällt es schwer, ihre eigenen Bedürfnisse, Wünsche, Meinungen und Vorstellungen mitzuteilen oder anderen wirklich zuzuhören. Ihnen fehlt der Zugang zu ihrer inneren Stimme und Intuition.

Aus der Pflanzenwelt ist die **Wegwarte** (Cichorium intybus) behilflich, auf seelisch-geistiger Ebene die Treue zu uns selbst, zu unseren eigenen Gedanken und Empfindungen wiederherzustellen. Das Mittel verordne ich Menschen mit Schilddrüsenstörungen, die ihre Lebensaufgabe nicht gefunden haben bzw. diese nicht leben.

Alle 2150 Jahre erreicht aus astrologischer Berechnung die Sonne ein neues Sternzeichen. Im Augenblick findet ein Übergang von Fische zu Wassermann statt. Das Fischezeichen gehört zum 4., dem Herzchakra, das Wassermannzeichen zum 5., dem Halschakra und Zentrum der Kommunikation. Während wir uns früher zum Gedankenaustausch persönlich treffen mussten, können wir heute über die modernen Kommunikationswege mit Computer, Internet und Smartphone überall dabei sein. Dadurch hat sich die Gesprächskultur verändert. Es kommt zur Verarmung der emotionalen Kommunikation (3. Chakra, Sonnengeflecht) und zu einer übermäßigen Betonung der Worte (5. Chakra). Wandlungsprozesse beinhalten jedoch immer ein Aufbrechen fester Strukturen und Chaos, was sich auch körperlich ausdrückt. **»Schilddrüsenerkrankungen«** sind ein Thema unserer heutigen Zeit, möglicherweise ein Gruppenschicksal.

Probleme mit der Schilddrüse und das Thema »Lebensaufgabe« finden wir häufiger bei Frauen als bei Männern. Der Übergang zum Wassermannzeitalter und der Wandel der gesellschaftlichen Stellung der Frau sind mögliche Erklärungen dafür.

Für Unterstützung der Wandlungsprozesse auf seelisch-geistiger Ebene ist der Löwenzahn (Taraxacum) ideal. Mit seinen tiefen Wurzeln spendet er die Kraft, die eigene Meinung zu äußern. Die Kreativität und Wandlungsfähigkeit bringt er dadurch zum Ausdruck, dass jedes Blatt eine eigene Form hat, was wir bei keiner anderen Pflanze finden.

Naturheilkundliche Unterstützung und Hinweise für die Praxis

Die Schilddrüse ist bezüglich ihrer Erkrankung eher ein betroffenes Organ. In der Naturheilkunde liegt der Schwerpunkt auf der Behandlung der regulativen Störung und nicht auf der Beseitigung der Symptome. Sollten Gallenstau, Cholesterinsenker, allgemeine Drüsenschwäche, Eisenmangel, Östrogendominanz, kohlenhydratreiche Ernährung oder Dauerstress Verursacher sein, muss die Behandlung auch dort beginnen.

Zur Unterstützung der Schilddrüse können **Thyreoidea/Ferrum** Glob. oder **Thyreoidea comp.** Glob. von Wala hilfreich sein. Seitens der Schulmedizin verordnete Schilddrüsenhormone wie L-Thyroxin sind für viele Patienten hilfreich, wenn die Produktion dieser Hormone von der eigenen Schilddrüse nicht mehr geleistet werden kann. Eine alleinige Substitution von Schilddrüsenhormonen reicht dennoch nicht aus. Als Mikronährstoffkombination zur Unterstützung der Schilddrüse hat sich in der Praxis **THYREO BALANCE** von NewLife nutrition bewährt. Es enthält unter anderem L-Thyrosin als Ausgangssubstanz für die Biosynthese der Schilddrüsenhormone, Zink, Selen, Betacarotin und den Mandelpilz Agaricus blazei Murill.

Steroidhormone

Die Steroidhormone werden überwiegend in der Nebennierenrinde und den Keimdrüsen aus Cholesterol (Cholesterin) gebildet. Sie sind fettlöslich und können daher direkt über entsprechende Rezeptoren in die Körperzelle gelangen, um dort ihre Wirkung zu entfalten. Diese Hormone sind bei Frauen und Männern identisch bis auf eine geringfügig andere Zusammensetzung in der Menge.

Die nachfolgende Abbildung zeigt vereinfacht, wie der Stoffwechsel der steroidalen Hormone im menschlichen Körper abläuft. Cholesterol liefert das Grundgerüst (Steroid) für das in Leber, Nebennieren, Haut, Gehirn, Hoden und Eierstöcken gebildete Pregnenolon.

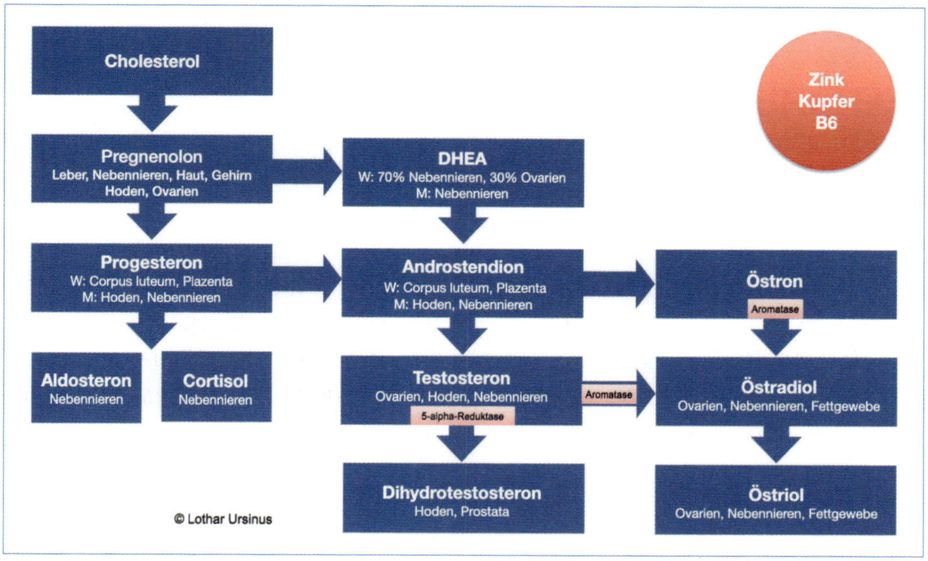

Pregnenolon bildet die Grundlage für die beiden Hormone Progesteron und Dehydroepiandrosteron (DHEA). Aus dem Progesteron entstehen im weiteren Verlauf die beiden Nebennierenhormone Aldosteron (regelt den Wasserhaushalt) und Cortisol (Stresshormon) sowie das für die Geschlechtshormone als Ausgangspunkt dienende Prohormon Androstendion (ASD). Das Dehydroepiandrosteron der Nebenniere wird ebenfalls zum Prohormon Androstendion synthetisiert. Aus diesem Pool werden das weibliche Hormon Östron (E1) und das männliche Hormon Testosteron gebildet. Mithilfe des Enzyms Aromatase werden dann die weiblichen Hormone Östradiol (E2) und Östriol (E3) gebildet.

Für die Hormonproduktion sind ausreichend Zink, Kupfer und Vitamin B6 notwendig. Ein Mangel dieser Stoffe kann zu einer hormonellen Unterfunktion führen.

Pregnenolon – Marker des hormonellen Alters

Referenzwerte: Serum alters- und geschlechtsabhängig

Pregnenolon ist der Ausgangsstoff einer ganzen Reihe von Steroidhormonen. Es wird hauptsächlich in den Nebennieren, jedoch auch im Gehirn, in der Leber, der Haut, in den Hoden, den Eierstöcken und in der Netzhaut der Augen (Retina) produziert.

In der Jugend besteht der höchste Pregnenolonspiegel. Ab Mitte des zweiten Lebensjahrzehntes nimmt die Konzentration von Pregnenolon ständig ab. Im Alter von 75 Jahren produziert der Körper bis zu 60 % weniger Pregnenolon als zu Beginn des 30. Lebensjahres. Aus diesem Grund ist es ein wichtiger Messwert des Alterungsprozesses. Da es als Ursubstanz am Anfang einer Wirkungskette steht, erklärt sich, dass die Leistungsfähigkeit des gesamten Organismus mit nachlassender Pregnenolonproduktion nachlässt. Es kommt zu Gedächtnisschwäche, zunehmender Verschlechterung des visuellen und akustischen Aufnahmevermögens, Arthritis, Herzkrankheiten, Stimmungsschwankungen (bis hin zu Depressionen) und Abnahme der Libido.

Die Wirkung von Pregnenolon im Organismus

Pregnenolon gehört zu den effektivsten der bekannten Steroide, die für die Gedächtnisleistung verantwortlich sind. Es moduliert die Übertragung verschiedenster Reize von Neuron zu Neuron und beeinflusst dabei in starkem Maß Lernprozesse.

Bei Erkrankungen wie dem manisch-depressiven Symptomkreis oder der depressiven Verstimmung (Dysthymia) mit den Zeichen Hilflosigkeit, Müdigkeit und geringes Selbstwertgefühl, bei Schlaf- und Essstörungen, bei geringer Motivation und beim Chronic-Fatigue-Syndrom (CFS) bringt Pregnenolon eine wesentliche Verbesserung.

Die entzündungshemmende Wirkung dieses Hormons wird zur Behandlung rheumatischer Entzündungserkrankungen der Gelenke, der Wirbelsäule und von Spondylitis ankylosans (Morbus Bechterew) genutzt, da es im Gegensatz zu Cortison keine Nebenwirkungen hat.

Pregnenolon in der Therapie

Die Pregnenolon-Bestimmung im Labor erfolgt aus dem Serum. Es ist über 24 Stunden nach der Blutentnahme stabil. Therapeutisch verordne ich bei Bedarf Pregnenolon 1 %ig bis 5 %ig.

Nebennieren

Die Nebennieren helfen uns, mit den Belastungen des Alltags fertigzuwerden, und sichern unser Überleben. Ob bei Verletzung, Erkrankung oder Problemen in der Beziehung oder am Arbeitsplatz, die Nebennieren sorgen dafür, dass unser Körper angemessen auf diese Situationen reagiert. Unser Energieniveau, die Widerstandskraft und grundsätzliche Lebensfunktionen hängen entscheidend von der Funktion der Nebennieren ab.

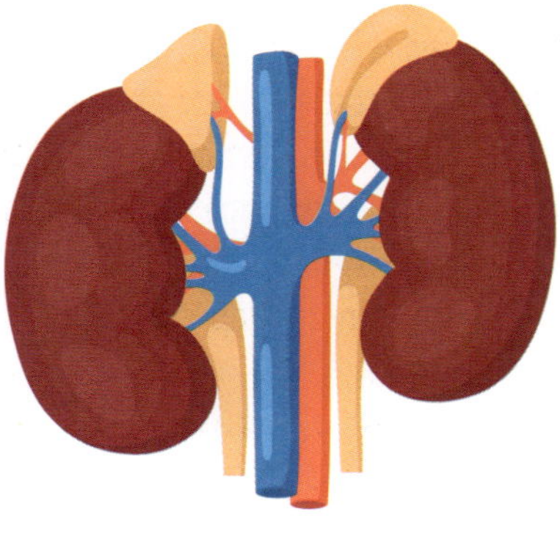

Die Organe sind etwa so groß wie eine Walnuss und sitzen oben auf den Nieren. Von dort aus herrschen sie über die Funktionen aller Organe, Körpergewebe und Drüsen und beeinflussen sogar, was wir fühlen und denken. Die kleinen Befehlshaber bestimmen weitestgehend die Reaktion auf Veränderungen unserer äußeren Umgebung und inneren Verfassung. Sie signalisieren uns Rückzug, Angriff oder Unterwerfung, und jede Zelle des Körpers reagiert entsprechend.

Die Hormone der Nebenniere wirken auf alle wichtigen physiologischen Vorgänge im Körper. Sie regulieren den Blutzuckerspiegel und beeinflussen die Verwertung von Kohlenhydraten und Fetten. Ihre Aufgabe ist die Umwandlung von Fett und Eiweiß in Energie. Außerdem sind sie verantwortlich für die Speicherung der Fette im Gesicht, am Bauch und an den Hüften. Die Anfälligkeit für bestimmte Krankheiten und die Fähigkeit, diese zu überwinden, sind abhängig von der Funktionsfähigkeit der Nebenniere. Entzündliche Erkrankungen und Allergien beinhalten immer eine Störung dieses Organs. Bei chronischen Erkrankungen gehen akute Schübe mit einer Unterfunktion der Nebennieren einher.

Bei Frauen nach den Wechseljahren und Männern in der Lebensmitte ist die Nebenniere der Hauptproduzent der Sexualhormone. Ihre Hormone haben zahlreiche Auswirkungen auf unsere Psyche, Libido und Muskelkraft.

Die anatomische Unterteilung der Nebenniere in Rinde und Mark ist auch funktionell von Bedeutung. In der Nebennierenrinde werden über 40 verschiedene Hormone produziert. Die wichtigsten Vertreter sind Cortisol, Aldosteron und die Sexualhormone. Das Nebennierenmark besteht überwiegend aus Nervenzellen. Diese bilden Botenstoffe, die wiederum aus Aminosäuren gebildet werden, die sogenannten Stresshormone **Adrenalin, Noradrenalin** und **Dopamin.** Sie werden in Alarmsituationen freigesetzt und dienen der Bereitstellung von Energie, um zu kämpfen oder zu fliehen. Die Energie wird dabei in Form von Zucker mobilisiert. Außerdem führen die Hormone zur Steigerung der Herzfrequenz und des Blutdrucks, zur Beschleunigung der Atemfrequenz und Anspannung der Skelettmuskulatur. Die Darmtätigkeit hingegen wird verringert.

Cortisol – das Alphahormon

Cortisol ist ein lebenswichtiges Hormon. Es aktiviert katabole (abbauende) Stoffwechselvorgänge und stellt dem Körper energiereiche Verbindungen zur Verfügung. Seine dämpfende Wirkung auf das Immunsystem wird in der Medizin häufig genutzt, um überschießende Reaktionen (Allergien) und Entzündungen zu hemmen.

Cortisol steuert das Hungergefühl, die Verdauung, den Blutdruck, den Schlaf-wach-Rhythmus und die körperliche Aktivität. Im Stoffwechsel nimmt es großen Einfluss auf den Kohlenhydrathaushalt, indem es die Gluconeogenese (Umbau von Eiweiß in Glukose) in der Leber fördert.

Neben den Katecholaminen Adrenalin, Noradrenalin und Dopamin ist Cortisol unser wichtigstes Stresshormon. Wenn wir erschrecken oder uns bedroht fühlen, springt ein urzeitliches System an, und die Hormone aus dem Gehirn veranlassen die Nebennieren, Cortisol ins System zu pumpen. Das verfolgt zwei Ziele: Zum einen sollen die Muskeln mit Glukose versorgt werden, damit wir kämpfen oder fliehen können, und zum anderen wird der Blutdruck erhöht, damit das Gehirn mit viel frischem Sauerstoff versorgt wird und wir klar denken können.

Gelegentlicher Stress ist positiv. Ist der Körper aber dauernd in Alarmbereitschaft und fehlen ihm die Entspannungsphasen, brennt der Mensch aus und wird krank. Chronischer Stress wirkt negativ auf den Stoffwechsel der Hormone.

Die Liste der negativen **Auswirkungen von Dauerstress** mit einem **erhöhten Cortisolspiegel** ist bedenklich lang:

- erhöhter Blutzuckerspiegel, Diabetes mellitus Typ 2
- schwindende Muskelmasse und vermehrtes Bauchfett
- Stimmungsschwankungen und verminderte Gehirnaktivität, Depressionen, Alzheimer (es kommt zur Schrumpfung des Gehirns)
- Bluthochdruck, Hörsturz, Tinnitus
- Unfruchtbarkeit und sexuelle Unlust durch Absinken des Testosteronspiegels
- zunehmende Schlafstörungen
- Knochenschwund
- niedriger Pregnenolonspiegel (die Mutter aller Geschlechtshormone)
- nachlassende Reaktionsfähigkeit der Nebenniere

Nach einem permanent hohen folgt oft ein sehr **niedriger Cortisolspiegel.** Der Grund liegt in der Erschöpfung der Nebennieren. Genau genommen markiert ein niedriger Cortisolspiegel die Endphase eines überforderten Stressregulierungssystems. Die Auswirkungen eines zu niedrigen Cortisolspiegels sind:

- vermehrte Reizbarkeit
- Burn-out und Depression
- niedriger Blutdruck
- erhöhte Infektanfälligkeit und schlecht heilende Wunden

- Schübe bei Autoimmunerkrankungen wie Multiple Sklerose oder Hashimoto-Thyreoiditis
- Fibromyalgie, rheumatoide Arthritis
- Chronisches Müdigkeitssyndrom (CFS)
- Probleme mit dem Elektrolythaushalt (verminderter Natrium- und Kaliumspiegel im Blut)

Dehydroepiandrosteron (DHEA)

Dehydroepiandrosteron (DHEA) ist eine Vorstufe der Androgene (Testosteron und Östrogen). Bei der Biosynthese entsteht aus Cholesterin zuerst Pregnenolon, dann über weitere Stufen das Endprodukt DHEA.

Eine Nebenniereninsuffizienz geht oft mit einer verminderten DHEA-Produktion einher. Die Menge an Testosteron und DHEA sind zuverlässige Indikatoren für das biologische Alter. Darum gilt DHEA auch als das Anti-Aging-Hormon. Die Zufuhr von DHEA soll die Gedächtnisleistung verbessern, beim Abbau von Körperfetten helfen und Autoimmunerkrankungen, Parkinson und Alzheimer entgegenwirken.

Untersuchung der Nebennieren – Adrenalin-Stress-Index

Unser Körper sollte je nach Tageszeit unterschiedliche Mengen an Cortisol bilden: idealerweise am Morgen viel, tagsüber weniger und abends vor dem Schlafengehen am wenigsten. Mittags kann noch einmal ein leichter Anstieg zu erwarten sein. DHEA sollte vormittags höher sein als am Abend.

Der Adrenalin-Stress-Index (ASI) gibt Auskunft über die Reaktionsfreudigkeit der Nebennieren. Dazu werden Cortisol und DHEA zu vier verschiedenen Tageszeiten im Speichel untersucht.

Zeitpunkte der Untersuchung:

- 1. Probe zwischen 6 und 8 Uhr (innerhalb einer Stunde nach dem Aufstehen, ohne Zähneputzen)
- 2. Probe zwischen 11 und 12 Uhr
- 3. Probe zwischen 16 und 18 Uhr
- 4. Probe zwischen 22 und 24 Uhr

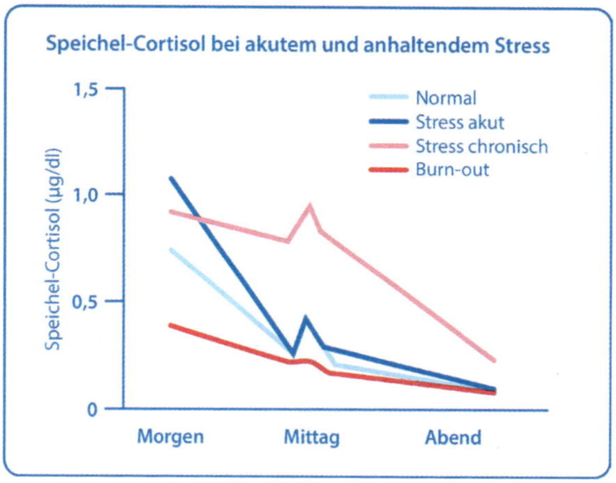

Untersuchungsauswertung:

- Sind **Cortisol** und **DHEA erhöht,** handelt es sich um eine gesunde Reaktion auf eine Stressbelastung.
- Ist nur **Cortisol erhöht** und **DHEA in der Norm,** ist das ein Hinweis auf Dauerstress.
- Ist **Cortisol erhöht** und **DHEA erniedrigt,** wird DHEA für den wachsenden Bedarf an Cortisol zweckentfremdet.
- Ist **Cortisol normal** oder **geringfügig erniedrigt,** aber **DHEA deutlich erniedrigt,** besteht eine Tendenz zur Nebennierenerschöpfung.
- Ist **Cortisol erniedrigt** und **DHEA normal,** markiert dieser Befund den Beginn einer Nebennierenerschöpfung.
- Sind **beide** untersuchten **Hormone erniedrigt,** sind die Nebennieren erschöpft und können auf die Belange des Alltags nicht mehr variabel reagieren.
- Ist **Cortisol normal,** aber **DHEA erhöht,** wird DHEA entweder zugeführt oder durch die Ovarien vermehrt produziert. Letzteres ist häufig bei einem polyzystischen Ovarsyndrom (PCOS) der Fall.

Blutwert		Gemessener Wert		Referenzbereich	Gemessener Wert im Referenzbereich
HORMONE (SPEICHEL)					
Adrenal-Stress-Index:					
Cortisol i.Speichel Tagesprofil:					
Cortisol i.Sp. (Morgen)	+	1.75	µg/dl	< 0.69	
Cortisol i.Sp. (Mittag)	+	0.45	µg/dl	< 0.43	
Cortisol i.Sp. (Abend)	+	0.35	µg/dl	< 0.19	
Cortisol i.Sp. (Nacht)		0.09	µg/dl	< 0.19	
DHEA im Speichel morgens	-	10.1	pg/ml	68.0-676.0	
DHEA im Speichel mittags	-	3.4	pg/ml	68.0-676.0	
DHEA im Speichel abends	-	2.2	pg/ml	35.4-396.8	
DHEA im Speichel Nacht	-	10.4	pg/ml	35.4-396.8	

Adrenalin-Stress-Index

In diesem Befund ist Cortisol deutlich erhöht und DHEA erniedrigt. Das weist auf eine Tendenz zur Erschöpfung der Nebennieren hin.

Analoge Entsprechung

»Ohne die Hormone der Nebennieren wäre eine Existenz nicht möglich.« So finden wir es in zahlreichen Lehrbüchern der Medizin beschrieben. Das trifft auch auf die analoge Betrachtung der feinstofflichen Wirkungsweise der Nebennieren zu. In der Chakralehre, der Lehre über die Kraftzentren unseres Körpers, werden die Nebennieren dem Wurzelchakra zugeordnet.

Dieses Chakra befindet sich am Damm, zwischen den Genitalien und dem Anus sowie dem Steißbein. Das Hauptthema des Wurzelchakras ist Sicherheit und Stabilität. Es steht somit für die Grundlage unseres Daseins. Intakte Nebennieren ermöglichen es, dem Leben angstfrei zu begegnen, mit dem Fluss des Lebens zu fließen und für Erfahrungen, durch die wir seelisch und geistig wachsen, offen zu bleiben.

Die Nebennieren stehen somit in Verbindung mit den Urinstinkten des Lebens und Überlebens und den persönlichen Bedürfnissen. Sie werden zu Beginn des Lebens durch das Erlebnis von Geborgenheit in der Verbindung zur Mutter gestärkt. In ihr manifestiert sich das Urvertrauen, woraus später das Selbstvertrauen erwächst.

Körperliche Gewalt, Existenzängste, Schockerlebnisse, Traumata und Verletzungen der Seele stören die Funktion der Nebenniere. Die Entwicklung wird durch Unsicherheit, Ängste und mangelnde Zuversicht bestimmt. Dieses Fehlen von innerer Sicherheit ist oftmals gepaart mit einem geringen Selbstwertgefühl. Nach außen spiegelt sich dies durch Rechthaberei, Arroganz, mangelnde Anpassungsfähigkeit und einen verhärteten, vereinsamten, isolierten Charakter wider oder in Form von Rückzug mit der Tendenz, mit der Umgebung zu verschmelzen und dabei seinen inneren Wesenskern nicht zu entfalten.

Naturheilkundliche Unterstützung und Hinweise für die Praxis

Die **Lebensweise** spielt bei der Genesung der Nebennieren eine entscheidende Rolle. Sie ist oftmals der entscheidende Auslöser für eine Nebennierenschwäche. Darum gilt es zu erkennen, was genau den Stress verursacht.

Entspannungsübungen, Yoga, ausreichend Schlaf, Pausenzeiten, Lachen, körperliche Bewegung – um nur einige Möglichkeiten des Stressabbaus zu erwähnen – sind notwendige Schritte zu einer gesunden Lebensführung.

In der **Ernährung** sollte auf die Zufuhr der Lebensmittel, die zum individuellen Stoffwechsel passen, geachtet werden. Insbesondere schnell aufschließbare Kohlenhydrate wie Brot, vor allem Weizenvollkornbrot, Süßigkeiten, Süßgetränke, Obst (besonders in Form von Konzentraten oder Smoothies), Nudeln oder Kartoffeln sind zu meiden. Gut geeignet dagegen ist Quark mit Leinöl. Die sulfurischen Eiweiße im Quark bieten den Nebennieren Elektronen, die zur Genesung benötigt werden. Unterstützt wird der Quark dabei durch die Omega-3-Fettsäuren im Leinöl. Diese Kombination ist eines der besten Heilmittel für die Nebennieren. Je nach genetischer Stoffwechselkonstitution sollte für mindestens zwei Wochen auf jegliche tierischen Eiweiße (außer Quark) verzichtet werden.

Strophanthin, auch »Ouabain« genannt, ist als wirksames Herzmittel bekannt und wird laut aktuellen Erkenntnissen in den Nebennieren selbst gebildet. Das Glykosid beeinflusst den Natriumstoffwechsel und hat somit Einfluss auf den Blutdruck und die innere Gelassenheit. Es zeigt gute Wirkungen bei Prüfungsängsten, Lampenfieber und allgemeinem Stress. Es ist als **Strophanthus compositum** von Wala oder als **Strophanthus D4** von Sanum in der Apotheke erhältlich.

Weitere Therapeutika für die Nebennieren sind Phyto C, Phytocortal N, Ceres Ribes nigrum urt., Mercur sol., Mercur vivus, Glandulae suprarenalis comp., Glandula suprarenalis sinistra cum cupro, Glandula suprarenalis dextra cum cupro und Glandula suprarenalis sinistra Mercurius. Als Nahrungsergänzungsmittel eignen sich die Mikronährstoffkombination **STRESS BALANCE** von NewLife nutrition und das aus Algenöl bestehende **OMEGA 3 BALANCE** von NewLife nutrition mit hohen Anteilen der Omega-3-Fettsäuren DHA und EPA.

Keimdrüsenhormone im Lauf des Lebens

Keimdrüsen, d. h. Hoden und Eierstöcke, sind für das Wachstum, die geschlechtliche Entwicklung und die Fortpflanzung wichtig. Die dafür notwendigen Hormone sind bei beiden Geschlechtern gleich, allerdings in ihren Anteilen und Wirkungsbereichen unterschiedlich.

Hormone begleiten uns durch das ganze Leben. In Bezug auf die Keimdrüsen spielen sie in der Pubertät und den Wechseljahren aber eine besonders entscheidende Rolle.

Die Pubertät

Die Eltern sind doof, die Schule nervt, die Stimmung wechselt ständig. Im Alter zwischen 11 und 18 Jahren, der Pubertät, werden die Eltern und auch andere erwachsene Bezugspersonen von den Jugendlichen als schwierig wahrgenommen. Für die Jungen und Mädchen gleicht das Leben einer Baustelle. Am Körper verändert sich jeden Tag etwas, und im Gehirn geht einiges durcheinander.

Die Mädchen bekommen einen gehörigen Wachstumsschub. Zuerst werden die Hände und Füße größer. Schamhaare und später auch Achselhaare beginnen, zu wachsen. Die Brust vergrößert sich, und es folgt die erste Menstruation.

Bei den Jungen setzt die Pubertät etwas später ein. Zuerst wachsen Hoden, Hodensack und Schamhaare. Dann beginnt der Penis, größer zu werden. Danach schießen die Jungen in die Höhe, und die Barthaare suchen Vaters Rasierer. Die ersten reifen Samenzellen werden produziert, und nach dem Stimmbruch klingen die jungen Männer meist eine Oktave tiefer.

Das Einsetzen der Pubertät beginnt immer früher. Noch vor 150 Jahren bekamen die Mädchen ihre Menstruation im Schnitt mit 17 Jahren. Dieser Zeitpunkt liegt heute bei 13 Jahren, teilweise sogar noch früher. Die Gründe dafür sind nicht eindeutig. Es könnte etwas mit unserer »schnelllebigen« Zeit zu tun haben. Die Phase der Kindheit wird möglicherweise durch die Förderung der Verstandesebene verkürzt. Denkbar ist allerdings auch, dass der hohe Anteil an Hormonen im Trinkwasser und im Fleisch Auswirkungen auf das Hormonsystem hat.

Der weibliche Zyklus

Der weibliche Zyklus beginnt mit dem ersten Tag der Regelblutung und durchläuft, entsprechend dem Mondzyklus, innerhalb von 28 Tagen einen Kreislauf. Bei den meisten Frauen schwankt er zwischen 26 und 32 Tagen. Er besteht aus drei Phasen: der Aufbauphase (Proliferationsphase) vor dem Eisprung, der Ovulationsphase um den Eisprung und der Lutealphase nach dem Eisprung.

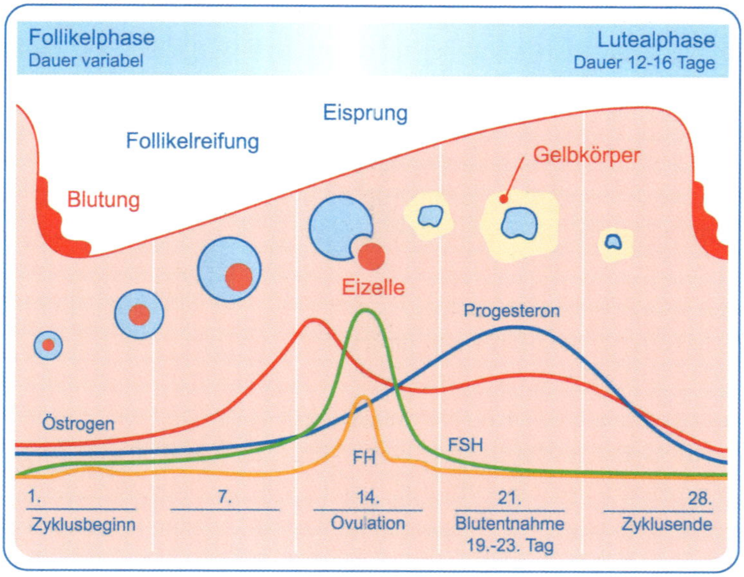

© Lothar Ursinus

Die Aufbauphase

In dieser Phase wird der weibliche Körper auf eine Schwangerschaft vorbereitet. Nach der Regelblutung wird der Gebärmutterhals zunächst mit einem Schleimpfropf verschlossen, sodass Spermien nicht eindringen können. Durch die Wirkung von Östrogen erfolgt ein langsamer Aufbau der Gebärmutterschleimhaut. Das von der Hirnanhangsdrüse gebildete Follikelstimulierende Hormon (FSH) fördert das Wachstum von mehreren Eibläschen (Follikeln) in einem der Eierstöcke. Das Eibläschen ist mit einer Flüssigkeit gefüllt und enthält eine Eizelle.

Durch Zunahme des Östrogenspiegels wird die Schleimhaut am Gebärmutterhals zunehmend flüssiger und für Spermien durchlässig. Gegen Ende der Aufbauphase wird das den Eisprung auslösende Luteinisierende Hormon (LH) aktiviert. Das Eibläschen platzt auf und gibt die Eizelle frei. Diese wird nun vom Eierstock in den Eileiter gespült und dort in Richtung Gebärmutter transportiert. Das ist der optimale Zeitpunkt zur Befruchtung. Bei den meisten Frauen liegt dieser Zeitpunkt zwischen dem 12. und dem 16. Zyklustag.

Die Ovulationsphase

Beim Eisprung, etwa 14 Tage vor Beginn der nächsten Regelblutung, öffnet sich der Muttermund ein wenig, sodass Spermien durch den Gebärmutterhals in den Eileiter gelangen können. Wurde die Eizelle befruchtet, nistet sie sich in die inzwischen aufgebaute Gebärmutterschleimhaut ein. Eine Eizelle bleibt nach dem Eisprung etwa 24 Stunden befruchtungsfähig. Kommt es zu keiner Befruchtung, wird sie mit der nächsten Menstruationsblutung ausgeschieden.

Die Luteal- oder Gelbkörperphase

Die Eihülle, die nach dem Eisprung zurückbleibt, wird in einen Gelbkörper umgewandelt, der das Hormon Progesteron bildet. Dieses Hormon bereitet die Gebärmutterschleimhaut auf eine mögliche Schwangerschaft vor. Kommt es zu keiner Befruchtung, stellt der Gelbkörper zum Ende des Zyklus seine Funktion ein. Zur selben Zeit geht auch die Produktion des Östrogens zurück. Die Gebärmutterschleimhaut wird abgebaut und abgestoßen. Die Menstruation setzt ein, und ein neuer Zyklus beginnt.

Steuerung des weiblichen Zyklus durch die Hirnanhangsdrüse

Der weibliche Zyklus wird über die beiden Hormone LH (Luteinisierendes Hormon) und FSH (Follikelstimulierendes Hormon) gesteuert. Die betroffenen Keimdrüsen stehen dabei in einem engen Kontakt mit der Hirnanhangsdrüse (Hypophyse) und geben bei ausreichender Stimulation eine Rückmeldung.

LH (Luteinisierendes Hormon)

Referenzbereich	Frauen	Follikelphase	2,4–12,6 mU/ml
		Ovulationsphase	14–95,6 mU/ml
		Lutealphase	1,0–11,4 mU/ml
		Schwangerschaft	<0,1–1,5 mU/ml
		Kontrazeptiva	0,7–5,6 mU/ml
		Postmenopause	7,7–58,5 mU/ml
	Männer		1,7–8,6 mU/ml

Das Luteinisierende Hormon (LH) wird von der Hypophyse gebildet. Bei der Frau steuert es die Funktion der Eierstöcke und den Menstruationszyklus. Es ist das entscheidende Hormon für die Aktivierung des Eisprungs und regt den Gelbkörper zur vermehrten Produktion von Progesteron an. Außerdem unterstützt LH die Bildung von Östrogenen. Beim Mann fördert es die Produktion von Testosteron in den Hoden.

Erhöhte Werte des LH finden wir bei **Frauen** im Klimakterium, bei verstärkter Zystenbildung in den Eierstöcken, nach Entfernung der Eierstöcke und bei einem Eierstocktumor. Sind die Werte beim **Mann** erhöht, handelt es sich um eine Unterfunktion der Keimdrüsen.

Reduzierte Werte können auf eine Störung der Hirnanhangsdrüse, Magersucht (Anorexia nervosa) oder Dauerstress hinweisen.

FSH (Follikelstimulierendes Hormon)

Referenzbereich	Frauen	Follikelphase	3,5–12,5 mU/ml
		Ovulationsphase	4,7–21,5 mU/ml
		Lutealphase	1,7–7,7 mU/ml
		Postmenopause	25,8–134,8 mU/ml
	Männer		1,5–12,4 mU/ml

Das in der Hypophyse gebildete Follikelstimulierende Hormon sorgt bei der **Frau** für das Heranreifen des Eis im Eierstock. Beim **Mann** fördert es die Spermienbildung. **Erhöhte oder reduzierte Werte** entsprechen den bereits bei LH beschriebenen Ursachen.

Progesteron

Referenzwerte im Blutserum	Frauen	Follikelphase	0,06–0,89 ng/ml
		Ovulationsphase	0,12–12,00 ng/ml
		Lutealphase	1,83–23,90 ng/ml
		Postmenopause	< 0,13 ng/ml
	Männer		0,05–0,15 ng/ml

Progesteron, auch »Gelbkörperhormon« genannt, entsteht aus dem Prohormon Pregnenolon. Bei Frauen wird es in den Eierstöcken (Ovarien) und zu einem kleinen Teil in den Nebennieren produziert. Bei Männern ist es ein Zwischenprodukt der Testosteronsynthese im Hoden und zu einem kleinen Teil in den Nebennieren.

Progesteron schützt das Gehirn, indem es die Serotoninbildung steigert, das Sättigungsgefühl nach dem Essen aktiviert, die Reparatur der Nervenzellen fördert sowie die Übererregung kranker Nervenzellen verringert.

Bei **Frauen** bereitet es die Gebärmutter auf eine Schwangerschaft vor und dient der Aufrechterhaltung der Schwangerschaft. Seine Ausschüttung wird vom Luteinisierenden Hormon (LH), das aus dem Hypophysenvorderlappen stammt, angeregt. Nach dem Eisprung beginnt die verbliebene Eihülle des Follikels, der sogenannte Gelbkörper, damit, deutlich vermehrt Progesteron zu produzieren. Dieses sorgt dafür, dass sich die Gebärmutterschleimhaut entfaltet und stärker durchblutet wird, damit sich ein befruchtetes Ei einnisten kann.

Ist eine Frau schwanger, übernimmt die Plazenta nach einer Übergangsphase die weitere Progesteronproduktion. Dies ist grundlegend für die embryonale Entwicklung während der Schwangerschaft. Hat keine Befruchtung stattgefunden, bildet sich der Gelbkörper zurück, sodass immer weniger Progesteron produziert wird und es schließlich zur Menstruation kommt. Durch die Einnahme der Antibabypille wird dieser Prozess blockiert.

Progesteron fördert die Entwässerung und **unterstützt die Wirksamkeit der Schilddrüsenhormone.** Es senkt den Blutdruck, wirkt immunstärkend und vermindert die Neigung zu Allergien und Autoimmunerkrankungen. Außerdem harmonisiert Progesteron den Kupfer- und den Zinkhaushalt.

Bei **Männern** schützt Progesteron die Fortpflanzungsorgane vor den Auswirkungen übermäßigen Östrogens. Es ist wichtig für die Spermiengesundheit. Bei der Bekämpfung des »Bierbauchs« hilft Progesteron mit, indem es das darin gebildete Östrogen neutralisiert.

Mögliche Gründe für **erhöhte Progesteronwerte** sind eine Erkrankung der Nebennieren oder Tumore.

Reduzierte Progesteronwerte können auf eine Unterentwicklung oder Fehlbildung der Eierstöcke, auf Magersucht oder auf eine Unterfunktion des Hypophysenvorderlappens zurückzuführen sein (dann wäre auch FSH reduziert).

Östradiol

Referenzwerte im Blutserum	Frauen	Follikelphase	12,4–233 pg/ml
		Ovulationsphase	41,0–398 pg/ml
		Lutealphase	22,3–341 pg/ml
		Postmenopause	5,0–138 pg/ml
	Männer		11,3–43,2 pg/ml

Östrogene sind Geschlechtshormone, die vor allem im weiblichen Körper eine wichtige Rolle spielen. Sie werden vorrangig in den Eierstöcken hergestellt, daneben in geringen Mengen in der Nebennierenrinde und bei Schwangeren in der Plazenta. Die Bezeichnung »weibliche« Geschlechtshormone für Östrogene ist übrigens nicht korrekt, da auch Männer Östrogene produzieren, wenn auch nur in geringen Mengen. Der Bildungsort bei Männern sind die Hoden und die Nebennieren.

Es gibt etwa 20 verschiedene Östrogenarten. Die wichtigsten im Körper vorkommenden natürlichen Östrogene sind **Östradiol (E2), Östron (E1)** und **Östriol (E3).** Sie steuern alle Vorgänge im weiblichen Zyklus und bei der Fortpflanzung. Das Hauptöstrogen ist Östradiol, das auch im Labor meist bestimmt wird. Östron ist ein im Fettgewebe gespeichertes Östrogen, das durch das Enzym Aromatase im Bedarfsfall in Östradiol umgewandelt wird. Östriol hat eine schwache östrogene Wirkung, dafür aber einen starken Bezug zu den Schleimhäuten. Das ist gerade in den Wechseljahren wichtig, wenn es in diesem Bereich zu Trockenheit kommt.

Östradiol hat verschiedene Auswirkungen auf den Stoffwechsel:

- Förderung der Rundungen des weiblichen Körpers
- Aufbau der Gebärmutterschleimhaut und Eireifung
- Hemmung der Ausscheidung von Salz und Flüssigkeiten (kann zu Ödemen führen)
- Verminderung der Schilddrüsenaktivität (kann zu einer Schilddrüsenunterfunktion führen)
- Verringerung der Aktivität des Immunsystems
- Unterstützung der Zinkausscheidung und Hemmung der Kupferausscheidung

Erhöhte Östradiol-Werte finden wir bei Überdosierung von östrogenhaltigen Medikamenten, in der Schwangerschaft, bei einem Hypophysentumor, bei Leberzirrhose oder einer Schilddrüsenüberfunktion.

Ein **Östrogenmangel** zeigt sich in der Regel in der Postmenopause und geht mit einer allgemeinen Unterfunktion des hormonellen Systems einher. Ursache sind nicht selten stressreiche Lebensbedingungen, die zunächst zu einer vermehrten Cortisolproduktion in den Nebennieren führen. Anzeichen eines Östrogenmangels können sein:

- depressive, ängstliche und weinerliche Stimmungslage
- beschleunigte Demenz
- Schlafstörungen, Antriebslosigkeit
- Hitzewallungen, vermehrtes Schwitzen
- Faltenbildung an der Oberlippe, trockene Schleimhäute (auch Östriolmangel)
- Reizblase
- tiefe Stimme bei Frauen
- unerfüllter Kinderwunsch bzw. erhöhtes Risiko für Trisomie 21 (Down-Syndrom) beim Kind

Wichtiger als die Betrachtung von Östrogen für sich ist die des Verhältnisses von Östrogen zu Progesteron. Darauf gehe ich unter »Hormonelle Balance« (S. 298) näher ein.

Testosteron

Referenzwerte im Blutserum	Frauen	0,08–0,48 µg/l
	Männer	1,93–7,40 µg/l

Das **biologisch wirksame Testosteron** kann über den Faktor Gesamttestosteron im Verhältnis zum Sexualhormon-bindenden Globulin (SHBG) bestimmt werden oder durch eine zusätzliche Messung des freien Testosterons.

Testosteron ist mit Abstand das wichtigste Hormon des männlichen Geschlechts. In geringen Mengen kommt es auch im weiblichen Körper vor. Die Produktion wird über die Hirnanhangsdrüse gesteuert. Hergestellt wird es beim Mann in den Leydig-Zellen der Hoden und zu einem kleinen Anteil in den Nebennieren, bei der Frau in den Thekazellen der Eierstöcke und in den Nebennieren.

Testosteron ist beim **Mann** hauptsächlich verantwortlich für die Entwicklung der Geschlechtsorgane, die Ausbildung der typischen männlichen Geschlechtsmerkmale (Behaarung, tiefe Stimme, spezifische Fettverteilung), die Samenproduktion und die Steuerung der männlichen Lust und Aktivität. Bei **Frauen** wird Testosteron hauptsächlich für die Umwandlung in Östrogen gebildet. Bei **beiden Geschlechtern** fördert es das Muskelwachstum sowie die Knochendichte und ist an der Regulation des Fettstoffwechsels beteiligt.

Erhöhte Testosteronwerte können durch eine Erkrankung der Nebennieren oder durch eine Testosteronersatztherapie entstehen. Die Auswirkungen sind geschlechtsspezifisch unterschiedlich. Bei **Frauen** treten Züge der Vermännlichung auf, bei jungen Mädchen ist die Aknebildung ein typisches Zeichen für ein Missverhältnis zwischen Testosteron und Östradiol. Bei jungen **Männern** ist Akne ein typisches Zeichen für hohe Testosteronwerte. Auch der Verlust der Kopfhaare steht im Zusammenhang mit Testosteron und kohlenhydratreicher Ernährungsweise. Bei Frauen führt diese Kombination zum polyzystischen Ovarsyndrom (PCOS).

Ein **Mangel an Testosteron** im Serum zeigt sich nach längerer körperlicher Arbeit, bei Dauerstress, schweren Erkrankungen, Alkohol- oder Drogenmissbrauch, Unterfunktion der Hirnanhangsdrüse oder einem erhöhten Prolaktinspiegel (z. B. infolge einer Schilddrüsenunterfunktion oder Dauerstresses) im Blut. Ein erniedrigter Testosteronwert kann zu einer Feminisierung des Mannes führen. Er entwickelt dann weibliche Züge, beispielsweise ein Wachstum der Brustdrüsen. Bei Frauen kommt es häufig zu einer Blasenschwäche. In der Praxis hat sich die Einreibung mit Testosteroncreme D4 im Bereich des Damms bewährt. Die Osteoporose geht fast immer mit einem Testosteronmangel einher.

Prolaktin

Referenzbereich	Frauen	4,8 – 23,3 ng/ml
	Männer	4,0 – 15,2 ng/ml

Prolaktin wird in der Hirnanhangsdrüse produziert und sorgt zusammen mit anderen Hormonen bei Müttern nach der Geburt für die Milchproduktion in der Brustdrüse. Eine Erhöhung des Prolaktinspiegels kann allerdings zu Unfruchtbarkeit führen. Bei unerfülltem Kinderwunsch gehört er immer in die diagnostische Auswahl.

Erhöhte Prolaktinwerte können unterschiedliche Ursachen haben. Physiologisch finden wir sie in der Schwangerschaft und Stillzeit. Andere Ursachen sind:

- Hypophysenadenome (Prolaktinom)
- Mangel an Dopamin
- Medikamente wie Antidepressiva, Bluthochdruckmittel, Kontrazeptiva
- Schilddrüsenunterfunktion
- Nierenschwäche
- Dauerstress und seelische Belastungen
- ein erhöhter Testosteronspiegel (bei Frauen)

Reduzierte Prolaktinwerte sind eher selten. Der Hauptgrund ist eine Funktionsschwäche der Hypophyse oder die Einnahme von Medikamenten, die das Prolaktin senken.

Dehydroepiandrosteron-Sulfat – DHEA-S

Referenzwerte im Blutserum	Frauen	18,9 – 340,0 µg/dl (altersabhängig)
	Männer	88,9 – 427,0 µg/dl (altersabhängig)

Dehydroepiandrosteron (DHEA) ist ein Prohormon. Es wird bei Frauen in den Nebennieren und Ovarien, bei Männern ausschließlich in den Nebennieren gebildet. Nach einer biochemischen Umwandlung in der Leber (Sulfatierung) wird aus DHEA das DHEA-S (Dehydroepiandrosteron-Sulfat). Etwa 4 % des DHEA/DHEA-S zirkulieren frei im Blut, der restliche Anteil ist an Transportproteine wie Albumin und SHBG gebunden. Da DHEA-S eine längere Halbwertzeit hat als DHEA, wird im Allgemeinen DHEA-S im Labor untersucht.

Wie bereits bei den Nebennieren beschrieben, ist DHEA eine Vorstufe der weiblichen und männlichen Geschlechtshormone. Durch DHEA wird die Nahrung nicht in Fett, sondern in Energie umgebaut. Somit wird der Fettansatz vermindert und der Abbau von Fettgewebe verstärkt. Ein Mangel an diesem Hormon führt zu Fetteinlagerungen und somit auch zu Übergewicht.

DHEA ist der Gegenspieler des Stresshormons Cortisol. Es schaltet den Körper auf Sparmodus, wenn keine großen Aktivitäten gewünscht sind. Dies ermöglicht es dem Organismus, sich zu regenerieren. DHEA aktiviert das Immunsystem und wirkt somit Entzündungen entgegen. Es steigert die Wahrnehmungsfähigkeit, wirkt motivierend und hat antidepressive Eigenschaften.

Erhöhte DHEA-Werte können auf einen Nebennierentumor (Adenom, Karzinom) hinweisen. Leicht erhöhte Werte sind eine physiologische Reaktion auf eine Stressbelastung, die auch als »Alarmreaktion« bezeichnet wird. Im Übermaß kann DHEA zu einem erhöhten Aggressionspotenzial, Gereiztheit oder innerer Unruhe führen. Möglich sind auch verstärkter Haarwuchs im Gesicht und Schambereich (bei Frauen »Virilisierung« genannt).

Reduzierte DHEA-Werte begünstigen Diabetes mellitus Typ II, Adipositas, Alzheimer, Libidoverlust, Schlafstörungen, Konzentrationsstörungen, Antriebslosigkeit bis hin zu Depressionen oder Angstattacken. Immunabwehr und Stresstoleranz sind vermindert.

Sexualhormon-bindendes Globulin (SHBG)

Referenzwerte im Blutserum	Frauen	27,1 – 128 nmol/l (altersabhängig)
	Männer	18,3 – 76,7 nmol/l (altersabhängig)

SHBG ist ein von der Leber gebildeter Bluteiweißstoff (Plasmaprotein), der die männlichen Sexualhormone Testosteron, Dihydrotestosteron sowie die weiblichen Sexualhormone aus der Gruppe der Östrogene im Blut bindet, speichert und transportiert.

Die Messung von SHBG im Blut stellt eine Zusatzuntersuchung im Rahmen der Abklärung von Störungen der Geschlechtshormone dar.

Wie alle Steroidhormone ist Testosteron ein fettlöslicher Stoff (Lipid) und muss daher im Blut proteingebunden transportiert werden. SHBG ist für es das wichtigste Transportprotein im Blut, ca. 60 % sind daran gebunden.

Bei bestimmten medizinischen Fragestellungen sollte neben den Sexualhormonen auch SHBG im Blut gemessen und somit der »freie« Hormonanteil bestimmt werden. Dieser repräsentiert den biologisch aktiven Hormonanteil und ist insbesondere eine wichtige Kenngröße zur Beurteilung eines Hormonmangels.

Erhöhte SHBG-Werte können folgende Ursachen haben:

- Lebererkrankungen (Leberzirrhose)
- Hoden- und Ovarialtumore
- Schilddrüsenüberfunktion (Hyperthyreose)
- Einnahme hormoneller Kontrazeptiva (Antibabypille)
- Hormonersatztherapie
- Schwangerschaft

Generell kommt es mit zunehmendem Lebensalter zu höheren SHBG-Werten im Blut.

Reduzierte SHBG-Werte können folgende Ursachen haben:

- Fettleibigkeit (Adipositas)
- Schilddrüsenunterfunktion (Hypothyreose)
- Nierenerkrankungen mit Eiweißverlust
- Lebererkrankungen
- Eiweißmangelernährung

Geschlechtshormone im Labor

Die Untersuchung der Geschlechtshormone kann im Blutserum, Speichel oder Urin durchgeführt werden. Von vielen Therapeuten wird die Bestimmung im Speichel bevorzugt, weil dort nur die biologisch wirksamen freien Hormone analysiert werden und keine Blutabnahme erfolgen muss. Es ist allerdings zu berücksichtigen, dass Speichel keine homogene Ausgangssubstanz für eine Laboruntersuchung darstellt.

Die Zusammensetzung des Speichels verändert sich schnell im Laufe des Tages, ist nicht bei allen Menschen gleich und wird leicht durch Blutungen oder Nahrungsreste verunreinigt. Darüber hinaus ist die zu messende Anzahl der Hormone extrem gering. Sie werden in Pikogramm gemessen, das entspricht einem Billionstel Gramm. Bei der Mehrfachmessung einer Speichelprobe können sich Abweichungen von bis zu 120 % ergeben. Zum Vergleich liegt dieser Faktor bei einer Serummessung bei etwa 4 %.

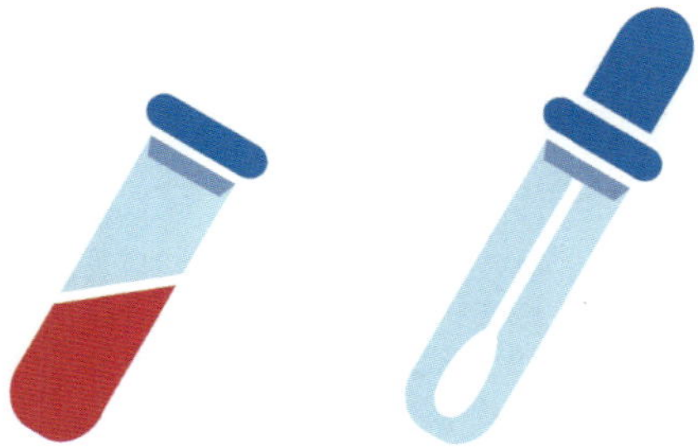

Untersuchung in Blutserum oder Speichel

Aktuell ist daher die Bestimmung der Hormone im Blutserum der sicherste und genaueste Weg. Zudem lassen sich im Blut von den meisten Hormonen gezielt die bioaktiven freien Varianten untersuchen.

Wichtig: Die Angaben der Normwerte können von Labor zu Labor stark schwanken, da es unterschiedliche Verfahrenstechniken zur Untersuchung der Hormone gibt. Auch gilt es tageszeitliche Schwankungen zu berücksichtigen.

Der optimale Zeitpunkt der Blutentnahme für eine Hormonbestimmung liegt zwischen acht und zehn Uhr morgens. Meist werden im Abstand von je 20 Minuten drei Blutentnahmen vorgenommen. Das Serum der drei Proben wird zusammengegeben, und in diesem »Poolserum« werden dann die Hormonwerte bestimmt.

Auswertung der Laborergebnisse im Serum

In der Laborauswertung werden die Basiswerte aus dem Blut in unterschiedlichen Einheiten angegeben. Um festzustellen, ob sich die Hormone im Gleichgewicht befinden, arbeiten wir in der Praxis mit einem rechnerischen **Soll-Progesteron.** Dieser Wert ergibt sich, wenn das Östradiol in der Lutealphase gemessen mit dem **Faktor 100** und in der Postmenopause gemessen mit dem **Faktor 20** multipliziert wird. Es veranschaulicht am deutlichsten die physiologischen Verhältnisse zum jeweiligen Zeitpunkt. (Bei Männern ist keine besondere Phase zu berücksichtigen.) Dem gegenüber stellen wir das Ist-Progesteron, das wir in Pikogramm angeben. Eine Östrogendominanz liegt vor, wenn das Ist-Progesteron deutlich niedriger ist als das Soll-Progesteron.

Beispiel: Laborbefund weiblich

Doris, geb. 1975, regelmäßiger Zyklus

Blutwert	Gemessener Wert		Referenzbereich	Gemessener Wert im Referenzbereich
HORMONE				
Zyklustag	21			
LH im Serum	8.4	mIU/ml	1.0-11.4	
FSH im Serum	3.7	mIU/ml	1.7-7.7	
Progesteron	2.01	ng/ml	1.83-23.90	
Östradiol (E2)	242.0	pg/ml	22.3-341.0	
Prolaktin	8.6	ng/ml	4.8-23.3	
Testosteron	0.25	µg/l	0.08-0.48	
freierAndrogen-Index	1.05	%	0.31-9.79	
SHBG	82.40	nmol/l	32.40-128.00	
DHEA-Sulfat	- **38.9**	µg/dl	60.9-337.0	

Hormonbefund in der Lutealphase

Doris hat einen regelmäßigen Menstruationszyklus von etwa 28 Tagen. Die Bestimmung der Hormone fand in der Lutealphase statt (21. Zyklustag). Die Werte der Hirnanhangsdrüse **(LH** und **FSH)** sind **im Optimum.** Das Verhältnis zwischen Progesteron und Östradiol ergibt jedoch eine deutliche **Östrogendominanz** durch einen Mangel an Progesteron.

DHEA ist **reduziert.** Dieser Mangel ist der erste Hinweis auf erschöpfte Nebennieren. Der therapeutische Ansatzpunkt liegt in erster Linie im Ausgleich der Gesamtregulation des Stoffwechsels und darin, die Thematik der Nebennierenüberforderung zu hinterfragen. Auf das Hormonsystem bezogen könnte hier an Pregnenolon 1 %ig als Creme gedacht werden.

Beispiel: Laborbefund männlich

Erich, geb. 1961, viel Stress, Libidoverlust

Blutwert	Gemessener Wert		Referenz-bereich	Gemessener Wert im Referenzbereich
HORMONE				
LH im Serum	7.0	mIU/ml	1.7-8.6	
FSH im Serum	+ **19.8**	mIU/ml	1.5-12.4	
Progesteron	0.05	ng/ml	0.05-0.15	
Östradiol (E2)	26.5	pg/ml	11.3-43.2	
Prolaktin	10.5	ng/ml	4.0-15.2	
Testosteron	3.63	µg/l	1.93-7.40	
freierAndrogen-Index	19.10	%	9.00-52.00	
SHBG	65.96	nmol/l	20.60-76.70	
DHEA-Sulfat	68.2	µg/dl	51.7-295.0	

Aus klinischer Sicht liegen die Hormonwerte mit Ausnahme des FSH in der Norm. Nach den Regeln von »Labor ganzheitlich« sind **LH** und **FSH** im Befund **erhöht.** Das deutet auf eine geringe Ansprechbarkeit der Gonaden (Keimdrüsen) hin. Bei Männern, deren Menopause etwa ab dem 55. Lebensjahr beginnt, ist das normal. **Progesteron** und **DHEA-S** sind beide **reduziert.** Da Progesteron als Ausgangsbasis für Cortisol genutzt wird und unter Stressbelastungen die Nebennieren die Cortisolproduktion erhöhen sowie die DHEA-S-Produktion reduzieren, ist davon auszugehen, dass der Befund eine typische Stressbelastung darstellt. In diesem Zusammenhang ist auch der eher niedrige Testosteronwert zu sehen.

Auch in diesem Fall liegt die therapeutische Konsequenz in der Regulation des Stoffwechsels und der Lebensführung. Zur vorübergehenden hormonellen Unterstützung könnte Pregnenolon 1 %ig als Creme verordnet werden.

Beispiel: Laborbefund nach einer Therapiespritze mit Testosteron
Hans-Hermann, geb. 1959, nachlassende Libido

Blutwert	Gemessener Wert		Referenzbereich	Gemessener Wert im Referenzbereich
HORMONE				
LH im Serum	- **<0.1**	mIU/ml	1.7-8.6	
FSH im Serum	- **<0.1**	mIU/ml	1.5-12.4	
Progesteron	0.14	ng/ml	0.05-0.15	
Östradiol (E2)	+ **63.9**	pg/ml	11.3-43.2	
Prolaktin	5.8	ng/ml	4.0-15.2	
Testosteron	+ **9.40**	µg/l	2.49-8.36	
freierAndrogen-Index	79.56	%	15.00-80.00	
SHBG	41.00	nmol/l	18.30-54.10	
DHEA-Sulfat	- **42.0**	µg/dl	88.9-427.0	

Hans-Herrmann hat sich aufgrund seiner nachlassenden Libido von seinem Hausarzt Testosteron spritzen lassen. Durch das zugeführte Testosteron musste der Organismus nicht mehr selbst aktiv werden. Darum sind **LH** und **FSH** im Laborbefund **reduziert.** Da beide Hormone auch einen wachstumsstimulierenden Effekt auf die Hoden haben, entfällt dieser. Das führt zu sichtbar verkleinerten Hoden. Da durch das Enzym Aromatase aus Testosteron Östradiol gebildet wird, steigt parallel zum Testosteron das Östradiol.

Das **niedrige DHEA-S** weist darauf hin, dass der Libidoverlust vermutlich aus der Nebennierenschwäche resultiert, die auf eine Überforderung aufgrund von Dauerstress zurückzuführen ist. Auf diesen Aspekt in der Therapie einzugehen, wäre der für den Patienten gesündeste Weg zur Verbesserung seiner Libido.

Hormonelle Balance

Bei der Beurteilung der Hormone kommt es nicht so sehr auf die Einzelwerte an. Wichtiger ist das Verhältnis der vier steuernden Sexualhormone zueinander. (Noch wichtiger als der Laborbefund ist allerdings das Befinden des Patienten. Zumindest sollte es immer bei der Beurteilung der Laboranalyse und der daraus folgenden Therapie berücksichtigt werden.) Zur Veranschaulichung nutzen wir wieder das kategoriale Ordnungssystem des Lüscher-Würfels:

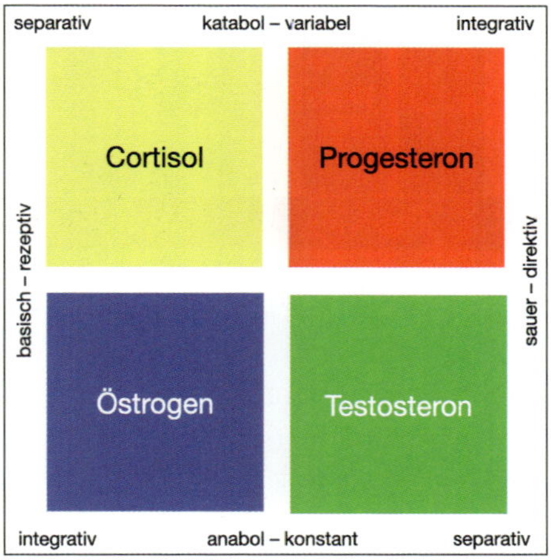

Die vier steuernden Sexualhormone

Das vierte Geschlechtshormon ist Cortisol. Es gleicht die Schwankungen von Östrogenen, Testosteron und auch Progesteron immer wieder dahin gehend aus, dass eine Balance im anabolen und katabolen Stoffwechsel entsteht. Überwacht wird dieser Ausgleich vom limbischen System.

Alle vier Hormone stehen in einer dynamischen Abhängigkeit zueinander, und zwar in diagonaler Polarität. Wird bei einem Mangel ein Hormon substituiert, wirkt sich das auf die drei anderen aus und wird zu verschiedenen Gegenregulationen führen.

Testosteron und Östrogene wirken im Stoffwechsel anabol (aufbauend). Progesteron wirkt katabol (abbauend) bzw. stellt der anabolen Seite die nötige Energie zur Verfügung. Unterstützt wird Progesteron durch Cortisol, das ebenfalls eine katabole (Energie liefernde) Wirkung hat. Der Organismus hält diese vier Hormone immer in einem relativen Gleichgewicht.

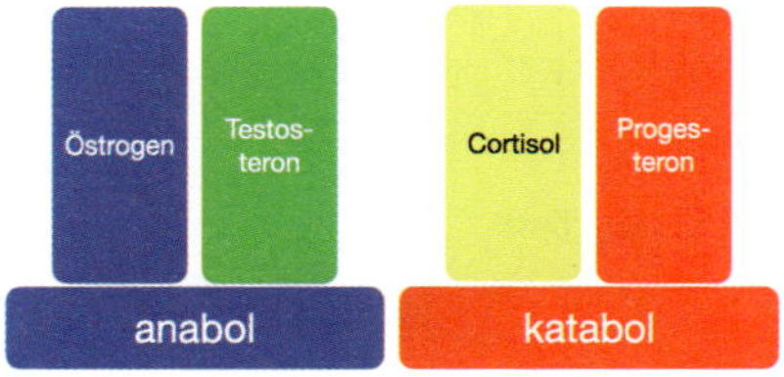

Gleichgewicht der Geschlechtshormone

Die Veränderungen der Geschlechtshormone während der Zyklusphase der Frau und in den Wechseljahren von Mann und Frau sind physiologische Prozesse, die grundsätzlich keine Beschwerden verursachen. Gleiches gilt für die hormonellen Veränderungen während der Schwangerschaft und Pubertät, da über das limbische System ein Ausgleich der anabolen und katabolen Anteile durch das Cortisol stattfindet.

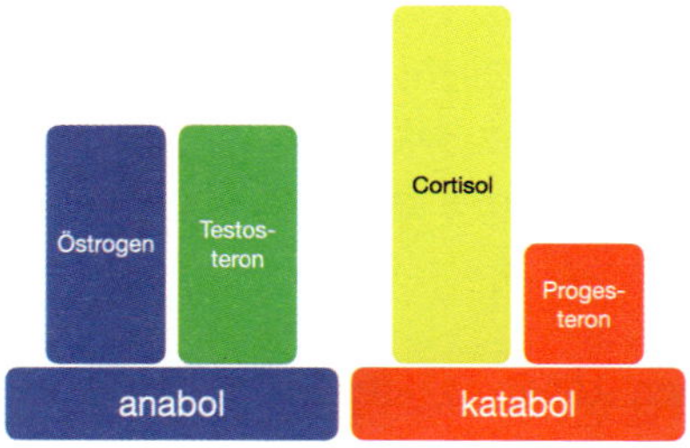

Progesteronmangel wird durch Cortisol ausgeglichen

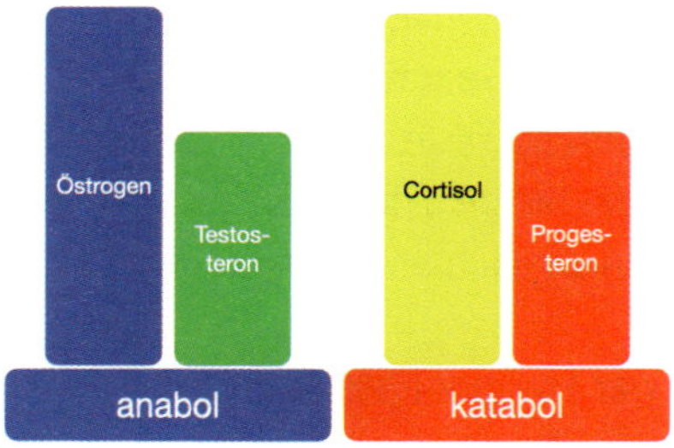

Östrogenanstieg wird durch Cortisol ausgeglichen

Beispiele für einen Ausgleich durch Cortisol

In der Praxis erlebe ich allerdings, dass mit den Veränderungen der Geschlechtshormone bestimmte Beschwerden auftreten, beispielsweise Schwangerschaftserbrechen, Schwangerschaftsdiabetes, Migräne sowie Unterleibskrämpfe oder Gewichtszunahme im Rahmen der Menstruationsblutungen. Diese Störungen treten zwar in Verbindung mit der hormonellen Veränderung auf, deren Ursache liegt allerdings im Stoffwechsel begründet. Auslöser dafür ist eine kohlenhydratlastige Ernährungsweise oder Dauerstress mit Anstieg des Blutzuckerspiegels. Das limbische System gleicht den Anstieg des anabol wirkenden Insulins durch eine Reduzierung des Wachstumshormons (STH) aus. Ist das nicht mehr möglich, aktiviert es auf der katabolen Stoffwechselseite das Cortisol oder gegebenenfalls sogar das von der Schilddrüse gebildete cortisolähnlich wirkende Reverse-T3.

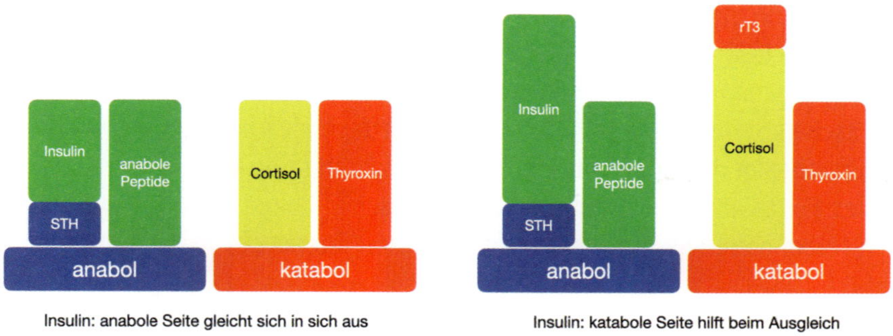

Beispiel für einen Ausgleich durch Cortisol und Schilddrüsenhormone

Kommt es bei dieser Stoffwechselentgleisung **zusätzlich** zu physiologischen Veränderungen im Hormonsystem, die ebenfalls vom Cortisol oder der Schilddrüse ausgeglichen werden müssen, können Symptome auftreten. Dazu stelle ich Ihnen einige Beispiele vor.

Beschwerden während des weiblichen Zyklus

Die während des weiblichen Zyklus auftretenden Beschwerden haben ihren Ursprung fast immer im Stoffwechsel. Plötzliche Veränderungen im Hormonsystem können von der Nebenniere nicht schnell genug durch Cortisol ausgeglichen werden. Migräne (darauf gehe ich später noch ein) oder auch krampfartige Unterleibsbeschwerden können dann die Folge sein.

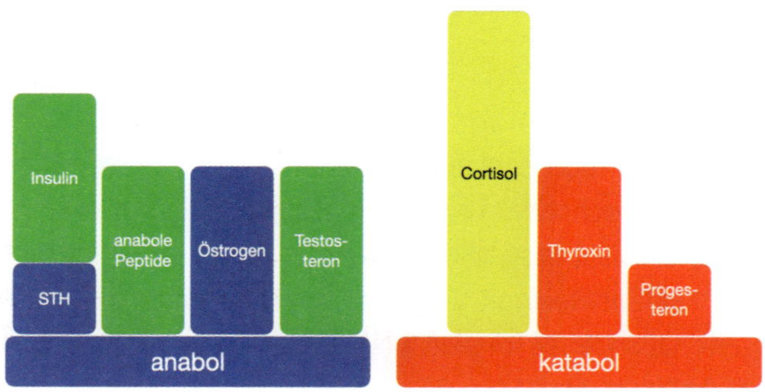

Progesteronmangel und Insulin werden durch Cortisol ausgeglichen

Die Umstellung der Ernährung auf eine Kost, die für die Verarbeitung wenig Insulin benötigt, ist anzustreben. Eine begleitende Behandlung mit **Melissa cupro culta D3** von Weleda hat sich in meiner Praxis bestens bewährt. Die Melisse ist eine

Heilpflanze, die uns mit tiefer Dankbarkeit und Ruhe erfüllt. Ihr Wesen entspricht einer sanften, liebkosenden Berührung, sie schenkt Ruhe, wenn Nervosität und Anspannung zu krampfartigen Beschwerden des Bauchraums, Urogenitalbereichs und rhythmischen Systems führen. Die Wärme übertragende Ölbildung der Melisse und der Wärmebezug des Kupfers bringen starke Lichtkräfte in den Organismus, die als Kraft der Positivität erlebt werden. Auf organischer Ebene besteht ein Bezug zum Nieren-Nebennieren-System und damit auch zum Thema der Individualisierung.

Schwangerschaft

Zu Beginn der Schwangerschaft kommt es zu einem Anstieg der Östrogene. Sie sorgen für die Durchblutung und damit für das Wachstum der Gebärmutter sowie für die Vergrößerung der Brust als Vorbereitung auf die Milchproduktion. Bei einigen Frauen wirkt das Östrogen stimmungsaufhellend, da es die Produktion des Glückshormons Serotonin positiv beeinflusst. Das limbische System gleicht den Anstieg des Östrogens auf der anabolen Seite durch einen parallelen Anstieg des Cortisols auf der katabolen Seite aus.

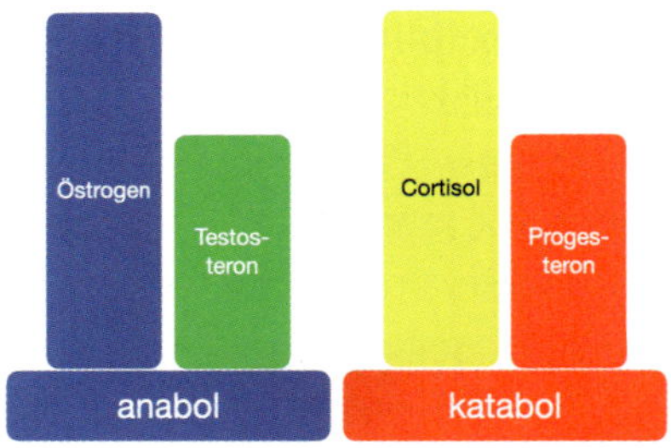

Beginn der Schwangerschaft: Östrogen wird durch Cortisol ausgeglichen

Diese physiologische Hormonregulation kann nur dann Beschwerden verursachen, wenn bereits eine Stoffwechselstörung aufgrund eines hohen Insulinspiegels besteht, der ebenfalls durch Cortisol ausgeglichen werden muss. Es besteht dann ein Hypercortisolismus (zu viel Cortisol) mit dem klassischen Symptom der **Striae gravidarum** (Schwangerschaftsstreifen), einer weißlichen Veränderung der Haut, die auch nach der Geburt bestehen bleibt.

Ist der Insulinspiegel so hoch, dass er nicht mehr vom Cortisol und dem Reverse-T3 ausgeglichen werden kann, schaltet sich das vegetative Nervensystem ein, und es kommt zum **Schwangerschaftserbrechen.**

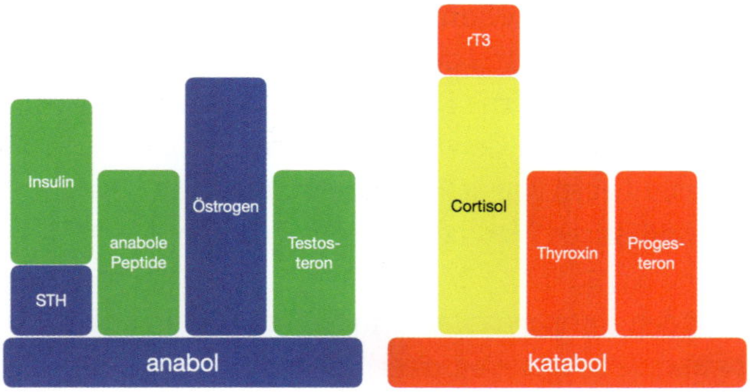

Hormonelle Regulation mit erhöhtem Insulin und katabolem Ausgleich

Spätestens im zweiten Trimester mit der Produktion des Progesterons (es unterstützt die katabole Seite) nimmt bei den meisten Frauen die Übelkeit ab, und sie beginnen, sich in ihrem veränderten Körper wohlzufühlen.

Bei der in der Schwangerschaft häufig diagnostizierten **Schilddrüsenunterfunktion** handelt es sich um eine Erhöhung des Schilddrüsenstimulierenden Hormons (TSH), da neben dem stoffwechselaktiven fT3 auch das rT3 zur Unterstützung der Nebenniere produziert werden muss. Die Schilddrüse wird stärker aktiviert, hat aber genau genommen keine Unterfunktion.

Wechseljahre

Die Wechseljahre sind ein normaler Bestandteil des Lebens. Wir können sie auch als Wandlung von der irdischen in die geistige Mutterschaft betrachten. In dem etwa zwei bis vier Jahre dauernden Prozess verändert der Körper seine Hormonproduktion. Die Eierstöcke stellen ihre Hormonaktivität immer mehr ein. Zuerst wird weniger Progesteron produziert, später auch weniger Östrogen, bis dann die Periode komplett ausbleibt.

Während einige Frauen in den Wechseljahren kaum Symptome aufweisen, leidet etwa die Hälfte unter mittelstarken bis starken Beschwerden. Hitzewallungen, Nachtschweiß, Vergesslichkeit, Konzentrationsschwäche, trockene Schleimhäute, Stimmungsschwankungen und Wassereinlagerungen sind einige der Komplikationen, die auftreten können.

Übergewicht in den Wechseljahren

In den Wechseljahren wird auch der Kampf gegen überschüssige Pfunde immer schwieriger. Für die meisten Frauen und Männer um das 50. Lebensjahr ist es eine mühsame Herausforderung, ihr Gewicht zu halten oder zu reduzieren. Das gilt selbst für Menschen, die ihr Leben lang schlank waren. Fettpolster wachsen unaufhaltsam, und alle bisher zuverlässigen Methoden, abzunehmen, zeigen keinen Erfolg mehr.

Was geschieht mit den Hormonen und dem Stoffwechsel in den Wechseljahren? Der relativ rasch absinkende Progesteronspiegel führt in der Hormonbalance zu einem reaktiven (ausgleichenden) **Anstieg des Cortisolspiegels.** Dieser Ausgleich verursacht kaum bis keine Gewichtsprobleme. Kommen allerdings weitere Faktoren aus dem Stoffwechsel hinzu, die den Cortisolspiegel ebenfalls ansteigen lassen (kohlenhydratlastige Ernährungsweise und Dauerstress), führt der hohe Cortisolspiegel (Hypercortisolismus) zur Gewichtszunahme, die auch als »Stammfettsucht« bezeichnet wird.

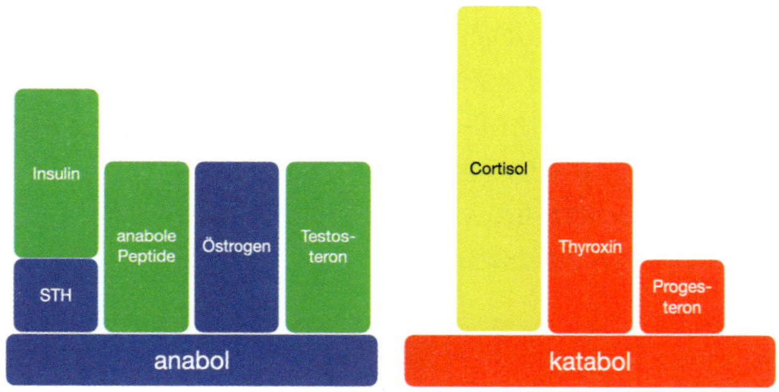

Ausgleich durch Cortisol

Vielen Frauen werden zur Linderung der Wechseljahresbeschwerden ohne Untersuchung östrogenhaltige Nahrungsmittel und Getränke empfohlen. Durch eine hohe Zufuhr von Sojaprodukten, hopfenhaltigem Bier und Präparaten mit östrogenartiger Wirkung oder sogar synthetischem Östrogen wird die bereits bestehende Stoffwechselentgleisung verstärkt und der Cortisolspiegel weiter angehoben. Zusätzlicher Stress bringt den Stoffwechsel immer mehr ins Ungleichgewicht, und der Zeiger der Waage schlägt unaufhörlich aus.

Die Lösung: Eine auf den Stoffwechsel und das Hormonsystem abgestimmte individuelle Ernährungstherapie mit vorübergehender begleitender Unterstützung des Hormonsystems aus der Pflanzenwelt, mit Homöopathie oder bioidentischen Hormonen kann schnell und sicher die körperliche und seelische Balance wiederherstellen.

Ausgleich hormoneller Störungen

Der wichtigste Ansatzpunkt in der Behandlung von Beschwerden, die mit dem Hormonsystem zusammenhängen, ist die Regulation des Stoffwechsels. Die Pflanzenwelt und auch die Homöopathie stellen viele Mittel bereit, die einen Bezug zum Hormonausgleich haben. Die Behandlung mit Hormonen, ob künstlich oder bioidentisch, gehört in die Hände eines erfahrenen Therapeuten. Im Folgenden stelle ich einige Wege vor, die entsprechend der jeweiligen Symptomatik gewählt werden können.

Heilpflanzen

In der Pflanzenheilkunde gibt es eine große Auswahl von Heilpflanzen, die einen Bezug zum Hormonsystem oder auch zu Störungen in Verbindung mit diesem aufweisen. Die Erfahrungen mit den Wirkungen der Pflanzen sind so alt wie die Medizin.

Nachfolgend beschreibe ich einige der wichtigsten Pflanzen in ihrer Wesenheit und ihrem Bezug zum Menschen. Ich berufe mich dabei größtenteils auf die Arbeiten von Roger Kalbermatten, der diese Pflanzen in seinem Buch *Pflanzliche Urtinkturen* beschrieben hat, und auf meine persönlichen Praxiserfahrungen.

In der Behandlung verwende ich überwiegend die Urtinkturen von Ceres oder Heilmittelkompositionen von Wala oder Weleda.

Alchemilla – Frauenmantel
Der Frauenmantel ist die Pflanze mit dem stärksten Bezug zu den weiblichen Hormonen. Alchemilla steht für die Bejahung der weiblichen Rhythmen und des Frauseins, für Hingabe, Empfangen, Gebären und Behüten. Auf der seelischen Ebene stärkt er den Mut zur echten Weiblichkeit.

Das Anwendungsgebiet umfasst Menstruationsbeschwerden, Vor- und Nachbereitung bei Geburten, unerfüllten Kinderwunsch und Wechseljahresbeschwerden. Es ist das Mittel zur Stärkung der weiblichen Konstitution.

Centaurium – Tausendgüldenkraut

Centaurium, der wissenschaftliche Name für Tausendgüldenkraut, symbolisiert die Gespaltenheit zwischen Identität und Realität. Diese verursacht einen starken inneren Leidensdruck. Viele Frauen haben angesichts ihrer Idealvorstellungen Mühe, ihren Körper so zu akzeptieren, wie er ist. Sie projizieren ihr Ideal auf den Körper und suchen so nach Anerkennung und Liebe. Das kommt in der heutigen Zeit vielfach in einem Schlankheitswahn bis hin zur Magersucht zum Ausdruck. Vor allem in der Pubertät kommt es leicht zum Pendeln der Gefühle zwischen himmelhoch jauchzend und zu Tode betrübt. Centaurium ist dann aufgrund seiner Wesenskraft hilfreich, die eigene innere Mitte zu finden.

Melissa officinalis – Zitronenmelisse

Die beruhigende und krampflösende Wirkung der Zitronenmelisse ist von alters her bekannt. Sie ist hilfreich für Menschen, die wie die Prinzessin auf der Erbse die kleinsten Unannehmlichkeiten des Lebens als hart und störend empfinden. Überall, wo die Harmonie gestört ist, im Herzen, Verdauungstrakt oder Nerven-Sinnes-System, kann die Pflanze ihre Wirkung entfalten. Somit ist sie ein großartiges Mittel bei Liebeskummer. Sie spendet Trost und besänftigt das Gemüt. Bei krampfartigen Schmerzen im Rahmen der Menstruation oder bei nervösen Unruhezuständen während der Wechseljahre ist Zitronenmelisse ebenso hilfreich.

Vitex agnus-castus – Mönchspfeffer

Der Mönchspfeffer, Vitex agnus-castus, hat in Bezug auf das weibliche Hormonsystem ein breites Anwendungsgebiet. Dazu gehören leichte bis mittelschwere prämenstruelle Beschwerden, starke Monatsblutungen und alle Arten klimakterischer Symptome. Auch in der Männerheilkunde finden wir Mönchspfeffer als ausgleichendes Mittel wieder. So kann es bei sexueller Schwäche und Impotenz oder bei ungewöhnlich starkem Trieb eingesetzt werden.

Cimicifuga – Traubensilberkerze

Die Wirkung der Traubensilberkerze erstreckt sich auf alle Funktionsstörungen der weiblichen Geschlechtsorgane, insbesondere in den Wechseljahren.

Salvia – Salbei

Das Wesen des Salbeis unterstützt die Aufnahmefähigkeit und Empfänglichkeit in seelischer und körperlicher Hinsicht. Frauen in den Wechseljahren schätzen die schweißhemmende Wirkung bei Hitzewallungen. Salbei wirkt kühlend und ausgleichend.

Angelica archangelica – Engelwurz

Die Wesenskraft von Engelwurz unterstützt die Bildung einer schützenden Hülle zur Wiederherstellung der Ordnung zwischen Innen und Außen. Wie durch einen Kokon vor äußeren Einflüssen geschützt, kann sich die innere Struktur neu sortieren und bilden. Der Kopf wird frei für Inspirationen und innovative Ideen. Die Verbindung zwischen Kopf und Herz wird wiederhergestellt.

Durch innere oder äußere Veränderungen, beispielsweise schnelles Wachstum, hormonelle Umstellung, starke Alterungsprozesse oder einen Arbeitsplatzwechsel, kann das Gefühl des Neben-sich-Stehens oder Außer-sich-Seins aufkommen. Angelica archangelica wirkt wiederverbindend und integriert die seelischen Anteile im Körper. Es aktiviert den gesamten Drüsenstoffwechsel sowie die Hormone und stärkt das Immunsystem.

Homöopathische Heilmittel

Eine Therapie nach einem Rezeptbuch kann es in der Regulationsmedizin nicht geben, da nicht die Symptome für die Mittelauswahl entscheidend sind, sondern die Entgleisung der zusammenwirkenden Kräfte. Für die hormonelle Fehlbalance gibt es einige Mittel, die ich häufig einsetze. Diese werde ich nachfolgend entsprechend der Diagnose vorstellen. Die Dosierung ist entweder entsprechend den Empfehlungen der Hersteller oder durch den Therapeuten selbst zu wählen.

Prämenstruelles Syndrom (PMS)

Dabei handelt es sich hauptsächlich um Stimmungsschwankungen vor der Menstruation.

- **Ceres Vitex agnus-castus D2** – wie bereits bei den pflanzlichen Heilmitteln beschrieben – und **Corpus luteum D5 Amp.** von Wala zur Anregung des Gelbkörperhormons in der zweiten Zyklushälfte
- **Aurum/Apis regina comp. Glob.** von Wala, wenn die innere Mitte fehlt und nervöse Beschwerden im Vordergrund stehen
- **Ignatia comp. Glob.** von Wala bei überwiegend depressiver Verstimmung
- **Bryonia comp.** von Wala bei Schwellungen, Ruhebedürftigkeit, Weinerlichkeit
- **Pulsatilla D4** von DHU bei Leberschwäche und Unselbstständigkeit
- **Renes/Equisetum** von Wala zur Förderung der Nierenausscheidung

Klimakterische Beschwerden

Neben den bereits bei den Heilpflanzen beschriebenen Mitteln bietet auch die Homöopathie verschiedene Möglichkeiten der Behandlung an:

- **Ovaria comp. Glob./Amp.** von Wala gilt in meiner Praxis als Basismittel. Es harmonisiert die Funktion der Ovarien altersgerecht.
- **Sambucus comp.** von Wala bei Hitzewallungen
- **Aurum/Apis regina comp.** von Wala bei depressiver Verstimmung oder Stimmungsschwankungen
- **Melissa/Sepia comp.** von Wala bei vegetativer Übererregbarkeit
- **Bryophyllum comp.** von Wala zur Verbindung des Nerven-Sinnes-Systems mit dem Stoffwechsel

Hormonersatztherapie (HET)

Bei der Hormonersatztherapie wird der in den Wechseljahren entstehende Hormonmangel künstlich ausgeglichen. Es wird nicht das Ziel verfolgt, die Hormonkonzentration wiederherzustellen, es sollen lediglich Beschwerden gelindert werden. Die Studien der letzten Jahre haben neben dem Nutzen auch verschiedene Risiken der Ersatztherapie aufgezeigt. Bei den Präparaten handelt es sich nicht um Hormone, sondern um Substanzen mit hormonähnlichen Wirkungen. Es sind Arzneimittel mit Nebenwirkungen.

Bioidentische Hormontherapie (BHT)

Bioidentische Hormone wachsen nicht auf Bäumen oder in der Erde. Sie werden zwar aus natürlichen Substanzen (z.B. der Yamswurzel) gewonnen, müssen aber labortechnisch hergestellt werden. Sie entsprechen jedoch in ihrer chemischen Struktur 100%ig den körpereigenen Hormonen. Damit sind sie eine exakte Kopie der körpereigenen Botenstoffe. Sie sind nicht patentierbar und werden daher von der Pharmaindustrie ignoriert. Es gibt in Deutschland seit mehr als 50 Jahren Apotheken, die sich auf die Herstellung der bioidentischen Hormone spezialisiert haben. Sie werden in unterschiedlichen Konzentrationen oder in potenzierter Form (homöopathisch) angeboten. In meiner Praxis verschreiben wir bioidentische Hormone meist in der Potenz D4. Das hat einerseits rechtliche Gründe, da Hormone apotheken- und verschreibungspflichtig sind. Andererseits gibt es auch therapeutische Gründe. Weil Hormone in einer großen Verdünnung, entsprechend einer D4-Potenz, im Körper vorhanden sind, haben sie in dieser Potenz auch eine besonders gute Wirkung. Eine Ausnahme bildet das Pregnenolon, da es als Vorstufe zu den Geschlechtshormonen nicht verschreibungspflichtig ist.

Es gibt kaum eine andere körpereigene Substanz, die so stoffwechselaktiv ist wie ein Hormon. Dabei sind die Hormonmoleküle extrem winzig. Im Labor werden sie in Billionstel Gramm gemessen. Schon kleinste Abweichungen innerhalb des sich selbst regulierenden Systems können zu Symptomen führen. Die Dosierung sollte individuell und unter ständiger Beobachtung aufgebaut werden.

Weitere Unterstützung für das Hormonsystem

Neben Arzneimitteln, ob von der Pharmaindustrie, pflanzlich oder homöopathisch, kann jeder für sein Hormonsystem selbst etwas tun. Ernährung, Bewegung und Entspannung sind für alle körperlichen und seelisch-geistigen Entgleisungen eine wichtige Basistherapie – so auch für hormonelle Störungen.

In der **Ernährungsfrage** sollten die heute fast überall erhältlichen Fertignahrungsmittel auf der Verbotsliste stehen. Sie beinhalten neben einem zu hohen Anteil an Kohlenhydraten auch noch haltbar machende Stoffe, die der Stoffwechsel nicht verarbeiten kann. Hinzu kommen Weizen und Kuhmilch sowie Kuhmilchprodukte. Auf deren schlechte Verträglichkeit habe ich in diesem Buch bereits mehrfach hingewiesen. Die beste Art, sich zu ernähren, ist aus dem eigenen Gefühl heraus. Aber genau das ist oftmals das Problem, weil das Gespür dafür, was einem guttut, verloren gegangen ist. Man kann es aber wieder trainieren und so einen Weg zu sich selbst finden. Als Hilfestellung dient das individuelle Stoffwechselprogramm von »gesund + aktiv«. Meiner Erfahrung nach wählen Menschen, die eine gute Eigenwahrnehmung haben, häufig genau die Nahrungsmittel, die im Ernährungsplan für sie ausgesucht wurden.

Bewegung und **Entspannung** sind weitere Säulen, die die eigene Gesundheit erhalten. Beides erfordert anfangs etwas Disziplin. Viele meiner Patientinnen haben mit Hormonyoga einen Weg gefunden, ihre innere Balance wiederzufinden. Zu diesem Thema gibt es im Schirner Verlag empfehlenswerte Buchtitel.

Unerfüllter Kinderwunsch – ein Traum wird (nicht) wahr

Als Vater von zwei Kindern kann ich verstehen, wenn sich ein Paar Nachwuchs wünscht. Dieser Traum kann leider für einige Paare zum Albtraum werden. Unerfüllter Kinderwunsch ist ein weitverbreitetes Problem. In der Schulmedizin stehen die Hormondiagnostik und -therapie im Fokus. Dabei gibt es viele Ursachen, die eine Schwangerschaft verhindern. Sie können im Stoffwechsel sowie auf psychischer Ebene zu finden sein. Ich möchte das an einem ausführlichen Beispiel verdeutlichen.

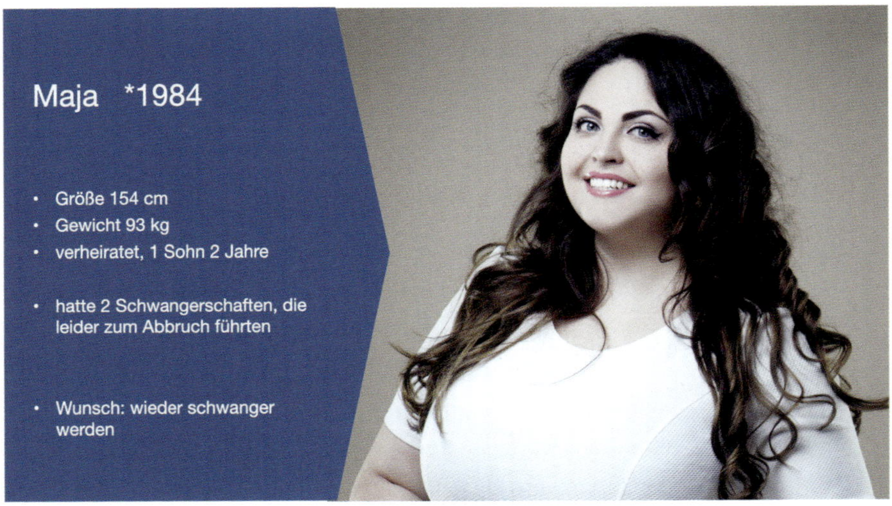
Maja *1984
Größe 154 cm
Gewicht 93 kg
verheiratet, 1 Sohn 2 Jahre
hatte 2 Schwangerschaften, die leider zum Abbruch führten
Wunsch: wieder schwanger werden

Maja wünscht sich ein zweites Kind. Vor etwa acht Monaten wurde sie schwanger, allerdings kam es innerhalb der ersten drei Monate zu einer Fehlgeburt. In der danach folgenden Schwangerschaft konnten während einer Untersuchung keine Herzschläge im Dottersack festgestellt werden. Der Abbruch erfolgte in der 12. Schwangerschaftswoche. Danach kam sie zu mir in die Praxis und wünschte sich, wie schon beim ersten Kind, eine grundlegende Behandlung ihres Stoffwechsels. Körperlich hatte sie außer Energielosigkeit keinerlei Beschwerden.

Im Labor habe ich eine umfangreiche Vital- und Stoffwechselanalyse mit insgesamt 70 Einzelwerten und einen Hormonstatus mit neun Einzelwerten durchgeführt.

Die Interpretation der Laborwerte erfolgt nach klinischen und ganzheitlichen Gesichtspunkten. Befindet sich der Punkt in der Grafik im grünen Bereich, ist der Laborwert optimal. Der schwarze Punkt im gelblich/orangefarbenen Bereich dokumentiert eine Störung in der Regulation. Es können körperliche Symptome vorhanden sein, in der Regel besteht jedoch noch keine schwerwiegende Erkrankung. Erst wenn der Wert im roten Bereich rot dargestellt ist, handelt es sich um einen klinischen Befund, der auch in der Schulmedizin eine Rolle spielt.

Werden die Laborwerte nach klinischen Kriterien interpretiert, ist Maja gesund. Die schulmedizinische Sichtweise ist für alle Notfälle in der Medizin ausreichend. Sobald es sich allerdings nicht um einen Notfall handelt, bietet sie keine ausreichenden Lösungen. Der einzige Hinweis, der dann gegeben wird, ist: Es muss die Psyche sein. Die erweiterte, naturheilkundliche und ganzheitliche Sichtweise nach »Labor ganzheitlich« kann in diesem Spannungsfeld gute Dienste leisten.

Blutwert		Gemessener Wert			Referenzbereich	Gemessener Wert im Referenzbereich
BLUTBILD						
Vollständiges Blutbild	E					
Leukozyten	E		5.6	/nl	3.9-10.2	
Erythrozyten	E		4.4	/pl	4.0-5.3	
Hämoglobin	E		13.5	g/dl	12.4-16.1	
Hämatokrit	E		0.40	l/l	0.35-0.46	
MCV	E		91	fl	80-95	
MCH	E		31	pg	27-33	
MCHC	E		34	g/dl	33-37	
Thrombozyten	E		234	/nl	203-445	
Seg. Granulozyten	E		60.2	%	40.0-70.0	
Lymphozyten	E		24.8	%	20.0-44.0	
Eosinophile Gran.	E		3.5	%	0.5-5.5	
Basophile Gran.	E	+	1.9	%	0.0-1.8	
Monozyten	E		6.2	%	2.0-9.5	

Bei niedrigen **Leukozyten** handelt es sich fast immer um einen erhöhten Verbrauch durch postprandiale Entzündungen (durch Nahrungsaufnahme hervorgerufen). Diese können in Verbindung mit einer Darmbarrierestörung (Leaky Gut) stehen. Eine geringe Reaktion des Immunsystems auf Nahrung ist normal. Stärkere Entzündungen werden durch Nahrungsmittel verursacht, die nicht zum Stoffwechsel passen, sowie hochkalorische Mahlzeiten oder eine erhöhte Mahlzeitenfrequenz. Auf psychischer Ebene besteht möglicherweise eine Schwäche, sich gegenüber der Umwelt zu behaupten.

Eine Erhöhung von **MCV** weist auf eine verminderte Zellerneuerung hin. Die Ursache dieses Mangels liegt fast immer in einer gestörten Darmflora. Da das Darmmilieu zu alkalisch ist, können die aufgenommenen Nährstoffe nicht optimal verstoffwechselt werden.

Die leicht reduzierten **Thrombozyten** sind im Zusammenhang mit dem Gesamtgeschehen auffällig. Auf körperlicher Ebene sind sie ein Thema von Leber und Galle. Feinstofflich gesehen, ist Maja sehr sensibel und nimmt sich alles zu Herzen, was sie in ihrer nächsten Umgebung erlebt. Es fehlt der innere Schutz. Für sie ist es daher wichtig, einen Raum zu haben, in dem sie ihre Feinfühligkeit zulassen kann.

Reduzierte **Lymphozyten** und gleichzeitig erhöhte segmentkernige Granulozyten geben einen Hinweis auf degenerative Stoffwechselprozesse. In der anthroposophischen Medizin wird diese Konstellation als »Blei-« oder auch »Saturnprozess« bezeichnet. Auch die Milz, das Vermittlerorgan zwischen dem Stoffwechsel und dem Hormonsystem, ist belastet. Der Bleiprozess ist gemeinsam mit dem polar wirkenden, zu schwachen Silberprozess (Erneuerung) zu betrachten. Außerdem weisen die niedrigen Lymphozyten auf eine Überforderung der Nebennieren hin.

Basophile Granulozyten sind weiße Blutkörperchen, die für die Immunüberwachung und Wundheilung zuständig sind. Sie können Histamin und andere Mediatoren freisetzen und sind an der Entstehung allergischer Reaktionen beteiligt. Erhöhte Werte im Laborbefund können ein Hinweis auf Infektionen, niedriggradige Entzündungen, Allergien, Diabetes mellitus oder Hormonstörungen sein.

Blutwert	Gemessener Wert				Referenzbereich	Gemessener Wert im Referenzbereich
BIOCHEMIE						
Kalium	s		4.2	mmol/l	3.5-5.1	
Natrium	s		139	mmol/l	136-145	
Calcium	s		2.36	mmol/l	2.15-2.50	
Magnesium	s		0.81	mmol/l	0.66-1.07	
Phosphor anorg.	s		1.08	mmol/l	0.81-1.45	
Chlorid	s		103	mmol/l	98-107	
Ferritin	s		37	ng/ml	17-218	
Transferrin	s		3.02	g/l	2.00-3.60	
Transferrin Sättigungsgrad	s	-	**14**	%	16-45	
Eisen	s		11	µmol/l	6-35	
Kupfer	s		20.3	µmol/l	12.6-24.4	
Fe/Cu Quotient	s	-	**0.5**		0.6-1.4	

Die im Serum untersuchten biochemischen Anteile von **Kalium, Natrium, Calcium, Magnesium, Phosphor** und **Chlorid** befinden sich in einem ausgeglichenen Zustand.

Ferritin (Speichereisen) sollte mindestens über 50 ng/ml liegen, optimal bei 120 ng/ml. Ein Mangel zeigt sich durch Leistungsschwäche, erschwerte Umsetzung von Ideen sowie Kraft- und Ausdauerschwäche. Eisen ist wichtig für die Funktion der Schilddrüse und Voraussetzung einer guten Entgiftungsaktivität. Im Rahmen der Schwangerschaft sollte das Ferritin immer hoch sein, während das MCH (Eisen in den Erythrozyten) etwas erniedrigt sein darf, damit das Blut besser fließt.

Der niedrige **Transferrin-Sättigungsgrad** im Befund deutet auf Störungen im Darm hin. Das vorhandene Eisen wird nicht optimal transportiert.

Zu erkennen ist, dass zwischen **Eisen** und **Kupfer** im Serum ein Ungleichgewicht besteht. Majas Organismus mangelt es an Eisen, oder es ist zu viel Kupfer vorhanden. Auf körperlicher Ebene ist das ein Hinweis auf Stauungen in der Galle. Auf seelisch-geistiger Ebene fehlt die Willenskraft, Ideen umzusetzen oder sich im Leben zu behaupten. Es könnte auch eine Neigung bestehen, »Ja« zu sagen, wo eigentlich ein »Nein« angebracht wäre.

Blutwert		Gemessener Wert		Referenzbereich	Gemessener Wert im Referenzbereich
STOFFWECHSEL					
Bilirubin ges.	S	0.4	mg/dl	< 1.2	
Gamma-GT	S	31	U/l	< 40	
GOT	S	21	U/l	10-35	
GPT	S	22	U/l	10-35	
Cholinesterase	S	9.35	U/ml	4.26-11.25	
Alk.Phosphatase	S	86	U/l	35-104	
GLDH	S	2.0	U/l	< 4.8	
LDH	S	142	U/l	135-214	
Amylase	S	80	U/l	28-100	
Lipase	S	45	U/l	13-60	
HbA1c	E	5.4	%	4.1-6.1	
HbA1c (mol)	E	36	mmol/mol	20-44	
Glukose im Serum	S	92	mg/dl	74-106	
EAG (durchschn. BZ)	E	109	mg/dl	60-126	

Im Befund ist zu sehen, dass die **Leber** im Ausgleich der katabolen Stoffwechselsituation leicht überfordert ist. Zur Regulierung des Stoffwechsels benötigt sie Unterstützung über die Ernährung. Auf psychischer Ebene geht es hier um das Thema »Abgrenzung«, sich gegenüber emotionaler und physischer Ausbeutung angemessen behaupten zu können. Das Wort »Nein« ermöglicht auf persönlicher, beruflicher und gesellschaftlicher Ebene, Grenzen zu setzen, und baut einen gesunden Schutz auf.

Alkalische Phosphatase ist ein Endprodukt aus dem Knochenstoffwechsel und wird über die Galle ausgeschieden. Leicht erhöhte Werte im Serum entstehen durch Stauungen in der Galle. Diese können Auswirkungen auf die Schilddrüse haben. Wenn die Gallenenergie nicht in den Stoffwechsel eingreifen kann, nimmt die aufsteigende Lungenenergie die Kräfte mit nach oben und stört dadurch die Schilddrüse. So beschreibt es die chinesische Medizin. Auf emotionaler Ebene ist damit häufig das Thema »unterdrückte Wut« verbunden.

Die leicht erhöhten **Amylase-** und **Lipasewerte** sind ein Hinweis auf eine gestaute Bauchspeicheldrüse. Emotionen und Gefühle finden ihren Weg nicht nach außen. In Verbindung mit dem Stau in der Galle kann von einer Blockade im dritten Kraftzentrum, dem Sonnengeflecht, ausgegangen werden. Es ist der Sitz der Persönlichkeit. »Mangel an Selbstvertrauen« ist hier ein Thema. Auf körperlicher Ebene werden die Nahrungsbestandteile nicht optimal mit Enzymen zur Verdauung versorgt. Es kommt zu Magen-Darm-Problemen und Blähungen.

Der **Langzeitzuckerwert, HbA1c,** befindet sich im Optimum. Es besteht keine diabetogene Stoffwechsellage und kein Diabetes mellitus. Dieser Wert wird für Diabetiker in unterschiedlichen Größen dargestellt. EAG steht in der Laboranalyse für den durchschnittlichen täglichen Blutzuckerwert.

Blutwert	Gemessener Wert				Referenzbereich	Gemessener Wert im Referenzbereich
HBDH	S		117	U/l	72-182	
CK gesamt (CK-NAC)	S		94	U/l	< 170	
CK-MB	S		6	U/l	< 25	
Triglyceride	S		131	mg/dl	< 150	
Cholesterin	S		175	mg/dl	150-280	
HDL-Cholesterin	S	-	**50**	mg/dl	> 65	
LDL-Chol.rech	S		99	mg/dl	< 150	
Harnsäure	S	+	**7.4**	mg/dl	2.6-6.0	
Zonulin im Serum	S	+	**41.0**	ng/ml	20.0-38.0	
I-FABP	S	▼	**483.00**	pg/ml	575.18-1362.	
VITAMINE						
Folsäure	S		14.4	ng/ml	4.4-31.0	
Vitamin B12	S		536	pg/ml	400-771	
Glutathion gesamt	E		991	µmol/l	869-1271	
Glutathion oxi.	E		51	µmol/l	41-227	
Glutathion red.	E		890	µmol/l	570-1011	
Glut.red./Glut.ges.	E	+	**90**	%	55-70	

CK gesamt und **CK-MB** sind Werte aus dem Muskelstoffwechsel. Beide Werte entsprechen dem Optimum.

Die **Blutfette** (Triglyceride) sind leicht erhöht, und das **HDL-Cholesterin** ist deutlich erniedrigt. Die Regulations- und Stoffwechselmedizin erkennt hier eine Insulinresistenz der Körperzellen. Es ist die erste Stufe des Diabetes mellitus (Zuckerkrankheit). In diesem Zusammenhang ist häufig auch die **Harnsäure** erhöht. Das geschieht durch den Umbau von Eiweiß in Glukose (Gluconeogenese, Abbau der Rückenmuskulatur), um zu starke Blutzuckerschwankungen auszugleichen. Im Laborbefund ist dieser Zusammenhang deutlich zu erkennen. Eine Änderung der Lebensgewohnheiten ist ein wichtiger Baustein in der Therapie.

Das **Cholesterin** ist im Verhältnis zum Stoffwechselgeschehen zu niedrig. Die Folge ist ein verminderter Schutz der Körperzellen und somit auch des gesamten Organismus gegenüber äußeren Einflüssen. Nach meiner Beobachtung reagieren Menschen mit dieser Laborkonstellation häufig mit Rückzug. Wichtig ist es, einen eigenen Raum zu finden, wo in Ruhe die äußeren Einflüsse verarbeitet werden können.

Erhöhte **Zonulinwerte** entstehen durch entzündliche Darmbarrierestörungen, auch »löchriger Darm« oder »Leaky Gut« genannt. Die möglichen Folgen sind unter anderem Nahrungsmittelunverträglichkeiten, niedriggradige Entzündungen, Autoimmunprozesse und Leistungsschwäche. Die wichtigsten Auslöser der Darmbarrierestörung sind Dauerstress und die Aufnahme von Nahrungsmitteln, die der Organismus nicht verarbeiten kann. Das **niedrige I-FABP** besagt, dass die Darmbarriere (noch) keine degenerativen Prozesse aufweist.

Glutathion besteht aus drei Aminosäuren und ist die multifunktionelle Basis aller vitalen Zellleistungen. Es ist die wichtigste Grundlage der Lebens-, Anpassungs- und Arbeitsfähigkeit jeder Körperzelle. Das Tripeptid dient der komplexen, konzentrierten Aktion gegen erhöhten Stress und eine Vielzahl von Belastungen, Intoxikationen (durch Schwermetalle, Medikamente, Stoffwechselgifte, Keimtoxine, Umweltgifte) und in besonderem Maße gegen Krebserkrankungen. Es wird in allen Zellen, hauptsächlich allerdings in der Leber, aufgebaut und ist ein unerlässlicher Faktor bei der Entgiftung des Organismus. Das im Befund moderat niedrige oxidierte Glutathion ist ein Hinweis auf eine geschwächte Entgiftungsdynamik. Insgesamt ist Maja jedoch in der Lage, die Entgiftungskapazität wieder aufzubauen, das besagt der Quotient aus dem reduzierten zum gesamten Glutathion.

Auf feinstofflicher Ebene erlebe ich immer wieder, dass Menschen mit niedrigem Glutathion sich von belastenden Situationen aus der Vergangenheit schwer lösen können. Aus klinischer Sicht ist die Entgiftung nicht zu beanstanden.

Blutwert	Gemessener Wert				Referenzbereich	Gemessener Wert im Referenzbereich
NIERE						
Harnstoff	s		31.0	mg/dl	16.6-48.5	
Kreatinin	s		0.8	mg/dl	0.5-0.9	
PLASMA-PROTEINE						
Ges.Eiweiß	s		7.5	g/dl	6.6-8.7	
IMMUNSYSTEM						
Immunglobulin E gesamt	s		25	kU/l	< 100	
Immunglobulin A	s		2.52	g/l	0.70-4.00	
Immunglobulin G	s		13.55	g/l	7.00-16.00	
Immunglobulin M	s		0.89	g/l	0.40-2.30	
CRP hochsensitiv	s	+	**4.65**	mg/l	< 1.00	
RHEUMAFAKTOREN						
Antistreptolysintiter	s		91	IU/ml	< 200	
Rheumafaktor	s		<10	IU/ml	< 14	

Kreatinin ist ein Abbauprodukt der Säure Kreatin, die die Muskeln mit Energie versorgt. Es wird in der Niere, der Leber und der Bauchspeicheldrüse aus den Aminosäuren Glycin und Arginin gebildet. Etwa 1,5–2 % des Kreatins werden täglich als Kreatinin über die Nieren mit dem Urin ausgeschieden. Wie viel Kreatinin ein Mensch ausscheidet, hängt von seiner Muskelmasse und der Nierenfunktion ab. Bei dem leicht erhöhten Wert im Laborbefund könnte es sich um einen Hinweis auf eine verminderte Nierenaktivität handeln. Um die Diagnose abzusichern, sollte zusätzlich das Cystatin C untersucht werden. Daraus wird die glomeruläre Filtrationsrate ermittelt, die eine sichere Aussage über die Nierenleistung ermöglicht.

Das **CRP hochsensitiv** ist ein Entzündungsmarker. Im Befund ist dieser erhöht. Es besteht keine hochakute, allerdings eine niedriggradige Entzündung, die durch den Leaky Gut erklärt werden kann.

Blutwert			Gemessener Wert		Referenzbereich	Gemessener Wert im Referenzbereich
SCHILDDRÜSE						
TSH (hypersensitiv)	S		1.76	µIU/ml	0.35-2.50	
Freies T3 (fT3)	S		2.7	pg/ml	2.0-4.4	
Freies T4 (fT4)	S		1.13	ng/dl	0.93-1.70	
MIKRONÄHRSTOFFE IM VOLLBLUT						
Kupfer (Vollblut)	LH		1.24	mg/l	1.06-1.30	
Eisen (Vollblut)	LH		500	mg/l	466-540	
Kalium (Vollblut)	LH		1691	mg/l	1549-1715	
Natrium (Vollblut)	LH		1719	mg/l	1618-1822	
Calcium (Vollblut)	LH		72.8	mg/l	67.6-79.6	
Magnesium (Vollblut)	LH	+	36.9	mg/l	30.4-36.4	
Zink (Vollblut)	LH		5.97	mg/l	4.54-6.22	
Selen (Vollblut)	LH	+	180.8	µg/l	100.0-140.0	

Die **Schilddrüsenaktivität** ist in dieser Konstellation der Werte optimal. Die Aktivierung über die Hypophyse und auch die Ergebnisse der Hormonproduktion in der Schilddrüse entsprechen den medizinischen Vorgaben. Das TSH ist aus Sicht von »Labor ganzheitlich« moderat erhöht. Es ist davon auszugehen, dass die Schilddrüse zeitweise die Nebennieren unterstützt.

Eisen und **Kupfer** befinden sich, im Vollblut gemessen, in einem noch vertretbaren Gleichgewicht.

Die vier Mineralstoffe **Kalium, Natrium, Calcium** und **Magnesium** sind, im Vollblut gemessen, nicht im Gleichgewicht. In vielen Fällen ist das die Folge einer hohen Dauerbelastung, die der Organismus aber noch kompensieren kann. Die Stoffwechsellage in der Körperzelle und im Serum ist sauer. Eine Reduzierung der Stressbelastung ist dringend erforderlich, um weitere Stoffwechselentgleisungen zu vermeiden. Maja muss lernen, die »Macht der Pausen« zu nutzen.

Das leicht erhöhte **Zink** und das deutlich über der Norm befindliche Selen sind die Folgen einer unkontrollierten Substitution beider Stoffe in Form von Nahrungsergänzungsmitteln. Maja dachte, sie täte sich damit etwas Gutes. In der Regulationsmedizin betrachten wir aber immer auch die Verhältnisse der Substanzen zueinander. Wichtig ist, die Polaritäten der Stoffe zu beachten, sofern sie bekannt sind.

Blutwert	Gemessener Wert		Referenzbereich	Gemessener Wert im Referenzbereich
HORMONE				
Zyklustag	20			
LH im Serum	4.9	mIU/ml	1.0-11.4	
FSH im Serum	4.2	mIU/ml	1.7-7.7	
Pregnenolon	1.31	ng/ml	0.10-3.80	
Progesteron	8.05	ng/ml	1.83-23.90	
Östradiol (E2)	119.1	pg/ml	22.3-341.0	
Prolaktin	17.1	ng/ml	4.8-23.3	
Testosteron	0.16	µg/l	0.08-0.48	
freierAndrogen-Index	0.56	%	0.31-9.79	
SHBG	97.54	nmol/l	32.40-128.00	
DHEA-Sulfat	224.4	µg/dl	98.8-340.0	

Der Hormonstatus weist ein harmonisches Bild auf. Die einzelnen Hormone stehen in einem guten Verhältnis zueinander. Eine Störung im Hormonsystem ist bei Maja auszuschließen. Nach meiner langjährigen Praxiserfahrung sind Störungen im Hormonsystem in der Regel Auswirkungen eines instabilen Stoffwechsels. Aus diesem Grund verzichte ich häufig auf einen Hormonstatus, da der therapeutische Ansatzpunkt für mich immer beim Stoffwechsel liegt.

Zusammenfassung der Erkenntnisse und Therapieansätze

Bei der Fehlgeburt (Abort) handelt es sich um einen Separationsprozess im Organismus. Dieser tritt häufig innerhalb der ersten sieben Wochen einer Schwangerschaft auf. Entsprechend den Zuordnungskriterien des kategorialen Ordnungssystems gehört dieser Vorgang in den gelben Quadranten (rezeptiv, variabel, separativ). Nach der Wandlungsphase aus der TCM ergibt sich daraus, dass der Störer im roten und der Helfer im blauen Quadranten zu finden ist. Der Behandlungsansatz einer Störung in der Separationsachse (Gelb/Grün) liegt entsprechend der reziproken Gesetzmäßigkeit nach Peter Plichta, dem deutschen Chemiker, Apotheker und Autor, in der Integrationsachse (Rot/Blau).

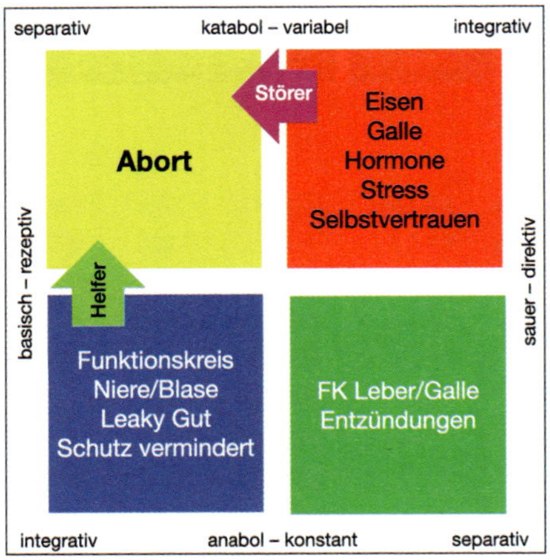

Abort – Trennung
- Ceres Solidago urt.

Schutz
- Ceres Angelica archangelica urt.
- Cichorium Plumbo cultum Rh D3
- COLO ACTIV

Stabilität
- FERRO ACTIV

Entzündung
- METABOLIC ACTIV
- gesund + aktiv

Um den gesundheitlichen Zustand von Maja zu verbessern, habe ich ihr die folgenden Mittel verordnet:

Ceres Solidago urt. 2 x 5 Tropfen täglich
Solidago (Goldrute) ist die Pflanze, die uns hilft, das zusammenzufügen, was zusammengehört, manchmal auch auf höherer Ebene. Es ist ein bewährtes Mittel bei Trennungen, Fehlgeburten oder Tod eines Angehörigen. Auf organischer Ebene unterstützt es die Funktion der Niere, des Organs der Partnerschaft und Beziehungen.

Ceres Angelica archangelica urt. 2 x 5 Tropfen täglich
Angelica archangelica (Engelwurz) umhüllt uns wie ein Kokon. Es schützt uns vor äußeren Einflüssen und ist dabei behilflich, unsere eigene innere Stimme wieder wahrzunehmen. Das Mittel kann gut mit Cichorium (Wegwarte) kombiniert werden. Auf körperlicher Ebene unterstützt Angelica archangelica den Drüsenstoffwechsel (Hormone) und den Darm.

Cichorium Plumbo cultum Rh D3 von Weleda 3 x 10 Tropfen täglich (wässriger Auszug)
Das Mittel ist eine interessante Kombination aus der Wegwarte (Cichorium) und Blei. Die Wegwarte wartet am Wegesrand und weist uns den Weg zu uns selbst. Cichorium ist eine wertvolle Hilfe, die eigenen Fähigkeiten zu erkennen sowie der eigenen Bestimmung zu folgen. Auf körperlicher Ebene unterstützt die Wegwarte die Galle, die Bauchspeicheldrüse und den Darm. Sie ist die Pflanze für den Oberbauch, über den die Verdauungs- und Abwehrkräfte stabilisiert werden. Das im Mittel ent-

haltene vegetabilisierte Blei stärkt die Milztätigkeit im Sinne einer Abschirmung des Organismus von der Außenwelt. Das ermöglicht uns, die eigene innere Stimme stärker wahrzunehmen. Darüber hinaus unterstützt es das Selbstvertrauen.

COLO ACTIV von NewLife nutrition für zwei Wochen morgens ½ Messlöffel mit 350 ml Mandel-, Hafer-, Dinkelmilch oder Wasser in einem Shaker mischen. Danach die Dosis auf einen vollen Messlöffel steigern.
Die einzigartige Mikronährstoffkombination hat sich in der Praxis bei allen Darmstörungen bewährt. Verstopfung, Durchfall, Blähungen, Fehlbesiedlungen der Darmflora, Darmbarrierestörungen mit vermehrtem Durchlass von Nahrungsmolekülen (Leaky Gut) und gleichzeitiger Belastung des Immunsystems oder eine verminderte Aufnahme von Nährstoffen (Malabsorptionssyndrom) sind Indikationen für COLO ACTIV. Nach acht Wochen empfehle ich zusätzlich **INTEST BALANCE** von NewLife nutrition 1 x 2 Kapseln vor dem Essen, mit viel Wasser eingenommen. Die probiotische Bakterienmischung unterstützt in Verbindung mit Inulin die gesunde Darmflora.

FERRO ACTIV von NewLife nutrition 2 x 1 Kapsel täglich
Die Mikronährstoffkombination aktiviert den Eisenstoffwechsel. Das in geringen Mengen im Produkt enthaltene Kupfer sorgt für eine optimale Eisenaufnahme über den Darm. Der Kupferspiegel im Blut wird dadurch nicht erhöht.

METABOLIC ACTIV von NewLife nutrition 2 x 1 Kapsel täglich
Die Mikronährstoffkombination wurde speziell für niedriggradige Entzündungen (Silent Inflammation), die durch eine Darmbarrierestörung entstehen, entwickelt. Sie enthält Gelbwurz (Curcuma longa), Vitamin C, Weihrauch und einen Extrakt aus der ayurvedischen Pflanze Myrobalane (Terminalia bellirica). In der Pflanzenheilkunde sind die positiven Stoffwechseleigenschaften dieser einzelnen Substanzen seit Langem bekannt.

Die **Einnahme der empfohlenen Heilmittel** ergibt nur Sinn, wenn auch gleichzeitig die **Ernährung** optimiert wird. Pauschale Empfehlungen helfen hier oftmals nicht weiter, denn es gibt keinen Masterplan für alle Menschen. Gesunde Ernährung ist immer auch individuell. Ich habe Maja das Stoffwechselprogramm von »gesund + aktiv« empfohlen. Es erstellt maßgeschneiderte persönliche Ernährungspläne auf Basis der genetischen und epigenetischen Stoffwechselprägung.

Ein weiterer Aspekt, der die Gesundheit fördert, ist die **Abkehr vom Dauerstress,** indem Entspannungsroutinen aufgebaut werden. Das erfordert keine Aktivität, sondern Erholungsphasen für Körper, Seele und Geist. Das kann Innehalten sein, indem wir spielenden Kindern zuschauen, der Fliege auf dem Teller Aufmerksamkeit schenken oder im Café einen Cappuccino oder ein Glas Wein trinken und dabei die vorbeilaufenden Fußgänger beobachten. Auch ein Spaziergang im Wald oder an einem See kann Wunder bewirken.

Das Ergebnis elf Monate nach Behandlungsbeginn:

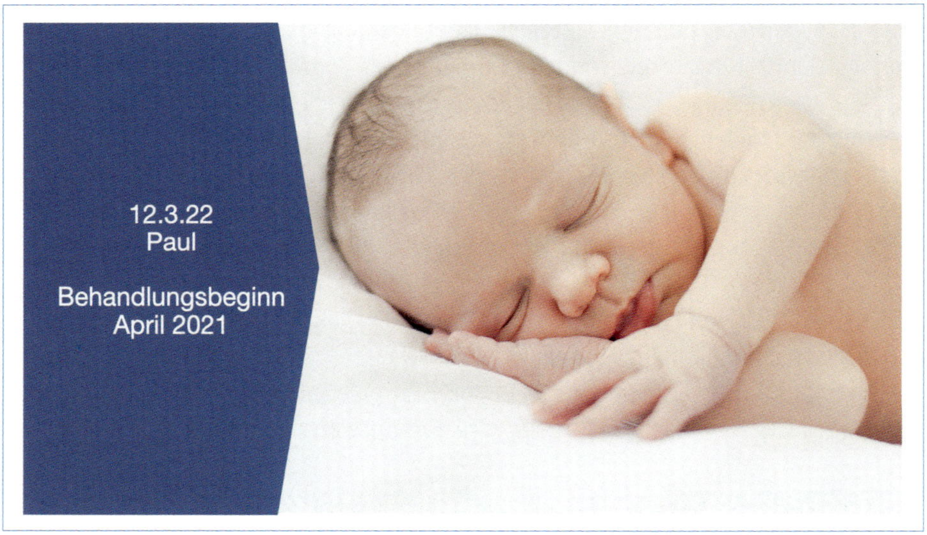

Am 12. März 2022 kam Paul zur Welt. Es war eine anstrengende, aber normal verlaufende Geburt.

Seelisch-geistige Aspekte der Laboranalyse

Bei den seelisch-geistigen Aspekten handelt es sich um ein physiologisch im Organismus ablaufendes Geschehen, das analog auf feinstofflicher Ebene betrachtet wird. Aussagen zu körperlichen, aber auch feinstofflichen Zuständen ergeben sich häufig erst aus der Kombination verschiedener Laborparameter.

Ich habe in diesem Kapitel einige häufig auftretende psychische Konstellationen in Form von Aspekten zusammengefasst. In den vorangegangenen Kapiteln wurde bereits auf den ein oder anderen Punkt hingewiesen.

Mangel an Selbstvertrauen

Das Sonnengeflecht (die Körpermitte) ist der Sitz unserer Persönlichkeit und der bewussten Gestaltung unseres Lebens. Ein Mensch mit einem harmonischen Sonnengeflecht ruht in sich selbst und wirkt auf seine Umwelt stabil.

Auf körperlicher Ebene ist das Sonnengeflecht mit den Verdauungsorganen verbunden. Die zur Verwertung aller Nahrungsbestandteile (Eiweiß, Fett und Kohlenhydrate) notwendige **Bauchspeicheldrüse** steht dabei besonders im Vordergrund. Sie ist mit ihren insulinbildenden Zellen das wichtigste Organ für den Zuckerstoffwechsel. Arbeitet die Bauchspeicheldrüse nicht so, dass sie die Anforderungen erfüllen kann, kommt es zu Verdauungsproblemen und/oder zu Störungen im Insulinstoffwechsel mit der Gefahr eines Diabetes mellitus (Zuckerkrankheit).

So, wie auf körperlicher Ebene die Nahrungsmittel nicht optimal verdaut werden, finden wir analog auf psychischer Ebene eine mangelnde Verarbeitung der Gefühle. Das stellt sich in Form von Machtlosigkeit, mangelndem Selbstvertrauen, Depression, Verzweiflung oder auch Selbsthass dar.

Im Laborbefund finden wir einen Hinweis in der Lipase. Eine niedrige **Lipase** (trockene Bauchspeicheldrüse) ist auf psychischer Ebene Ausdruck mangelnden Selbstvertrauens.

Blutwert	Gemessener Wert			Referenzbereich	Gemessener Wert im Referenzbereich
Lipase	+	69	U/l	13-60	
Alk.Phosphatase	+	111	U/l	35-104	
MCV		84	fl	82-98	

Erhöhte Lipasewerte entsprechen einem Gefühlsstau. Die im Inneren empfundenen Gefühle können nicht ausgelebt werden. Gleiches gilt für eine **erhöhte alkalische Phosphatase.** Dieser Wert ist in der Regel erhöht, wenn die Gallensäfte im Bereich der Gallengänge gestaut sind. Ein weiterer Laborparameter, der uns das Maß an Selbstvertrauen widerspiegelt, ist das **MCV (mittleres korpuskuläres Volumen).** Es stellt die Größe der roten Blutkörperchen dar. **Kleine rote Blutkörperchen** können darauf hinweisen, dass sich der Mensch »kleinmacht«. Er lebt nicht sein volles inneres Potenzial und trägt noch viele »Schätze« in sich, die momentan nicht im Außen zur Entfaltung kommen.

Der Mangel an Selbstvertrauen kann durch Traumata oder seelische Verletzungen in der persönlichen Entwicklung entstanden sein. Hinweise auf mögliche seelische Verletzungen finden wir in erhöhten **Thrombozyten.**

Die Stärkung der »Mitte« kann das Vertrauen in sich selbst, die eigenen Fähigkeiten und inneren Werte wachsen lassen.

Meisterwurz **(Ceres Imperatoria ostruthium urt.)** ist eine wahrhaft königliche Pflanze. Sie symbolisiert Selbstbewusstsein und die innere Gewissheit der Existenzberechtigung. Eine Aura von Glanz und Selbstverständlichkeit umgibt sie. Bedrohliche Einflüsse prallen an ihr ab. Sie stärkt die innere Sicherheit und schützt vor schädigenden äußeren Einflüssen.

Ein weiteres Gewächs, das uns bei der Aufrichtung und Entfaltung unterstützt, ist **Engelwurz** (Angelica archangelica). Während die meisten Pflanzen unspektakulär nach oben wachsen, stemmt sich Engelwurz regelrecht in die Höhe. Sie bricht ihre übergroßen Blatthüllen auf, um am Ende schließlich ihre sich nach allen Seiten öffnenden Dolden freizulegen, die sich in ihrer ganzen Pracht zeigen. Diese Aufrichtigkeit, das Sich-Erheben, sich ganz und gar in die Verbindung von Himmel und Erde hineinzustellen, prägt entscheidend ihren Wesensausdruck. Darin schwingen auch ein Zug von Geradlinigkeit sowie Selbstständigkeit im wörtlichen Sinne mit und auch

Mut zur eigenen Größe. Angelica archangelica unterstützt die Bildung einer schützenden Hülle zur Wiederherstellung der Ordnung zwischen Innen und Außen. Menschen, die wenig innere Sicherheit besitzen und sich dadurch ihrer Außenwelt ausgeliefert fühlen, werden durch Einnahme von **Ceres Angelica archangelica urt**. in ihrem Entwicklungsprozess unterstützt.

Steht das mangelnde Selbstvertrauen in Verbindung mit einem zu geringen Schutz gegenüber äußeren Einflüssen, kann auch **Amnion D30** von Wala helfen. Die Eihaut (Amnion) bildet die lebendige Hülle, die den Embryo im Mutterleib schützt. Sie schenkt ihm Wärme, Sicherheit, Urvertrauen und Lebenskraft. Bei einer komplizierten Schwangerschaft oder Geburt, einer zu schwach einhüllenden und zu wenig Vertrauen vermittelnden Elternkonstellation, die das Gefühl von Sicherheit im Leben nachhaltig beeinträchtigt hat, ist Amnion eine große Unterstützung. Auch bei Schwierigkeiten im Aufbau und Pflegen von persönlichen Bindungen hat es sich in meiner Praxis bewährt.

Mangelnder Schutz gegenüber äußeren Einflüssen

Voraussetzung für die Entwicklung und Entfaltung der inneren Kräfte ist eine schützende Umgebung. Viele von Ihnen werden es aus dem eigenen Elterndasein und dem Behüten der Kinder kennen. Diese Gesetzmäßigkeit gilt allerdings nicht nur für Kinder. Wir benötigen Schutz bis ins hohe Alter. Wenn die äußeren Einflüsse zu übermächtig sind, die Fähigkeit fehlt, sich gegenüber emotionalen und physischen Ansprüchen angemessen abzugrenzen, und die eigenen inneren Kräfte sich nicht mehr entfalten können, werden wir zum Spielball unserer Umgebung.

Im Laborbefund gibt es dazu verschiedene Konstellationen, auf die ich näher eingehen möchte.

Physiologisch schützt sich jede Körperzelle gegen eine Bedrohung von außen durch den Einbau von **Cholesterin** in die Zellmembran. Das geschieht bei einem dauerhaft hohen Insulinspiegel (Insulinresistenz), Dauerstress, Entzündungen und Giftstoffbelastungen aus der Umwelt. In allen Fällen erhöht die Leber den Anteil des zellmembranschützenden Cholesterins. Besteht ein guter Zellschutz, ist die Psyche des Menschen auch gut geschützt.

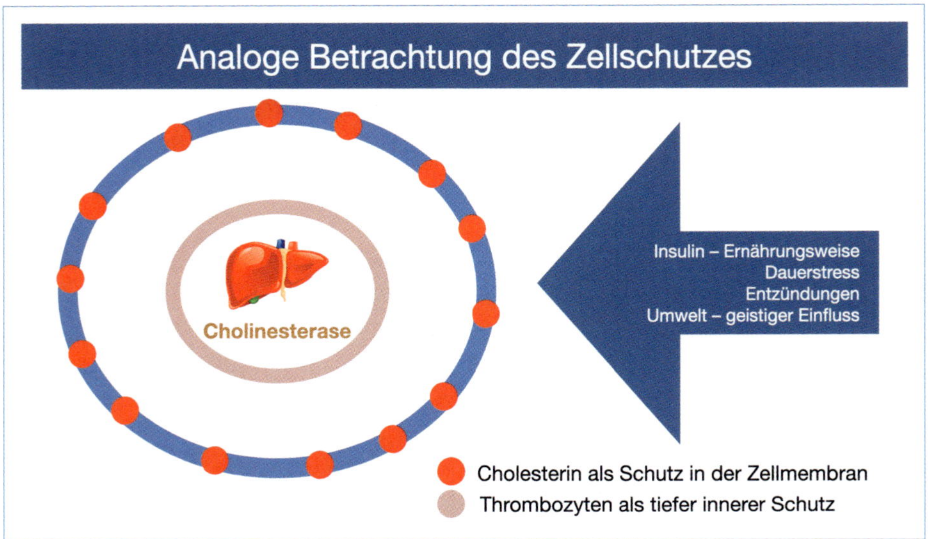

Aus diesem Blickwinkel betrachtet, ist ein niedriger Cholesterinspiegel mit einem geringen Schutz nach außen gleichzusetzen. Diesen finden wir physiologisch und nachvollziehbar bei Kindern. Wir erleben sie als offen und aufnahmefähig. Alles ist für sie neu, interessant und spannend. Die Neugierde und die Empfänglichkeit lassen bei den meisten Menschen im Alter nach. An die Stelle der Flexibilität treten Rückzug und Verschlossenheit bis hin zur psychischen Starre. Erkennbar ist dieser Prozess an Verhärtungserkrankungen wie Arteriosklerose.

Eine weitere Schutzfunktion bieten die Thrombozyten. Ihre Aufgabe besteht darin, bei Verletzungen die Blutung zu stillen. Die Blutplättchen verschließen zusammen mit einigen anderen Substanzen die beschädigten Gefäße. Diesen Schutz, der tief im Inneren unseres Körpers angesiedelt ist, sehe ich als zweiten Schutzwall.

Menschen mit einem **geringen Cholesterinwert** sind durchlässig und sensitiv. Mit ihrer hohen Wahrnehmungsfähigkeit saugen sie alle Geschehnisse auf wie ein Schwamm. Schon beim Betreten eines Raumes sind sie in der Lage, die dort herrschende Stimmung zu erfassen. Ist zusätzlich noch ihre **Thrombozytenzahl gering,** nehmen sich diese Menschen alles zu sehr zu Herzen. Sie sind mitfühlend und spüren den Schmerz oder die Trauer des Gegenübers.

Über die Fähigkeit zur Verarbeitung aufgenommener Reize gibt die für die Leberleistung zuständige **Cholinesterase** Auskunft. Ist der Wert niedrig, werden alle Eindrücke langsam und gründlich verarbeitet. Bei geringem Cholesterin und niedriger Cholinesterase kann es leicht zu einer Überforderung kommen, denn es werden viele Eindrücke aufgenommen, die langsam verarbeitet werden. Dieser Zustand verstärkt sich noch, wenn weitere Faktoren wie eine geringe Thrombozytenzahl, erhöhte Zonulinwerte oder erhöhtes I-FABP (Darmbarrierestörung) im Blut hinzukommen.

Blutwert	Gemessener Wert				Referenzbereich	Gemessener Wert im Referenzbereich
Cholesterin	S		173	mg/dl	150-280	
HDL-Cholesterin	S		74	mg/dl	> 65	
LDL-Chol.rech	S		85	mg/dl	< 150	
Thrombozyten	E		233	/nl	203-445	
Cholinesterase	S		6.12	U/ml	5.32-12.92	
Zonulin im Serum	S	▲	45.0	ng/ml	20.0-38.0	
I-FABP	S	▲	2543.30	pg/ml	575.18-1362.	

In dem dargestellten Beispiel finden wir die beschriebene Situation: Dieser Patient ist sehr sensitiv und reagiert extrem auf äußere Reize, alle Schleusen sind geöffnet. Das kann sich körperlich durch Nahrungsmittelunverträglichkeiten, Darmbeschwerden, Müdigkeit, geringe Belastbarkeit oder Migräne ausdrücken. Er benötigt Ruhe und Rückzug, um das Erlebte seelisch und geistig verarbeiten zu können.

Rückzug ist ein möglicher Weg, den sensible Menschen wählen, um Eindrücke zu verarbeiten. Überfordern sie sich und hören nicht auf die Signale ihres Körpers, holt sich der Organismus die Zeit für die Bewältigung in Form einer Erkrankung.

In der Pflanzenwelt und der Homöopathie gibt es einige interessante Mittel, die das Thema »Schutz und Verarbeitung« in sich tragen. Dazu gehören beispielsweise die bereits beim Thema »Selbstvertrauen« beschriebene Pflanze **Engelwurz** und das starke Schutzmittel aus der Homöopathie **Amnion D30.**

Mein Favorit zum Thema »Schutz« ist **Cichorium Plumbo cultum D3** von Weleda. Es ist eine Kombination aus der Wegwarte (Cichorium) und Blei. Die Wegwarte wartet am Wegesrand und weist uns den Weg zu uns selbst. Cichorium ist eine wertvolle Hilfe dabei, die eigenen Fähigkeiten zu erkennen sowie die eigene Bestimmung zu finden und ihr zu folgen. Auf körperlicher Ebene unterstützt die Wegwarte die Gallensaftbildung in der Leber, die Bauchspeicheldrüse und den Darm. Sie ist die

Pflanze für den Oberbauch, über den die Verdauungs- und Abwehrkräfte stabilisiert werden. Das im Mittel enthaltene vegetabilisierte Blei stärkt die Milztätigkeit im Sinne einer Abschirmung des Organismus gegen die Außenwelt. Das ermöglicht uns, unsere innere Stimme stärker wahrzunehmen.

Mein Favorit zum Thema »Verarbeitung« ist **Taraxacum Stanno cultum D3** von Weleda. Der Löwenzahn ist eine starke Pflanze, die uns die Kraft gibt, uns im Leben zu behaupten. Gleichzeitig unterstützt sie unsere Wandlungskräfte, steigert unsere Kreativität und fördert die Erneuerung. Körperlich fördert Taraxacum Stanno cultum D3 die Leber in ihrer Arbeitsleistung. Der enthaltene Löwenzahn wird mit Zinnwasser gedüngt, sodass die Pflanze vermehrt Zinn aufnehmen kann. Diese vegetabilisierte Form des Zinns wird überall dort wirksam, wo Lebensprozesse im Gleichgewicht zwischen Verflüssigung und Verfestigung gehalten werden müssen, z. B. im Knorpel, im Auge und Gehirn, in Lunge und Pleura. Im Zentrum dieser Vorgänge steht die Leber, die durch das Zinn unmittelbar angesprochen wird. Sie organisiert umfassend die unterschiedlichen Flüssigkeitsprozesse im Organismus, insbesondere durch ihre zentrale Stellung bei der Eiweißbildung. Dabei wahrt sie als gesundes Organ die Balance zwischen fester Form und flüssiger Lebendigkeit. Von der Leber als Stoffwechselorgan hängen alle Aufbau-, Regenerations- und Heilungsprozesse ab. Seelisch bildet die gesunde Leberfunktion die Grundlage der Empfindung von vitaler Kraft und Stärke.

Hinzu kommt noch eine weitere Arznei, die ich in der Kinderheilkunde bereits über Jahrzehnte mit guten Ergebnissen einsetze. Es ist **Solum** von Wala. Dieses Präparat besteht aus rhythmisiertem Moorextrakt. Es wird unter anderem gegen meteorologische Umwelteinflüsse, die den Organismus beanspruchen, eingesetzt. Bleiben die Kinder nachts nicht in ihrem eigenen Zimmer, sondern suchen den Schutz im Elternbett, dann leistet nach meiner Erfahrung **Solumöl** stets gute Dienste. Auch »große Kinder« haben von Solum einen Nutzen und erfahren eine spürbare positive Wirkung. Es erleichtert die Abschirmung vor Strahlung bei zu langer Bildschirmarbeit, vor Elektrosmog oder vor psychischem Druck bei seelischer Labilität. Menschen in pflegenden Berufen kann das Mittel eine gute Unterstützung bieten, wenn sie ihren eigenen Schutz einmal nicht so aufbauen können, wie es erforderlich wäre. Es kann als **Solum Globuli velati, Solumöl** oder (in der Rheumatherapie) auch als **Solum Inject 10 Ampullen** von Wala eingesetzt werden.

Für die Behandlung der **Darmbarrierestörung** empfehle ich **COLO ACTIV** und **GLUTAMIN ACTIV** von NewLife nutrition.

Vitamin C ist unser Schutzvitamin. Auch wenn die am häufigsten beschriebene Wirkung vom Vitamin C in Richtung »Radikalenfänger« geht, möchte ich seine schützende Funktion in den Vordergrund stellen. Die Analogie des »Radikalenfängers« können wir auch dahin gehend verstehen, dass alles abgefangen wird, was wir nicht durch unsere innere Stärke (Abwehr) von uns fernhalten konnten. Ist der Schutz im Inneren reduziert (Vitamin-C-Mangel), zieht sich die feinstoffliche Ebene zurück. In der Medizin wird dieser Zustand als Depression oder, je nach Alter, auch als Demenz wahrgenommen. Auch wenn die Zitrone weniger Vitamin C beinhaltet, als allgemein angenommen wird, ist das Bild der Zitrusfrucht mit der Schale außen und dem saftigen Fruchtfleisch innen passend für das Thema »Schutz«. Von den Firmen Wala und Weleda gibt es einige Präparate, die Citrus (Zitrone) enthalten. Die meisten dieser Mittel gehören in die Behandlung von Allergien.

Wandlung, Veränderung und Erneuerung

Wir unterliegen einem ständigen Wandlungs- und Veränderungsprozess. In der Kindheit und im Alter ist dies körperlich deutlich wahrzunehmen. Diese Entwicklung benötigt Bausubstanzen. Fehlen sie, kommt es auf körperlicher und seelischer Ebene zu Störungen. Wir bezeichnen den Aufbau und die Erneuerung als »anabolen Stoffwechsel« – ein Begriff, den viele sicherlich aus dem Sport kennen. Dort wird häufig mit Anabolika der Muskelaufbau oder die Leistungsfähigkeit unterstützt. Der anabole Stoffwechsel kann durch äußere und innere Einflüsse erheblich gestört werden. Auch einzelne Substanzen und Organaktivitäten haben eine besonders starke Wirkung auf die Aufbaukräfte im Organismus.

In den jeweiligen Abschnitten bin ich bereits auf dieses Thema eingegangen. Ich möchte sie unter dem Aspekt »Wandlung und Veränderung« noch einmal kurz in der Gesamtheit zusammenfassen.

Vitamin B12 wird für die Zellteilung benötigt. Menschen mit einem Mangel haben auf körperlicher Ebene überwiegend alte und verbrauchte Körperzellen. Ihnen fehlt die Dynamik und innere Frische. Das hat zur Folge, dass es ihnen nur mühsam gelingt, ihre Ideen in die Tat umzusetzen.

Kupfer ist das Metall, das die Niere benötigt, um die Bestandteile aus dem Urfiltrat wieder in den Körper aufzunehmen. Es unterstützt damit die Individualisierung des Menschen. Die Niere weiß genau, was der Organismus benötigt. Durch einen

Kupfermangel (der auch durch Eisenüberschuss zustande kommen kann) fehlt die Kraft zur Rückresorption. Viele Substanzen, die der Organismus zum Aufbau und zur Wandlung benötigt, gehen verloren.

Die **Leber** ist für den aufbauenden Stoffwechsel von immenser Bedeutung. Wie intensiv das Organ arbeitet, vermittelt uns der Laborparameter **Cholinesterase.** Ist dieser Wert reduziert, ist die Verarbeitung körperlicher Stoffwechselprodukte und seelisch-geistiger Erlebnisse verlangsamt. Die Folgen sind fehlende Dynamik und Vitalität in der Wandlung und Erneuerung der Seinsebene.

Die Steuerung dieser Erneuerungsphasen übernimmt das von der Hypophyse gebildete **Wachstumshormon** (Somatropin). Durch kohlenhydratreiche Ernährung wird es reduziert, und es kommt zu einem verstärkten Abbauprozess im Körper. Wir finden die Auswirkungen als typisches Anzeichen beim Diabetes mellitus (Zuckerkrankheit). Um erste Tendenzen des Geschehens frühzeitig erkennen zu können, sollten **Triglyceride** (ist erhöht), **HDL-Cholesterin** (ist reduziert) und der **Langzeitzuckerwert** (HbA1c – ist erhöht) anstelle des Wachstumshormons im Blut untersucht werden. Die körperlichen Auswirkungen dieser Stoffwechselbeeinträchtigung, z. B. Arteriosklerose, Osteoporose, Durchblutungsstörungen und Infarktgeschehen, zeigen sich auf seelisch-geistiger Ebene als Desinteresse, Sturheit und Lustlosigkeit oder durch Ablehnung neuer Ideen.

Ein **verstärkter Bleiprozess,** der auch als »zu starke Begrenzung« und »mangelnde Erneuerung« bezeichnet werden kann, zeigt sich im Labor durch reduzierte **Lymphozyten.** Auf seelischer Ebene drückt sich dies in Form von Melancholie, Depression, Verschlossenheit, Pedanterie, Sturheit, mangelnder Aufmerksamkeit und Autismus aus.

Eine **mangelhafte Regenerationsfähigkeit** finden wir bei Menschen mit einem reduzierten **Gesamteiweiß** im Blut. Entweder ist der Eiweißstoffwechsel gestört, oder die Auswahl der Eiweiße entspricht nicht der genetischen Konstitution des Menschen – oder beides trifft zu. Dem Menschen fehlt es an Vitalität und Freude am Leben.

Naturheilkundliche Unterstützung und Hinweise für die Praxis

In der naturheilkundlichen Behandlung ist es wichtig, die äußeren Einflussfaktoren zu verändern und die Ernährungsweise stoffwechselgerecht zu optimieren.

Vitamin B12 kann substituiert werden, per Injektion oder mit **VITAMIN B ACTIV** von NewLife nutrition, das sowohl die aktive als auch die Depotform enthält. Parallel dazu ist eine Behandlung des Stoffwechsels ratsam, damit das Vitamin vom Körper wieder selbst produziert wird.

Kupfer kann in Form von **Cuprit D3, Cuprum aceticum comp., Cuprum arsenicosum D6** oder **Kupfergluconat** zugeführt werden. Auch hier gilt: Stoffwechsel und Ernährungsweise müssen optimiert werden.

Zur Unterstützung der **Leberaktivität** sind **Ceres Taraxacum Stanno cultum D3** oder **Rh D3** (Löwenzahn) eine gute Wahl. Der Löwenzahn unterstützt den Aufbaustoffwechsel der Leber so gut wie keine andere Pflanze. Taraxacum dynamisiert die Wandlungs- und Anpassungsprozesse und löst Stauungen und Erstarrungen in Geist und Körper. Es erzeugt neue Lebenskraft.

Der erstarrte **Bleiprozess** kann mit **Plumbum metallicum praep. D20** von Weleda wieder aktiviert werden. Es handelt sich um Blei in der Hochpotenz.

Blutwert	Gemessener Wert		Referenzbereich	Gemessener Wert im Referenzbereich
Seg. Granulozyten	60.8	%	50.0-70.0	
Lymphozyten	- **18.2**	%	25.0-40.0	
Eisen	14	µmol/l	10-25	
Kupfer	11.7	µmol/l	11.0-22.0	
Cholinesterase	5.15	U/ml	3.93-10.80	
HbA1c	5.7	%	4.1-6.1	
Vitamin B12	- **254**	pg/ml	400-970	

In diesem Laborbeispiel sehen wir mehrere Erneuerungsblockaden: niedrige Lymphozyten (Bleiprozess), niedriges Kupfer, reduzierte Leberaktivität (Cholinesterase), erhöhter HbA1c (abbauender Stoffwechsel, es fehlen die anabol aufbauenden Elemente) und ein Mangel an Vitamin B12.

Die aufgeführten Faktoren müssen nicht immer alle gemeinsam im Blutbild vorhanden sein. Nach meiner Erfahrung zeigt sich die Symptomatik jedoch am deutlichsten, je mehr Faktoren zutreffen.

Fremdbestimmung

Der Harnsäurespiegel steht laut der allgemeinen Fachliteratur im Zusammenhang mit dem Purinstoffwechsel. Ernährungsphysiologisch ist ein erhöhter Harnsäurespiegel das Ergebnis der Zufuhr von zu vielen eiweißhaltigen Nahrungsmitteln. Nach den Erkenntnissen der Regulationsmedizin ist der Harnsäurespiegel allerdings das Resultat der Umwandlung von körpereigenem Eiweiß (Muskeln) in Glukose (Gluconeogenese). Diesen Stoffwechselvorgang finden wir immer bei Menschen, deren Ernährung zu viele Kohlenhydrate beinhaltet. In den Laboranalysen finde ich diesen Zusammenhang beispielsweise durch ein erhöhtes HbA1c im Blut bestätigt.

Blutwert	Gemessener Wert				Referenzbereich	Gemessener Wert im Referenzbereich
Harnsäure	s	▲	8.7	mg/dl	3.5-7.2	
HbA1c			5.7	%	4.1-6.1	

Betrachten wir diesen Aspekt auf psychischer Ebene, ist hier die Süße des Lebens von großer Bedeutung. Haben wir angefangen, Schokolade, Plätzchen, Eis, Gummibärchen oder Chips zu essen, kommt schnell das Verlangen nach mehr. Für viele Menschen ist es kaum möglich, mit dem Essen aufzuhören, bis die Packung leer ist. Ein Verzicht ist möglich, aber wenn der erste Bissen getan wurde, fällt er extrem schwer.

Dieser Aspekt kann für andere Bereiche des Lebens adaptiert werden. Es ist wichtig, die Eigenbestimmung wiederherzustellen. **Ceres Cynara scolymus urt.** (Artischocke) kann behilflich sein, wenn das Gleichgewicht zwischen Ausschweifung und Selbstbeschränkung verloren gegangen ist. Das Wesen dieser Pflanze unterstützt den Menschen im Bestreben, diesen nötigen Ausgleich zu finden.

Erkrankungen – Ausdruck einer gestörten Regulation

In diesem Kapitel beschreibe ich meine Sichtweise und Behandlungsansätze zu **Autoimmunerkrankungen, degenerativen Erkrankungen, Osteoporose, Migräne** und **Sodbrennen.** Diese basieren auf den Schriften der anthroposophischen Medizin, der Anwendung des kategorialen Ordnungssystems nach Max Lüscher, den Erkenntnissen der vereinten lebenskonformen Medizin nach Dr. Bodo Köhler und meiner langjährigen Zusammenarbeit mit Patienten.

Die von mir empfohlenen naturheilkundlichen Arzneimittel stellen lediglich eine Auswahl der möglichen Therapeutika dar. Sie sollten im jeweiligen Einzelfall weniger dem Krankheitsbild, sondern vielmehr den individuellen Bedürfnissen des Patienten entsprechen.

Autoimmunerkrankungen

Ganzheitliche Sicht

Das Thema »Autoimmunerkrankungen« scheint in der heutigen Medizin fast zur Modeerscheinung geworden zu sein, da alle Krankheiten mit immunologischen Phänomenen und chronischem Verlauf in diese Gruppe eingeordnet werden – insbesondere, wenn sonst keine gängige Theorie über ihre ursächliche Entstehung existiert.

Beschrieben werden Autoimmunerkrankungen als chronisch-entzündliche Prozesse im Körper, bei denen das Immunsystem körpereigene Strukturen angreift und zerstört. Es ist ein sogenannter autoaggressiver Prozess, bei dem der Körper die Fähigkeit verloren hat, zwischen »eigen« und »fremd« zu unterscheiden.

Der Begriff »Aggression« beschreibt eine seelische Tätigkeit, die jeder in sich trägt. Meist wird er mit einer negativen zerstörerischen Aktivität in Verbindung gebracht. Doch Aggression (»aggredi«, lateinisch für »etwas angehen«), im ursprünglichen, positiven Sinn verstanden, beseitigt Hindernisse, damit sich Neues entwickeln kann.

Das ist ein wichtiger Aspekt in der Betrachtung von Autoimmunerkrankungen oder auch Autoaggressionsprozessen.

Auf physiologischer Ebene finden wir die Zellzerstörung als **Abbautätigkeit** im Zellstoffwechsel wieder. Dem steht die Regenerationsfähigkeit als **Aufbautätigkeit** entgegen. Jede Zellerneuerung bedingt den Abbau alter Zellen. Diese Regeneration durch Selbstzerstörung und Wiederaufbau geschieht ein Leben lang und wird vom Organismus selbst durchgeführt. Stellen Sie sich vor, Sie würden nur rote Blutkörperchen produzieren, ohne die alten zu entsorgen. Sie hätten innerhalb kürzester Zeit verstopfte Blutgefäße. Das wäre ein Zustand, der mit dem Leben nicht vereinbar ist.

Die dabei wirkenden körperlichen und seelisch-geistigen Kräfte sind untrennbar. Sie sollten bei allen Autoimmunerkrankungen gleichermaßen in der Therapie unterstützt werden.

Anthroposophische Sicht

Die von Rudolph Steiner vermittelte Anthroposophie versteht die Entwicklung des Menschen in Zyklen von jeweils sieben Jahren, so wie es auch die Lehre der Chakras in der östlichen Medizin vorsieht.

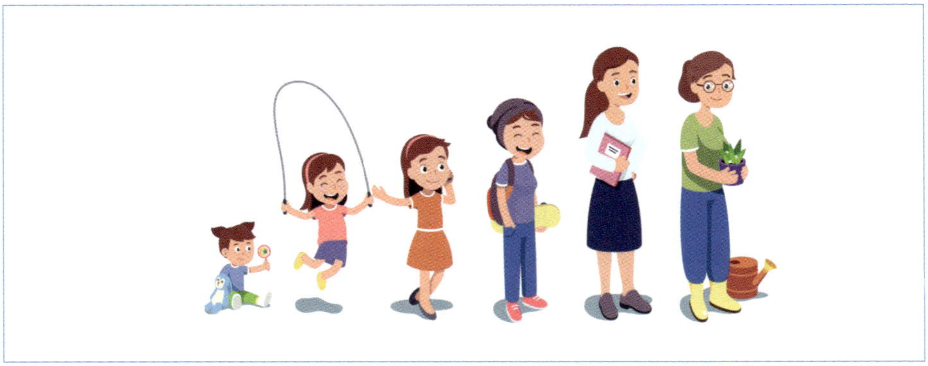

1.–21. Lebensjahr: körperliche Reifung, 22.–42. Lebensjahr: seelische Reifung

In den ersten drei mal sieben Jahren benötigt der Mensch Zeit für die körperliche Reifung. Der Körper und das Immunsystem entwickeln und verändern sich in dieser Phase und werden individualisiert. Früher war man mit 21 Jahren »volljährig«, da das Wachstum auf körperlicher Ebene bis zu diesem Lebensjahr als abgeschlossen galt.

Noch einmal drei mal sieben Jahre benötigt der Mensch für die seelische Entwicklung. Idealerweise sind wir mit 42 Jahren im Sinne von Körper und Seele ein vollständiger Mensch. Das Immunsystem ist erst nach dieser Zeit wirklich reif und ausgewachsen, auch wenn es bis ans Lebensende stetig weiter lernt.

Interessant ist in diesem Zusammenhang, dass die meisten Autoimmunerkrankungen zwischen dem **20. und 40. Lebensjahr,** also in der Reifezeit der Seele, entstehen.

Besonders wichtig ist die körperliche Immunität in den ersten 20 Jahren, denn in diesem Lebensabschnitt wird der Mensch in seiner Entwicklung stark von außen geprägt, z. B. von Eltern, Geschwistern, Vorbildern, Freunden, Erziehern oder Lehrern. Diese ahmt er nach, bis er sich zu einer eigenständigen Person entwickelt hat.

Das gilt auch für das Immunsystem: Es wird von der Mutter übernommen und individualisiert sich dann durch eigene Erfahrungen weiter. Krankheiten trainieren das Immunsystem. Das gilt insbesondere für die klassischen Kinderkrankheiten, die heute durch die umfangreichen Impfungen nicht mehr richtig durchlebt werden können. Aus Sicht der anthroposophischen Medizin sind gerade diese Erkrankungen für die individuelle Entwicklung von besonderer Bedeutung. Die vollständige Individualisierung des Körpers gelingt daher heutzutage häufig nicht mehr. Das, was nicht der eigenen Persönlichkeit angepasst werden konnte, kann als möglicher zukünftiger Krankheitsherd angesehen werden.

Bedenkt man, mit welcher Kraft das Immunsystem sich beispielsweise gegen transplantierte Organe wehrt, ist vorstellbar, dass es mit der gleichen Dynamik organische Reste aus der Erbgesetzmäßigkeit in Form von Autoimmunerkrankungen bekämpft. Autoimmunprozesse sind fast immer durch Störungen in der Kindheit und bis zum 21. Lebensjahr begründet. Sie können sich überall im Körper entwickeln. Es gibt jedoch bevorzugte Organe oder Gewebe, in denen unverwandelte Anteile des Erdleibs existieren.

Diese Sichtweise möchte ich anhand der **Hashimoto-Thyreoiditis** und anhand des **systemischen Lupus erythematodes** als der tiefgreifendsten Autoimmunerkrankung darstellen. Betroffen sind die Organe Schilddrüse bzw. Nieren. Über die Hashimoto-Thyreoiditis habe ich bereits im Abschnitt zur Schilddrüse (S. 263) gesprochen. Da es die aktuell häufigste organbezogene Autoimmunerkrankung ist, nehme ich das Thema hier noch einmal mit auf.

Hashimoto-Thyreoiditis

Die Schilddrüse ist eines der kleinsten, aber wichtigsten Organe in unserem Körper. Sie hat die Aufgabe, beim Abbau der Nährstoffe bis zur ihrer vollständigen Auflösung mitzuwirken. Am Ende entsteht eine omnipotente Substanz, die für den Neuaufbau körpereigener Zellen als Grundlage dient. Insofern unterstützt die Schilddrüse nicht nur den Abbaustoffwechsel, sie hat auch eine wesentliche Bedeutung für den Aufbau- und Regenerationsstoffwechsel.

Die Schilddrüse ist der Spiegel der Emotionen. Leidenschaften, Begierden, Freude sowie Trauer, Zorn und Gleichmut werden durch sie geäußert und erlebbar gemacht.

Bei einer krankhaften Überfunktion der Schilddrüse können Emotionen übermäßig gesteigert werden, bei einer Unterfunktion, zu der die Hashimoto-Thyreoiditis tendiert, verstummen sie. Die Gefühle sind vorhanden, doch sie äußern sich nicht, werden im Außen nicht erkennbar. Oft zeigt sich die Krankheit durch Antriebslosigkeit, einen trägen Stoffwechsel und Verstopfung. Es kommt zur Ablagerung nicht verbrannter Stoffe und damit verbundenem Übergewicht und mangelnder Regeneration. Unbehandelt würde dies auch zum mentalen Abbau und zum Stumpfsinn führen, der früher auch »Kretinismus« genannt wurde.

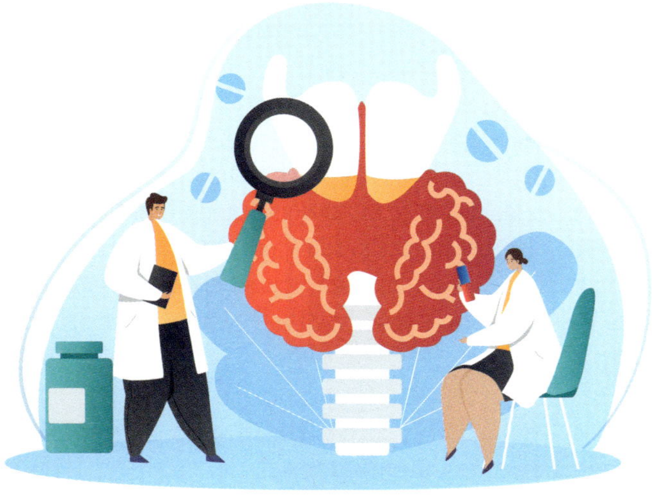

Schilddrüse

Anatomisch betrachtet, schmiegen sich die beiden Schilddrüsenlappen wie ein Schmetterling um die Luftröhre unterhalb des Kehlkopfs, des Sprachorgans. Daraus ergibt sich eine enge Beziehung zu Sprache und Kommunikation. In psychosomatischer Hinsicht steht die Schilddrüse für die Fähigkeit, Bedürfnisse, Empfindungen und Gefühle in Worte zu fassen. Es ist das Organ, in dem das »Ich« zum Ausdruck kommt. Es stellt die Frage: **Wer bin ich?**

Insbesondere Entwicklungsstörungen in der Kindheit und Jugend können dazu führen, dass sich keine ausreichende Personalisierung des Ichs und somit auch des »Ichorgans« entwickeln kann. Seelische Reifungsstörungen zwischen dem 9. und dem 12. Lebensjahr haben einen besonderen Einfluss auf die Individualisierung und damit auf die Umwandlung des mitgegebenen Erdleibs der Eltern.

Aus anthroposophischer Sicht ist das die Entwicklungsphase, in der der Mensch sein Identitätsgefühl gewinnt. Sie wird als »Rubikon« bezeichnet. Das Kind beginnt, Fragen nach seiner Herkunft zu stellen, ob die Eltern es nicht vielleicht vertauscht haben oder was wohl passieren würde, wenn die Mutter stirbt. Der Rubikon ist eine entscheidende Phase, in der das Kind besonders viel Anerkennung benötigt und die Stabilität der Familie und des Umfelds von großer Bedeutung sind. Anhaltende Sorgen, ständige Überforderungen oder fehlender familiärer Rückhalt können den Grundstein für eine Autoimmunerkrankung der Schilddrüse legen.

Die Ursache der Hashimoto-Thyreoiditis ist fast immer die Verletzung der Empfindungswelt. Patienten berichten in der Anamnese oft über einen Wohnortwechsel, der sie belastete, da der Freundeskreis verlassen werden musste, eine Überforderung durch Schulwechsel, Dauerstreit zwischen den Eltern oder deren Trennung. Etwas ist in der Kindheit geschehen, was besonders tief verletzte oder traumatisierte.

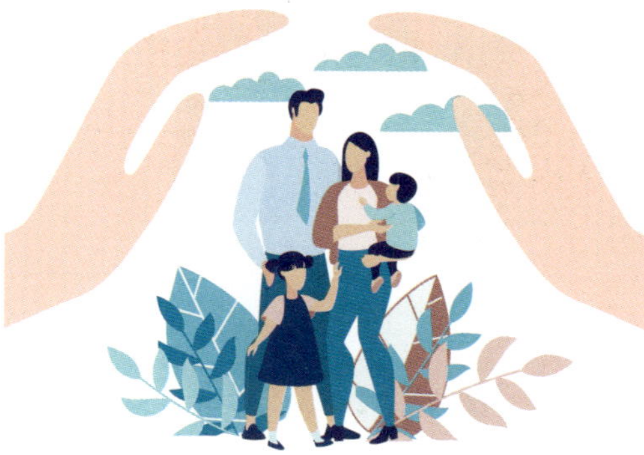

Schutz der Familie

Es kann sich auch um eine frühe Umkehr in der Mutterbeziehung handeln, bei der die Mutter zum Kind und das Kind zur Mutter wird. Wir finden dieses Phänomen bei Alkoholsucht und Depressionen. Solche Erlebnisse bilden eine Gedächtnisspur im unbewussten Teil der Psyche. Bei ähnlichen Situationen im Erwachsenenalter löst dieser Stress einen inneren Alarm im Nervensystem aus und zeigt sich als latente Unruhe.

Bei der **Basedow-Hyperthyreose** erscheint in der Biografie der Patienten häufig ein plötzlicher Verlust an Geborgenheit, beispielsweise die Auflösung einer häuslichen Gemeinschaft durch Tod eines Elternteils oder Trennung.

Vor Kurzem berichtete ein Patient mit Basedowscher Krankheit, dass er während der Kindheit viel allein war und vom Freund der Mutter sexuell missbraucht wurde, was seine Mutter völlig ignorierte. Dieses Trauma ist nach mehr als 30 Jahren noch immer ein Thema für ihn.

Eine weitere Patientin berichtete, dass ihr Vater in ihrer Kindheit ständig fremdgegangen ist und es in der Ehe viele Streitigkeiten gab. Als sie elf Jahre alt war, stellte ihr Vater ihr seine neue Freundin vor, was sie völlig irritierte. Ihre leibliche Mutter wollte sich daraufhin das Leben nehmen. Der Versuch, sich mit Tabletten zu vergiften, gelang nicht, im Krankenhaus konnte sie gerettet werden. Auch dieses Geschehen ist bei der Patientin nach über 40 Jahren noch immer sehr präsent.

In der Therapie nutze ich die Erinnerung an einen Zustand, der absolute Geborgenheit und Liebe widerspiegelt: **das Stillen mit der Muttermilch.**

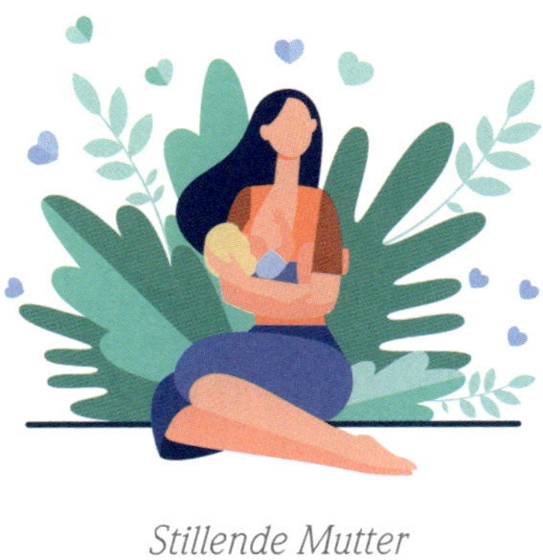

Stillende Mutter

In diesen Fällen rezeptiere ich das homöopathische Mittel **Lac maternum** (potenzierte Muttermilch von unterschiedlichen Müttern). Den Begriff »Muttermilch« verbinden wir häufig mit Nähe, Geborgenheit, Vertrauen, Schutz, Liebe, Wohlbefinden, Sättigung, Versorgt- und Umsorgtsein. Besteht ein Defizit in der Entwicklung dieser Aspekte, kann **Lac maternum C200** auf seelisch-geistiger Ebene helfen, die Anbindung an Wärme, Schutz, Geborgenheit und Urvertrauen wiederherzustellen. Bei starker Unterdrückung der Persönlichkeit verwende ich alternativ **Lac caninum C200,** bei sexuellem Missbrauch **Lac suis C200.** Potenzierte Kuhmilch **(Lac bovinum C200)** setze ich bei Patienten ein, denen es schwerfällt, Kontakte mit anderen Menschen zu knüpfen und zu halten.

Die Mittel gebe ich in der C200-Potenz als Einzelgabe. Falls erforderlich, wiederhole ich die Gabe im Abstand von sechs Monaten. In der Therapie sind fortlaufende Gespräche wichtig, die auf die Versöhnung mit dem Geschehen abzielen.

Die Schulmedizin konzentriert sich bei der Hashimoto-Thyreoiditis lediglich auf den Ausgleich des Hormonmangels. Dadurch verschwindet die Symptomatik, der Prozess, der im Organismus abläuft, wird allerdings nicht behandelt.

Diagnose und Behandlung

Um individuelle Zusammenhänge und Wechselwirkungen besser erfassen zu können, nutze ich im Rahmen der Diagnose eine umfangreiche Vital- und Stoffwechselanalyse mit 70 Einzelwerten (meine Grunduntersuchung bei allen Patienten mit Beschwerden) und das Denkmodell des vierpoligen Würfels von Max Lüscher als kategoriales Ordnungssystem.

Störer/Ursache im blauen Feld
- Funktionskreis Niere/Blase
- Traumata, Verletzungen in der Kindheit
- Leaky Gut

Helfer im roten Feld
- Mangel an Kalium, Eisen, Jod
- Progesteronmangel
- Nebennierenschwäche (Adrenalin)

Mangel im gelben Feld
- Nebenniere – Cortisol
- alkalischer Darm – zu wenig Säure

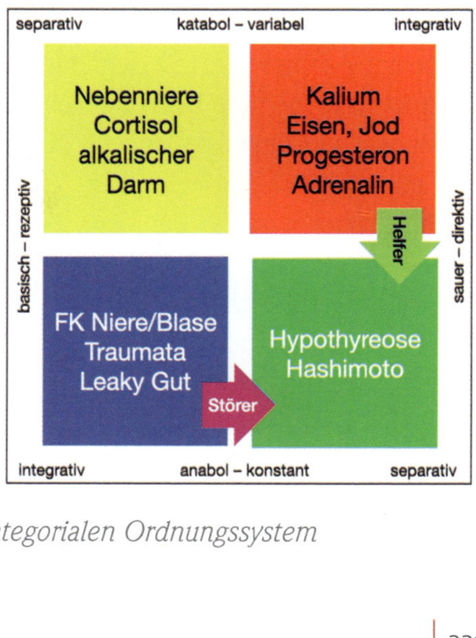

Hashimoto-Thyreoiditis im kategorialen Ordnungssystem

Bei der **Hypothyreose,** die durch den autoimmunen Prozess entstanden ist, handelt es sich um eine konstant direktive Erkrankung, die sich vom allgemeinen Geschehen separiert hat. Im kategorialen Ordnungssystem finden wir diese im grünen Quadranten.

Nach den Gesetzen der Wandlungsphasen aus der chinesischen Medizin liegt die Ursache oder auch der Störer im blauen und der Helfer im roten Quadranten. Der größte Mangel besteht fast immer im gelben Bereich. In der Abbildung habe ich für den Störer und den Helfer einige Beispiele aufgeführt.

Laborparameter aus der Vital- und Stoffwechselanalyse

Im Labor können sowohl die Aktivierung als auch die Leistung der Schilddrüse sowie ihre autoimmune Betroffenheit direkt über mögliche Antikörper untersucht werden.

Blutwert	Gemessener Wert				Referenzbereich	Gemessener Wert im Referenzbereich
SCHILDDRÜSE						
TSH (hypersensitiv)	s		2.09	µIU/ml	0.35-2.50	
Freies T3 (fT3)	s		2.6	pg/ml	2.0-4.4	
Freies T4 (fT4)	s		1.25	ng/dl	0.93-1.70	
Thyreoglobulin (TG)	s		25.06	ng/ml	3.50-77.00	
TG-Wiederfindung	s		100	%	> 70	
TPO AK	s	+	**1175**	U/ml	< 34	

Laborwerte der Schilddrüse

In diesem Beispiel wird die Schilddrüse vermehrt seitens der Hypophyse aktiviert. Dafür kann es mehrere Ursachen geben:

- Mangel an Mineralstoffen, z. B. Kalium, Eisen, Jod
- Gallenstau
- Progesteronmangel
- verkleinerte Schilddrüse (aufgrund von Hashimoto-Thyreoiditis oder anderen entzündlichen Prozessen)
- Schwäche der Nebennieren
- Dominanz der anabol wirkenden Hormone (z. B. Insulin und Östrogen)

Hier ist der deutliche Hinweis auf einen Autoimmunprozess vom Typ »Hashimoto« erkennbar. Neben den direkten Schilddrüsenparametern gibt es im Stoffwechsel weitere Hinweise, die auf ein autoimmunes Geschehen hindeuten können.

Blutwert	Gemessener Wert				Referenzbereich	Gemessener Wert im Referenzbereich
Leukozyten	E		5.7	/nl	3.9-10.2	
MCV	E	+	97	fl	80-95	
Vitamin B12	S		426	pg/ml	400-771	
Zonulin im Serum	S	▲	45.0	ng/ml	20.0-38.0	
I-FABP	S	▲	2543.30	pg/ml	575.18-1362.	
1,25-Vitamin D3	S		60.5	pg/ml	19.9-79.3	
25 OH-Vitamin D3	S	-	27	ng/ml	30-100	
Vitamin-D-Ratio		+	2.24		< 1.50	
Ferritin	S		27	ng/ml	17-218	
CRP hochsensitiv	S	+	1.75	mg/l	< 1.00	
HbA1c	E		6.0	%	4.1-6.1	
HbA1c (mol)	E		42	mmol/mol	20-44	
Glukose im Serum	S	▼	77	mg/dl	82-115	
EAG (durchschn. BZ)	E		125	mg/dl	60-126	

Laborwerte aus dem Stoffwechsel

Verminderte Leukozyten können auf eine postprandiale Entzündung hinweisen. **Erhöhtes MCV** und **vermindertes Vitamin B12** sind Labormarker für einen alkalischen Darm. Eine Erhöhung von **Zonulin** und **I-FABP** deutet auf eine entzündliche und degenerative **Darmbarrierestörung** hin. Alle diese erwähnten Marker lassen auf Störungen im Darm mit der Folge einer **niedriggradigen Entzündung** schließen.

25-OH-Vitamin D3 (Vorstufe vom D-Hormon) und **1,25-Vitamin D3** (D-Hormon) sind im parakrinen Wirkmechanismus Gegenspieler. Während das 25-OH-Vitamin D3 Entzündungen verhindert, werden diese durch das 1,25-Vitamin D3 gefördert (was in einigen Fällen sinnvoll ist). Ist die **Vitamin-D-Ratio erhöht,** überwiegt das 1,25-Vitamin im Stoffwechsel und unterstützt damit entzündliche Prozesse – somit auch Autoimmunprozesse.

Niedriges Ferritin in Verbindung mit **erhöhtem CRP hochsensitiv** verstärkt den Verdacht auf niedriggradige Entzündungen.

Der **HbA1c** ist deutlich **erhöht.** Es besteht noch kein Diabetes mellitus, aber eine diabetogene Stoffwechsellage. Diese kann je nach Dauer und Entwicklung ebenfalls Autoimmunprozesse begünstigen.

Blutwert	Gemessener Wert				Referenzbereich	Gemessener Wert im Referenzbereich
Glutathion gesamt	E	-	**771**	µmol/l	869-1271	
Glutathion oxi.	E		84	µmol/l	41-227	
Glutathion red.	E		603	µmol/l	570-1011	
Glut.red./Glut.ges.	E	+	**78**	%	55-70	
NIERE						
Harnstoff	S		43.0	mg/dl	16.6-48.5	
Kreatinin	S	+	**1.00**	mg/dl	0.50-0.90	
Cystatin C im Serum	S	+	**1.09**	mg/l	0.62-1.05	
Glom. Filtrationsrate (CKD-Epi)	S	-	**62**	ml/min	80-160	

Entgiftung und Niere im Stoffwechsel

Der Status des **Glutathions** weist deutliche Schwächen in der Entgiftung auf. Das verbrauchte Glutathion kann zwar gut recycelt werden (hoher Quotient vom reduzierten zum Glutathion gesamt), aber die Gesamtkapazität ist zu gering.

Zu der **verminderten Entgiftung** kommt noch eine Ausscheidungsstörung der Nieren hinzu (blauer Quadrant – Störer). Die geringe Filtrationsrate und das verminderte Glutathion sind deutliche Hinweise auf eine beeinträchtigte Entgiftungsfunktion (roter Quadrant – Helfer).

Die Behandlung richtet sich nach den Ergebnissen der Vital- und Stoffwechselanalyse. Die direkte Einwirkung auf das Autoimmungeschehen wurde bereits im Abschnitt »Hormone – Schilddrüse« beschrieben.

Der systemische Lupus erythematodes (SLE)

Der systemische Lupus erythematodes zählt neben der Autoimmunhepatitis zu den tiefgreifendsten Autoimmunerkrankungen. Er manifestiert sich am Binde- und Stützgewebe und durchzieht so den gesamten Organismus. Die wichtigsten Antikörper richten sich gegen die Zellkernsubstanz (antinukleär).

Bei dieser Krankheit sind junge Frauen neunmal häufiger betroffen als Männer. Sie geht von Affektionen des Bindegewebes und der Arterien aus und zeigt sich an verschiedenen Orten wie Herz, Lunge, Leber, Gelenken oder Gehirn mit einem typischen schmetterlingsförmigen Ekzem im Gesicht sowie rezidivierenden Fieberschüben. Das Ekzem muss nicht in allen Fällen deutlich sichtbar oder erkennbar sein.

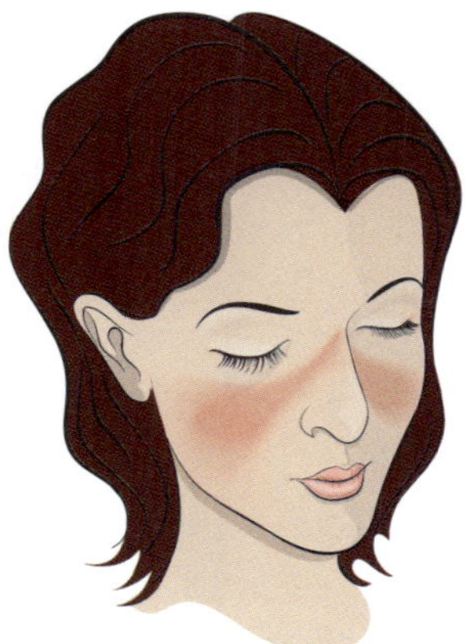

Schmetterlingsförmiges Ekzem

Am zentralsten für diese schwere Erkrankung erscheint mir die Nierenorganisation, die neben den beiden Nieren die Harnleiter, die Harnblase und auch die Nebennieren einschließt.

Neben der Reinigung des Blutes und der Rückresorption (Prozess der Individualisierung) haben die Nieren noch weitere lebenswichtige Aufgaben im Rahmen des Hormonsystems:

- Die Nierenhormone regulieren z. B. den Tonus der Gefäße und des Bindegewebes.
- Durch sie wird der Blutdruck gesteuert, z. B. im Renin-Angiotensin-System.
- Das Erythropoetin-Hormon regt die Bildung des roten Blutfarbstoffs (Hämoglobin) an.

- Die Niere ist aus anthroposophischer Sicht das Hauptorgan der Ausatmung und ist so mit dem Thema »Loslassenkönnen« verbunden.

Es ist eine Rudolf Steiners geisteswissenschaftlicher Forschung entstammende Feststellung, dass jeder Mensch ein eigenes Licht bildet, mit dem er in die Welt hineinleuchtet. Dieses innere Licht strahlt durch die Augen und wird von einem empfindsam Beobachtenden dort auch wahrgenommen.

Lichtbildung und damit Leichtigkeit, Ausatmung und zugleich Ausscheidung und damit Erfrischung des Organismus sind wesentliche Funktionen der Nierenorganisation, die im gesamten Organismus wirksam wird, weit über das anatomisch begrenzte Organ Niere hinaus.

Auf der seelischen Ebene ist die Nierenorganisation der Ort, an dem Leib und Seele miteinander verbunden werden. Tief im Unterbewusstsein liegt hier die Empfindungswelt, mit der wir moralisch beurteilen (»gut« oder »böse«), von der Steiner sagte, dass sie uns das »Einssein mit Gott« vermitteln könne. Diese Organwelt mit ihren Funktionen und Tätigkeiten wird beim Erythematodes von der Autoimmunkrankheit angegriffen.

Diagnose und Behandlung

Eine Patientin von mir, Marianne, geboren 1968, bekam 1996 nach einer schmerzhaften Trennung erstmalig heftige Gelenkbeschwerden und eine Blasenentzündung. Die bis dahin gesunde Leistungssportlerin dachte, das wird sich schon geben. Eine Behandlung mit Antibiotika brachte etwas Ruhe in das Krankheitsgeschehen. Die Gelenkbeschwerden und auch die Blasenentzündung flammten zeitweise jedoch immer wieder auf. Ihrem Leistungssport ging sie trotz erheblicher Schmerzen weiter nach. Als »Kämpferin« verstand sie es, die Signale ihres Körpers zu ignorieren. Sport war ihr Lebenselixier.

Nach der Geburt ihres Sohnes im Jahr 2005 traten die Beschwerden an den Gelenken wieder vermehrt auf. Hinzu kam eine starke Abgeschlagenheit sowie Kopf- und Unterleibsschmerzen. Ihre Karriere im Leistungssport musste sie aufgrund der Beschwerden aufgeben. Auch die Verantwortung ihrem Sohn gegenüber veranlasste sie, dem Krankheitsgeschehen auf den Grund zu gehen.

Der Hausarzt führte diverse Laboruntersuchungen durch, ohne eine eindeutige Diagnose zu erhalten. Nachdem ihre schmerzhaften Gelenkbeschwerden immer häufiger auftraten und sie sich keinen Rat mehr wusste, bat sie einen befreundeten Laborarzt um Hilfe. Er veranlasste einige spezielle Untersuchungen, die Folgendes abklären sollten:

- rheumatoide Arthritis (entzündliche Erkrankung der Gelenke)
- Kollagenosen (Bindegewebserkrankungen)
- Vaskulitiden (Gefäßerkrankungen)
- Fibromyalgie (Weichteilrheumatismus)
- Autoimmunerkrankungen
- Lyme-Borreliose (bakterielle Infektion durch Borrelien)

Die umfangreichen Laboruntersuchungen mit spezifischen Werten aus der Immundiagnostik brachten Klarheit. Die Diagnose: systemischer Lupus erythematodes (SLE).

Blutwert	Gemessener Wert		Referenzbereich	Gemessener Wert im Referenzbereich
Autoimmundiagnostik				
Antinukleäre Antikörper IFT (ANA)	1 :160 +	Titer	< 1 : 80	
ds-DNA-AK (Crithidia luciliae (IFT).	1 : 40 +	Titer	< 1 : 10	
Thrombophilie-Diagnostik				
Cardiolipin-IgG-AK	0,50	U/ml	< 10	
Cardiolipin-IgG-AK	61,80 +	U/ml	< 10	
beta 2-Glycoprotein I-IgG	< 0,01	U/ml	< 10	
beta 2-Glycoprotein I-IgG	123,70 +	U/ml	< 10	
Komplementsystem				
C3-Komplement	1,0	g/l	0,9 - 1,8	
C4-Komplement	0,1	g/l	0,10 - 0,40	

Spezifische SLE-Diagnostik

ANA (Antinukleäre Antikörper) als Suchtest bei Verdacht auf Kollagenosen ist erhöht, ebenso weisen die ds-DNA-Antikörper, die spezifisch für SLE sind, erhöhte Werte auf. Doch beide Werte sind nicht in dem Maß erhöht, wie es der Schulmediziner bei SLE erwarten würde. Die Gefäßdiagnostik mit den erhöhten Cardiolipin-Antikörpern ist ebenfalls ein aktives Geschehen mit Hinweis auf SLE. Das Komplementsystem weist Grenzwerte auf.

In vergangenen Untersuchungen waren vereinzelte Parameter wesentlich höher, wobei nicht immer alle gleichmäßig angestiegen sind.

Das Krankheitsgeschehen ist, solange es sich in einem chronischen Zustand befindet, als konstant (ruhig, stabil, ohne wesentliche Änderung), direktiv (progressiv) und separativ (fehlende Integration ins Gesamtgeschehen) einzustufen. Das entspricht dem grünen Quadranten im kategorialen Ordnungssystem, dem Ort, in dem fast alle Autoimmun- und chronisch-entzündlichen Erkrankungen als anabole Prozesse wiederzufinden sind.

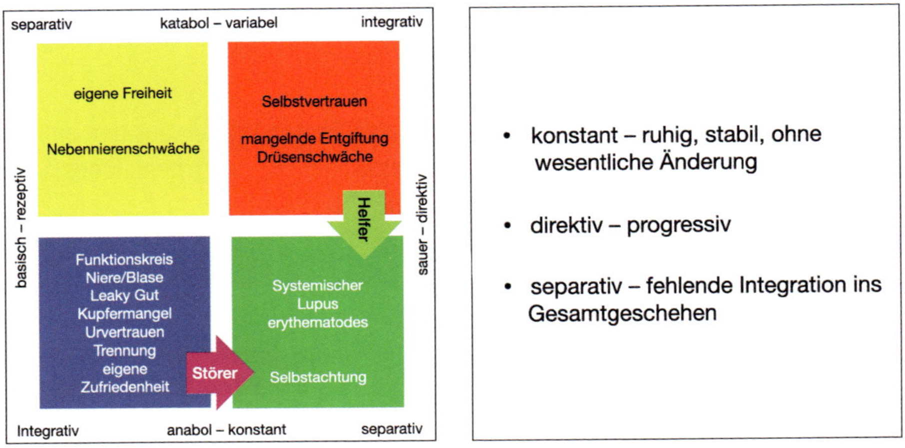

SLE im kategorialen Ordnungssystem

Laborparameter aus der Vital- und Stoffwechselanalyse

Die wichtigsten Laborwerte, die in der umfangreichen Vital- und Stoffwechselanalyse Beachtung finden sollten, entsprechen denen, die bereits bei der Hashimoto-Thyreoiditis beschrieben wurden.

Blutwert	Gemessener Wert				Referenzbereich	Gemessener Wert im Referenzbereich
Zonulin im Serum	S	▲	**45.0**	ng/ml	20.0-38.0	
I-FABP	S	▲	**2543.30**	pg/ml	575.18-1362.	
Vitamin B12	S	+	**952**	pg/ml	400-771	
Glutathion gesamt	E	-	**859**	µmol/l	869-1271	
Glutathion oxi.	E		113	µmol/l	41-227	
Glutathion red.	E		633	µmol/l	570-1011	
Glut.red./Glut.ges.	E	+	**74**	%	55-70	
Rheumafaktor	S	+	**34**	IU/ml	< 14	
CRP hochsensitiv	S	+	**4.38**	mg/l	< 1.00	
NIERE						
Harnstoff	S		43.0	mg/dl	16.6-48.5	
Kreatinin	S	+	**1.00**	mg/dl	0.50-0.90	
Cystatin C im Serum	S	+	**1.09**	mg/l	0.62-1.05	
Glom. Filtrationsrate (CKD-Epi)	S	-	**62**	ml/min	80-160	

Laborhinweise aus der Vital- und Stoffwechselanalyse

Neben den Parametern für die **Darmbarriere** und die **Entgiftungskapazität** sind außerdem die **Rheumafaktoren** und das **CRP** als Entzündungsmarker wichtig. Der erhöhte Rheumafaktor ist ein Hinweis auf mögliche Kollagenosen, zu denen auch der Lupus erythematodes gehört.

Da die Nieren betroffen sind, sollte auf jeden Fall Cystatin C im Labor untersucht werden, aus dem dann die Nierenleistung (GFR) errechnet wird.

Entsprechend den Ergebnissen der Vital- und Stoffwechselanalyse und den Gegebenheiten des kategorialen Ordnungssystems habe ich mich im Fall von Marianne für Mittel entschieden, die das Potenzial haben, die Balance im Stoffwechsel und in der Psyche wiederherzustellen.

Blau – Störer: Zufriedenheit/Niere/Blase/Darmbarriere
Ceres Solidago urt.: Die Goldrute ist behilflich, das zusammenzufügen, was zusammengehört, manchmal auch auf höherer Ebene. Die Urtinktur ist ein bewährtes Mittel bei Trennungen oder Tod eines Angehörigen. Auf organischer Ebene unterstützt sie die Nierenfunktion. Marianne erwähnte, dass der Ausgangspunkt und die Verschlechterung ihrer Beschwerden mit der Trennung von ihrem Partner zu-

sammenhingen. Auf seelisch-geistiger Ebene gehören Partnerschaft, Beziehung und Ängste zum Funktionskreis Niere/Blase (blauer Quadrant) und damit auch zur Goldrute. Ergänzend erhielt Marianne von mir **Kupfersalbe** zur Einreibung der Nierenpole auf dem Rücken. Kupfer ist das Metall, das die Nierentätigkeit fördert.

Zur Unterstützung des Bindegewebes und gleichzeitig auch zur Kräftigung der Nierenfunktion habe ich Marianne **MATRIX ACTIV** von NewLife nutrition rezeptiert. Die Mikronährstoffkombination enthält vegetabilisierte Kieselsäure aus Bambus. Durch die geringe Molekulargröße wird es schnell und leicht vom Stoffwechsel aufgenommen. Kieselsäure ist für die Struktur und Stabilität des Bindegewebes von Bedeutung. Übergeordnet ist es das wichtigste Mittel für den Funktionskreis Niere/Blase.

Darmbarrierestörungen führen immer zu Entzündungen bei der Nahrungsaufnahme und sind meist der Ausgangspunkt für schwerwiegende Erkrankungen und Autoimmunprozesse. **COLO ACTIV** von NewLife nutrition ist eine Mikronährstoffkombination, die sich seit Jahren bei allen Darmstörungen als Basismittel bewährt hat. Verstopfung, Durchfall, Blähungen, Fehlbesiedlungen der Darmflora, Darmbarrierestörungen mit vermehrtem Durchlass von Nahrungsmolekülen (Leaky Gut) und gleichzeitige Belastung des Immunsystems oder eine verminderte Aufnahme von Nährstoffen (Malabsorptionssyndrom) sind Indikationen für dieses Mittel. Ich gebe es je nach Ausprägung der Darmbarrierestörung über einen Zeitraum von drei bis sechs Monaten.

Rot – Helfer: Selbstvertrauen, Entgiftung
Zur weiteren Unterstützung und Entgiftung des Darms habe ich Marianne **Meisterwurz** (Ceres Imperatoria ostruthium urt.) verordnet. Meisterwurz ist ein wahrhaft königliches Wesen. Sie symbolisiert ein Selbstbewusstsein, das andere nicht übergeht und auch im Mitmenschen die guten Eigenschaften hervorholen kann. Die innere Gewissheit ihrer Existenzberechtigung lässt sie anderen gegenüber wohlwollend und fördernd auftreten. Körperlich dient Imperatoria der Stärkung des Magens und des Darms. Sie befreit auch von aufgenommenen Giftstoffen auf körperlicher und seelischer Ebene.

Die Drüsenschwäche im Oberbauch und der Stau der Gallensäfte hat auf seelisch-geistiger Ebene viel mit dem unterdrückten Selbst zu tun. Wichtig sind Liebe und Vertrauen zu sich selbst sowie, die eigenen Fähigkeiten zu erkennen und zu leben. Zur Optimierung in diesem Bereich habe ich Marianne **Ceres Cichorium intybus radix urt.,** die Wegwarte, verschrieben. Sie ist eine wertvolle Pflanze, wenn es darum geht, den eigenen Weg zu finden. Auf körperlicher Ebene unterstützt die Wegwarte Galle, Bauchspeicheldrüse und Darm.

Gelb – Mangel: Nebenniere
Viele Patienten geben an, dass sie sich schlapp und müde fühlen. Das hat immer etwas mit einem schwachen Energiestoffwechsel zu tun. Die Nebennieren und/oder die Schilddrüse können nicht die Energie zur Verfügung stellen, die benötigt wird. So auch bei Marianne. Ein wichtiger Energiebringer ist **Leinöl mit Quark.** In Leinöl und Quark sah die Wissenschaftlerin Johanna Budwig die idealen Partner für ein gesundes Frühstück. Die positiv geladenen, schwefelhaltigen Aminosäuren des Quarks ziehen die negativ geladenen Fettsäuremoleküle des Leinöls an und wirken so stabilisierend auf die hochungesättigten, oxidationsempfindlichen Fette. Die schwefelhaltigen Eiweiße beschützen somit die Elektronenfracht. Eine gleichzeitige Gabe von Fett- und Aminosäuren in dieser homogenen Mischung sichert die zeitnahe Aufnahme wertvoller Inhaltsstoffe in den Körper. Morgens zum Frühstück 125–250 g Quark mit 1–2 EL Leinöl mischen und Honig, Nüsse oder Obst unterrühren.

In diesem Zusammenhang ist es wichtig, dass Marianne ihre **Ernährungsweise auf ihren individuellen Stoffwechsel abstimmt.** Ein weiterer zentraler Behandlungsansatz liegt darin, die »Macht der Pausen« zu erkennen und zu nutzen. Das Ziel ist es, durch die Entspannungsroutine den eigenen inneren Rhythmus wiederzufinden.

Stabilisierung des Autoimmunprozesses
Bei Marianne zeigten sich bereits nach zwei Wochen deutliche Verbesserungen ihres Zustands. Sie war wesentlich ruhiger, die Nächte waren erholsamer, und die Schmerzen waren erträglicher. Nach 12 Wochen ging es ihr so gut, dass wir eine spezifische Behandlung des in ihrem Organismus ablaufenden Autoimmunprozesses beginnen konnten. Wir nutzten dazu eine Mittelkombination aus der anthroposophischen Medizin, die sich in unserem Institut über Jahre hinweg bewährt hat. Hier handelt es sich um die bereits bei der Hashimoto-Thyreoiditis im Abschnitt »Schilddrüse« (S. 263) beschriebenen Grundmittel:

- Reticuloendotheliales System D30 von Wala
- Quarz D30 von Wala
- Thymus/Mercurius von Wala
- Renes/Cuprum als individuelles Mittel für die Nieren

Nun war auch der Zeitpunkt gekommen, dass Marianne eine lösungsorientierte Kurzzeittherapie (Coaching) zu ihren Themen »Beziehung« und »Partnerschaft« mit aufnahm.

Nach fast einem Jahr Behandlung ist Marianne körperlich und psychisch stabil. Wir sind noch nicht am Ende der Therapie, aber auf einem guten Weg. Autoimmunprozesse benötigen Zeit und Geduld.

Degenerative Erkrankungen

Jede chronische Erkrankung beruht auf einer Entgleisung des Zellstoffwechsels. Bei entzündlichen Erkrankungen ist sie anabol, bei chronisch-degenerativen hingegen katabol. Unabhängig von der jeweiligen Symptomatik beginnt das Geschehen auf körperlicher Ebene grundsätzlich in der Matrix. Sie ist das von Pischinger beschriebene System der Grundregulation.

Die Matrix – der Ausgangspunkt für degenerative Erkrankungen

Die Matrix ist nicht nur Füll- und Stützgewebe, sondern auch die Versorgungsstation aller Zellen und deren Milieu. Ihre entscheidende Aufgabe besteht darin, das einheitliche Zusammenspiel aller Körperzellen zu gewährleisten. Das erfordert eine hohe Dynamik und rasche Anpassung an wechselnde Bedingungen, die vom Zellstoffwechsel geregelt werden.

Die Struktur der Matrix besteht aus kollagenen und elastischen Fasern. Ein weiterer wichtiger Bestandteil ist das retikuläre Gitter, das die gesamte Grundsubstanz durchzieht. Gebildet wird es aus Glykosaminoglykanen (GAGs) und Core-Proteinen, die sich mit den GAGs zu Proteoglykanen (PG), einem Zucker-Protein-Komplex, zusammenfügen. Das daraus entstehende Gebilde erinnert im mikroskopischen Aufbau an kleine, filigrane Farne.

Glykosaminoglykane haben die Eigenschaft, Wasser zu binden. Dadurch erhöhen sie die Elastizität des Gewebes und dienen als biologisches Schmiermittel. Sie unterstützen die Passage der wasseranziehenden Substanzen, z. B. Silicium. Diese supraleitenden Flüssigkeitskristalle dienen der Informations- und Lichtübertragung. Gleichzeitig behindern sie die Fortbewegung von größeren Partikeln wie Bakterien.

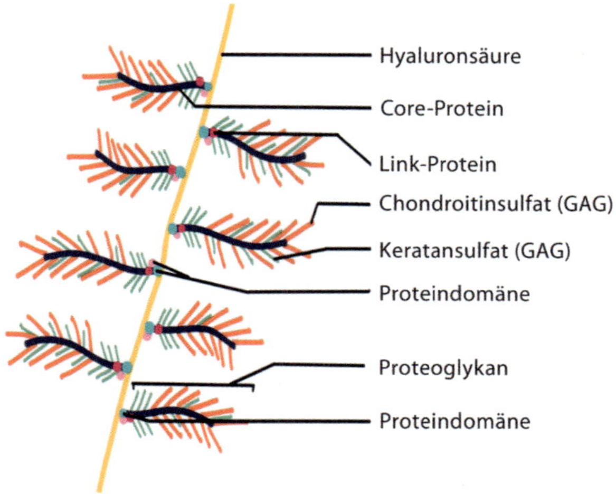

Proteoglykane im Bindegewebe

Ein unverzichtbarer Baustein der Proteoglykane ist Glucosamin. Das ist ein Aminozucker mit aufbauenden, entzündungshemmenden und schmerzlindernden Eigenschaften. Im Alter und bei Überlastung des Zellstoffwechsels durch kohlenhydratlastige Ernährung, Mangel an Bewegung, Dauerstress und toxische Einflüsse kommt es zu einer Reduzierung des Glucosamins. Der Wiederaufbau des Bindegewebes ist nicht mehr möglich. Die Folge: **Degeneration.**

Das betrifft sämtliches Bindegewebe und damit die Struktur der Knochen, der Organe, der Blutgefäße und der Haut. Alterungsprozesse schreiten ungehindert voran. Neben einer geordneten Lebensführung und Bereinigung der toxischen Einflüsse kann durch die Zufuhr des körpereigenen Bausteins Glucosamin das Bindegewebe mit den wichtigen Glykosaminoglykanen und Proteoglykanen wiederaufgebaut werden. Dieser Effekt ist umso stärker, je besser die Durchblutung ist. Alterungsprozesse, die häufig mit einer Arteriosklerose vergesellschaftet sind, reduzieren die Mikrozirkulation. Durch Bewegung und Vitamin K kann sie wesentlich verbessert werden.

Kalkablagerungen in den Gefäßen sind eng mit der Verfügbarkeit von **Vitamin K** verbunden. Dieses wichtige Vitamin stimuliert das Matrix-Gla-Protein (MAG), das Bestandteil der Muskulatur von Gefäßen, Knochen und Knorpel ist, und kontrolliert das Calcium. In Studien konnte nachgewiesen werden, dass Vitamin K in der Lage ist, abnorme Kalkablagerungen in den Gefäßen zu verringern.

Glucosamin und Vitamin K2 weisen insbesondere in ihrer Kombination erstaunliche Wirkungen auf. Weitere bindegewebsunterstützende Mikronährstoffe sind Vitamin C (unterstützt die Fibroblasten), Mangan (fördert den Aufbau des Bindegewebes) und vegetabilisiertes Silicium aus Bambussprossen (verbessert die Informations- und Lichtübertragung). Diese Mikronährstoffkombination ist Bestandteil von **MATRIX ACTIV** von NewLife nutrition. Es dient dem Aufbau und der Reinigung des Bindegewebes, stärkt die Durchblutung und somit die Versorgung der Zellen.

Um degenerative Alterungs- und Krankheitsprozesse schon an der Basis günstig zu beeinflussen, muss bei der Struktur des Bindegewebes angesetzt werden. Neben den beschriebenen Mikronährstoffen liegt der wichtigste Ansatzpunkt in einer Anpassung der Lebensführung.

Von der Matrix aus können degenerative Prozesse auf sämtliche Organe oder Gewebsstrukturen übergehen. Das pathologische Geschehen zeigt sich in der Praxis häufig im Skelett-, Kreislauf- und Nervensystem. Die Symptomatik ist entsprechend abhängig von ihrer jeweiligen Lokalisation.

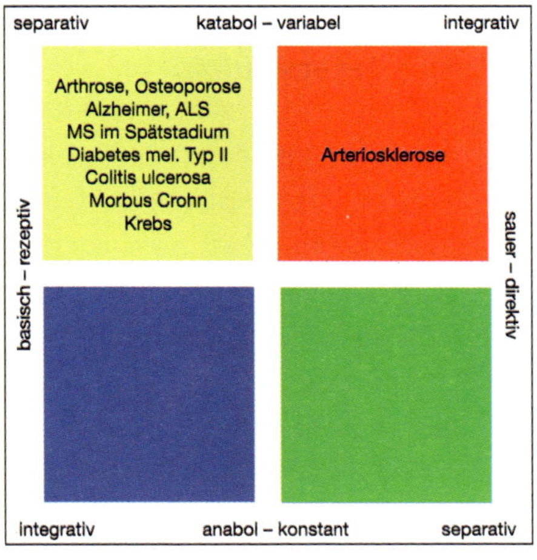

Degenerative Erkrankungen im kategorialen Ordnungssystem

Degenerative Skeletterkrankungen

Arthrose und Osteoporose werden in der medizinisch-wissenschaftlichen Literatur als Vertreter degenerativer Skeletterkrankungen beschrieben. Bei der **Arthrose** soll es sich vorwiegend um ein Missverhältnis zwischen Gelenkbeanspruchung und Beschaffenheit bzw. Leistungsfähigkeit der einzelnen Gelenkteile und des Gelenkgewebes handeln. Dabei wird allerdings übersehen, dass Faktoren aus dem Stoffwechsel und der Psyche entscheidende Auslöser sein können.

Aus Sicht des Stoffwechsels ist jede Arthrose eine katabole Stoffwechselentgleisung aufgrund einer mangelnden anabolen Aktivität. Hierfür sind überwiegend das fehlende STH (Wachstumshormon) durch einen ständigen Kohlenhydratüberschuss sowie Testosteron verantwortlich. Auf psychischer Ebene ist beispielsweise das Knie, das zum Wasserelement und somit zu den Nieren gehört, eng mit der Thematik »Urvertrauen« bzw. »Existenzängste« verbunden. Wer sich nicht geborgen fühlt, ist »unsicher auf den Beinen« und fördert die Degeneration. Häufig haben übergewichtige Menschen Probleme mit Kniearthrose. Das Übergewicht ist dann nicht die Ursache, sondern nur der Verstärker des Geschehens.

Der Behandlungsansatz für die Arthrose ergibt sich aus den Ergebnissen einer umfangreichen Vital- und Stoffwechselanalyse mit 70 Einzelparametern, die nach klinischen, naturheilkundlichen und ganzheitlichen Gesichtspunkten interpretiert wird. Um Zusammenhänge und Wechselwirkungen im Stoffwechsel zu erkennen, nutze ich darüber hinaus das kategoriale Ordnungssystem nach Max Lüscher.

Die **Osteoporose** ist eine degenerative Knochenerkrankung, bei der es zu einem Verlust der Knochenmasse und zur Schädigung ihrer Struktur kommt. Das scheint in erster Linie westliche Länder zu betreffen. Asien ist von Osteoporose weitgehend verschont. Daher kann von einer spezifischen Zivilisationskrankheit gesprochen werden.

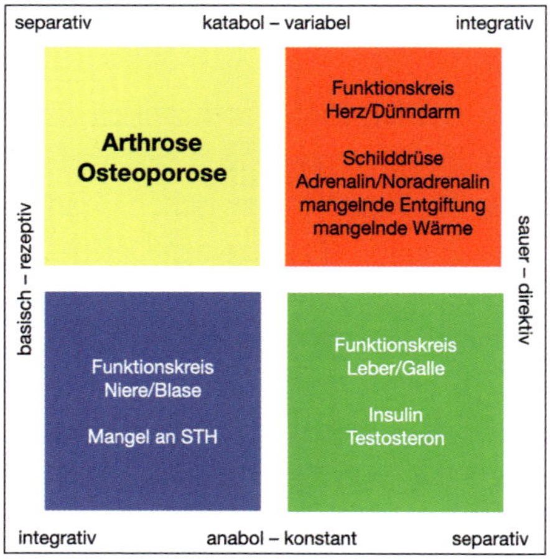

Regulationsstörung bei Arthrose/Osteoporose

Für die katabole Entgleisung des Knochenstoffwechsels sind psychischer Dauerstress, Kohlenhydratüberschuss, Bewegungsmangel, Hormonverschiebungen (Mangel an Testosteron) und Belastungen aus der Umwelt verantwortlich. Zur Behandlung sind vorrangig anabol wirkende, regenerationsfördernde Maßnahmen erforderlich. Calciumgaben wirken katabol und verschlechtern die Stoffwechsellage.

Das Supermineral Magnesium ist der natürliche Antagonist zum Calcium. Daher ist es für den Knochenstoffwechsel von großer Bedeutung. Zu den anabol wirkenden Mikronährstoffen zählt auch Silicium. Es fördert die Struktur des Knochens und ist eines der wichtigsten Substanzen für die Übertragung des Lichts. Auch ein ausgeglichener Testosteronhaushalt ist für den gesunden Knochenstoffwechsel unabdingbar. Ein Mangel an Testosteron kann die Osteoporose begünstigen.

Degenerative Erkrankung der Gefäße

Auch wenn es nie eindeutig nachgewiesen wurde, gilt heute noch immer erhöhtes Cholesterin als Verursacher von Arteriosklerose. Dabei wurde Cholesterin irrtümlicherweise den Fetten zugeordnet. Es ist jedoch ein Steroid, und zwar ein einwertiger, ungesättigter Alkohol.

Cholesterin, auch »Cholesterol« genannt, wird zu über 90 % in der Leber und im Gehirn gebildet. Das über die Nahrung zugeführte Cholesterin ist nicht im Fett enthalten, sondern zu einem hohen Anteil in Eigelb und magerem roten Fleisch. Durch den Verzehr dieser Speisen steigt der Blutwert jedoch nicht an, denn in den cholesterinhaltigen Nahrungsmitteln ist auch Lecithin enthalten, das cholesterinsenkend wirkt.

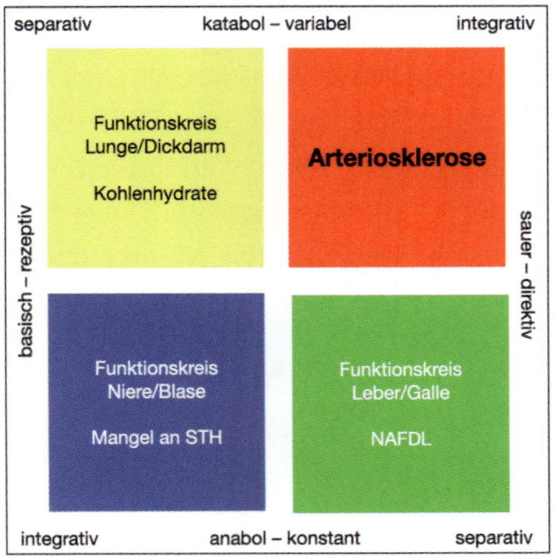

Regulationsstörung bei Arteriosklerose

Prof. Dr. Jürgen Schole und Dr. Wolfgang Lutz wiesen bereits in den 1990er-Jahren nach, dass Arteriosklerose die Folge einer katabolen Stoffwechselentgleisung des Endothels bei gleichzeitigem energiekonservierendem Anabolismus von Leber und Fettgewebe ist. Die Insulinresistenz, bei der das limbische System zum Ausgleich des hohen Insulinspiegels das anabol wirkende Wachstumshormon reduziert, sowie die nicht-alkoholische Leberverfettung (NAFDL) sind die eigentlichen Stoffwechselmechanismen, die zu einer katabolen Entgleisung des Endothelstoffwechsels führen. Beide Auslöser sind Folge einer kohlenhydratlastigen Ernährungsweise. Die klare Schlussfolgerung aus dieser Erkenntnis lautet: drastische Reduktion der ungesunden Kohlenhydrate (Getreide, Kartoffeln, Reis und Zucker) in der Nahrung.

Neurodegenerative Erkrankungen

Im Alter gehen oft Nervenzellen und Zellfunktionen verloren. Ist dieser Schaden so groß, dass das Gehirn ihn nicht mehr kompensieren kann, sprechen Fachleute von einer neurodegenerativen Erkrankung. Aus Sicht der Stoffwechselmedizin handelt es sich dabei um eine katabole Entgleisung des Zellstoffwechsels. Die damit verbundene mangelnde anabole Aktivität hat erhebliche Auswirkungen auf das Gehirn.

Die Verminderung der kognitiven Fähigkeiten ist nicht primär auf den Untergang der Nervenzellen zurückzuführen. Eine wesentliche Rolle spielt das im Gehirn befindliche Bindegewebe mit den Astrozyten, den großen, sternförmigen Gliazellen. Ursprünglich wurde angenommen, dass Astrozyten passive Stützzellen sind. Neuere Forschungsergebnisse haben jedoch gezeigt, dass sie für alle Hirnfunktionen wichtig sind. Sie fungieren als Grenz- und Kontrollstelle zwischen Gehirn und Blutkreislauf, sind an der Cholesterolbildung beteiligt, versorgen die Neuronen mit Nährstoffen und entsorgen deren Abfallprodukte. Astrozyten können diese Aufgaben wahrnehmen, weil sie die Signale der Neuronen verstehen. Dabei sind sie nicht nur gute Zuhörer, sondern antworten auch. Sie sind aktive Mitarbeiter im Gehirn.

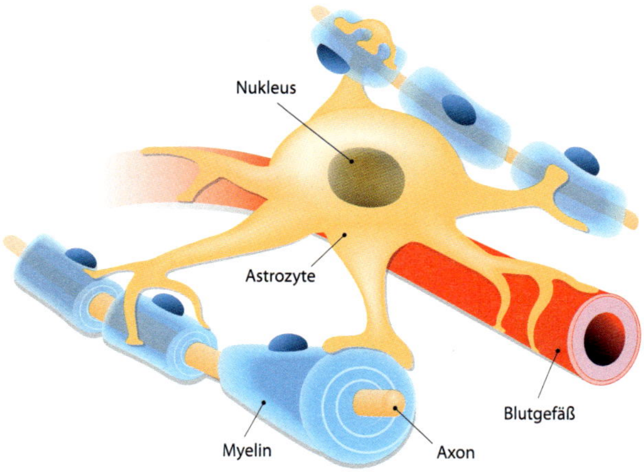

Astrozyten

Neben der kontrollierenden und steuernden Funktion im Gehirn hat das Bindegewebe außerdem eine Aufgabe als Lagerstätte für nicht mehr abbaubare Stoffwechselendprodukte. Dabei spielen die Advanced Glycation Endproducts (AGEs) eine besondere Rolle. Sie entstehen durch »Verzuckerung« von Proteinen, die dadurch funktionsunfähig werden. Auslöser für die Bildung dieser AGEs ist eine kohlenhydratlastige Ernährung. Diese Abbauprodukte führen mit der Zeit zu einer verminderten Dynamik und Anpassungsfähigkeit der Matrix im Gehirn. Auf dieser Basis können durch weitere Einflüsse pathologische Veränderungen entstehen.

Die vier klassischen neurodegenerativen Erkrankungen **Alzheimer, Parkinson, Amyotrophe Lateralsklerose (ALS)** und **Multiple Sklerose (MS)** haben eine Gemeinsamkeit: Sie beginnen nicht im Gehirn, sondern im Darm. Die Grundlage dafür sind Ernährungsfehler. Wir essen zu viel, zu häufig, zu schnell, zu kohlenhydratlastig und Nahrungsmittel, die nicht vom individuellen Stoffwechsel verarbeitet werden können. Die Art der Ernährung und psychischer Dauerstress sind die häufigsten Ursachen für Darmbarrierestörungen und damit in Verbindung stehende niedriggradige Entzündungen.

Neben dieser gemeinsamen Grundlage haben die vier neurodegenerativen Erkrankungen unterschiedliche Auslöser.

Alzheimer wird in Verbindung mit der Kombination aus Quecksilber und Aluminium gebracht, die vorwiegend in Impfstoffen enthalten ist. Die Erkrankung beginnt etwa im fünften Lebensjahr mit der Degeneration des Nucleus caudatus, eines Teils des Hippocampus. Der Ausbruch von Symptomen ist nach Bodo Köhler erst ab dem 50. Lebensjahr zu erwarten.

Als schulmedizinische Ursache werden die Einlagerungen der charakteristischen **Beta-Amyloid-Plaques** und der **Tau-Proteine** gesehen. Das stellt allerdings nicht die Ursache dar, sondern ist Folge des katabol entgleisten Stoffwechsels mit einer verminderten Insulinempfindlichkeit der Mikrogliazellen. Ausgelöst wird diese durch die in der Matrix abgelagerten AGEs. Sie vermindern die Zellernährung und setzen ihre Aktivität herab. Durch den gestörten Stoffwechsel kommt es zu ungewöhnlichen Eiweißfaserbündeln (Tau-Proteinen), die nicht mehr abtransportiert werden können und dadurch die Matrix zusätzlich belasten.

Durch Versuche in verschiedenen Kliniken mit der Gabe von **Galaktose** (Milchzucker), die über den Transporter GLUT-3 ohne Insulin in die Zelle gelangt, konnte der Zusammenhang zwischen Alzheimer und einer Insulinresistenz bewiesen werden. Patienten mit Alzheimer und Demenz ging es unter Einnahme von Galaktose wesentlich besser. Aus diesem Grund wird Alzheimer auch als »Diabetes mellitus Typ 3« bezeichnet.

Bei **Parkinson** handelt es sich ebenfalls um Proteinablagerungen im Gehirn. Diese bestehen hauptsächlich aus dem Protein **Alpha-Synuclein.** Es ist ein kleines Eiweiß, das als normaler Bestandteil in den Nervenzellen vorkommt und unter anderem die Dopamin-Ausschüttung reguliert. Das Alpha-Synuclein wird im Darm gebildet und wandert innerhalb von sechs Tagen in den Nervenfasern des Vagus zu dessen Kern am Rücken und von dort in die Substantia nigra im Gehirn. Hier kann es laut Bodo Köhler bleibende Schäden verursachen. Die Produktion des Proteins Alpha-Synuclein ist auf eine Störung des Darms und des Mikrobioms zurückzuführen.

Deren Ursache liegt allerdings nicht im, sondern vor dem Darm. Verantwortlich ist der gestörte Stoffwechsel. Die Proteinablagerungen beim Alzheimer und Parkinson sind nicht deren einzige Gemeinsamkeit. Beide gehen auch mit einer Degeneration des Nucleus caudatus, ein paarig angelegtes Kerngebiet im Großhirn (Schweifkern), einher.

Die **amyotrophe Lateralsklerose** ist die häufigste Motoneuronerkrankung im Erwachsenenalter. Als **Auslöser** werden **Toxine,** vor allem Schwermetalle und Lösungsmittel, vermutet, die infolge der belasteten Matrix zu einer Störung der DNA-Reparatur führen können.

Bei **Multipler Sklerose** sind die Auslöser wahrscheinlich **neurotoxische Viren,** allen voran Masern- (wenn die Erkrankung antibiotisch unterdrückt wurde), Epstein-Barr- (EBV) und Herpesviren.

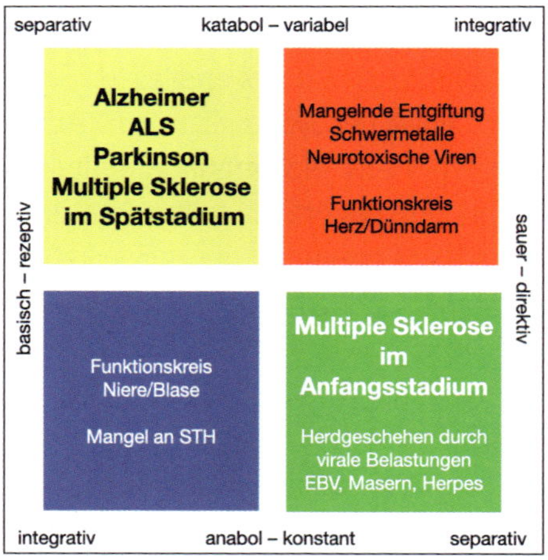

Regulationsstörung bei neurodegenerativen Erkrankungen

Übergeordnet stehen die vier neurodegenerativen Erkrankungen in einem engen Zusammenhang mit dem Darm. Der wird durch Fehlernährung, psychischen Dauerstress, Bewegungsmangel und Einflüsse aus der Umwelt belastet. Unverzichtbar ist daher die Behandlung des Darms mit reinigenden und regenerierenden Mikronährstoffen (z. B. **COLO ACTIV** von NewLife nutrition), Symbiotika, bestehend aus einem Präbiotikum und Probiotika (z. B. **INTEST BALANCE** von NewLife nutrition). Zum Schutz der Zellen ist an Omega-Fettsäuren zu denken, vorzugsweise aus Algenöl (z. B. **OMEGA 3 BALANCE** von NewLife nutrition).

Weitere degenerative Erkrankungen

Bei genauer physiologischer Betrachtung gehören auch die **rheumatoide Arthritis, Colitis ulcerosa, Morbus Crohn** und der **Diabetes mellitus** zu den degenerativen Erkrankungen. Bei den entzündlichen Prozessen, die im Rahmen dieser Erkrankungen ablaufen, handelt es sich laut Prof. Dr. Volker Fintelmann um **reaktive Entzündungen,** die einen Heilungsversuch darstellen.

Auch **Krebs** gehört zu den degenerativen Erkrankungen. Bei ganzheitlicher Betrachtung des Geschehens wird deutlich, wie komplex der Weg sein kann, an dessen Ende eine schwere Erkrankung steht. Oft beginnt er bereits in der Kindheit. Ähnlich wie bei den Autoimmunerkrankungen, die ihren Ursprung in den ersten 21 Lebensjahren haben, ist es bei der Krebserkrankung wichtig, dort die Gründe für die Fehlentwicklung zu suchen.

Das Krebsgeschehen geht mit Themen wie »Zurückweisung mit Liebesentzug«, »Ausschluss aus einer Gruppe« und »fehlende soziale Integration« einher. Das kann die Familie, den Beruf oder die Gesellschaft betreffen. Aufgrund der Sehnsucht, diese Dinge zu kompensieren, werden falsche Kompromisse eingegangen, die zu Authentizitätsverlust (grünes Feld im kategorialen Ordnungssystem) führen können.

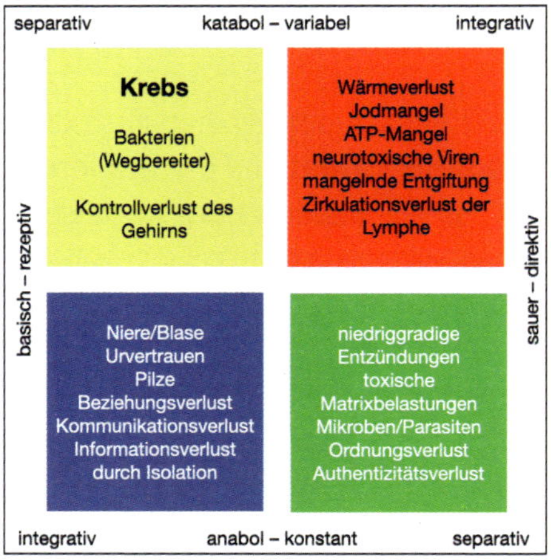

Krebs im kategorialen Ordnungssystem mit einigen Wechselbeziehungen

In der Regulationsmedizin und der TCM wird Krebs als Kältekrankheit beschrieben. Der Wärmeverlust entsteht durch einen Mangel an Energie (Adenosintriphosphat) und folglich eine nachlassende Zirkulation derselben. Für Wärme und Energie sind die Schilddrüse und die Nebennieren zuständig. Die Erschöpfung der Nebennieren führt auf Dauer zum Ausfall der Energielieferanten Adrenalin und Noradrenalin. Das hat bereits vor 40 Jahren Dr. Waltraut Fryda in ihrem Buch *Adrenalinmangel als Ursache der Krebsentstehung* beschrieben.

Im kategorialen Ordnungssystem wird der Anteil der Nieren am Krebsgeschehen deutlich. Der Mangel an Urvertrauen, fehlende Lebensenergie und der Verlust von Beziehungen schwächen den Funktionskreis Niere/Blase, der eine enge Beziehung zum Gehirn hat. Das Gehirn verliert die Kontrolle über den Zellstoffwechsel, was zur mangelnden Integration der neu gebildeten Zellen führt. Dies sind wesentliche Aspekt in der Entstehung von Krebs. Die operative Entfernung der Tumore beendet noch nicht die Dynamik, die zu deren Wachstum geführt hat. Darum ist es wichtig, nach einer Operation eine ganzheitliche Therapie basierend auf den Säulen der Stoffwechsel- und der Psychoregulation zu beginnen. Meine Buchempfehlung zum Thema »Krebs«: *Krebs – eine heilbare Erkrankung* von Bodo Köhler.

Erkenntnis

Alle degenerativen Erkrankungen haben ihre Gemeinsamkeit in der katabolen Stoffwechselentgleisung aufgrund einer anabolen Schwäche. Die Aufgabe des Therapeuten besteht darin, durch geeignete Untersuchungen herauszufinden, wodurch der Stoffwechsel entgleist und wo es auf körperlicher und seelisch-geistiger Ebene zu Mangelerscheinungen gekommen ist. Das kategoriale Ordnungssystem hilft dabei, Zusammenhänge und Wechselwirkungen zu erkennen. Dieses Wissen führt zu einem ganzheitlichen und individuellen Therapieansatz.

Osteoporose (Knochenschwund) oder Osteomalazie (Knochenerweichung)?

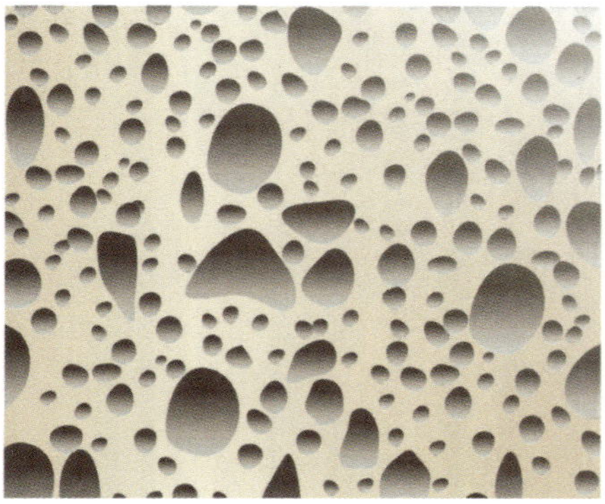

Osteoporose

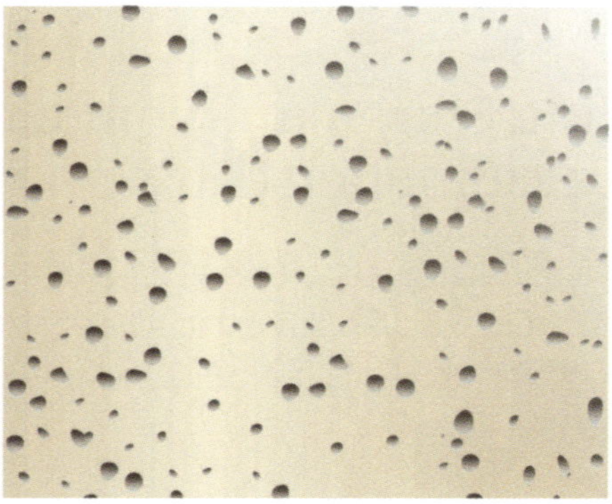

Normaler Knochen

Osteoporose ist eine Knochenerkrankung, bei der es zu einem Verlust an Knochenmasse und zu einer Schädigung der Knochenstruktur kommt. Bereits bei geringen Belastungen wie kleinen Stürzen, Heben der Einkaufstasche, Bücken oder Niesen kann es zu Brüchen kommen. Meist wird die Erkrankung erst erkannt, wenn der Betroffene den Arzt mit starken Rückenschmerzen oder Knochenbrüchen aufsucht. In der Schulmedizin wird empfohlen, Calcium und Vitamin D einzunehmen. Aber ist das wirklich der richtige Weg, der Osteoporose entgegenzuwirken?

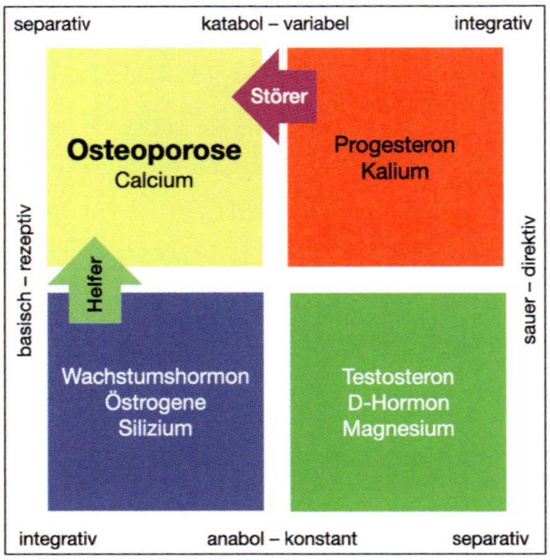

Osteoporose im kategorialen Ordnungssystem

Eine Erkrankung mit einem relativen Calciumüberschuss im Knochen

Die Knochensubstanz besteht zu 20 % aus Wasser, zu 25 % aus elastischem Bindegewebe und zu 55 % aus organischen Salzen. Damit der Knochen eine ausreichende Elastizität und Festigkeit behält, sollte dieses physiologische Verhältnis aufrechterhalten bleiben.

Der Knochen ist ein lebendiges Gewebe und befindet sich in einem ständigen Auf- und Abbau. Bei Kindern und Jugendlichen dominiert der Aufbau. Das Gewebe wird immer stärker, bis im Erwachsenenalter die maximale Knochendichte erreicht ist. Etwa ab dem vierzigsten Lebensjahr überwiegt dann der Knochenabbau. Hierbei wird vor allem Bindegewebe abgebaut, jedoch nicht die mineralische Substanz, zu der auch Calcium gehört. Der Knochen verliert so seine Elastizität, er wird härter und kann leicht brechen. Wird nach den Empfehlungen der Schulmedizin vermehrt Calcium und Vitamin D zugeführt, wird er noch starrer und weniger biegsam. Der eigentlichen Absicht, Knochenbrüche zu vermeiden, wird durch diese Therapieempfehlung eher entgegengewirkt.

Außerdem verstärkt eine Calciumeinnahme alle degenerativen Abbauprozesse im Körper (Calcium wirkt auf den katabolen, abbauenden Stoffwechsel). Die Folgen sind Arteriosklerose, Herz-Kreislauf-Erkrankungen, Unruhe und Nervosität.

Im Zellstoffwechsel dichtet Calcium die Membrane ab. Bei einer dauerhaft zu starken Isolation kann das zum Gärungsstoffwechsel in der Zelle führen und die Krebsgefahr erhöhen.

Das Vitamin D bzw. das D-Hormon und seine Auswirkungen im Stoffwechsel habe ich bereits im Abschnitt »Biochemie – Vitamine« (S. 114) ausführlich beschrieben. An dieser Stelle möchte ich noch einmal den Hinweis geben, dass im Knochenstoffwechsel das D-Hormon für den Einbau des Calciums verantwortlich ist. Besteht allerdings bereits ein Calciumüberschuss im Knochen, wie es bei einer Osteoporose der Fall ist, wäre die Zufuhr von **Vitamin D kontraindiziert.** Leider sagen Knochendichtemessungen nichts über den Zustand des Bindegewebes aus, sondern nur über den Calciumgehalt. Deshalb ist eine Zunahme der Knochendichte durch die Substitution von Calcium und Vitamin D kein gutes Zeichen, sondern zeigt das erhöhte Bruchrisiko an.

Silizium tut den Knochen gut

Unsere Knochen benötigen als strukturgebendes Element Kieselsäure (Silizium). Sie ist für die Festigkeit des Stützgewebes (Knochen und Bindegewebe) zuständig. Große Mengen dieses Minerals finden sich in Hirse und Roter Bete. Der Schachtelhalm ist ebenfalls reich an strukturierenden Mineralstoffen, insbesondere an Kieselsäure in kristalliner Gestalt. Als Tee oder Urtinktur stärkt diese Pflanze das Bindegewebe und das Skelett.

Die Substitution einzelner Substanzen kann bei Überdosierung auch zu Fehlregulationen im Stoffwechsel führen. Aus diesem Grund arbeite ich in der Praxis fast ausschließlich mit Mikronährstoffkombinationen, die das komplexe Geschehen berücksichtigen. Bei einer Osteoporose unterstütze ich in der Behandlung die Matrix. Sie ist der Ausgangspunkt für die Versorgung des Zellstoffwechsels und somit auch des Knochens. Nicht nur als Schutzschicht und Wasserspeicher dient sie, sondern spielt auch für die zelluläre Kommunikation eine entscheidende Rolle. Durch die in **MATRIX ACTIV** von Newlife nutrition kombinierten Substanzen wird der Zellzwischenraum bereinigt, regeneriert und aktiviert. In der Summe führt das zu einem verbesserten Zellstoffwechsel, einer sicheren Kommunikation zwischen den Zellen, einer gesteigerten Versorgung des Bindegewebes sowie einer Stabilisierung der Knochen, Sehnen, Bänder und Gelenke. Das enthaltene Vitamin K2 hat eine positive Auswirkung auf die Makro- und Mikrozirkulation des Blutes, was in vielen klinischen Studien nachgewiesen werden konnte. Da **MATRIX ACTIV** das Calcium dort auflöst, wo es nicht hingehört, und es dort hinbringt, wo es sich ansiedeln sollte, ist es ein gutes Mittel bei Kalkablagerungen im Gewebe. Die aus Bambus gewonnene Kieselsäure in dem Mittel ist vegetabilisiert. Durch die geringe Molekulargröße wird es schnell und leicht vom Stoffwechsel aufgenommen.

Die viel gepriesenen Östrogengaben wirken nicht knochenaufbauend. Unter den Hormonen stärkt ausschließlich Testosteron den Knochen. Ein **Testosteronmangel** (im grünen Quadranten des kategorialen Ordnungssystems) führt zwangsläufig zu einem Ungleichgewicht der beiden Quadranten Gelb und Grün.

Über das Labor lassen sich die Hormonwerte genau darstellen. Wichtiger als die Höhe der einzelnen Hormonwerte ist ihr Verhältnis zueinander. Ein Hormonstatus sollte folgende Werte beinhalten: LH, FSH, Prolaktin, Pregnenolon, Progesteron, Testosteron, Östrogen, SHBG und DHEA-S. Für die genaue Beurteilung ist es ratsam, im Stoffwechsel noch Kupfer, Zink, Selen und Ferritin (Speichereisen) zu untersuchen.

Calciumverlust führt zu Osteomalazie

Legen Sie doch einmal nach dem Verzehr eines gebratenen Hähnchens den gut abgenagten Oberschenkelknochen in klaren Essig. Erfahrungsgemäß wirkt Essig entkalkend. Nach einer Woche finden Sie das vor, was Schulmediziner einen »Osteoporoseknochen« nennen. Durch den massiven Calciumverlust ist auch die Größe des Knochens etwas geschrumpft. Versuchen Sie nun, den Knochen zu biegen. Er müsste laut wissenschaftlicher Literatur brechen. Statt zu splittern, ist der Knochen jedoch weich wie Gummi und lässt sich in alle Richtungen biegen. Hier finden wir also den Zustand einer Knochenerweichung. Die auch als **»Osteomalazie«** bezeichnete Erkrankung ist eine Störung des Knochenstoffwechsels, die zu einer Entmineralisierung des Knochens führt. Bei Kindern heißt dieses Krankheitsbild »Rachitis«.

Die Behandlung der Osteomalazie richtet sich nach der individuellen Stoffwechsellage. Wichtig ist eine ausreichende Versorgung mit Vitamin D, dem »Sonnenhormon«. Meine Empfehlung ist, eine umfangreiche Vital- und Stoffwechselanalyse über ein Labor durchführen zu lassen. Sind die Werte von Calcium, anorganischem Phosphor und D-Hormon (1,25-OH-D3) reduziert, besteht der Verdacht auf eine Osteomalazie.

Osteoporose und Osteomalazie werden seitens der Schulmedizin häufig verwechselt. Leider führt das zu Fehlbehandlungen beider Erkrankungen.

Analoge Entsprechung

Die Verhärtung des Knochens auf körperlicher Ebene (wie bei der Osteoporose) spiegelt sich auf seelisch-geistiger Ebene wider. Sie drückt sich durch einen Mangel an innerer und äußerer Beweglichkeit aus. Die Abhängigkeit von festen Strukturen, Normen und Ordnungen lässt den Geist erstarren. Es fehlt die Begeisterung für Neues. Bewegungstherapien sind geeignete Behandlungsformen, um Leib und Seele wieder in Schwung zu bringen.

Migräne

Migräne ist aus Sicht der heutigen Medizin eine eher uninteressante oder zumindest unwichtige Krankheit, da sie weder lebensbedrohlich noch objektiv fassbar oder messbar ist. In der Literatur wird sie als unheilbare, genetisch bedingte Reizverarbeitung im Gehirn beschrieben. Das bedeutet für die über acht Millionen Betroffenen in Deutschland keine guten Aussichten. Für sie sind die Kopfschmerzattacken, die häufig mit Symptomen wie Übelkeit, Erbrechen, Appetitlosigkeit, Lärm- und Lichtempfindlichkeit einhergehen und für Stunden oder Tage das Leben erschweren, unerträglich.

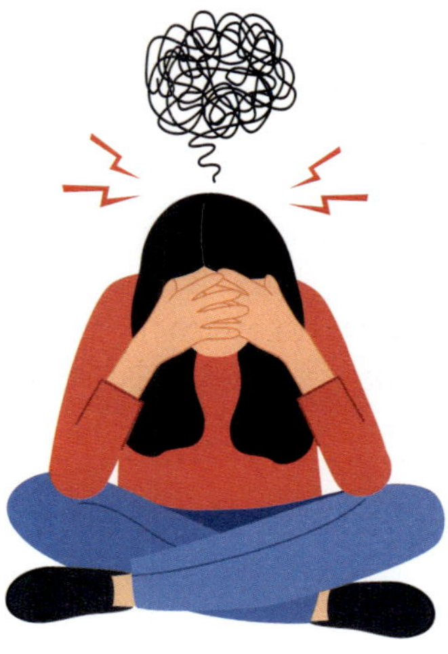

Bei allen Theorien und Vermutungen über die Ursache der Migräne gibt es keine Mittel, die den Anfall so prompt beenden wie Cortison-Präparate, so beschreibt es Wolfgang Lutz in seinem Buch *Leben ohne Brot.* Sie können sogar prophylaktisch wirken. Interessant ist auch, dass Migräne hauptsächlich ein Symptom der fruchtbaren Phase ist. Kinder bis zur Pubertät, Frauen nach dem Klimakterium und auch ältere Männer haben selten Migräne. Werden allerdings während der Wechseljahre Sexualhormone verabreicht, treten die Anfälle wieder auf.

Was hat Migräne mit Cortison und der Fruchtbarkeit zu tun? Was sind die Auslöser, und welche Ursache steckt dahinter? Um diese Fragen beantworten zu können, ist eine Diagnostik erforderlich, die den Menschen auf allen Ebenen erfasst.

Ganzheitliche Sicht

Für einen Einblick in das körperliche und seelisch-geistige Geschehen nutze ich als Basis neben einer gezielten und strukturierten Anamnese eine umfangreiche **Vital- und Stoffwechselanalyse.** Diese besteht aus 70 Laborwerten. Bei Bedarf kommt ein Hormonstatus hinzu, der neun einzelne Parameter des Geschlechtshormonsystems beinhaltet. Im Einzelfall benötige ich symptom- oder krankheitsbezogene Laborparameter, um den aktuellen Zustand des Geschehens dokumentieren zu können.

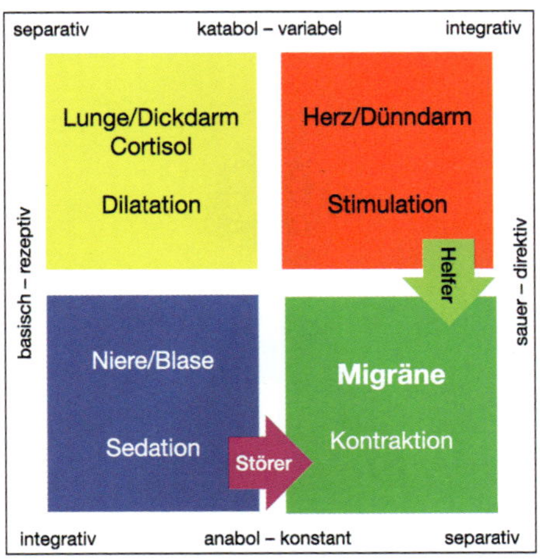

Migräne im kategorialen Ordnungssystem

Bei der Einordnung in das kategoriale Ordnungssystem geht es um den Charakter der Erkrankung bzw. der Symptomatik. Diese ist »konstant«, »direktiv« und »separativ« und somit im grünen Quadranten zu finden. Nach den Regeln der Wandlungsphasen der TCM findet im Uhrzeigersinn eine Unterstützung und gegen den Uhrzeigersinn eine Störung statt. Damit kommt der Helfer der Migräne aus dem roten Quadranten und der Störer sitzt im blauen. Der Gegenpol, das im gelben Feld befindliche Cortisol, weist eine große Schwäche auf. Wie bereits beschrieben, kann eine Gabe Cortison einen Migräneanfall verhindern.

Ein wichtiger Bestandteil des Würfels ist der Zellstoffwechsel nach Prof. Dr. Jürgen Schole und Dr. Wolfgang Lutz. Sie haben herausgefunden, dass der Zellstoffwechsel nur dann funktioniert, wenn in der Körperzelle ein ausgewogenes Verhältnis anaboler (Aufbaustoffwechsel) und kataboler (Energiestoffwechsel) Aktivitäten vorhanden ist. Die beiden anabol wirkenden Hormone Somatropin (Wachstumshormon) und anabole Peptide (Reservehormone für Reparatur und Entzündungen) müssen in der Körperzelle mit den katabol wirkenden Hormonen Cortisol (Nebenniere) und Thyroxin (Schilddrüse) in Kohärenz stehen. Von Jürgen Schole stammt dazu der Satz: **»Gesundheit ist die Fähigkeit der schnellstmöglichen Anpassung an wechselnde Umweltbedingungen.«** Das bedeutet, die Fähigkeit zu besitzen, die vier Hormone innerhalb des Zellstoffwechsels immer wieder in Einklang zu bringen.

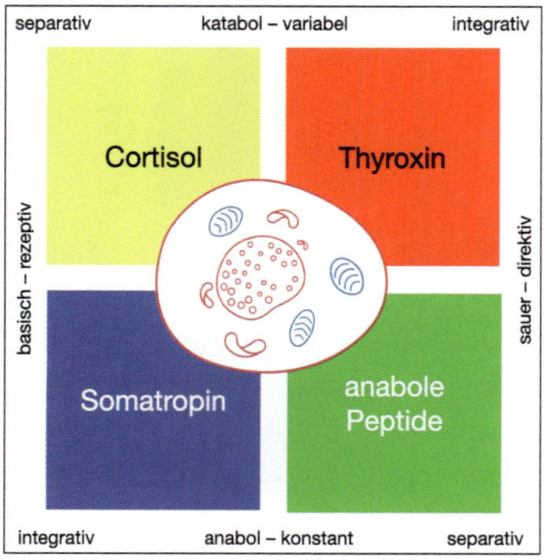

Hormonelle Basisregulation im Stoffwechsel

Zum leichteren Verständnis der im Organismus ablaufenden regulierenden Prozesse nutze ich für die anabolen und katabolen hormonellen Verschiebungen die Darstellung als Waage.

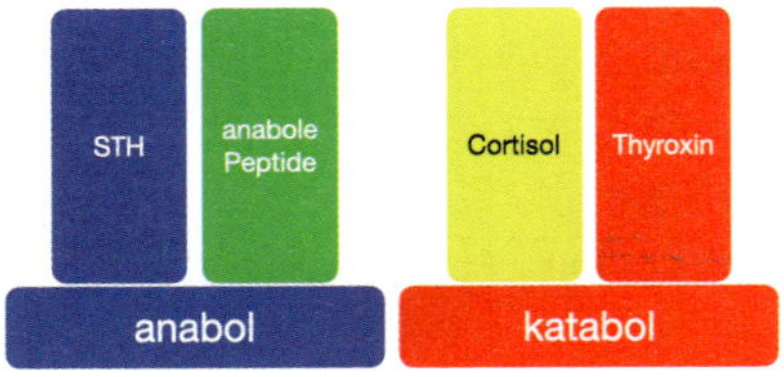

Hormone der Basisregulation

Es gibt viele Auslöser, aber nur eine Ursache

Es sind viele unterschiedliche Faktoren bekannt, die einen Migräneanfall auslösen können:

- Menstruation (In den letzten vier Monaten einer Schwangerschaft und in der Menopause bleiben Anfälle aus.)
- außergewöhnliche Anstrengungen/Dauerstress
- Wetterwechsel (beispielsweise Föhn)
- Auslassen einer Mahlzeit/Intervallfasten
- Schlafmangel
- Medikamente
- Alkohol
- Gallensteine

Hierbei handelt es sich allerdings nur um sogenannte Trigger, nicht um die Ursache der Migräne. Diese ist bei genauer Betrachtung ein **Energiemangel im Gehirn** aufgrund einer überlasteten Regulation im Stoffwechsel. Die Ursache dafür ist eine **kohlenhydratlastige Ernährungsweise mit Blutzuckerschwankungen.** Das Thema ist aufgrund der vegetativen und hormonellen Zusammenhänge komplexer, als es sich zunächst anhören mag. Ich erkläre es anhand des Zellstoffwechsels nach Lutz und Schole.

Insulin und Unterzuckerung (Hypoglykämie)

Zur Gesunderhaltung benötigt der Stoffwechsel gute Kohlenhydrate, gesunde Fette, wertvolle Eiweiße und ausreichend stilles Wasser in einem ausgewogenen Verhältnis. Zu Zeiten, als der Mensch noch umherzog, um immer wieder neue Jagdgebiete zu erschließen, bestand die Nahrung hauptsächlich aus Fleisch, Fisch und Früchten. In Bezug auf diese Ernährungsweise, die fett- und eiweißreich war, hat sich unser Stoffwechsel über Jahrtausende entwickelt.

Vor etwa 12 000 Jahren veränderten sich die natürlichen Jagdgründe und zwangen den Menschen, nach neuen Nahrungsmitteln Ausschau zu halten. Sie entschieden sich, das Essen nicht länger zu suchen, sondern es selbst zu produzieren. Sie hatten mit Ackerbau und Viehzucht begonnen. Damit hat sich die Ernährungsweise deutlich verändert, insbesondere durch den Anbau von Getreide. Bis zur heutigen Zeit und vor allem in den letzten 70 Jahren hat sich der Warenkorb, aus dem wir uns bedienen, erweitert. Das mag für den Gaumen ein Genuss sein, doch für den Stoffwechsel ist es eine große Herausforderung.

Die Evolution passt sich nur langsam an die Umwelt an. Unser biologischer Körper funktioniert in Hinsicht auf Bewegung und Nahrungsverwertung heute immer noch auf die gleiche Weise wie zu Zeiten der Jäger und Sammler. Aus der überwiegend fleischbetonten Kost in Verbindung mit Früchten und Gemüse wurde eine kohlenhydratreiche Getreidekost, auf die der Stoffwechsel nicht eingestellt war und es bis heute nicht ist.

Evolutionär gesehen, dienen Kohlenhydrate nur dazu, im Notfall die nötigen Kraftreserven für die Flucht oder den Kampf bereitzustellen. Für den »Normalbetrieb« kann der Stoffwechsel Energie sowohl aus Kohlenhydraten als auch aus Fetten zur Verfügung stellen. Diese natürliche Flexibilität vermindert sich bei denjenigen, die sich kohlenhydratlastig ernähren.

Eine entscheidende Rolle spielt das Hormon Insulin. Es ist dafür zuständig, die aufgenommenen Kohlenhydrate, die im Stoffwechsel zu Traubenzucker (Glukose) umgebaut wurden, aus dem Blut in die Zellen zu schleusen. Die Ernährungsweise der Jäger und Sammler führte nur kurzfristig zu einem Anstieg des Insulins. Die heutigen Essgewohnheiten bewirken allerdings einen dauerhaft hohen Insulinspiegel im Blut. In der Stoffwechselregulation hat das die Folge, dass die Körperzellen mit der Zeit nicht mehr entsprechend auf das Hormon reagieren und der Organismus immer mehr Insulin produzieren muss, um die Glukose aus dem Blut in die Körperzellen zu schleusen. In der Medizin wird das als »Insulinresistenz« bezeichnet.

Die beiden Stoffwechselexperten Prof. Dr. Jürgen Schole und Dr. Wolfgang Lutz konnten in zahlreichen Untersuchungen nachweisen, dass bei steigendem Insulinspiegel gleichzeitig das Wachstumshormon reduziert wird, damit ein Ausgleich der anabolen und katabolen Stoffwechselanteile erhalten bleibt. Ist dieser auf der anabolen Stoffwechselebene in sich nicht mehr möglich, wird über das limbische System das Stresshormon Cortisol erhöht, damit zwischen den anabolen und den katabolen Stoffwechselaktivitäten wieder ein Gleichgewicht herrscht.

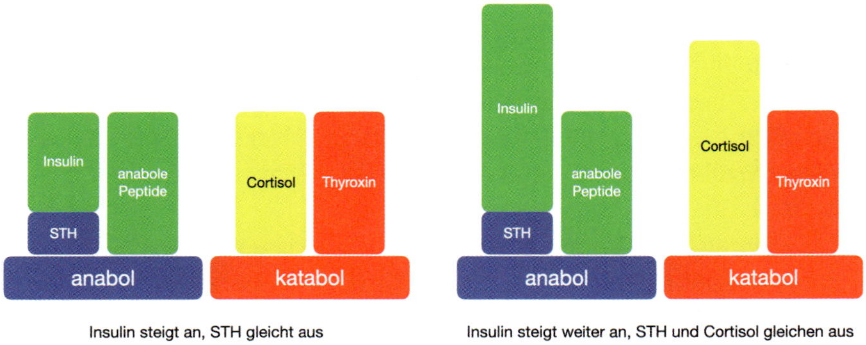

Insulin im Stoffwechsel

Da Cortisol den Blutzuckerspiegel erhöht, führt dies auf Dauer zu einem hohen Insulin- und Cortisolspiegel und zu stark schwankenden Zuckerwerten im Blut. In der Nacht, drei Stunden nach einer Mahlzeit oder durch Auslassen einer Mahlzeit kann das zu einer kurzfristigen Unterzuckerung (Hypoglykämie) führen. Der dadurch ausgelöste Heißhunger ist tagsüber durch die Zufuhr von Kohlenhydraten schnell wieder kompensiert. Die Alternative, Energie aus Fetten zu produzieren, hat unser Stoffwechsel aufgrund der kohlenhydratlastigen Ernährungsweise zunehmend verlernt. Für den Ausgleich der drohenden Unterzuckerung und der damit verbundenen massiven Energiekrise im Gehirn nutzt er die schnellere Variante: Cortisol und Adrenalin (beides Stresshormone der Nebenniere) leeren die Kohlenhydratspeicher (Glycogenolyse), und aus Eiweiß wird Glukose (Gluconeogenese) aufgebaut. Beide Hormone hemmen das Insulin und regen die Fettverbrennung an. Die Gegenreaktion kann abnorm und überschießend sein, je nach bereits vorhandener Konzentration der Stresshormone.

Wird dieser Stoffwechselmechanismus dauerhaft genutzt, kommt es mit der Zeit zu einer Überforderung und späteren Erschöpfung des Ausgleichs über die Nebennieren. Die nicht mehr mögliche Kompensation der Unterzuckerung führt zu einer massiven Energiekrise im Gehirn, die sich schließlich als Migräneattacke darstellt. Aurasehen ist einer der Vorboten, Schwindel, Übelkeit, Erbrechen, Licht-, Lärm- und Geruchsempfindlichkeit sind dann die individuellen Symptome, die zum Rückzug führen, damit sich das aus dem Gleichgewicht geratene Stoffwechselsystem und das vegetative Nervensystem wieder harmonisieren können.

Die Auslöser der Migräne können individueller Natur sein. Der im Hintergrund ablaufende Stoffwechselprozess ist immer eine nicht mehr kompensierbare Unterzuckerung aufgrund der Überforderung der Stoffwechselregulation. Die Ursachen dafür sind hauptsächlich eine kohlenhydratlastige Ernährungsweise und Dauerstress.

Dauerstress

Stress löst eine chemische Reaktion im Körper aus. Schätzen wir eine Situation als gefährlich ein, wird über den Sympathikus (roter Quadrant) im Nebennierenmark sofort Adrenalin und Noradrenalin (beides roter Quadrant) ausgeschüttet. Darauf folgt Cortisol (gelber Quadrant) aus der Nebennierenrinde. Unser Körper rüstet sich für Kampf oder Flucht.

Die Stressoren liegen allerdings nicht nur im Außen. In der medizinischen Literatur wird kaum erwähnt, dass auch die Unterzuckerung (Hypoglykämie) eine häufige Ursache von Dauerstress ist. Im Organismus kommt es bei einer Unterzuckerung wie auch in einer Notsituation zum Anstieg des Adrenalins und Cortisols aus den Nebennieren. Ist ein Ausgleich der Energiebilanz dauerhaft nötig, verlieren die Nebennieren ihre Anpassungsfähigkeit. Ein für Notsituationen gedachtes System wird permanent benutzt und dadurch überfordert, wodurch Krisensituationen nicht mehr bewältigt werden können.

Häufig entsteht eine Migräneattacke nach einer Anstrengung. Warum ist das so? Ein gutes Beispiel dafür ist die Wochenendmigräne, die üblicherweise in der Erholungsphase auftritt. Das lässt sich dadurch erklären, dass während einer Anspannung in den Nebennieren die Produktion von Adrenalin und Cortisol angeregt wird. Lässt der Druck nach, wird diese Produktion stark zurückgefahren, die Nebennieren gehen in einen Entspannungsmodus. Aus dieser Phase heraus kann eine auftretende Unterzuckerung nicht mehr schnell genug durch einen Blutzuckerausgleich über die beiden Hormone Cortisol und Adrenalin verhindert werden. Im Gehirn entsteht eine Energiekrise, die sich als Migräneattacke bemerkbar macht.

Geschlechtshormone

Die am häufigsten auftretende Migräneattacke steht in Verbindung mit den Geschlechtshormonen. Darum wird in der Literatur die Migräne auch als eine Erkrankung der fruchtbaren Lebensphase beschrieben. Aber sind die Hormone die Ursache für die Migräne, oder sind sie nur ein Auslöser?

Schauen wir uns dazu einmal die Geschlechtshormone im Stoffwechsel an.

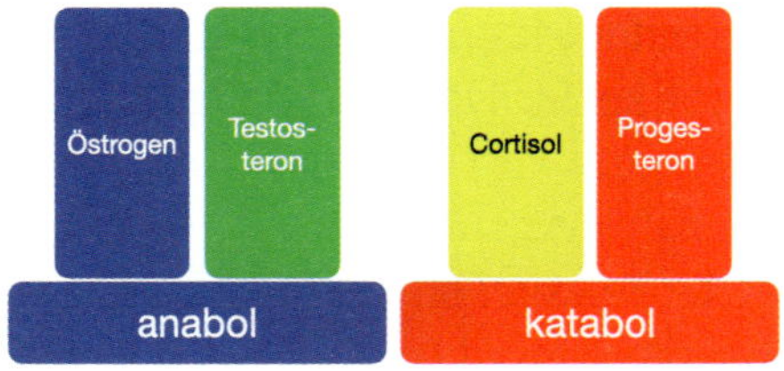

Geschlechtshormone im Stoffwechsel

Östrogen als weibliches und **Testosteron** als männliches Hormon sind den meisten Menschen bekannt. Beide sind Hormone, die im Aufbaustoffwechsel (anabol) wirken. **Progesteron** erfüllt seine Aufgaben im Rahmen der Menstruation und der Schwangerschaft. Es ist der Gegenspieler zum Östrogen. Das bedeutet, dass das Verhältnis beider Hormone im Stoffwechselgeschehen ausgeglichen sein sollte.

Cortisol wird im Allgemeinen nicht zu den Geschlechtshormonen gezählt. Es ist unser Stresshormon und erfüllt im Rahmen des hormonellen Gleichgewichts der anabol und katabol wirkenden Kräfte eine entscheidende Rolle. Es sorgt dafür, dass die für den Aufbaustoffwechsel zuständigen Hormone Östrogen und Testosteron immer im Gleichgewicht mit den für den Energiestoffwechsel zuständigen Hormonen Progesteron und Cortisol stehen. Dieses Gleichgewicht wird über das limbische System durch wechselnde Cortisolspiegel geregelt.

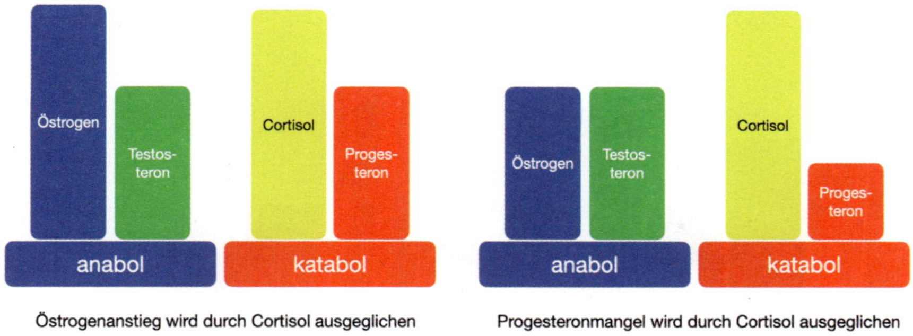

Cortisol gleicht aus

Bei Frauen ist die Zusammensetzung der Hormone während der fruchtbaren Phase starken Schwankungen unterworfen, die durch Cortisol ausgeglichen werden. In einem gesunden Organismus entstehen dadurch keine Symptome, da es sich um einen von der Natur gewollten physiologischen Ablauf handelt. Treten Störungen auf, sind diese selten im Hormonsystem begründet.

Am häufigsten treten Migräneanfälle zum Eisprung und kurz vor der Menstruationsblutung auf. Zu beiden Zeitpunkten ist das Verhältnis von Progesteron und Östrogen entscheidend. Kurz vor dem Eisprung steigt der Östrogenspiegel stark an, und kurz vor dem Eintritt der Menstruationsblutung fällt das Progesteron plötzlich stark ab. Beide Situationen werden durch Cortisol abgefangen, damit das physiologische Gleichgewicht der abbauenden und aufbauenden Stoffwechselhormone erhalten bleibt.

Besteht im Blut bereits ein hoher Cortisolspiegel zum Ausgleich des Insulins aufgrund einer kohlenhydratlastigen Ernährungsweise, kann der Cortisolspiegel die Hormonschwankungen im Geschlechtshormonsystem nicht mehr kompensieren. Trotz des hohen Cortisolspiegels im Blut herrscht ein relativer Cortisolmangel im Gesamtsystem. Der Ausgleich der Unterzuckerung ist dann nicht mehr möglich. Aufgrund des drastischen Energiemangels im Gehirn entsteht eine Migräneattacke.

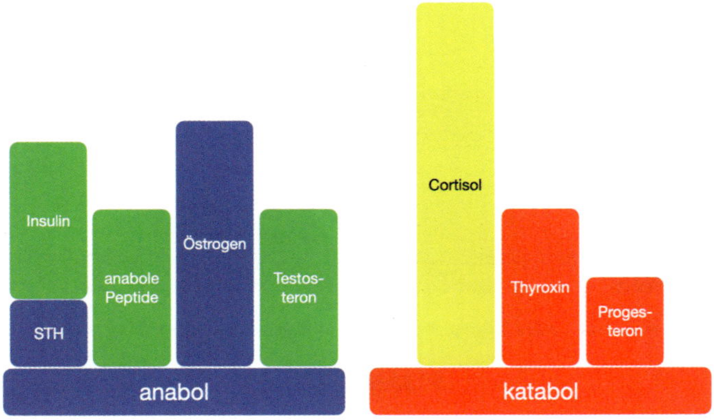

Cortisol gleicht den Östrogenanstieg bzw. den Progesteronabfall und das Insulin aus

Studien haben gezeigt, dass in der Schwangerschaft die Häufigkeit der Migräneattacken abnimmt, sie in manchen Fällen sogar ganz verschwinden. Dieser Effekt tritt besonders während der letzten beiden Drittel der Schwangerschaft auf. Das gilt nicht nur für Migräne, sondern auch für andere Beschwerden, die bis dahin im Zusammenhang mit der Schwangerschaft aufgetreten sind, z. B. Übelkeit, Erbrechen und Schwindel. Das hängt mit dem Anstieg des für den Energiestoffwechsel zuständigen Progesterons (roter Quadrant) zusammen. Das für die Aufrechterhaltung des Energiestoffwechsels stark beanspruchte Cortisol kann in dieser Phase von den Nebennieren wieder etwas zurückgefahren werden. Dadurch entsteht wieder die Möglichkeit, andere Belastungen, z. B. eine Unterzuckerung, auszugleichen.

Zu wenig oder zu viel Schlaf

Viele Migränebetroffene berichten, dass sie morgens mit Migräne aufwachen oder ein Migräneanfall durch zu viel oder zu wenig Schlaf auftritt. Unter dem Gesichtspunkt einer sich nicht mehr den Bedingungen anpassenden Nebenniere bleibt bei zu wenig Schlaf die Cortisolproduktion zu hoch und kann dann den bei einer Unterzuckerung notwendigen Mehrbedarf nicht mehr decken. Bei der morgendlichen Migräne oder ihrem Auftreten nach einer längeren Schlafphase schaffen es die Nebennieren nicht, schnell aus dem Ruhemodus zu kommen und die Unterzuckerung zu kompensieren, sodass eine Energiekrise entstehen kann.

Wetterwechsel

Migräne bei Wetterwechsel ist ein klassisches Beispiel für eine mangelnde Anpassungsfähigkeit an wechselnde Bedingungen. Die Dauerbelastung des Stoffwechsels und der zusätzliche Einfluss aus der Atmosphäre (Föhn) bringen das regulierende

System an den Rand des Möglichen. Eine nächtliche Unterzuckerung oder Veränderungen im Geschlechtshormonsystem können dann nicht mehr kompensiert werden. Die Überforderung des Stoffwechselsystems mit nachfolgender Energiekrise kann sich durch eine Migräneattacke äußern.

Weitere Trigger

Es gibt noch weitere individuelle oder organbezogene Auslöser für Migräne, beispielsweise die typische Gallenmigräne, die durch Stauungen in der Galle oder Gallensteine ausgelöst wird. Am Ende des Tages bleibt die auslösende Ursache des Migräneanfalls immer der gleiche Pathomechanismus: Unterzuckerung.

Fazit:
Für die Migräne gibt es viele individuelle Auslöser, aber nur eine Ursache: Unterzuckerung, die aufgrund einer kohlenhydratlastigen Ernährungsweise in Verbindung mit Dauerstress nicht mehr kompensiert werden kann.

Hilfe im Akutfall

Aus den bisherigen Ausführungen wird deutlich, dass selbst bei einem zu hohem Cortisolspiegel im Blut (aufgrund von Dauerstress und kohlenhydratreicher Ernährungsweise) der zusätzliche Cortisolbedarf bei einer Unterzuckerung nicht mehr gedeckt werden kann, um die Notsituation auszugleichen. Aus diesem Grund schreibt Wolfgang Lutz, dass eine Gabe von Cortison, direkt zu Beginn der Migräneattacke verabreicht, den Anfall sofort beenden kann. Die Cortisontherapie findet auch bei einem lang anhaltenden Migräneanfall Anwendung, einem sogenannten Status migraenosus, wenn der Betroffene mit seinen üblichen Medikamenten nicht mehr herauskommt oder unter täglichen Migräneattacken leidet.

Meist wird seitens der **Schulmedizin** bei akuten Migräneattacken eine möglichst frühzeitige Einnahme von nicht-steroidalen Antirheumatika (NSAR) empfohlen. Bei unzureichender Wirksamkeit und mittelschweren bis schweren Attacken erfolgt die Anwendung von Triptanen oder Antiepileptika.

Die **Naturheilkunde** bezieht sich hauptsächlich auf die Behandlung der Ursache, die zu einem Migräneanfall führt. Es gibt aber auch einige Möglichkeiten, die zu Beginn des akuten Anfalls Linderung verschaffen können:

- **Enzian Magentonikum** von Wala: Bei einem akuten Anfall können 2–5 TL des Mittels mit einer kleinen Tasse Espresso und etwas Zitrone eingenommen werden. Das schmeckt streng und zieht zusammen, zeigt aber häufig gute Wirkungen. Dazu ein handwarmes **Senfmehl-Fußbad** mit einer Handvoll frisch gemahlenem Senfmehl aus der Apotheke so lange durchführen, bis eine sichtbare und deutlich ziehende Hautrötung auftritt. Danach die Füße äußerlich mit **Lavendelöl** von Weleda einreiben und Ruhe einhalten.
- Bei leichteren Migräneattacken, die nicht durch starkes Erbrechen begleitet werden, kann auch die stündliche Einnahme einer **Ferrum-Quarz-Kapsel** von Weleda hilfreich sein.
- Freiverkäufliche Schmerzmittel wie Acetylsalicylsäure, Paracetamol oder Ibuprofen sollten keinesfalls über längere Zeiträume ohne ärztliche Verordnung eingenommen werden.

Vorbeugende Behandlung

Von entscheidender Bedeutung bei der Behandlung der Migräne ist die Veränderung der Lebensführung. Diese kann der Betroffene nur selbst durchführen. Die nichtmedikamentöse Therapie bezieht sich auf die Ernährung und den Stresslevel.

Ernährung

Die wichtigste Migräneprophylaxe ist gesunde Ernährung. Es gibt allerdings kein Thema, zu dem es so viele unterschiedliche Meinungen gibt wie zur Ernährung. Viele Betroffene verzichten bewusst auf das eine oder andere Nahrungsmittel, da ihnen von anderen Betroffenen von einem Zusammenhang mit der Auslösung einer Migräneattacke berichtet wurde oder sie ihn selbst erlebt haben.

Da Migräneattacken nicht kompensierbare Unterzuckerungen sind, ist es wichtig, dass der Insulinspiegel im Blut über die Ernährung niedrig gehalten wird. Stärkehaltige Lebensmittel wie Getreide oder Kartoffeln sollten daher nur selten auf dem Speiseplan stehen oder in geringen Mengen verzehrt werden. Auch Kuhmilch und Kuhmilchprodukte stellen für den Stoffwechsel der Menschen mit den Blutgruppen 0 und A ein Problem dar. Eine spezielle »Migränediät« kann und wird es nicht geben, da jeder Mensch einzigartig ist und daher für seine Gesundheit und Vitalität die Nahrungsmittel benötigt, die seinem Stoffwechsel optimal entsprechen.

Gesunde Ernährung ist somit immer individuelle Ernährung. Das zeigt auch die junge Wissenschaft der Wirksensorik. Nicht Eiweiß, Fett und Kohlenhydrate stehen dabei im Vordergrund, sondern die seelisch-leibliche Lebensmittelwirkung. Und diese kann stark variieren. Was dem einen guttut, kann beim anderen ein Unwohlsein auslösen. Ich nutze für die Behandlung meiner Patienten das vor mehr als 20 Jahren entwickelte Stoffwechselprogramm »gesund + aktiv«. Es enthält ausschließlich Nahrungsmittel, für deren Verstoffwechselung wenig Insulin benötigt wird, und berücksichtigt die individuelle genetische und epigenetische Stoffwechselprägung.

Die »Macht der Pausen« nutzen

Migränepatienten haben häufig eine gewissenhafte, besonders aktive, mit starker Leistungsbereitschaft einhergehende Persönlichkeit. Hinzu kommt eine Hinwendung an die Außenwelt mit dem Bestreben, niemandem etwas schuldig zu sein, oft in Verbindung mit Höflichkeit und Ordnungsliebe. Diese Dinge führen mit der Zeit zu einer sich langsam verstärkenden Anspannung und einem »Nicht-abschalten-Können«, die mit der Migräneattacke ihr Ende finden. Angesichts der Symptome wird die Außenwelt nicht mehr wahrgenommen. Der Betroffene erlebt im überstarken Ausmaß die inneren Organe, z. B. Magen und Darm. Sämtliche Sinneseindrücke von außen sind unangenehm und werden vermieden, das Bewusstsein ist häufig gedämpft und nur erfüllt von dem peinigenden Kopfschmerz. Die Polarität von Innen und Außen wird »resettet«.

In den Zeiträumen des Migräneintervalls ist es wichtig, sich der langsam verstärkenden Anspannung und des »Nicht-abschalten-Könnens« bewusst zu werden und diesen Prozess durch entsprechendes Handeln frühzeitig zu unterbrechen. Das kann gelingen, indem wir die »Macht der Pausen« nutzen.

Dafür eignet sich tiefes und bewusstes Atmen. Zwei oder drei physiologische Seufzer sind der schnellste bekannte Weg, die autonome Erregung wieder auf ein normales Niveau zu bringen und somit Stress abzubauen. Der Neurowissenschaftler Andrew Huberman empfiehlt, im Alltag einmal stündlich die Arbeit ruhen zu lassen und langsam tief einzuatmen. Danach atmen Sie mit einem Lächeln im Gesicht laut oder leise wieder aus. Halten Sie nach dem Ausatmen für 3–60 Sekunden gedanklich inne, atmen Sie dabei normal weiter, und kommen Sie bei sich selbst an. Fühlen und spüren Sie sich. Mit dieser Mini-Meditation gelingt es, den Tagesablauf in ein Schwingen zwischen Außen und Innen zu bringen. Beginnen Sie mit täglich einem Seufzer, und steigern Sie sich langsam. Diese kleine Pause wird nach einiger Zeit mit einem neuen Lebensgefühl und einer größeren Gelassenheit belohnt.

Naturheilkunde

Das Wichtigste vorweg: Es gibt keine allgemeingültige Migränetherapie. Es geht, wie bereits beim Thema Ernährung beschrieben, immer um eine individuelle Behandlung. Sie ergibt sich in meiner Praxis aus den aktuellen Ergebnissen der umfangreichen Vital- und Stoffwechselanalyse. Die Problematik der Migräne zeigt sich in der Separationsachse, demzufolge bezieht sich die Therapie schwerpunktmäßig auf die Integrationsachse. Hier sind einige Mittel, die häufig verordnet werden:

Absinthium/Caryophylli comp. von Weleda 3 x 12 Tropfen täglich
Dieses ist ein breit angelegtes Arzneimittel für Patienten, die ihre Kraft in der Verdauung verloren haben. Der bittere Wermut aktiviert die notwendigen Abbauprozesse im oberen Verdauungstrakt. Die durchwärmende Wirkung der an ätherischen Ölen reichen Nelke und Anis entkrampft und reguliert die Darmaktivität. Die bei Migränepatienten gestörte Balance zwischen Sinnesorientierung nach außen und nach innen wird reguliert.

Chelidonium Ferro cultum Rh D3 von Weleda (wässriger Auszug) 3 x 12 Tropfen täglich
Der wässrige Auszug aus mit eisenhaltigem Wasser begossenem Schöllkraut stärkt die Gallentätigkeit, optimiert den Eisenstoffwechsel, unterstützt den Inkarnationsprozess und verbessert die Integration ins Leben. Das Mittel regt die Gallensekretion an und wirkt so unterstützend bei Verlegung und Entzündung der Gallengänge. Es kann auch begleitend bei Depressionsneigung und verminderter Initialkraft angewendet werden. Im Rahmen der Migräne hat es sich bei Stauungen in der Galle bewährt.

FERRO ACTIV von NewLife nutrition 2 x 1 Kapsel täglich
Die Mikronährstoffkombination aktiviert den Eisenstoffwechsel. Das in geringen Mengen enthaltene Kupfer sorgt für eine optimale Eisenaufnahme über den Darm. Eisen findet sich im roten Quadranten, der der Helfer für das grüne Feld der Migräne darstellt.

Ferrum-Quarz-Kapseln von Weleda 2 x 1 Kapsel täglich
Gemäß der anthroposophischen Medizin gehören zu diesem Arzneimittel gefäßbedingte Kopfschmerzen, Migräne, Beschwerden nach einer Gehirnerschütterung und Erschöpfungszustände. Die Aspekte des Eisens (Kraft spendend, Selbstvertrauen und Selbstbestimmung stärkend), des Sulfurs (Entgiftung und Bereinigung) und des Quarzes (Licht und Klarheit) werden im Organismus stabilisiert.

Kephalodoron 5 % Tabletten von Weleda 1 – 2 Tabletten mehrmals täglich
Dieses ist ein bewährtes Mittel bei gefäßbedingten Kopfschmerzen, Migräne, Beschwerden nach einer Gehirnerschütterung und nervösen Erschöpfungszuständen.

Gelsemium/Bryonia comp. von Weleda 3 – 5 x 20 Tropfen täglich
Diese homöopathische Komposition hat sich bei der menstrualen Migräne bewährt. Sie entlastet das Nerven-Sinnes-System.

Cichorium Plumbo cultum Rh D3 von Weleda 3 x 10 Tropfen täglich
Das Mittel verstärkt die Milztätigkeit im Sinne einer Abschirmung des Organismus von der Außenwelt. Analog betrachtet, bewirkt der Migräneanfall das Gleiche. Sinnesüberempfindlichkeit, Allergieneigung, Verdauungs- und Abwehrschwäche bilden die grundlegenden Indikationen dieses Mittels.

Alle hier aufgeführten Mittel sind Beispiele für eine mögliche Unterstützung des Stoffwechselgeschehens im Zusammenhang mit der Migräne. Sie sollten nur in Abstimmung mit einem erfahrenen Arzt oder Heilpraktiker eingenommen werden. Die Dosierungsempfehlungen können im Einzelfall höher oder niedriger sein.

Fazit:
Migräne ist keine neurologische Erkrankung, keine Reizverarbeitungsstörung und keine genetisch bedingte Erbkrankheit. Die Ursache liegt in der Lebensführung, die jeder selbst bestimmen kann. Damit ist die Migräne auch eine heilbare Krankheit.

Sodbrennen – ein Problem der Magensäure?

Wenn es hinter dem Brustbein brennt und sticht, wird häufig Sodbrennen diagnostiziert. Dieses Phänomen ist so weit verbreitet wie Allergien, Heuschnupfen oder Neurodermitis. Nach vorherrschender Lehrmeinung wird als Grund für Sodbrennen ein Überschuss an Magensäure gesehen. Häufig wird auch behauptet, dass der Muskel am unteren Ende der Speiseröhre nicht mehr einwandfrei schließt und somit die Magensäure in die Speiseröhre gelangen kann. Ist das wirklich so, oder könnte es doch ganz anders sein?

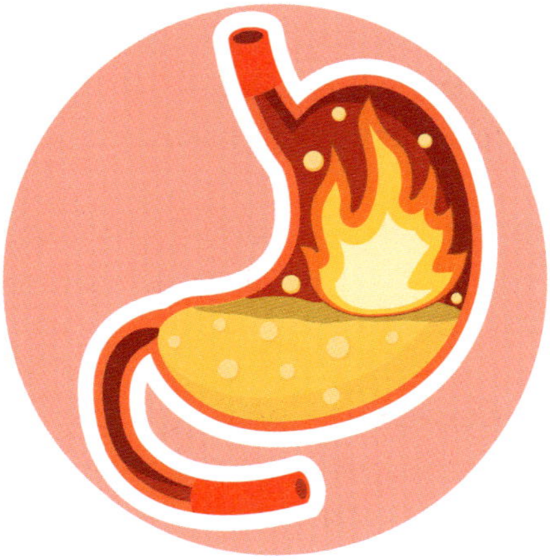

Ein Problem der Gallensäure

Die über den Mund aufgenommene Nahrung, ganz gleich, ob Gemüse, Obst oder Fleisch, wird durch eine von oben nach unten verlaufende Peristaltik bis zum Anus transportiert. Zuerst wird die Speise im Magen auf einen pH-Wert von 1,0 – 1,2 gebracht, also extrem sauer gemacht. Danach entleert sich der Magen portionsweise in Richtung Dünndarm. Dort wird der Nahrungsbrei mit den Säften der Galle und der Bauchspeicheldrüse vermischt. Der Magen öffnet sich relativ oft und bleibt sogar längere Zeit ganz offen. Das ist überhaupt kein Problem, solange die Peristaltik in geordneten Wellen in Richtung Anus verläuft. Eine Schleimhautreizung mit anschließender Verkrampfung der Magenmuskulatur entsteht erst, wenn die Gallensäuren durch eine Rückperistaltik in den Magen fließen. Dieses Phänomen ist häufig mit Aufstoßen von Luft verbunden und führt zu dem unangenehm brennenden Gefühl in der Speiseröhre, dem Sodbrennen.

Zusammensetzung der Gallensäure

Die Gallensäure hat einen großen Einfluss auf die Peristaltik des Darms. Ein Mangel an ihr führt zur Verstopfung, durch ein Zuviel entsteht Durchfall. Heller Stuhlgang und starke Blähungen sind oft auf einen Mangel oder eine falsche Zusammensetzung der Gallensäfte zurückzuführen.

Die Gallensäure steht in enger Verbindung zur Leber. Durch Umweltbelastungen, Stoffwechselgifte, Dauerstress und falsche Ernährungsweise ist dieses Organ häufig überfordert und nicht in der Lage, die Zusammensetzung ausreichend zu steuern.

Umweltbelastungen sind in den meisten Fällen nur der letzte Tropfen, der das Fass zum Überlaufen bringt. Die größten Giftmengen produziert der Organismus täglich selbst im Darm und durch einen gestörten Stoffwechsel.

Eine gesunde Dickdarmflora benötigt ein saures Milieu für die optimale Besiedlung mit lebenswichtigen probiotischen Bifidobakterien und Laktobazillen. Ist es hingegen alkalisch, können Pilze und Fäulnisbakterien prächtig gedeihen. Durch Antibiotika und eine Ernährungsweise mit viel Fleisch, Weizen, Brot, Nudeln, Kartoffeln, Alkohol, Süßigkeiten (auch Süßgetränke) und zu wenig Gemüse kommt es zu einem deutlichen Abbau gesunder Darmbakterien und zur Zunahme der problematischen Keime, z. B. Clostridien und anderer Bakterienstämme. Das führt in Verbindung mit der bakteriellen Verstoffwechslung von Eiweißen im Dickdarm zu einem Anstieg des hochalkalischen Ammoniaks und anderer Giftstoffe. Da Ammoniak das Gehirn und die Zellen schädigen kann, hat es in der Entgiftung über die Leber höchste Priorität. Eine gesunde Leber kann geringe Mengen dieses Produkts abbauen, ohne selbst Schaden zu nehmen.

Zu einer Verschiebung der Darmflora kommt es auch durch die in der Schulmedizin verordneten Arzneimittel gegen Sodbrennen: Protonenpumpenhemmer (Pantoprazol, Omeprazol usw.) und Antazida (Maaloxan, Talcid usw.). Die Therapie führt kurzzeitig zur Erleichterung, belastet aber langfristig den Darm, die Leber und den Stoffwechsel. Gleiches gilt für die Einnahme von Natron oder Basenpulvern aus der Naturheilkunde.

Zusammenfassung

Stress und Überforderung verleiten häufig zum schnellen Essen (Fast Food), das mit wenigen Kaubewegungen erfolgt. Die Folge ist ein gestörter Darm, eine belastete Leber und eine fehlerhafte Zusammensetzung der Gallensäfte. Es kommt so leicht zur Rückperistaltik des Darms mit Luftansammlung und Aufstoßen. Die Gallensäure im Magen führt zum Druckgefühl und Brennen hinter dem Sternum, was im Allgemeinen als »Sodbrennen« bezeichnet wird.

Die Leberwerte sind im Laborbefund für lange Zeit unauffällig. Erst nach andauernder Belastung des Darms kommt es zum Anstieg vom Gamma-GT im Blut. Eine gestaute Galle ist erkennbar an einer erhöhten alkalischen Phosphatase oder einem reduzierten Eisen-Kupfer-Quotienten.

Analoge Entsprechung

»Da kommt mir die Galle hoch«, ein Ausdruck von Wut, Zorn und Aggression, aber auch Neid und Ärger, zeigt die im Volksmund bekannte Verbindung dieser Emotionen mit unserer Galle. Damit ist das Hochsteigen der Gallensäure beim Sodbrennen sprichwörtlich dargestellt.

Naturheilkundliche Unterstützung und Hinweise für die Praxis

Wenig Kaffee, Weizenbrot und Süßigkeiten, dafür ein hoher Anteil an Bitterstoffen zur Aktivierung der Verdauungsdrüsen sowie eine ausgewogene Ernährung, die zum individuellen Stoffwechsel passt, sind bei Sodbrennen wichtige therapeutische Ansatzpunkte. Stress, unterdrücktem Ärger und Wut sollte mit mehr Ruhe und Gelassenheit begegnet werden, was auf physischer Ebene auch das Sodbrennen positiv beeinflussen wird.

Bitterstoffe, die sich in der Praxis bewährt haben, sind **Ceres Cynara scolymus urt., Ceres Gentiana urt., Ceres Angelica archangelica urt.** und **Amaratropfen** von Weleda.

Zur Unterstützung der Stoffwechselregulation ist die Anwendung von rechtsdrehender Milchsäure (Gelumtropfen, RMS von Biofrid) sinnvoll. Sie macht das Darmmilieu sauer und verhindert dadurch die Aufnahme des giftigen Ammoniaks aus dem Darm. Gleichzeitig wird Butyrat (Buttersäure) gebildet, das in der Krebstherapie eine große therapeutische Rolle spielt.

Sodbrennen ist vorwiegend ein Thema des achtsamen Umgangs mit uns selbst mit dem Ziel einer selbstbestimmten Lebensführung. Die Pflanze Wegwarte kann uns helfen, den Weg zu uns selbst zu finden.

Wege zur stabilen Gesundheit

In der Interpretation der Laborwerte habe ich immer wieder die auslösenden Ursachen einer Stoffwechselstörung beschrieben. Im Zusammenhang mit der Ernährung sind es hochkalorische Mahlzeiten, eine erhöhte Mahlzeitenfrequenz und Nahrungsmittel, die nicht dem Stoffwechsel entsprechen. Hinzu kommen Dauerstress, Mangel an Bewegung und Einflüsse durch die Umwelt. Hierzu zählen auch Belastungen durch die Einnahme von Medikamenten.

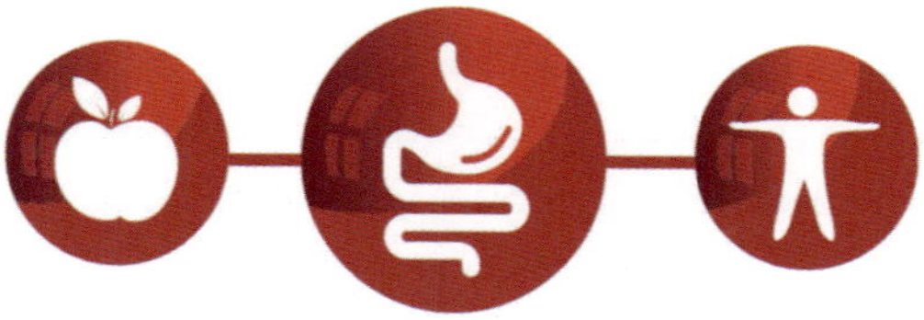

Wege zu einem gesunden Stoffwechsel

Wie sich diese Faktoren auswirken, ist unterschiedlich und richtet sich nach der genetischen und epigenetischen Stoffwechselprägung. Die Epigenetik beschreibt die Steuerung der Gene. Auf den Bildbereich des Computers übertragen, entspricht unsere Genetik der Hardware und die Epigenetik der Software. Abhängig von Ernährung, Lebensstil, Erkrankungen und Umwelteinflüssen wirken epigenetische Strukturen wie Schalter, die Gene an- oder abstellen können. Einmal programmiert, geben die Zellen diese Strukturen an ihre Tochterzellen weiter. Auf diese Weise kann eine früh erworbene Eigenschaft bis ins hohe Alter erhalten bleiben, aber auch über Veränderungen im Lebensstil umgeschrieben werden. Insbesondere die Neigung zu Übergewicht basiert auf einer epigenetischen Fehlprogrammierung. Das bestätigen neurologische Untersuchungen der Regelzentren, die Hunger und Sättigung steuern. Die Behauptung »Unsere ganze Familie ist dick, das liegt an den Genen« sollte überdacht werden. »Übergewicht« ist ein Thema der Epigenetik und folglich veränderbar.

Dauerstress, negative Gedanken, Hunger oder ständige Überernährung beeinflussen über die epigenetische Programmierung dauerhaft die Funktionsweise unseres Stoffwechsels. Sie zu ändern, bedarf eines festen Willens, der Einsicht und Bereitschaft zur inneren Umkehr. Wichtig zu wissen: Es ist machbar! Die Steuerung der Wende erfolgt über das Bewusstsein.

Jeder Weg beginnt mit dem ersten Schritt. Haben wir das Ziel, eine stabile Gesundheit zu erhalten, besteht dieser in der Auswahl der richtigen Nahrungsmittel, der Optimierung der Essgewohnheiten, in mehr körperlicher Bewegung und der Beschränkung auf weniger Aktivitäten. »Ja, wenn es doch nur so einfach wäre!«, sagen häufig die Patienten, die um ihr Fehlverhalten wissen. Als Hilfestellung verordne ich häufig **Ceres Cichorium intybus urt.,** die Wegwarte. Sie hilft uns, die eigenen Fähigkeiten zu erkennen und diese zu leben. Auf körperlicher Ebene unterstützt die Pflanze Galle, Bauchspeicheldrüse und Darm.

Vital- und Stoffwechselanalyse

Eine Vital- und Stoffwechselanalyse über das Labor zeigt objektiv auf, wie sich die bisherige Lebensweise und Ernährung sowie Stress und Umwelteinflüsse auf den Stoffwechsel ausgewirkt haben. Sie umfasst für Menschen, die sich relativ gesund fühlen und nur ihr Gewicht reduzieren möchten, **42 Parameter.** Diese geben Auskunft über die Aktivität der einzelnen Organe, die Konzentration und relative Zusammensetzung der wichtigsten Mineralstoffe und Vitamine, die Drüsenaktivität (Hormone), den Kohlenhydrat-, Fett- und Eiweißstoffwechsel sowie den Eisen- und Kupferspiegel im Blut. Mit dieser Untersuchung lassen sich die wichtigsten Stoffwechselaktivitäten und das Zusammenspiel der Organe gut darstellen. Liegt bereits eine Erkrankung vor, wird diese Analyse auf **70 Laborparameter** erweitert, um spezifische Auswirkungen und Ursachen der gestörten körperlichen Regulation zu erfassen.

Gesunde Ernährung – individuelle Ernährung

Es gibt kaum ein Thema, zu dem es so unterschiedliche Meinungen gibt wie zur Ernährung. Unstrittig ist für alle Experten: Eine richtige Ernährung ist für die Gesundheit essenziell. Welche Kost aber die beste ist, darüber besteht große Uneinigkeit.

Auf der Suche nach der besten Ernährungsform wurde bisher eine wichtige Tatsache übersehen: Der Nahrungsbedarf ist von Mensch zu Mensch individuell. Es gibt keine Ernährungsform, die per se für jeden Menschen geeignet ist. Jeder ist einzigartig und benötigt für seine Gesundheit und Vitalität eine individuelle Zusammenstellung von Nahrungsmitteln, die seinem Stoffwechsel optimal entsprechen. Zur Veranschaulichung: So, wie ein Motor nur mit einem bestimmten Treibstoff optimal arbeiten kann, ist es für die Körperzellen wichtig, die passenden Nahrungsmittel zu erhalten. »Eure Lebensmittel sollen eure Heilmittel sein, und eure Heilmittel eure Lebensmittel.« Dieser berühmte Gedanke des Hippokrates von Kos ist rund 2400 Jahre alt und hat bis heute nichts an Aktualität verloren.

Zur Gesunderhaltung benötigt der Stoffwechsel **gute Kohlenhydrate** mit niedriger glykämischer Last (z. B. aus stärkefreiem Gemüse), **wertvolle Eiweiße** (z. B. aus Fisch, Eiern, Nüssen), **gesunde Fette** (z. B. aus Leinöl, Olivenöl) und stilles Wasser.

Der Nahrungsbedarf und die Zusammensetzung der Nahrung sind zudem je nach Altersgruppe unterschiedlich, da sie auch von der hormonellen Konstellation abhängig sind. Während Kinder relativ eiweißarm und kohlenhydratreich essen dürfen, muss im Erwachsenenalter für eine ausgewogene Ernährung gesorgt werden. Frauen sollten spätestens in den Wechseljahren (Klimakterium) darauf achten, mehr Eiweiß und weniger Kohlenhydrate zu sich zu nehmen.

Normalerweise regelt der Appetit bei gesunden Menschen das Essverhalten. Dieses angeborene, intuitive Verhalten ist vielen verloren gegangen. Darum hat »gesund + aktiv« ein individuelles Stoffwechselprogramm auf Basis der bereits beschriebenen Vital- und Stoffwechselanalyse entwickelt.

Das Stoffwechselprogramm von »gesund + aktiv«

Das Stoffwechselprogramm von »gesund + aktiv« umfasst etwa 350 Nahrungsmittel, die für das Verstoffwechseln nur wenig Insulin benötigen. Daraus werden auf Basis der genetischen und epigenetischen Stoffwechselprägung diejenigen »herausgefiltert«, die der persönliche Stoffwechsel optimal verarbeiten kann.

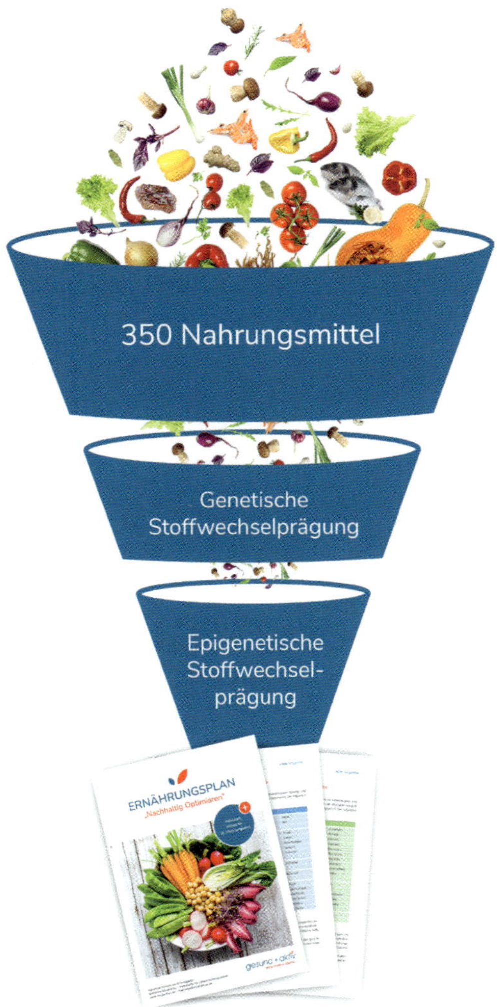

Das »gesund + aktiv«-3-Stufen-Filterprinzip

Genetische Stoffwechselprägung

Bei der genetischen Stoffwechselprägung berücksichtigt »gesund + aktiv« die vier Blutgruppen (0, A, B, AB) und die beiden Mischblutgruppen (A0 und B0) und den von Dr. Georg Watson beschriebenen Stoffwechselverbrennungstyp.

Die Blutgruppe als Genmerkmal

Die moderne Genforschung entdeckt immer mehr Zusammenhänge zwischen den Genen und möglichen Krankheitsdispositionen. Für eine genaue Zuordnung der Nahrungsmittel zu entsprechenden Genen fehlen noch ausreichende Erkenntnisse. Die dafür im Internet angebotenen Ernährungsprogramme entbehren jeglicher wissenschaftlicher Grundlage.

Ein Genmerkmal, das auch mit der Entwicklung der Menschheit und somit des Stoffwechsels im Zusammenhang steht, ist die Blutgruppe. Hierzu gibt es in der wissenschaftlichen Medizin ausreichend Erfahrungswerte. Die Anfälligkeit für bestimmte Erkrankungen ist je nach Blutgruppe unterschiedlich. Selbst die Labormedizin kennt bei einigen Enzymen blutgruppenspezifische Normwerte.

In den 1970er-Jahren hatte der amerikanische Arzt James D'Adamo bei seinen kurärztlichen Aufenthalten in Europa erstmals die Idee, dass es unterschiedliche Stoffwechselausprägungen geben müsse: Ihm war aufgefallen, dass bei vielen Menschen eine vegetarische Ernährung während des Kuraufenthaltes gute Effekte zeigte. Andererseits gab es auch eine ganze Reihe von Menschen, die dadurch sogar eine Verschlechterung erfuhren.

Um die Ursache herauszufinden, begann er, in langen Beobachtungsreihen die Blutgruppen dieser Personen mit ihrem Befinden bei vegetarischer Kost in Beziehung zu setzen. Dabei entwickelte er erstmals die These, dass Menschen der Blutgruppe A sich gesünder fühlen, wenn sie sich vegetarisch ernähren, und Menschen mit den Blutgruppen 0 und B, wenn sie Fleisch essen.

Sein Sohn Peter D'Adamo untermauerte diese empirischen Erkenntnisse wissenschaftlich. Er untersuchte Antigen-Antikörper-Reaktionen im Blut der verschiedenen Menschen mit unterschiedlichen Lebensmitteln. Dadurch konnte er feststellen, welche Lebensmittel für Menschen der einzelnen Blutgruppen besonders gut geeignet, neutral oder schlecht bis sehr schlecht verträglich sind. Diese Zusammenhänge hat Peter D'Adamo in seinen Büchern über die »Blutgruppendiät« genau beschrieben.

Dabei spielen auch die kleinen Eiweiße der Pflanzen (Lektine), auf die ich bereits eingegangen bin, eine wichtige Rolle (Antinährstoffe).

Die sechs Blutgruppen und ihre Stoffwechselprägung

Für die Auswahl der richtigen Nahrungsmittel und somit für eine gesunde Ernährungsweise ist die individuelle Stoffwechselprägung entscheidend. Die Stoffwechselmediziner unterscheiden dabei den anabolen und den katabolen Stoffwechsel voneinander. Der **katabole Energiestoffwechsel** benötigt Kohlenhydrate und Fette. Der **anabole Synthesestoffwechsel** benötigt Eiweiße, um daraus Bausteine für den Aufbau und die Reparatur der Körperzellen herzustellen.

In der genetischen Grundausrichtung besitzt jeder Mensch entweder einen leicht anabolen oder einen leicht katabolen Überhang im Zellstoffwechsel. Diese Ausprägung entspricht den Blutgruppen, die als Genmerkmal in der Ernährung eine entscheidende Rolle spielen.

Blutgruppen werden auf zwei Chromosomen vererbt. Dadurch ergeben sich insgesamt sechs unterschiedliche Kombinationen. Finden wir auf beiden Chromosomen weder das Merkmal der Blutgruppe A noch das der Blutgruppe B, handelt es sich um die Blutgruppe 0 (00). Ist auf beiden Chromosomen das Merkmal B vorhanden, ergibt sich die reine Blutgruppe B (BB). Ist nur auf einem Chromosom das Merkmal B vorhanden und auf dem anderen weder A noch B, dann handelt es sich um den Mischtyp B0, der bei der Blutgruppenbestimmung der Gruppe B zugeordnet wird. Gleichermaßen gibt es einen Mischtyp A0, der der Gruppe A zugeordnet wird. Die Blutgruppe AB hat auf einem Chromosom das Merkmal A und auf dem anderen das Merkmal B. Auch sie ist ein Mischtyp wie A0 und B0.

Unter Berücksichtigung der Arbeiten von Prof. Dr. Dr. Schole und Dr. Wolfgang Lutz ordnete Dr. Bodo Köhler die Blutgruppen den Stoffwechselprägungen zu. Demnach sind **0 und B katabol, A und AB anabol** ausgerichtet. Diese Aussage deckt sich mit den in der Labormedizin vorgegebenen blutgruppenspezifischen Normwerten für die **alkalische Phosphatase im Dünndarm** (Darm-AP). Dieses Enzym ist neben der Magensäure für die Aufspaltung der mit der Nahrung aufgenommenen Eiweiße verantwortlich.

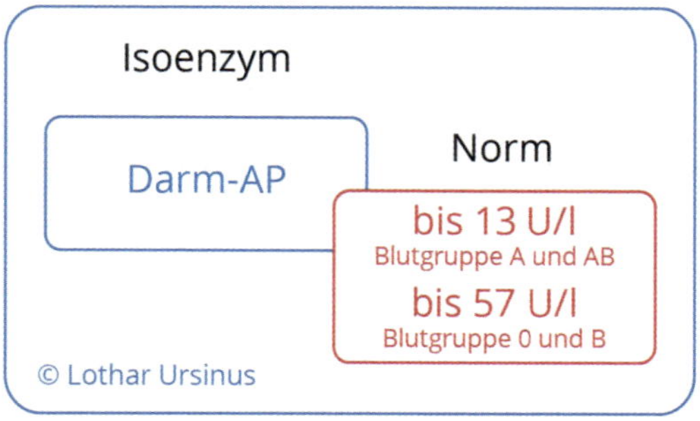

Normwerte für das Isoenzym Darm-AP

Träger der Blutgruppen 0 und B verfügen also über eine größere Menge an Enzymen für die Eiweißaufspaltung als Träger der Blutgruppen A und AB.

Die tägliche Praxis hat bewiesen, dass die Ernährungsempfehlungen für die Träger der Blutgruppe B0 nicht stark von denen für die Blutgruppe B abweichen, da sowohl B als auch 0 katabol geprägt sind. Anders verhält es sich bei der Blutgruppe A0. Hier gibt es wesentliche Unterschiede zur reinen Blutgruppe A. In ihr vereinigen sich anabole und katabole Aktivität.

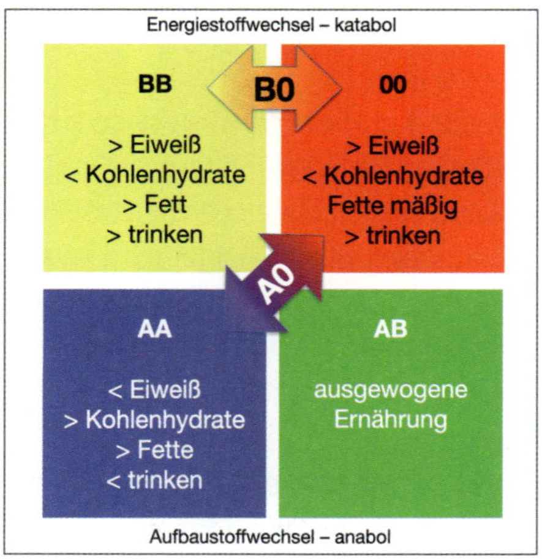

Die Blutgruppenverteilung im kategorialen Ordnungssystem

Blutgruppe 00

Blutgruppe 00 (rein Null) hat eine **katabole (abbauende) Stoffwechselprägung.** Sie ist entwicklungsgeschichtlich die älteste Blutgruppe und gehört zu den Jägern und Sammlern. Diese ernährten sich überwiegend von Fisch und Fleisch in Kombination mit Gemüse, Nüssen, Wildkräutern, Wurzeln und Obst. Die körperliche Aktivität war hoch. Dafür gab ihnen die Ernährung die nötige Kraft und Ausdauer.

Kuhmilch und Kuhmilchprodukte sowie die modernen Getreidesorten wie Weizen, Roggen, Hafer und Gerste sind weniger gute Nahrungsmittel für den Stoffwechsel der Blutgruppe 0. Sie machen ihn träge. Typische Symptome sind Blähungen, Durchfall oder Verstopfung, Allergien, Erschöpfung und Muskelschwäche.

Die Ernährung sollte reichlich Eiweiß, mäßig Fette und in geringem Umfang ballaststoffreiche Kohlenhydrate enthalten. Menschen mit dieser Stoffwechselprägung besitzen ausreichend Enzyme, um auch rotes Fleisch zu verarbeiten. Bei einer überwiegend vegetarischen Ernährungsweise ist darauf zu achten, dass gelegentlich auch Lebensmittel mit tierischem Eiweiß verzehrt werden. Eine dauerhaft vegane Ernährungsweise ist für den Stoffwechsel dieser Blutgruppe nicht geeignet, da es dann leicht zu Mangelerscheinungen kommen kann. Weltweit tragen etwa 45 % aller Menschen das Blutgruppenmerkmal 0, in Deutschland sind es 41 %.

Blutgruppe BB

Blutgruppe BB (rein B) hat eine **katabole Stoffwechselprägung.** Zwischen 15 000 und 10 000 v. Chr. entwickelte sich diese Blutgruppe in der Region des Himalaya. Vermutlich aufgrund der klimatischen Unterschiede zur heißen afrikanischen Wüste mutierte die Blutgruppe 0. In Asien unterscheidet man zwei B-Typen, die sich durch die verschiedenen Lebensformen bedingten: die Nomaden und die Bauern. Die Nomaden mit der Blutgruppe B drangen bis tief in das östliche Europa ein, während die Bauern sich im heutigen China und südöstlichen Asien niederließen.

Bis zum heutigen Tag ist die vorherrschende Blutgruppe in Ostasien, Japan, China, der Mongolei und Indien die Gruppe B. Je weiter man jedoch nach Westen kommt, desto geringer wird der B-Anteil in der Bevölkerung. In Westeuropa liegt der Anteil nur noch bei ca. 5 %. Deutschland und Österreich haben einen vergleichsweisen hohen Prozentsatz infolge vieler Einwanderer aus östlichen Regionen. Besonders viele Menschen mit Blutgruppe B findet man beispielsweise in der Region der oberen Elbe.

Die Ernährungsgewohnheiten der Nomaden und der Bauern der Blutgruppe B unterschieden sich stark. Während Erstere sich hauptsächlich von Fleisch und Milchprodukten ernährten, die ihnen immer zur Verfügung standen, nahmen Letztere überhaupt keine Milchprodukte zu sich. Bis heute denken Asiaten, dass Milchprodukte schlecht für ihre Gesundheit seien. Aber gerade Menschen mit Blutgruppe B vertragen Milchprodukte sehr gut, und deshalb sind sie für sie auch zuträglich.

Die Ernährungsempfehlung für Menschen mit der Blutgruppe B lautet: reichlich Fette, viel Eiweiß und wenig Kohlenhydrate. Ähnlich wie bei Blutgruppe 0 stehen ausreichend Enzyme für die Eiweißverarbeitung zur Verfügung. Daher sollte der Speiseplan auch tierische Eiweiße enthalten. Eine rein vegane Ernährungsweise kann zu Mangelerscheinungen führen.

Blutgruppe B0

Blutgruppe B0 ist eine Mischung aus Blutgruppe B und 0. Der Stoffwechsel ist **katabol geprägt.** Die Empfehlung entspricht im Wesentlichen der für Blutgruppe 0 mit einer Ernährungsweise, die tierische Eiweiße beinhaltet.

Blutgruppe AA

Blutgruppe AA (rein A) hat eine **anabole Stoffwechselprägung.** Der genaue Zeitpunkt der Entstehung dieser Blutgruppe ist unklar. Die Annahme, dass durch den Zwang zur Anpassung neue Blutgruppen entstanden, ist weitverbreitet. Vielen Forschern zufolge kam es zwischen 25 000 und 10 000 v. Chr. zur Entwicklung der Blutgruppe A. Diese Zeitspanne wird auch »Jungsteinzeit« bzw. »neolithische Phase« genannt. Damals wurden die Menschen sesshaft und begannen, Getreide anzubauen. Zur gleichen Zeit fingen sie auch an, Tiere zu domestizieren. Sie lebten nicht mehr allein vom Sammeln und Jagen. Das brachte einige Veränderungen auf dem Speiseplan mit sich.

Menschen mit der Blutgruppe A produzieren im Vergleich zur Blutgruppe 0 wesentlich weniger Magensäure und im Dünndarm nur geringe Mengen des Isoenzyms alkalische Phosphatase. Rotes Fleisch wird daher schlechter vom Stoffwechsel verarbeitet, Huhn, Pute und Fisch sind bekömmlicher. Diese Blutgruppe ist an eine vegetarische Ernährungsweise angepasst, denn mit der Einführung von Ackerbau und Viehzucht nahm die Nahrungsversorgung mit Wildtieren automatisch ab. Weltweit tragen etwa 40 % aller Menschen, in Deutschland 43 %, das Blutgruppenmerkmal A.

Blutgruppe A0
Blutgruppe A0 ist eine Mischung aus Blutgruppe A und 0. Wir finden diesen Mischtyp bei etwa 20 % aller Träger der Blutgruppe A. Die **Stoffwechselprägung ist leicht anabol.** Im Gegensatz zur reinen Blutgruppe A ist die Versorgung mit tierischem Eiweiß für diesen Mischtyp grundsätzlich wichtig. Ausreichend gute Kohlenhydrate und gesunde Fette in Maßen runden den Ernährungsplan ab.

Blutgruppe AB
Blutgruppe AB wird als eigenständige Blutgruppe gewertet, kann jedoch auch als Mischung von A und B verstanden werden. Sie hat eine **leicht anabole Stoffwechselprägung.** Eine ausgewogene Ernährungsweise mit gleichen Anteilen an Eiweiß, Kohlenhydraten und Fetten ist förderlich. Prinzipiell ist vegetarische Kost für den Stoffwechsel dieser Blutgruppe geeignet. AB ist allerdings nicht weit verbreitet. Weltweit tragen etwa 4 %, in Deutschland 5 % dieses Merkmal.

Die Art der Stoffwechselverbrennung

Dr. Georg Watson von der Universität Südkalifornien war in den 1970er-Jahren der Erste, der die Verbrennungsgeschwindigkeit von Kohlenhydraten zu unterschiedlichen Stoffwechseltypen in Beziehung setzte. Er unterschied dabei drei Verbrennungstypen:

Dem **Schnellverbrenner** bekommt eine eiweiß- und fettreiche Kost gut. Kohlenhydrate dagegen verwertet er zu schnell, und es kommt zu einer starken und schnellen Insulinreaktion. Der Blutzuckerspiegel schwankt beim Schnellverbrenner enorm. Infolge einer Gegenreaktion des Körpers, bei der Eiweiß in Glukose umgewandelt wird (Gluconeogenese), kommt es zum Anstieg des Harnsäurespiegels. Regelmäßiges und dem Stoffwechsel angepasstes Essen ist für diesen Stoffwechseltyp günstig.

Für den **Langsamverbrenner** ist Pflanzenkost gut geeignet. Seine Schwäche liegt in der Verdauung und Verwertung von Eiweißen und Fetten. Nach einer fett- und fleischreichen Kost fühlt er sich zwar müde und träge, jedoch nicht satt. Der Langsamverbrenner neigt zu einem hohen Blutzuckerspiegel und chronischem Übergewicht. Körperliche Aktivitäten und der Verzicht auf Zwischenmahlzeiten sind für seinen Stoffwechsel förderlich.

Der **Mischverbrenner** ist genetisch auf eine ausgewogene Kost ausgerichtet. Eiweiße, Fette und Kohlenhydrate sind für ihn gleichermaßen ideale Nährstoffquellen. Körperlich fühlt er sich mit einer abwechslungsreichen Ernährung am besten.

18 unterschiedliche genetische Stoffwechselprägungen

Die allgemeinen Empfehlungen, die sich aus den sechs unterschiedlichen Blutgruppen ergeben, werden durch den im Labor ermittelten Stoffwechselverbrennungstyp ergänzt. Daraus resultieren 18 abgegrenzte genetische Stoffwechselprägungen, die sich in ihrer Enzym- und Stoffwechselaktivität unterscheiden. Für die Ermittlung der Nahrungsmittel, die optimal zum Stoffwechsel passen, reicht diese Klassifizierung noch nicht aus, insbesondere dann nicht, wenn Erkrankungen vorliegen. In der weiteren Unterteilung spielt die epigenetische Stoffwechselprägung eine entscheidende Rolle, auf die ich noch genauer eingehen werde.

Nahrungsmittel, die nicht optimal zur genetischen Stoffwechselprägung passen, können – falls sie in größeren Mengen oder mehrmals wöchentlich gegessen werden – ungünstige Reaktionen im Organismus auslösen. Grundsätzlich ist das »Sonntagsbrötchen« durchaus erlaubt, aber wir haben nicht dreimal täglich Sonntag! Häufigkeit und Menge spielen für die Reaktionen auf Nahrungsmittel eine wichtige Rolle.

Epigenetische Stoffwechselprägung

Unter Epigenetik verstehen wir die Steuerung der Gene. Diese wird durch Ernährung, Lebensstil, Erkrankungen und Umwelteinflüsse geprägt. Neben der Vital- und Stoffwechselanalyse sind zusätzliche Angaben oder Untersuchungen zu Reaktionen auf Nahrungsmittel ein wichtiger Baustein der individuell optimalen Ernährung.

Der individuelle Ernährungsplan

Je nach Zielsetzung kann zwischen zwei Varianten gewählt werden:

- Der **»Durchstarter«** ist ein Ernährungsplan für 28 Tage. Er beinhaltet kalorienreduzierte Rezepte, gesunde Eiweißshakes und Nahrungsergänzungsmittel. In der Praxis hat sich dieser Plan zum Einstieg in die Ernährungsumstellung, aber auch zur kurzfristigen Harmonisierung, Reinigung und Entgiftung des Stoffwechsels bewährt.
- Ein langfristiger Ernährungsplan, der ein Leben lang durchgeführt werden kann, ist der **»Optimierer«.** Er beinhaltet eine Auflistung der Nahrungsmittel, die geeignet sind, den persönlichen Stoffwechsel langfristig wieder in Balance zu bringen. Hinzu kommt nach einiger Zeit noch eine Liste weiterer Nahrungsmittel, die nach der Genesung des Stoffwechsels den Warenkorb ergänzen können. Der Ernährungsplan enthält auch individuelle Vorschläge für alle Mahlzeiten. Beim Frühstück gibt es keine Mengenbegrenzung. Das Mittag- und das Abendessen bestehen immer aus je einem Anteil Eiweiß und Gemüse. Für die beiden

Mahlzeiten werden entsprechend dem Wunschgewicht Mengen zur Orientierung ermittelt.

Eiweiß	
Fleisch/Geflügel	Ei, Hase, Kaninchen, Lamm, Pute, Strauß, Wildschwein, Ziege
Fisch	Alse, Butterfisch, Dorade, Dorsch/Kabeljau, Felchen/Renke, Flunder, Flussbarsch, Forelle, Hecht, Heilbutt, Hering, Jakobsmuschel, Kaviar, Lachs, Makrele, Meerbrasse, Red Snapper, Rotbarsch, Rotbrasse, Saibling, Sardine, Schellfisch, Scholle, Seehecht, Seelachs, Seeteufel, Seezunge, Steinbeißer, Stör, Thunfisch, Zander
Hülsenfrüchte	Bohne (rot), Bohne (weiß), Erbse (grün), Kidneybohne, Limabohne
Nüsse/Kerne	Chiasamen, Erdmandel, Esskastanie, Hanfsamen, Leinsamen, Macadamianuss, Mandel, Paranuss, Pekannuss, Walnuss
Milchprodukte	Joghurt (Kuh), Joghurt (Ziege), Käse (Kuh), Käse (Schaf), Käse (Ziege), Milch (Kuh), Milch (Ziege), Quark (Kuh), Quark (Schaf), Quark (Ziege)
Kohlenhydrate	
Gemüse	Austernpilz, Blumenkohl, Bohne (grün), Brokkoli, Champignon, Chinakohl, Eisbergsalat, Endivien, Feldsalat, Grünkohl, Gurke, Knollensellerie, Kohlrabi, Kopfsalat, Lollo Rosso/Bianco, Löwenzahn, Meerrettich, Möhre, Paprika, Pastinake, Petersilienwurzel, Pfifferling, Rosenkohl, Rote Bete, Rotkohl, Rübstiel, Rucola, Sauerkraut, Shiitakepilz, Spargel, Spinat, Sprossen, Süßkartoffel, Weißkohl, Wirsing, Zucchini, Zuckerschote, Zwiebel
Obst	Ananas, Apfel, Banane, Blaubeere, Brombeere, Cranberry (roh), Erdbeere, Grapefruit, Himbeere, Johannisbeere, Kiwi, Kumquat, Limette, Litchi, Mango, Maracuja, Orange, Papaya, Pfirsich, Pflaume, Stachelbeere, Wassermelone, Weintraube, Zitrone
Getreide	Dinkel, Grünkern, Hafer, Hirse, Quinoa
Öle / Fette	
Öle / Fette	Butter, Ghee/Butterschmalz, Kokosöl, Leindotteröl, Leinöl, Olivenöl, Walnussöl
Milchersatzprodukte	
Milchersatzprodukte	Dinkelmilch, Hafermilch, Hanfmilch, Haselnussmilch, Macadamiamilch, Mandelmilch
Tee	
Tee	Eisenkraut, Ginseng, grüne Minze, grüner Tee, Hagebutte, Himbeerblatt, Holunderblüte, Ingwertee, Pfefferminz, Rooibos, Salbeitee, Süßholzwurzel

Beispiel eines Warenkorbs des Ernährungsplans »Optimierer«

Mahlzeitenfrequenz

Im Kapitel über chronische Entzündungen (S. 250) habe ich die Auswirkungen einer hohen Mahlzeitenfrequenz beschrieben. Sollte es in der Vital- und Stoffwechselanalyse deutliche Hinweise auf eine Darmbarrierestörung bzw. niedriggradige Entzündungen geben, empfiehlt »gesund + aktiv« das intermittierende Fasten.

Intervallfasten (intermittierendes Fasten)

Intervallfasten ist eine spezielle Form des Fastens, bei der sich die Essensphasen mit Fastenphasen zyklisch abwechseln. Es ermöglicht die Autophagie, eine Selbstreinigung der Körperzellen, und vermeidet niedriggradige Entzündungen, die in Verbindung mit der Nahrungsaufnahme stehen. Das Intervallfasten ist in der Handhabung zeitsparend, leicht umzusetzen und in seiner Auswirkung auf die Gesundheit einzigartig. Viele unserer Patienten berichten schon nach kurzer Zeit von einer deutlichen Besserung der Beschwerden, erhöhter Vitalität und erholsamerem Schlaf.

Es gibt verschiedene Methoden des Intervallfastens. Bewährt haben sich die 16:8- und die 5:2-Methode.

Beim **16:8-Intervallfasten** wird jeden Tag 16 Stunden lang gefastet und während 8 Stunden gegessen. In der Fastenphase, z. B. von 18 Uhr bis 10 Uhr, sollte keine Nahrung aufgenommen werden, damit die Körperzellen sich in diesem Zeitfenster selbst reinigen können. Während der Nahrungsphase sollten nur die Nahrungsmittel gegessen werden, die der Stoffwechsel auch verarbeiten kann.

Beim **5:2-Intervallfasten** wird an fünf Tagen der Woche normal gegessen und zwei Tage lang nur mit geringer Kalorienaufnahme gefastet. Die beiden Fastentage müssen nicht zusammenhängend sein, sondern können frei gewählt werden. An diesen beiden Tagen sollten Frauen nicht mehr als 500 kcal und Männer nicht mehr als 600 kcal zu sich nehmen, dafür aber für ausreichend Flüssigkeit sorgen. Wir haben in unserem Institut gute Erfahrungen damit gemacht, wenn an den Fastentagen ausschließlich hochwertige Eiweißshakes, die nicht tierischen Ursprungs sind und kein Soja enthalten (z. B. **PROTEIN** von NewLife nutrition), verzehrt werden.

Wichtiger Hinweis: Intervallfasten ist für Patienten mit **Migräne kontraindiziert.** Lange Pausen in der Nahrungszufuhr können zu einem Energiemangel im Gehirn führen, was dann den Migräneschmerz auslöst.

Langsam essen und gut kauen

»Gut gekaut ist halb verdaut« sind Worte, die ich schon von meinen Eltern und Großeltern gehört habe. Ich denke, wir wissen alle, dass gründliches Kauen und langsames Essen gesund sind, aber wir befolgen es nur selten.

Gründliches Kauen bewirkt, dass die im Speichel enthaltenen Enzyme die Nahrung vorab aufspalten, sodass diese vom Darm leichter verstoffwechselt werden kann. Außerdem wird die Oberfläche der Nahrung vergrößert, und die Verdauungsenzyme können ihre Arbeit wesentlich effektiver verrichten. Das entlastet vor allem Magen und Dünndarm und beugt Verdauungsproblemen, Sodbrennen, Blähungen und Verstopfung vor. Auch das Immunsystem profitiert vom intensiven Kauen, denn dabei wird dem Speichel vermehrt Lymphflüssigkeit zugegeben, die die Produktion von Abwehrzellen im Magen-Darm-Kanal aktiviert.

Im Körper stellt sich erst nach etwa 20 Minuten, nachdem ausreichend Nahrung aufgenommen worden ist, ein Sättigungsgefühl ein. In dieser Zeitspanne können wir noch eine ganze Menge herunterschlingen, obwohl wir an sich bereits satt sind. Gründliches Kauen hat somit auch den großen Vorteil, dass wir eine geringere Nahrungsmenge aufnehmen.

Es kursieren einige Vorgaben, wie oft das Essen gekaut werden sollte. Meiner Meinung nach kann es eine ideale Anzahl nicht geben. Das erklärt sich allein schon dadurch, dass sich Lebensmittel in ihrer Konsistenz unterscheiden. Im Rahmen des Stoffwechselprogramms von »gesund + aktiv« empfehlen wir das von Jürgen Schilling entwickelte »Schmauen«. Das ist eine Wortschöpfung aus »schmecken« und »kauen«. Beim Schmauen wird jeder Bissen im Mund durch Kauen verflüssigt und etappenweise geschluckt. Das eröffnet eine neue Geschmackswahrnehmung und bewirkt eine Umverteilung der Nahrungsverwertung im Verdauungstrakt.

Gesunde Ernährung ist individuell

Das Stoffwechselprogramm von »gesund + aktiv« ist bereits seit über 20 Jahren bewährt. Es basiert auf wissenschaftlich fundierten Erkenntnissen zum Stoffwechsel und zur Ernährung.[5]

Auf Grundlage von »gesund + aktiv« entwickelten wir gemeinsam mit Stoffwechselexperten, Sportphysiotherapeuten, Heilpraktikern, Ernährungsberatern, Fitnesstrainern und Ernährungsmedizinern unter der Leitung von Markus Grimm das Ernährungskonzept »healthy balance« für Fitnessstudios, Physiotherapeuten und Ernährungsberater. Das Programm basiert auf professionellen Messdaten aus dem Fitness- und Ernährungsbereich.[6]

---

5 Mehr Informationen, eine Auswahl an Therapeuten sowie die Möglichkeit, selbst Partner-Therapeut zu werden, finden Sie auf der Internetseite www.gesund-aktiv.com.

6 Nähere Informationen sowie Adressen von Fitnessstudios, deren Mitarbeiter in diesen speziellen Ernährungsthemen geschult sind, finden Sie unter www.healthy-balance.info.

Dauerstress – eine natürliche Reaktion wird zum Problem

Chronische Stressbelastungen führen zu zahlreichen körperlichen Beschwerden, insbesondere zur Belastung der Nebennieren. Dieses Organ sorgt dafür, dass wir auf die vielen unterschiedlichen Reize angemessen reagieren. Eine Dauerbelastung führt zum Verlust seiner Flexibilität.

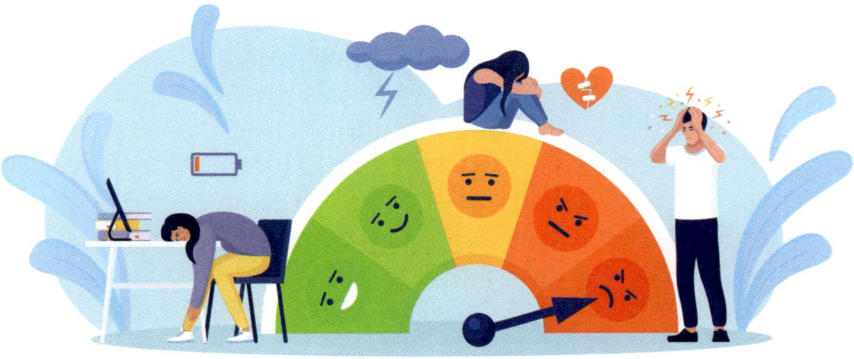

Stress löst eine chemische Reaktion im Körper aus. Schätzen wir eine Situation als gefährlich ein, werden im Nebennierenmark sofort Adrenalin und Noradrenalin ausgeschüttet. Darauf folgt Cortisol aus der Nebennierenrinde. Unser Körper rüstet sich für Kampf oder Flucht.

Heutzutage müssen wir nicht mehr gegen wilde Tiere kämpfen. Wir haben andere Feinde: Zeitdruck, laute Nachbarn, schleichende Autofahrer, endlose Stapel unerledigter Arbeit oder sogar Freizeitstress. In diesen Situationen läuft im Körper der gleiche Mechanismus ab wie vor Jahrtausenden bei Lebensgefahr. Wir reagieren heute allerdings nicht mehr mit Kampf oder Flucht, was die frei gewordenen Energien abbauen würde. Die gesamte Energie und die Anspannung verbleibt in unserem Körper.

Auf Informationen über Naturkatastrophen, Kriege, Morde oder Wirtschaftskrisen können wir nicht mit einer passenden Lösung reagieren, wir beschäftigen uns aber innerlich mit ihnen. Das bewirkt im Stoffwechsel eine vermehrte Energiebereitstellung, die zu einer niedriggradigen Entzündung und einem durchlässigen Darm führen kann, wenn die Energie nicht verbraucht wird. Stress löst auch eine erhöhte

Amylaseproduktion aus. Dieses Enzym hat die Aufgabe, mehr Kohlenhydrate aufzunehmen, und öffnet dafür die Barrieren in den Schleimhäuten. Das kann im Mundbereich Karies und Parodontitis (Entzündung des Zahnhalteapparates) begünstigen. Die Amylaseproduktion wird nach aktuellen Forschungsergebnissen auch durch das Benutzen eines Mobiltelefons ausgelöst.

Naturheilkundliche Unterstützung und Hinweise für die Praxis

Kein Mensch ist dafür gemacht, über Tage oder gar Wochen hinweg ohne Pausen durchzuarbeiten. Pausen sind wichtig, um leistungsfähig zu bleiben. Wenn möglich, sollten Sie einen festen Tag in der Woche für Ihre Erholung einplanen. Täglich mindestens einen festen Termin als Pause in den Kalender einzutragen, ist eine hilfreiche Methode.

- **Ausdauersportarten** sind ein gutes Mittel, die tagsüber aufgebauten Stresshormone abzubauen. Das sollte allerdings nicht zum Leistungsdruck ausarten. Dreimal wöchentlich eine halbe Stunde körperliche Anstrengung reicht aus.
- Lernen Sie, beruflich wie privat **Nein zu sagen.** Das ist ein Ja zu Ihren Bedürfnissen. In der Praxis unterstütze ich diese Fähigkeit gern durch die Mariendistel **(Ceres Carduus marianus urt.)**. Sie hilft, sich gegenüber emotionaler und physischer Ausbeutung, Angriffen und Manipulationen angemessen zu behaupten. Die Mariendistel unterstützt die Wahrung der eigenen Persönlichkeit, indem sie die aktive Abgrenzung gegenüber schädigenden psychischen Einflüssen stärkt. Eine seelisch-geistige Abwehrschwäche kann sich sonst auch in einer übersteigerten aggressiven Abgrenzung äußern. Carduus marianus stärkt in uns die Fähigkeit, mehr Verantwortung für das eigene Leben zu übernehmen.
- **Akzeptieren Sie kleine Fehler** im Leben. Ein übertriebener Perfektionismus verursacht unnötigen Stress.
- Erlernen Sie **Entspannungstechniken** wie Progressive Muskelentspannung, Yoga, Qigong, Tai-Chi oder autogenes Training. Sie schaffen die innere Voraussetzung für mehr Ausgeglichenheit und Harmonie.
- Eine **Substitution mit Mikronährstoffen** kann ebenfalls hilfreich sein, da bei Dauerstress viele Mineralien und Vitamine in großer Menge verbraucht werden. Z. B. **STRESS BALANCE** von NewLife nutrition beinhaltet eine Komposition von Mikronährstoffen, die den entstandenen Mangel kurzfristig ausgleicht und die Nebennieren schützt.

Auch **pflanzliche Mittel** können für innere Ruhe und Gelassenheit sorgen. Die **Mistel** (Viscum album) vermittelt ein Gefühl der inneren Stille und Schwerelosigkeit. Patienten mit Angstzuständen, Albträumen oder zu starker Empfänglichkeit gegenüber Mondeinflüssen sprechen gut auf eine Behandlung mit der Urtinktur in geringer Dosierung an.

Der **Sonnenhut** (Echinacea purpurea urt.) verhilft uns zu einem Schutzschild, mit dem wir uns besser auf körperlicher und seelisch-geistiger Ebene abschirmen können. Neben einem funktionierenden Immunsystem ist auch die psychische Abwehr wichtig. Dabei unterstützt uns die Wesenskraft des Sonnenhuts, indem er uns schützend umhüllt und unsere Wachsamkeit für Situationen schärft, die unnötige Konflikte auslösen können.

Strophanthin, auch bekannt als »Ouabain«, wurde von den Ureinwohnern Afrikas schon lange als Pfeilgift benutzt. Es wird aus einer milchsaftproduzierenden Schlingpflanze gewonnen, ist aber auch ein körpereigenes Hormon des Menschen, das in der Nebenniere gebildet wird und an der Regulation des Salz- und Wasserhaushaltes beteiligt ist. Im menschlichen Hypothalamus findet sich ebenfalls g-Strophanthin. Durch seinen Einfluss kann die Herzarbeit wesentlich entlastet werden. Bei einer Schwäche der Nebenniere, mit der in zunehmendem Alter gerechnet werden muss, können Gaben von g-Strophanthin **(Strophanthus D4** von Sanum) das Organ unterstützen.

Laborbeispiele aus der Praxis

Die Interpretation der Laborergebnisse nach klinischen, naturheilkundlichen und ganzheitlichen Gesichtspunkten eröffnet neue Wege der Diagnostik. Durch die Einordnung des aktiven Geschehens in das kategoriale Ordnungssystem werden Zusammenhänge und Wechselwirkungen deutlich. In der Seminarreihe »Labor ganzheitlich« wird sowohl die Interpretation der einzelnen Laborparameter als auch das Arbeiten mit dem kategorialen Ordnungssystem vermittelt.

Krankheitsnamen bezeichnen eine Kombination diverser Symptome. Bei genauerer Betrachtung ist aber z. B. die Neurodermitis des einen Menschen nicht mit der eines anderen vergleichbar. Hinter einem Namen für eine Erkrankung stehen individuelle Symptome und Ursachen. In der Folge sollten auch die jeweiligen Therapieansätze unterscheidlich sein.

Beschwerden treten immer erst dann auf, wenn der Organismus nicht mehr in der Lage ist, die körperlichen und seelisch-geistigen Disharmonien zu kompensieren. Symptome sind demnach Zeichen einer Überforderung oder eines Mangels. Als Ursache beschreiben Prof. Dr. Schole und Dr. Lutz Dauerstress, eine kohlenhydratlastige Ernährungsweise, Bewegungsmangel, chronische Entzündungen und toxische Belastungen aus der Umwelt. Jede Therapie sollte anstreben, Ernährung, Bewegung und Entspannung zu optimieren. Ein Erfolg ist maßgeblich von der Umsetzung dieser wesentlichen Faktoren abhängig.

Hochakute und lebensbedrohliche Erkrankungen gehören in die Hände der modernen Schulmedizin. Sie hat die Möglichkeit, Leben zu retten und Schmerzen kurzfristig zu lindern. Etwa 80 % aller Erkrankungen sind jedoch chronische Leiden. Wünschenswert wäre die Integration beider Wege zum Wohle der Patienten: schulmedizinische Ansatzpunkte, wo es nötig, und naturheilkundliche Therapien, wo es möglich ist.

Die folgenden Laborbeispiele sollen die Möglichkeiten der ganzheitlichen Interpretation der Laborwerte darstellen. Dabei ist mir wichtig, dass sich der Patient in der Interpretation der Laborwerte wiederfindet, er sich gesehen fühlt.

Nach meiner Erfahrung ist ein Verständnis davon, was im Organismus physiologisch abläuft, der beste Motivator, an der eigenen Heilung aktiv mitzuarbeiten.

Damit der Patient die Laborergebnisse auch zu Hause noch versteht, erläutere ich ihm die gemessenen Werte in der Grafik. Befindet sich der Punkt in der Grafik im grünen Bereich, ist der Laborwert optimal. Der schwarze Punkt im gelblichen/orangefarbenen Bereich dokumentiert eine Störung in der Regulation. Es können körperliche Symptome vorhanden sein, es besteht aber in der Regel noch keine schwerwiegende Erkrankung. Erst wenn der Wert sich im roten Bereich befindet und rot dargestellt ist, handelt es sich um einen klinischen Befund, der auch in der Schulmedizin eine Rolle spielen kann.

Beispiel Marcus

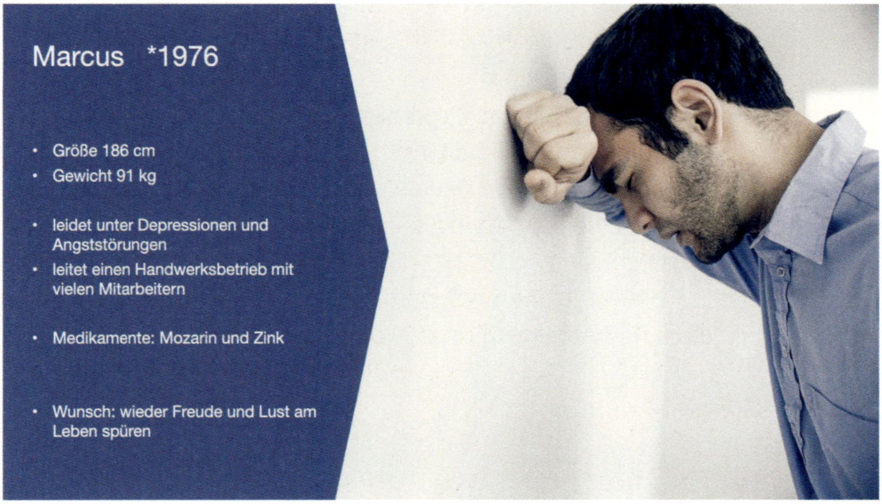
Marcus *1976
• Größe 186 cm
• Gewicht 91 kg
• leidet unter Depressionen und Angststörungen
• leitet einen Handwerksbetrieb mit vielen Mitarbeitern
• Medikamente: Mozarin und Zink
• Wunsch: wieder Freude und Lust am Leben spüren

Marcus leitet einen erfolgreichen Handwerksbetrieb mit 20 Mitarbeitern. In seinem Beruf und unter anderen Menschen wirkt er wach und aktiv. Privat und in der Familie ist er jedoch lustlos, niedergeschlagen und nachdenklich. Ihm ist die Freude am Leben vergangen. Seitdem er von seinem Hausarzt Mozarin verschrieben bekommen hat, ein Mittel gegen Depression und Angststörungen, geht es ihm etwas besser. Auf Dauer möchte er das Mittel allerdings nicht einnehmen. Sein Wunsch ist es, wieder Freude und Lust am Leben zu spüren.

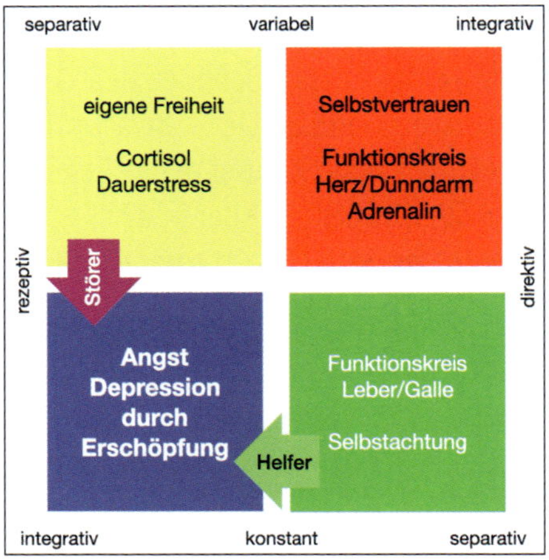

Zuordnung im kategorialen Ordnungssystem

Es gibt verschiedene Ursachen für eine Depression, die es bei der Einordnung in das kategoriale Ordnungssystem zu berücksichtigen gilt. Da bei Marcus die Ursache in der fehlenden eigenen Freiheit und im Dauerstress mit Beeinträchtigung der Nebenniere zu finden ist, erfolgt die Einordnung in den blauen Quadranten. Die Hilfestellung sollte also aus dem grünen Feld (Selbstachtung und Funktionskreis Leber/Galle) erfolgen. Zusätzliche Unterstützung aus dem roten Feld (Selbstvertrauen, Funktionskreis Herz/Dünndarm und Adrenalin) ist sinnvoll.

Ergebnisse und Befund der Vital- und Stoffwechselanalyse mit Hormonstatus

Blutwert	Gemessener Wert		Referenzbereich	Gemessener Wert im Referenzbereich
BLUTBILD				
Vollständiges Blutbild				
Leukozyten	7.4	/nl	3.9-10.0	
Erythrozyten	4.9	/pl	4.5-5.9	
Hämoglobin	15.1	g/dl	13.0-18.0	
Hämatokrit	0.44	l/l	0.40-0.52	
MCV	90	fl	82-98	
MCH	31	pg	28-32	
MCHC	34	g/dl	32-36	
Thrombozyten	166	/nl	140-440	
Seg. Granulozyten	54.6	%	50.0-70.0	
Lymphozyten	29.0	%	25.0-40.0	
Eosinophile Gran.	4.9	%	1.0-5.0	
Basophile Gran.	0.8	%	0.1-3.0	
Monozyten	7.5	%	2.0-8.0	

Aus klinischer Sicht ist das Blutbild unauffällig, da sich alle Werte in der Norm befinden.

Aus Sicht von »Labor ganzheitlich« sind die geringen **Thrombozyten** auffällig. Alles, was in der nächsten Lebensumgebung geschieht, empfängt Marcus mit großer Offenheit und nimmt es sich zu Herzen. Es fehlt der innere Schutz. Marcus ist einer Arbeitsumgebung ausgesetzt, die nicht seiner extremen Sensibilität entspricht. Es ist daher wichtig, dass er einen Raum findet, in dem er seine Feinfühligkeit zulassen kann.

Der **Drüsenstoffwechsel** und somit auch das **Hormonsystem** sind derzeit in einer Dysbalance (erhöhte eosinophile und niedrige basophile Granulozyten).

Blutwert		Gemessener Wert		Referenzbereich	Gemessener Wert im Referenzbereich
BIOCHEMIE					
Kalium		4.3	mmol/l	3.5-5.1	
Natrium		141	mmol/l	136-145	
Calcium	-	2.18	mmol/l	2.20-2.55	
Magnesium		0.82	mmol/l	0.66-0.99	
Phosphor anorg.		1.03	mmol/l	0.81-1.45	
Chlorid		103	mmol/l	98-107	
Ferritin		239	ng/ml	30-400	
Transferrin		2.23	g/l	2.00-3.60	
Transferrin Sättigungsgrad		21	%	16-45	
Eisen		12	µmol/l	6-35	
Kupfer		13.3	µmol/l	11.0-22.0	
Fe/Cu Quotient		0.9		0.6-1.4	

Die **Biochemie,** Messung der Elektrolyte im Serum, ist zwar nicht im Optimum, aber ihre Zusammensetzung ist akzeptabel.

Blutwert		Gemessener Wert		Referenzbereich	Gemessener Wert im Referenzbereich
MIKRONÄHRSTOFFE IM VOLLBLUT					
Kupfer (Vollblut)		1.07	mg/l	1.06-1.30	
Eisen (Vollblut)	+	551	mg/l	466-540	
Kalium (Vollblut)		1668	mg/l	1549-1715	
Natrium (Vollblut)	-	1575	mg/l	1618-1822	
Calcium (Vollblut)		70.1	mg/l	67.6-79.6	
Magnesium (Vollblut)		34.0	mg/l	30.4-36.4	
Zink (Vollblut)	+	7.17	mg/l	4.54-6.22	
Selen (Vollblut)		130.3	µg/l	100.0-140.0	

Bei der Betrachtung der **Mikronährstoffe im Vollblut** ist das hohe Eisen im Verhältnis zum Kupfer auffällig. Das ist ein deutliches Anzeichen für eine überforderte Nebenniere. Den gleichen Hinweis erhalten wir von den vier **Mineralstoffen Kalium, Natrium, Calcium** und **Magnesium.** Auch sie stehen nicht in Balance zueinander, was ebenfalls die Folge einer hohen Dauerbelastung und Überforderung der Nebenniere ist. Eine Reduzierung der Stressbelastung ist dringend anzuraten. Die Stoffwechsellage ist insgesamt als sauer einzustufen.

Der aktuell hohe **Zinkspiegel** erklärt sich durch die Einnahme eines Zinkpräparats.

Blutwert	Gemessener Wert			Referenzbereich	Gemessener Wert im Referenzbereich
STOFFWECHSEL					
Bilirubin ges.		0.2	mg/dl	< 1.2	
Gamma-GT		51	U/l	< 60	
GOT		45	U/l	10-50	
GPT	+	**82**	U/l	10-50	
Cholinesterase		8.16	U/ml	5.32-12.92	
Alk.Phosphatase		72	U/l	40-129	
GLDH		5.6	U/l	< 6.4	
LDH		148	U/l	135-225	
Amylase		69	U/l	28-100	
Lipase		18	U/l	13-60	
HbA1c		5.5	%	4.1-6.1	
HbA1c (mol)		37	mmol/mol	20-44	
Glukose im Serum	+	**120**	mg/dl	74-106	
EAG (durchschn. BZ)		111	mg/dl	60-126	

Im Bereich des Stoffwechsels sind die Leberwerte **Gamma-GT, GOT** und **GPT** erhöht. Da GPT höher ist als GOT und auch das GLDH grenzwertig im oberen Bereich der Norm liegt, besteht in der Leber ein Zelluntergang. Die Ursache dafür kann Hepatitis, eine Fettleber oder Übergewicht sein. Aufgrund des Gesamtbefundes scheidet eine Hepatitis aus. Eine Fettleber und Übergewicht sind aufgrund der übrigen Laborwerte ein möglicher Ausgangspunkt.

Der **Langzeitzucker (HbA1c)** und der durchschnittliche **Tageszuckerwert (EAG)** sind nicht im Optimum, aber akzeptabel. Der **Kurzzeitzucker (Glukose im Serum)** ist deutlich erhöht. In der Regulations- und Stoffwechselmedizin ist es üblich, dass die Blutentnahme nicht nüchtern erfolgt, damit aktive Stoffwechselvorgänge sichtbar werden. In diesem Fall ist es normal, dass der Kurzzeitzuckerwert erhöht ist.

Blutwert	Gemessener Wert	Referenzbereich	Gemessener Wert im Referenzbereich

Untersuchung		Ergebnis	Einheit	Referenzbereich	Grafik
HBDH		119	U/l	72-182	
CK gesamt (CK-NAC)	+	304	U/l	< 190	
Die Creatin Kinase (CK) ist signifikant erhöht. Wir empfehlen eine Kontrolluntersuchung nach ca. 72 Stunden ohne vorherige körperliche Belastung. Bei anhaltender CK Erhöhung ist eine Isoenzym Bestimmung indiziert.					
CK-MB		13	U/l	< 25	
CK-MB-Anteil an CK		4	%	< 6	
Triglyceride		144	mg/dl	< 150	
Cholesterin		183	mg/dl	150-280	
HDL-Cholesterin	-	39	mg/dl	> 55	
LDL-Chol.rech		115	mg/dl	< 150	
Harnsäure	+	9.7	mg/dl	3.5-7.2	
Zonulin im Serum	+	39.2	ng/ml	20.0-38.0	

Der **Wert CK gesamt (CK-NAC)** ist auffällig erhöht. Dies ist die Folge einer muskulären Überforderung durch zu viel Sport oder anstrengende Tätigkeiten. Ganzheitlich gesehen, besteht die Tendenz zur Überforderung auf allen Ebenen.

Die **Blutfette (Triglyceride)** sind erhöht, und das **HDL-Cholesterin** ist erniedrigt. In der Regulationsmedizin ist dies ein Hinweis auf eine **Insulinresistenz** der Körperzellen. In diesem Zusammenhang ist auch oft die Harnsäure aufgrund einer Gluconeogenese (Umbau von Eiweiß in Glukose) erhöht, wie es bei Marcus der Fall ist. Das ist ein deutliches Zeichen für Dauerstress.

Das **Cholesterin** ist im Verhältnis zum Stoffwechselgeschehen zu niedrig. Die Folge ist ein verminderter Schutz der Körperzellen und somit auch des gesamten Organismus gegenüber äußeren Einflüssen. Nach meiner Beobachtung reagieren Menschen mit dieser Laborkonstellation häufig mit Rückzug. Wie bereits die geringe Anzahl der Thrombozyten gezeigt hat, benötigt Marcus Ruhe und den Raum, äußere Einflüsse für sich allein zu verarbeiten.

Erhöhte **Zonulinwerte** entstehen durch entzündliche Darmbarrierestörungen (Leaky Gut). Dieser Befund liefert wieder einen Hinweis auf den fehlenden Schutz gegenüber äußeren Einflüssen. Die Folgen sind unter anderem Nahrungsmittelunverträglichkeiten, chronische Entzündungen, Autoimmunprozesse und Leistungsschwäche. Auslöser der Darmbarrierestörung sind Dauerstress und die Aufnahme von Nahrungsmitteln, die der Organismus nicht verarbeiten kann. Der wichtigste Baustein in der Behandlung der Darmbarrierestörung ist die für den individuellen Stoffwechsel optimierte Lebensmittelauswahl und Ernährungsweise.

Blutwert	Gemessener Wert			Referenzbereich	Gemessener Wert im Referenzbereich
VITAMINE					
Folsäure		13.7	ng/ml	4.5-32.2	
Vitamin B12		480	pg/ml	400-771	
Malondialdehyd	+	**103.4**	µg/l	26.0-89.5	
NIERE					
Harnstoff	+	**49.0**	mg/dl	16.6-48.5	
Kreatinin		0.9	mg/dl	0.7-1.2	
PLASMA-PROTEINE					
Ges.Eiweiß		7.6	g/dl	6.6-8.7	
IMMUNSYSTEM					
Immunglobulin E gesamt		93	kU/l	< 100	
Immunglobulin A		3.62	g/l	0.70-4.00	
Immunglobulin G		13.09	g/l	7.00-16.00	
Immunglobulin M		0.79	g/l	0.40-2.30	
CRP		0.8	mg/l	< 5.0	

Es besteht ein Defizit an **Vitamin B12.** Dadurch ist auf körperlicher Ebene die Zellerneuerung und auf seelischer Ebene der Erneuerungsprozess vermindert. Marcus mangelt es an der Energie, zu handeln und Ideen in die Tat umzusetzen. Es fehlt die Leichtigkeit des Seins. Die Ursache könnten nicht ausreichendes Kauen oder zu wenig Bitterstoffe in der Nahrung sein, was zu einem alkalischen Darm führt.

Erhöhtes **Malondialdehyd** ist ein Hinweis auf den Anstieg der oxidierten Fettsäuren im Zellstoffwechsel. Diese werden als Ursache zahlreicher klinischer Beschwerdebilder wie Arteriosklerose, rheumatische Erkrankungen oder Durchblutungsstörungen gesehen. Auf psychischer Ebene spricht dieser Wert für eine große Stressbelastung.

Durch den bakteriellen Abbau von nicht verarbeiteten Eiweißen im Dickdarm entsteht Ammoniak. Diese basische und giftige Substanz wird in der **Leber zu Harnstoff** umgebaut. Über die Nieren kommt es dann zur Ausscheidung. Harnstoff ist das

Hauptendprodukt des Eiweißstoffwechsels. Der erhöhte Wert spricht für eine Störung. Der Hintergrund ist entweder die übermäßige Zufuhr von tierischen Eiweißen oder ein zu alkalisches Darmmilieu. Da im alkalischen Milieu auch das Zellwachstum verstärkt ist, ist der hohe Harnstoffspiegel im Blut nach der Sichtweise von »Labor ganzheitlich« ein **Tumormarker** für ein mögliches Dickdarmkarzinom.

Die Laborwerte zum Gesamt-Eiweiß und Immunsystem weisen keine Entzündungen auf. Das erhöhte **Immunglobulin E** ist ein Hinweis auf Anpassungsschwierigkeiten der Nebenniere, erhöhtes **Immunglobulin A** steht für Störungen in der Darmbarriere, die verminderten Werte der **Immunglobuline G** und **M** deuten auf eine etwas geschwächte Abwehrkraft hin.

Blutwert	Gemessener Wert		Referenzbereich	Gemessener Wert im Referenzbereich
SCHILDDRÜSE				
TSH (hypersensitiv)	2.27	µIU/ml	0.35-2.50	
Freies T3 (fT3)	3.3	pg/ml	2.0-4.2	
Freies T4 (fT4)	0.94	ng/dl	0.89-1.70	
TPO AK	28	U/ml	< 60	
HORMONE				
LH im Serum	7.0	mIU/ml	1.7-8.6	
FSH im Serum	6.6	mIU/ml	1.5-12.4	
Progesteron	0.10	ng/ml	0.05-0.15	
Östradiol (E2)	16.5	pg/ml	11.3-43.2	
Prolaktin	8.5	ng/ml	4.0-15.2	
Testosteron	4.31	µg/l	2.49-8.36	
freierAndrogen-Index	41.72	%	15.00-80.00	
SHBG	35.85	nmol/l	18.30-54.10	
DHEA-Sulfat	- 57.5	µg/dl	88.9-427.0	

Die Schilddrüse gleicht die Schwächen der Nebenniere aus, wenn diese die unterschiedlichen Anforderungen des Tages nicht mehr variabel beantworten kann. Die Hypophyse aktiviert die vermehrte Herstellung von **T4.** Dieses Schilddrüsenhormon wird von der Leber in das im Stoffwechsel aktive **fT3** umgewandelt. Aufgrund des eher niedrigen **fT4** ist davon auszugehen, dass aus dem T4 auch das cortisolähnlich wirkende **reverse T3** (rT3) zur Unterstützung der Nebennieren gebildet wird. Das niedrige DHEA-Sulfat ist ein weiteres Anzeichen für eine überforderte Nebenniere aufgrund von Dauerstress.

Zusammenfassung der Erkenntnisse und Therapieansätze

Um Marcus' Angstzustände und depressive Verstimmungen in mehr Freude und Lust am Leben umzuwandeln, können die nachfolgenden Mittel behilflich sein.

Taraxacum Stanno cultum D3 von Weleda 3 x 10 Tropfen täglich
Es ist eine Kombination aus Löwenzahn (Taraxacum) und Zinn (Stannum). Der Löwenzahn ist eine starke Pflanze, die uns die Kraft gibt, uns im Leben zu behaupten. Gleichzeitig unterstützt sie unsere Wandlungskräfte, steigert unsere Kreativität und fördert die Erneuerung. Körperlich fördert Taraxacum Stanno cultum D3 die Leber in ihrer Arbeitsleistung. Der Löwenzahn wird während der Reifezeit mit Zinnwasser gedüngt, sodass die Pflanze vermehrt Zinn aufnehmen kann. Diese vegetabilisierte Form des Zinns wird überall dort wirksam, wo Lebensprozesse im Gleichgewicht zwischen Verflüssigung und Verfestigung gehalten werden müssen, z. B. im Knorpel, im Auge und Gehirn sowie in Lunge und Pleura. Im Zentrum dieser Vorgänge steht die Leber, die durch das Zinn unmittelbar angesprochen wird. Sie organisiert umfassend die unterschiedlichen Flüssigkeitsprozesse im Organismus, insbesondere durch ihre zentrale Stellung bei der Eiweißbildung. Dabei wahrt sie als gesundes Organ die Balance zwischen fester Form und flüssiger Lebendigkeit. Von der Leber als Stoffwechselorgan hängen alle Aufbau-, Regenerations- und Heilungsprozesse ab. Seelisch bildet die gesunde Leberfunktion die Grundlage der Empfindung von vitaler Kraft und Stärke.

Hepatodoron 4 Tabletten abends kauen
Hepatodoron ist eine Komposition aus den Blättern von Wein und Walderdbeere, die die Leber bei ihrer Arbeitsleistung unterstützen. Die Leber ist einerseits das übergeordnete Organ des Verdauungstrakts, saugt aus dem Pfortadersystem ihr Substrat und überführt es verwandelt in die innere Vitalisierung des Organismus. Andererseits ermöglicht die Leber durch die Gallensekretion die Erschließung der Fette als Träger der Wärme. Durch die Bildung der Gallensäuren, die im unteren Magen-Darm-Trakt als endogenes Laxans (Abführmittel) wirken, begünstigt die Leber eine geregelte Ausscheidung und Entgiftung des Organismus. Das Weinblatt in Hepatodoron unterstützt den Aufbaustoffwechsel und das Blatt der Walderdbeere den Abbaustoffwechsel in Form der Entgiftung in der Leber.

Cichorium Plumbo cultum D3 von Weleda 3 x 10 Tropfen täglich
Dieses Mittel ist eine Kombination aus der Wegwarte (Cichorium) und Blei (Plumbum). Die Wegwarte wartet am Wegesrand und weist uns den Weg zu uns selbst. Cichorium ist eine wertvolle Hilfe, die eigenen Fähigkeiten zu erkennen sowie den eigenen Weg zu finden und ihn zu gehen. Es ist ein Begleiter auf unserer Reise zu uns selbst. Auf körperlicher Ebene unterstützt die Wegwarte die Galle, die Bauchspeicheldrüse und den Darm. Sie ist die Pflanze für den Oberbauch, über den die Verdauungs- und Abwehrkräfte stabilisiert werden. Das im Mittel enthaltene vegetabilisierte Blei stärkt die Milztätigkeit im Sinne einer Abschirmung des Organismus von der Außenwelt. Das ermöglicht uns, die eigene innere Stimme stärker wahrzunehmen.

STRESS BALANCE von NewLife nutrition 2 Kapseln abends
Unabhängig von der Ursache eines Stressreizes läuft die körperliche Reaktion immer nach dem gleichen Muster ab: Hält der Stress länger an, geht der Körper in eine Widerstandsphase und schwächt damit die Stressreaktion ab. Dauerstress führt zur Unfähigkeit, sich den Lebenssituationen anzupassen. STRESS BALANCE beinhaltet die für den Organismus notwendigen Mikronährstoffe, die den inneren Ausgleich unterstützen.

Strophanthus D4 von Sanum 2 x 5 Tropfen täglich
Strophanthin, auch bekannt als »Ouabain«, wurde von den Ureinwohnern Afrikas schon lange als Pfeilgift benutzt. Es wird aus einer milchsaftproduzierenden Schlingpflanze gewonnen, ist aber auch ein körpereigenes Hormon des Menschen, das in der Nebenniere gebildet wird und an der Regulation des Salz- und Wasserhaushaltes beteiligt ist. Im menschlichen Hypothalamus findet sich ebenfalls g-Strophanthin. Durch seinen Einfluss kann das Herz bei seiner Arbeit wesentlich entlastet werden. Bei einer Schwäche der Nebenniere, mit der in zunehmendem Alter gerechnet werden muss, können Gaben von g-Strophanthin (Strophanthus D4 von Sanum) das Organ unterstützen.

COLO ACTIV von NewLife nutrition morgens als Shake für 2 Wochen: ½ Messlöffel mit 350 ml eines Milchersatzprodukts (Mandel-, Hafer- oder Dinkelmilch) oder mit Wasser vermengen. Danach die Dosis auf einen Messlöffel steigern.
Die einzigartige Mikronährstoffkombination hat sich in der Praxis bei allen Darmstörungen bewährt. Verstopfung, Durchfall, Blähungen, Fehlbesiedlungen der Darmflora, Darmbarrierestörungen mit vermehrtem Durchlass von Nahrungsmolekülen (Leaky Gut) und gleichzeitiger Belastung des Immunsystems oder eine verminderte Aufnahme von Nährstoffen (Malabsorptionssyndrom) sind Indikationen für COLO ACTIV.

Nach acht Wochen zusätzlich **INTEST BALANCE** von NewLife nutrition 1 x 2 Kapseln vor dem Essen mit viel Wasser einnehmen.
Die probiotische Bakterienmischung unterstützt in Verbindung mit Inulin die Darmflora.

In der Befundbesprechung habe ich Marcus anhand des kategorialen Ordnungssystems und der Laborwerte anschaulich erläutert, wie sein Zustand aktuell im Stoffwechsel aussieht, sich seine Symptome erklären lassen und wo der Ansatzpunkt für die Wiederherstellung seiner Gesundheit liegt. Das von ihm eingenommene Antidepressivum konnte nicht die Lösung sein, aber vorübergehend etwas Linderung bringen. Marcus wurde durch die Laboranalyse deutlich, auf welche Weise er selbst etwas für sich tun kann. Unterstützt durch die verordneten Mittel sowie dank seiner Motivation, mehr für Entspannung, Schutz und Abgrenzung zu tun, wird sicherlich wieder Harmonie und Stärke in seinen Alltag einkehren. Mit der Hilfe seiner Frau war er auch bereit, seine Ernährung nach den Empfehlungen von »gesund + aktiv« umzustellen.

Mir geht es in den Besprechungen der Laboranalysen immer darum, dem Patienten bildlich vor Augen zu führen, was sein Thema ist und wo die Lösung zu finden ist.

Beispiel Susanne

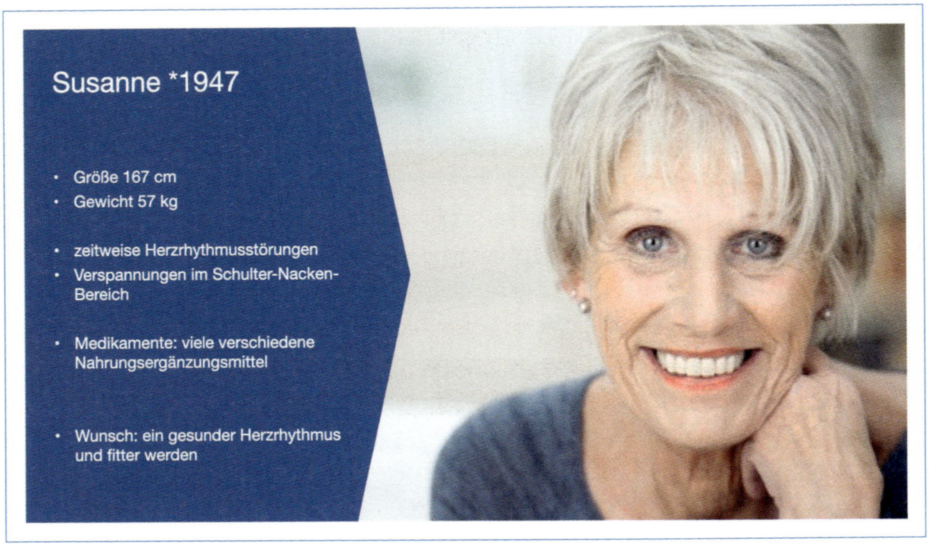

Susanne *1947
Größe 167 cm
Gewicht 57 kg
zeitweise Herzrhythmusstörungen
Verspannungen im Schulter-Nacken-Bereich
Medikamente: viele verschiedene Nahrungsergänzungsmittel
Wunsch: ein gesunder Herzrhythmus und fitter werden

Susanne ist eine lebenslustige Frau ohne große Beschwerden. Nur ihr Herz macht ihr hin und wieder Sorgen. Sie leidet unter Herzrhythmusstörungen und Verspannungen im Schulter-Nacken-Bereich. Sie fühlt sich insgesamt nicht mehr so leistungsfähig wie früher.

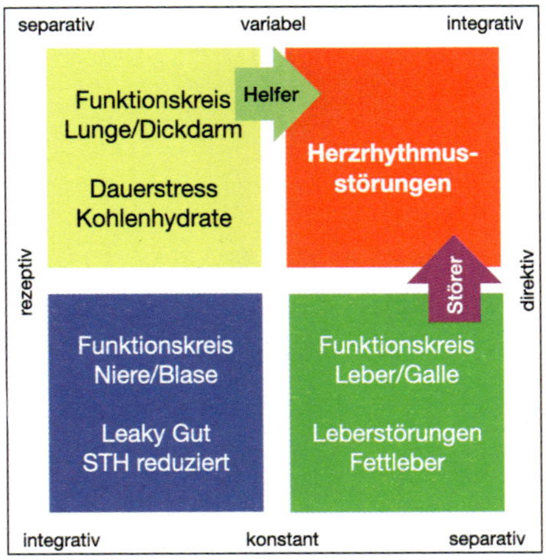

Zuordnung im kategorialen Ordnungssystem

Die von Susanne geschilderten Herzrhythmusstörungen sind variabel-direktiv und gehören somit im kategorialen Ordnungssystem in den roten Quadranten. Die Ursache (Störer) liegt im grünen Quadranten (»Grün ärgert Rot«), dem gestörten Funktionskreis Leber/Galle, zu dem auch die geschilderten Verspannungen im Schulter-Nacken-Bereich passen.

Ergebnisse und Befund der Vital- und Stoffwechselanalyse mit Hormonstatus

Blutwert	Gemessener Wert		Referenzbereich	Gemessener Wert im Referenzbereich
BLUTBILD				
Vollständiges Blutbild				
Leukozyten	9.8	/nl	3.9-10.0	
Erythrozyten	4.4	/pl	3.8-5.2	
Hämoglobin	15.3	g/dl	12.0-16.0	
Hämatokrit	0.44	l/l	0.35-0.47	
MCV	98	fl	82-98	
MCH	+ **34**	pg	28-32	
MCHC	35	g/dl	32-36	
Thrombozyten	303	/nl	140-440	
Seg. Granulozyten	+ **71.5**	%	50.0-70.0	
Lymphozyten	- **18.4**	%	25.0-40.0	
Eosinophile Gran.	- **0.7**	%	1.0-5.0	
Basophile Gran.	0.6	%	0.1-3.0	
Monozyten	7.3	%	2.0-8.0	

Die **Leukozyten** im oberen Normbereich weisen auf eine verstärkte Aktivität des Sympathikus hin. Dabei kann es sich um eine Entzündung oder Stressbelastung handeln. Sind **MCV** und **MCH** erhöht, besteht eine verminderte Zellerneuerung. Die Ursache dieses Mangels liegt fast immer in einer Darmflora, die zu alkalisch und dadurch gestört ist. Nährstoffe können nicht optimal durch Enzyme verstoffwechselt werden.

Erniedrigte **Lymphozyten** und hohe **segmentkernige Granulozyten** geben einen Hinweis auf degenerative Stoffwechselprozesse. In der anthroposophischen Medizin wird diese Konstellation als »Blei-« oder »Saturnprozess« bezeichnet. Dafür muss allerdings keine tatsächliche Bleibelastung vorliegen.

Aufgrund der erniedrigten Lymphozyten ist außerdem die Milz in ihrer Funktion beeinträchtigt. Sie ist das Vermittlerorgan zwischen Stoffwechsel und Hormonsystem und hat dazu noch wichtige Aufgaben im Immunsystem. Die Milz gilt als das Organ der Abgrenzung gegenüber äußeren Einflüssen. Ebenso zeigen die niedrigen Lymphozyten eine Überforderung der Nebennieren an.

Der Drüsenstoffwechsel und somit auch das Hormonsystem von Susanne sind geschwächt. Die **Monozyten** sind hoch. Das spricht für eine Ichbezogenheit im positiven Sinne. Susanne hat einen gesunden Egoismus und kann für sich einstehen.

Blutwert	Gemessener Wert		Referenzbereich	Gemessener Wert im Referenzbereich
BIOCHEMIE				
Kalium	4.3	mmol/l	3.5-5.1	
Natrium	141	mmol/l	136-145	
Calcium	2.48	mmol/l	2.20-2.55	
Magnesium	0.74	mmol/l	0.66-0.99	
Phosphor anorg.	1.01	mmol/l	0.81-1.45	
Chlorid	102	mmol/l	98-107	
Ferritin	260	ng/ml	52-349	
Transferrin	2.88	g/l	2.00-3.60	
Transferrin Sättigungsgrad	39	%	16-45	
Eisen	28	µmol/l	6-35	
Kupfer	19.5	µmol/l	12.6-24.4	
Fe/Cu Quotient	1.4		0.6-1.4	

Der biochemische Status ist relativ ausgewogen. Auffällig sind der niedrige **Magnesium-** und der hohe **Calciumspiegel** im Serum. Der Calciumspiegel ist allerdings im Vollblut auffällig niedrig. Eine Zufuhr sollte jedoch mit Rücksicht auf den Gesamtstoffwechsel ausbleiben.

Der **Eisenstoffwechsel** ist stärker ausgeprägt als der **Kupferstoffwechsel** (hoher Eisen-Kupfer-Quotient). Eisen steht für das männliche Prinzip, Durchsetzungskraft und Dominanz, Kupfer für das weibliche Element, Annehmen und Hingabe. Eine Angleichung dieser polar wirkenden Elemente ist anzustreben. Besteht das Ungleichgewicht auf Dauer, geht dies zulasten der Nebennierenaktivität und führt zu Beeinträchtigungen der körperlichen und seelischen Leistungsfähigkeit und damit zu krankheitsbedingten Auszeiten.

Blutwert	Gemessener Wert		Referenzbereich	Gemessener Wert im Referenzbereich
MIKRONÄHRSTOFFE IM VOLLBLUT				
Kupfer (Vollblut)	+ **1.40**	mg/l	1.06-1.30	
Eisen (Vollblut)	+ **581**	mg/l	466-540	
Kalium (Vollblut)	+ **1847**	mg/l	1549-1715	
Natrium (Vollblut)	1702	mg/l	1618-1822	
Calcium (Vollblut)	71.9	mg/l	67.6-79.6	
Magnesium (Vollblut)	33.3	mg/l	30.4-36.4	
Zink (Vollblut)	+ **7.36**	mg/l	4.54-6.22	
Selen (Vollblut)	+ **159.7**	µg/l	100.0-140.0	

Die Ergebnisse der Vollblutanalyse sind interessant: Die Antagonisten **Eisen** und **Kupfer** sind beide deutlich erhöht, ebenso wie **Selen** und **Zinn.** Das ist die Auswirkung von Susannes unkontrollierter Einnahme von Nahrungsergänzungsmitteln.

Die vier Mineralstoffe **Kalium, Natrium, Calcium** und **Magnesium** im Vollblut sind nicht in der Balance. In vielen Fällen ist das die Folge einer zu hohen Dauerbelastung, die der Organismus aber noch kompensieren kann. Die Stoffwechsellage in der Körperzelle und im Serum ist sauer. Eine Reduzierung der Stressbelastung ist dringend erforderlich, um weitere Stoffwechselentgleisungen zu vermeiden.

Blutwert	Gemessener Wert			Referenz-bereich	Gemessener Wert im Referenzbereich
Bilirubin ges.		0.5	mg/dl	< 1.2	
Gamma-GT	+	59	U/l	< 40	
GOT		33	U/l	10-35	
GPT	+	42	U/l	10-35	
Cholinesterase		11.98	U/ml	5.32-12.92	
Alk.Phosphatase		90	U/l	35-104	
GLDH	+	6.1	U/l	< 4.8	
LDH		180	U/l	135-214	
Amylase		57	U/l	28-100	
Lipase		43	U/l	13-60	
HbA1c		5.2	%	4.1-6.1	
HbA1c (mol)		33	mmol/mol	20-44	
Glukose im Serum		97	mg/dl	82-115	
EAG (durchschn. BZ)		103	mg/dl	60-126	
HBDH		154	U/l	72-182	
CK gesamt (CK-NAC)		100	U/l	< 170	
CK-MB		14	U/l	< 25	

Der wichtigste Aspekt aus dem Bereich »Stoffwechsel« ist die gestörte Leberfunktion. Ein erhöhter **Gamma-GT-Wert** entsteht, wenn die Leber durch Medikamente, Alkohol oder Giftstoffe aus dem Stoffwechsel belastet wird. Die hohen **GPT-** und **GLDH-Werte** sind Zeichen für eine **Fettleber.** Diese muss nicht unbedingt durch vermehrten Alkoholgenuss ausgelöst sein. Die in der Literatur beschriebene nichtalkoholische Fettleber (NAFL) entsteht durch eine kohlenhydratreiche Ernährungsweise oder einen gestörten Eiweißstoffwechsel im Darm. Die Behandlung der Leber wäre in diesem Fall eine Änderung der Ernährungsgewohnheiten.

Bauchspeicheldrüse, Langzeitzuckerwert und **Muskelstoffwechsel** weisen optimale Laborwerte auf.

Blutwert	Gemessener Wert			Referenzbereich	Gemessener Wert im Referenzbereich
Triglyceride	+	**355**	mg/dl	< 150	
Cholesterin	+	**296**	mg/dl	150-280	
HDL-Cholesterin	-	**61**	mg/dl	> 65	
LDL-Chol.rech	+	**164**	mg/dl	< 150	
Harnsäure		4.8	mg/dl	2.6-6.0	
Zonulin im Serum	+	**40.6**	ng/ml	20.0-38.0	
VITAMINE					
Folsäure		11.2	ng/ml	4.8-37.3	
Vitamin B12	-	**306**	pg/ml	400-771	
Glutathion gesamt		1007	µmol/l	869-1271	
Glutathion oxi.	+	**236**	µmol/l	41-227	
Glutathion red.	-	**536**	µmol/l	570-1011	
Glut.red./Glut.ges.	-	**53**	%	55-70	
NIERE					
Harnstoff		28.0	mg/dl	16.6-48.5	
Kreatinin		0.6	mg/dl	0.5-0.9	

Die **Triglyceride** (Blutfette) sind erhöht, und das **HDL-Cholesterin** ist erniedrigt. Die Regulations- und die Stoffwechselmedizin erkennen hier eine Insulinresistenz in den Körperzellen. In diesem Zusammenhang ist häufig auch die Harnsäure erhöht. Das geschieht infolge des Umbaus von Eiweiß in Glukose (Gluconeogenese), der zu starke Blutzuckerschwankungen ausgleichen soll. Diese Stoffwechselentgleisung ist über Ernährung, Bewegung, Stressabbau und Regulierung des Hormonsystems gut zu beeinflussen.

Wie schon bei Marcus zeichnen sich auch bei Susanne eine **Darmbarrierestörung** und ein **Vitamin-B12-Mangel** ab. Hinzu kommt bei Susanne eine nicht ausreichende **Entgiftungsreserve** (vermindertes reduziertes Glutathion). Diese Entgleisungen des Stoffwechsels sind bei vielen Patienten zu finden.

Blutwert	Gemessener Wert		Referenzbereich	Gemessener Wert im Referenzbereich
PLASMA-PROTEINE				
Ges.Eiweiß	7.5	g/dl	6.6-8.7	
IMMUNSYSTEM				
Immunglobulin E gesamt	7	kU/l	< 100	
Immunglobulin A	2.78	g/l	0.70-4.00	
Immunglobulin G	7.33	g/l	7.00-16.00	
Immunglobulin M	1.31	g/l	0.40-2.30	
CRP	3.2	mg/l	< 5.0	
RHEUMAFAKTOREN				
Antistreptolysintiter	32	IU/ml	< 200	
Rheumafaktor	12	IU/ml	< 14	

Plasmaproteine und das Immunsystem sind mit Ausnahme des **C-reaktiven Proteins** (CRP, Entzündungsmarker) im Laborbefund im akzeptablen Referenzbereich. Leicht erhöhtes CRP von über 1,0 und unter 5,0 weist auf chronische niedriggradige Entzündungen hin. Das besagt auch der im oberen Grenzbereich befindliche Rheumafaktor.

Blutwert	Gemessener Wert		Referenzbereich	Gemessener Wert im Referenzbereich
SCHILDDRÜSE				
TSH (hypersensitiv)	1.58	µIU/ml	0.35-2.50	
Freies T3 (fT3)	2.8	pg/ml	2.0-4.4	
HORMONE				
LH im Serum	39.9	mIU/ml	7.7-58.5	
FSH im Serum	98.3	mIU/ml	25.8-134.8	
Progesteron	+ **0.13**	ng/ml	< 0.13	
Östradiol (E2)	5.0	pg/ml	5.0-138.0	
Prolaktin	14.7	ng/ml	4.8-23.3	
Testosteron	0.30	µg/l	0.03-0.41	
freierAndrogen-Index	2.10	%	0.22-5.89	
SHBG	49.29	nmol/l	27.10-128.00	
DHEA-Sulfat	+ **225.7**	µg/dl	18.9-205.0	

Die Laborwerte der Schilddrüse liegen im Optimum. Der Hormonstatus ist altersentsprechend. **DHEA-S** ist der Gegenspieler zum Cortisol. Steigt der Cortisolspiegel durch Stress im Blut an, steigt sein Wert mit. Es ist ein gutes Zeichen, dass der Stress noch gut zu bewältigen ist.

Zusammenfassung der Erkenntnisse und Therapieansätze

Die von Susanne geschilderten Herzrhythmusstörungen haben ihren Ursprung in der sich im Laborbefund zeigenden Leberbelastung. Diese wiederum steht in einem engen Zusammenhang mit den Darmbarrierestörungen und dem verminderten Wachstumshormon aufgrund der Insulinresistenz.

Hepatodoron und **COLO ACTIV** für den Darm und das fehlende Vitamin B12 sind zentrale Mittel in Susannes Therapie. Beschrieben habe ich die Mittel bereits im Befund von Marcus.

OXI BALANCE von NewLife nutrition ist ein Mittel, das ich Susanne aufgrund der verminderten Entgiftungsreserve verschrieben habe. Es ist eine Kombination wichtiger Radikalenfänger (Antioxidantien) und Polyphenole. Durch die westlichen Lebensumstände und die steigenden Umweltbelastungen ist unser Körper immer größeren Belastungen an freien Radikalen ausgesetzt. In OXI BALANCE sind die stärksten wasserlöslichen und fettlöslichen Antioxidantien, Vitamin C und E, in Kombination mit Polyphenolen, natürlichem Astaxanthin aus der Blutregenalge sowie OPC und Q10 enthalten.

Für den Funktionskreis Herz/Dünndarm und die Herzrhythmusstörungen habe ich **Aurum/Stibium/Hyoscyamus** und **Sarothamnus** als Globuli von Wala rezeptiert. Für die Grundsanierung der Matrix hat Susanne von mir **MATRIX ACTIV** von NewLife nutrition (Einnahme über mindestens sechs Monate) erhalten.

Kontrolluntersuchung der Leberwerte nach sechs Monaten

Blutwert	Gemessener Wert		Referenzbereich	Gemessener Wert im Referenzbereich
Bilirubin ges.	0.5	mg/dl	< 1.2	
Gamma-GT	13	U/l	< 40	
GOT	25	U/l	10-35	
GPT	19	U/l	10-35	
Cholinesterase	6.91	U/ml	5.32-12.92	
Alk.Phosphatase	51	U/l	35-104	
GLDH	2.0	U/l	< 4.8	
Zonulin im Serum	33.1	ng/ml	20.0-38.0	
Glutathion gesamt	1121	µmol/l	869-1271	
Glutathion oxi.	157	µmol/l	41-227	
Glutathion red.	808	µmol/l	570-1011	
Glut.red./Glut.ges.	+ 72	%	55-70	

Susanne ging es im Laufe der Therapie zunehmend besser. Die Herzrhythmusstörungen traten immer seltener auf, bis sie nach etwa vier Monaten ganz verschwanden. Sie merkte schon nach kurzer Zeit, dass sie mehr Kraft und Ausdauer hatte. Wir haben die Mittel nach vier Monaten allmählich ausgeschlichen. Nach sechs Monaten erfolgte eine Kontrolle der Leberwerte, der Darmbarriere und des Glutathions. Das Ergebnis spricht für sich. Der hohe Quotient Glutathion reduziert zu Glutathion gesamt zeigt, dass das verbrauchte (oxidierte) Glutathion über die Norm hinaus reaktiviert wird. Das ist ein gutes Zeichen für eine optimale Leberaktivität und eine stabile Mikronährstoffbilanz.

Beispiel Kurt

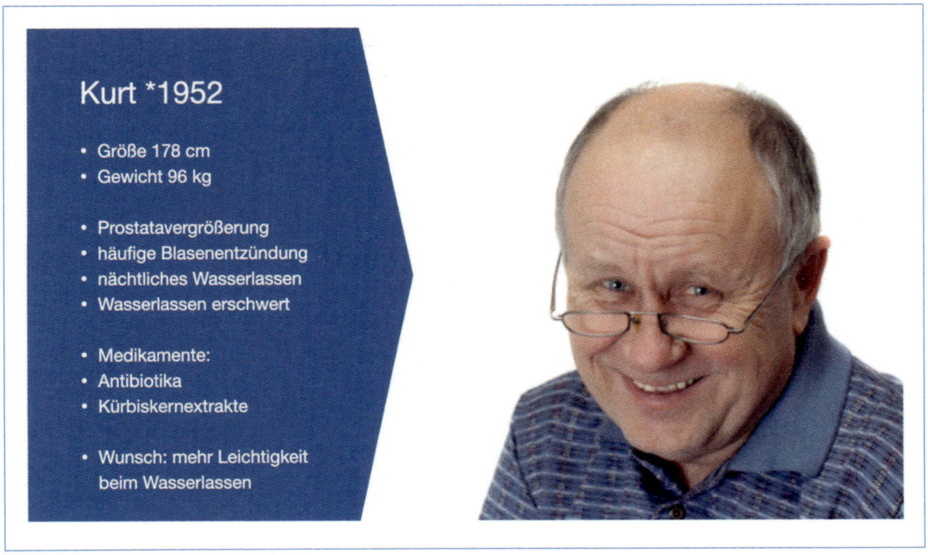

Kurt kam zu mir in die Praxis mit Beschwerden wie häufigen Blasenentzündungen sowie nächtlichem und erschwertem Wasserlassen, die häufig mit einer vergrößerten Prostata in Verbindung stehen. Er ist leicht übergewichtig, hat aber ansonsten keine Beschwerden. Aktuell nimmt er Kürbiskernextrakte aus der Drogerie ein, bei akuten Blasenentzündungen benutzt er auch schon einmal ein Antibiotikum. Sein Wunsch ist es, mehr Leichtigkeit beim Wasserlassen zu haben und nachts durchschlafen zu können, ohne den Drang zu verspüren, zur Toilette gehen zu müssen.

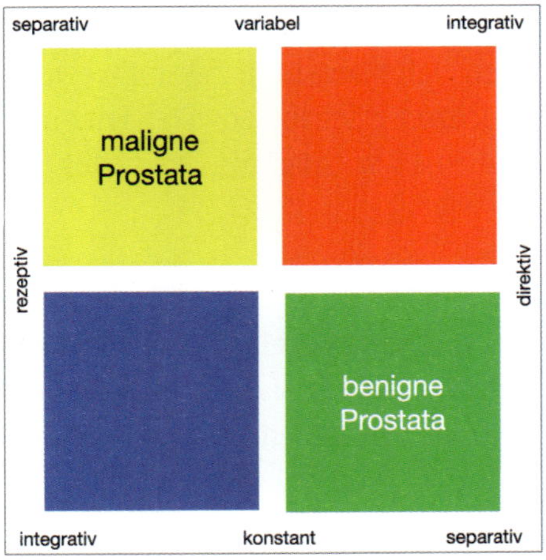

Zuordnung im kategorialen Ordnungssystem

Die Einordnung in das kategoriale Ordnungssystem ist in der Separationsachse zu finden. Die gutartige Vergrößerung der Prostata gehört in den grünen Quadranten (»direktiv«, »konstant«, »separativ«), die maligne Prostata zählt zu den neurodegenerativen Erkrankungen oder auch zu den sogenannten Kältekrankheiten und gehört damit in den gelben Quadranten, da sie immer mit einem Authentizitätsverlust (grüner Quadrant) einhergeht.

Häufiger Harndrang, nächtliches Wasserlassen oder das Gefühl, dass die Blase nie ganz leer ist, sind typische Probleme, die auf eine vergrößerte Prostata hinweisen. Die benigne und die maligne Prostataveränderung sind zwei unterschiedliche Geschehen im Organismus. Die gutartige Vergrößerung stellt kein Vorstadium eines Tumors dar, ebenso erhöht sie nicht das Risiko, an Krebs zu erkranken.

Wie alle Erkrankungen hat die Vergrößerung der Prostata ihren Ursprung im Zellzwischenraum, bevor sie auf Organe oder Gewebe übergeht. Dieser Bereich wird auch als das »System der Grundregulation« nach Pischinger, »Zelle-Milieu-System« oder als »Matrix« bezeichnet. Es ist das größte zusammenhängende System unseres Körpers, das alle Organe und Körperzellen miteinander verbindet. Aus Sicht der Körperzelle ist es vergleichbar mit dem Wasser, in dem ein Fisch schwimmt. Wie sich dieser von den im Milieu vorhandenen Elementen ernährt, so wird jede Körperzelle über die Matrix mit Nährstoffen und Informationen versorgt. Gleichzeit ist sie das Medium für die Entsorgung der Endprodukte aus dem Zellstoffwechsel und Fremdstoffe, die der Körper nicht mehr verwerten kann. Gibt es Störungen in der Entgiftung oder Ausleitung, werden die für die Ausscheidung vorgesehenen Stoffe in der Matrix eingelagert.

Die Vorgänge innerhalb der Matrix erfordern eine hohe Dynamik und rasche Anpassung. Die Verantwortung dafür liegt beim Zellstoffwechsel. Er reguliert das Zelle-Milieu-System und ist gleichzeitig Schauplatz aller Entzündungs- und Abwehrvorgänge. Aus diesem Grund ist es wichtig, die Diagnostik auf den Stoffwechsel zu fokussieren.

Kurt hat im Rahmen der schuldmedizinischen Untersuchungen alles gemacht, was heute Stand der Medizin ist: **transrektale Ultraschalluntersuchung (TRUS), Magnetresonanztomografie (MRT)** bis hin zur **Biopsie** (histologische Untersuchung des Gewebes). Alle Befunde deuten auf eine gutartige (benigne) Prostatavergrößerung hin.

Aus Sicht der anthroposophischen Medizin gehört die gutartige Prostatavergrößerung wie auch Alterswarzen und Leberflecke zu den Geschwulstkrankheiten. Sie treten häufig im Alter auf und stellen je nach Örtlichkeit eigentlich kein gesundheitliches Problem dar. Die sich als Wucherung darstellende Veränderung ist ein altersphysiologischer Prozess.

Bei der gutartigen Vergrößerung der Prostata handelt es sich um eine Wucherung des entwicklungsgeschichtlich **bisexuell angelegten Gewebes** im Bereich der Harnröhre. Das Prostatagewebe wird von der eigentlichen Wucherung verdrängt und legt sich schalenförmig um sie herum. Bei der Begutachtung der Gewebeprobe handelt es sich vorwiegend um drüsige Wucherungen. In der Diagnose und Therapie geht es um die verloren gegangene Struktur des Gewebes im Beckenboden.

Ergebnisse und Befund der Vital- und Stoffwechselanalyse

Blutwert	Gemessener Wert				Referenzbereich	Gemessener Wert im Referenzbereich
BLUTBILD						
Vollständiges Blutbild	E					
Leukozyten	E		7.1	/nl	3.9-10.2	
Erythrozyten	E		4.9	/pl	4.6-6.0	
Hämoglobin	E		15.2	g/dl	13.9-17.7	
Hämatokrit	E		0.44	l/l	0.40-0.52	
MCV	E		90	fl	80-95	
MCH	E		31	pg	28-33	
MCHC	E		35	g/dl	33-37	
Thrombozyten	E		244	/nl	166-389	
Seg. Granulozyten	E		42.4	%	40.0-70.0	
Lymphozyten	E		34.8	%	20.0-44.0	
Eosinophile Gran.	E	▲	14.3	%	0.5-5.5	
Basophile Gran.	E		0.3	%	0.0-1.8	
Monozyten	E		8.2	%	5.4-10.7	

Das große Blutbild weist in der Gesamtbetrachtung eine Störung in der Nebenniere auf (hohe **eosinophile Granulozyten).** Die **Monozyten** richten sich nach der persönlichen Lebenslage. Bei Kurt besteht noch Bedarf, mehr für sich selbst zu tun.

Blutwert	Gemessener Wert				Referenzbereich	Gemessener Wert im Referenzbereich
BIOCHEMIE						
Kalium	S		4.7	mmol/l	3.5-5.1	
Natrium	S		141	mmol/l	136-145	
Calcium	S		2.42	mmol/l	2.20-2.55	
Magnesium	S		0.82	mmol/l	0.66-0.99	
Phosphor anorg.	S		0.82	mmol/l	0.81-1.45	
Chlorid	S		103	mmol/l	98-107	
Ferritin	S		238	ng/ml	66-319	
Transferrin	S		2.10	g/l	2.00-3.60	
Transferrin Sättigungsgrad	S		45	%	16-45	
Eisen	S		24	µmol/l	6-35	
Kupfer	S		15.7	µmol/l	11.0-22.0	
Fe/Cu Quotient	S	▲	1.5		0.6-1.4	

In der Biochemie könnte der **anorganische Phosphor** etwas höher sein. Er steht in der psychischen Bedeutung für die eigene Freiheit und befindet sich im gelben und somit in Polarisation zum grünen Feld. Auch der hohe **Eisen-Kupfer-Quotient** ist auffällig, der Hinweise auf die Nebennieren und deren reduzierte Funktion gibt.

Blutwert	Gemessener Wert			Referenzbereich	Gemessener Wert im Referenzbereich
STOFFWECHSEL					
Bilirubin ges.	S	0.71	mg/dl	< 1.20	
Gamma-GT	S	37	U/l	< 60	
GOT	S	18	U/l	10-50	
GPT	S	17	U/l	10-50	
Cholinesterase	S	9.05	U/ml	5.32-12.92	
Alk.Phosphatase	S	85	U/l	40-129	
GLDH	S	2.6	U/l	< 6.4	
LDH	S	155	U/l	135-225	
Amylase	S	36	U/l	28-100	
Lipase	S	21	U/l	13-60	
HbA1c	E	5.4	%	4.1-6.1	
HbA1c (mol)	E	36	mmol/mol	20-44	
Glukose im Serum	S	84	mg/dl	82-115	
EAG (durchschn. BZ)	E	109	mg/dl	60-126	

Die **Leberwerte** und auch der **Langzeitzuckerwert (HbA1c)** sind im Optimum. Der Stoffwechsel der Bauchspeicheldrüse dürfte etwas dynamischer verlaufen.

Blutwert	Gemessener Wert				Referenzbereich	Gemessener Wert im Referenzbereich
HBDH	S		123	U/l	72-182	
CK gesamt (CK-NAC)	S		64	U/l	< 190	
CK-MB	S		15	U/l	< 25	
Triglyceride	S		114	mg/dl	< 150	
Cholesterin	S		240	mg/dl	150-280	
HDL-Cholesterin	S	▼	**50**	mg/dl	> 55	
LDL-Chol.rech	S	▲	**167**	mg/dl	< 150	
Harnsäure	S		5.6	mg/dl	3.5-7.2	
Zonulin im Serum	S	▲	**47.5**	ng/ml	20.0-38.0	
I-FABP	S		1347.52	pg/ml	575.18-1362.	

Das niedrige **HDL-Cholesterin** weist auf einen erhöhten Verbrauch des Cholesterins im Zellstoffwechsel hin. Es besteht also ein erhöhter Bedarf an Cholesterin, dem die Leber nachkommt. **Zonulin** und **I-FABP** sind Laborparameter, die eine entzündliche und degenerative Darmbarrierestörung dokumentieren.

Blutwert	Gemessener Wert				Referenzbereich	Gemessener Wert im Referenzbereich
VITAMINE						
Folat	S		5.1	ng/ml	4.5-32.2	
Vitamin B12	S		753	pg/ml	400-771	
Glutathion gesamt	E		995	µmol/l	869-1271	
Glutathion oxi.	E		141	µmol/l	41-227	
Glutathion red.	E		714	µmol/l	570-1011	
Glut.red./Glut.ges.	E	▲	**72**	%	55-70	
NIERE						
Harnstoff	S		31.0	mg/dl	16.6-48.5	
Kreatinin	S		1.2	mg/dl	0.7-1.2	
Cystatin C im Serum	S	+	**1.18**	mg/l	0.53-0.95	
Glom. Filtrationsrate (CKD-Epi)	S	-	**57**	ml/min	80-160	

Vitamin B12 ist aus Sicht der klassischen Schulmedizin im Normbereich. Aus Sicht von »Labor ganzheitlich« befindet sich der Wert allerdings schon im oberen Bereich der Norm und weist damit auf regulative Störungen hin. Dieser relativ hohe Wert ist auf die Einnahme von Nahrungsergänzungsmitteln zurückzuführen. Andernfalls wäre der Wert wahrscheinlich im unteren Bereich des Optimums oder sogar im unteren Bereich der Norm, sodass es einen Mangel an Vitamin B12 geben würde. Das wäre ein Hinweis auf einen alkalischen Darm und somit auf mögliche Darmbarrierestörungen.

Die **Entgiftungskapazität** und -dynamik ist sehr gut. Auch das verbrauchte **Glutathion** wird wieder optimal aufgebaut (hoher Quotient).

Die **Nierenfunktion** befindet sich aus Sicht der Schulmedizin in einer milden Funktionseinschränkung. In der Regel wird dieser Wert nur beobachtet, aber es wird nichts für die Nierengesundheit unternommen. Nach meiner Erfahrung sind die Nieren ein überaus wichtiges Organsystem. Wir inkarnieren (Geburt) über den Funktionskreis Niere/Blase, erhalten unsere feinstoffliche Energie über dieses System (das macht zwei Drittel unserer Körperenergie aus, ein Drittel erhalten wir über die Nahrung) und verabschieden (Tod) uns wieder darüber. Eine Unterstützung dieses Funktionskreises hat viel mit der Lebensenergie zu tun und darüber hinaus mit der unkontrollierten Wucherung des bisexuell angelegten Gewebes im Bereich der Harnröhre.

Blutwert		Gemessener Wert			Referenzbereich	Gemessener Wert im Referenzbereich
IMMUNSYSTEM						
Immunglobulin E gesamt	s	▲	307	kU/l	< 100	
Der erhöhte IGE-Titer spricht für eine Erkrankung aus dem atopischen Formenkreis. Bei unbekannter Genese wird eine Bestimmung von spezifischen IGE-Antikörpern empfohlen.						
Immunglobulin A	s		2.71	g/l	0.70-4.00	
Immunglobulin G	s		11.17	g/l	7.00-16.00	
Immunglobulin M	s		0.87	g/l	0.40-2.30	
CRP hochsensitiv	s	▲	1.28	mg/l	< 1.00	
RHEUMAFAKTOREN						
Antistreptolysintiter	s		85	IU/ml	< 200	
Rheumafaktor	s		<10	IU/ml	< 14	

Akute Entzündungen **(CRP hochsensitiv** erhöht) und das deutlich erhöhte **Immunglobulin E** sind Hinweise auf Störungen im Bereich der Nebennieren. Sie sind nicht mehr in der Lage, auf unterschiedliche Reize von außen angemessen zu reagieren. Die übrigen Werte sind im Normbereich oder in ihrer Höhe vertretbar.

Blutwert	Gemessener Wert				Referenzbereich	Gemessener Wert im Referenzbereich
SCHILDDRÜSE						
TSH (hypersensitiv)	s		1.41	µIU/ml	0.35-2.50	
Freies T3 (fT3)	s		3.0	pg/ml	2.0-4.4	
TUMORMARKER						
PSA (gesamt)	s	+	7.7	ng/ml	< 4.4	
freies PSA			0.81	µg/l	0.26-4.14	
Quotient fPSA/PSA		-	10.5	%	> 15.0	

Die Laborwerte der **Schilddrüse** sind optimal. Anders ist es mit dem **PSA-Wert.** Dieser Parameter entspricht nicht der Norm. Genau darüber wird seitens der wissenschaftlichen Medizin viel diskutiert. Es ist ein Früherkennungsparameter für Prostatakrebs, für den es aus heutiger Sicht keinen allgemeingültigen Höchstwert im Labor gibt. Darum empfehle ich meinen Patienten ab dem 50. Lebensjahr, ihren persönlichen PSA-Wert zu ermitteln und diesen alle zwei bis fünf Jahre im selben Labor kontrollieren zu lassen. Nur dann, wenn sich der PSA-Wert im Blut, mit der gleichen Methode und immer im selben Labor gemessen, signifikant erhöht, besteht die Notwendigkeit, weitere Untersuchungen in Anspruch zu nehmen. Bei bereits erhöhten PSA-Werten empfehle ich eine kürzere Phase lang regelmäßige Kontrolluntersuchungen und gegebenenfalls auch frühzeitig weitere Tests durchzuführen, damit ein möglicherweise schnell wachsendes Krebsgeschehen diagnostisch ausgeschlossen werden kann.

Im Vergleich zu den allgemein empfohlenen Normwerten ist der gemessene Wert im Befund ein Hinweis auf ein mögliches malignes Geschehen in der Prostata. Der Quotient aus gesamt PSA und freiem PSA ist deutlich unterhalb der empfohlenen Grenze. Nach meiner Erfahrung sollte erst einmal eine umfangreiche Vital- und Stoffwechselanalyse die Störungen im Stoffwechsel aufdecken, damit diese beseitigt werden können. Zielsetzung sollte es sein, das Becken und den Bauchraum zu bereinigen.

Blutwert		Gemessener Wert			Referenzbereich	Gemessener Wert im Referenzbereich
MIKRONÄHRSTOFFE IM VOLLBLUT						
Kupfer (Vollblut)	LH		1.27	mg/l	1.06-1.30	
Eisen (Vollblut)	LH		466	mg/l	466-540	
Kalium (Vollblut)	LH	-	**1400**	mg/l	1549-1715	
Natrium (Vollblut)	LH		1808	mg/l	1618-1822	
Calcium (Vollblut)	LH		78.4	mg/l	67.6-79.6	
Magnesium (Vollblut)	LH	-	**26.0**	mg/l	30.4-36.4	
Zink (Vollblut)	LH		4.84	mg/l	4.54-6.22	
Selen (Vollblut)	LH		109.1	µg/l	100.0-140.0	

Die **Mikronährstoffe** im Vollblut entsprechen nicht dem Optimum. Es bestehen ein tendenzieller Eisenmangel und eine Alkalose in den Körperzellen (Kalium und Natrium sind niedriger als Calcium und Magnesium). Die Stoffwechsellage ist krebsverdächtig, was aber nicht mit einem aktuellen Krebsgeschehen gleichzusetzen ist. Eine Kontrolluntersuchung sollte spätestens nach sechs Monaten erfolgen. In dieser Zeit muss eine konsequente Therapie des entgleisten Stoffwechsels durchgeführt werden.

Zusammenfassung der Erkenntnisse und Therapieansätze

Bei der sogenannten Vergrößerung der Prostata, die eigentlich eine Wucherung des entwicklungsgeschichtlich bisexuellen Gewebes um die Harnröhre ist, entscheide ich mich häufig für die »Beckenbodenbereinigung« mit den homöopathischen Kombinationspräparaten der Firma Regena, deren Begründer Günter Carl Stahlkopf ist. Seine Gedanken zu Krankheit und Heilung werden in speziellen Schulungen und Seminaren vermittelt.

Die »Beckenbodenbereinigung« beinhaltet immer eine Grundtherapie des Beckenbodens, aber auch eine individuelle Herangehensweise, die sich aus den Ergebnissen der Vital- und Stoffwechselanalyse ergibt. Die Behandlung läuft über einen Zeitraum von mindestens sechs Monaten und setzt aufeinander aufbauende Komplexmittel ein.

Bei Kurt habe ich mich für folgende Therapeutika entschieden:

Erste Serie für die Beckenbereinigung

Vormittags:
- Regenaplex 49a als Basismittel für den Unterleib
- Regenaplex 6 gegen Entzündungen, zur Unterstützung von Milz und Lymphe
- Regenaplex 39a als Drüsenmittel
- Regenaplex 7 zur Förderung der Durchblutung (Enthärtungsmittel)

Anwendung: Jeweils 10 Tropfen in ein Glas Wasser geben und über den Vormittag verteilt trinken. Hinzu kommen 10 Globuli Berberis/Prostata comp. von Wala, die entweder separat eingenommen oder der Mischung zugefügt werden können.

Nachmittags:
- Regenaplex 79 als Lebermittel
- Regenaplex 50a als Nierenmittel
- Regenaplex 111a zur Regulation und Stärkung des Unterleibs
- Regenaplex 82a gegen Entzündungen im Unterleib

Anwendung: Jeweils 10 Tropfen in ein Glas Wasser und über den Nachmittag verteilt trinken. Hinzu kommen 10 Globuli Berberis/Prostata comp. von Wala, die entweder separat eingenommen oder der Mischung zugefügt werden können.

Zweite und Folgeserien sind immer aufbauend auf die erste Serie der Regenaplexe.

Die Darmbarrierestörung wurde mit **COLO ACTIV** und nach vier Wochen zusätzlich mit **INTEST BALANCE** von NewLife nutrition behandelt. Die Wirkweise der Mittel wurde bereits beschrieben.

Wichtig für Kurts Therapie war die Empfehlung der **Ernährungsumstellung** nach »gesund + aktiv«. Ein weiterer Aspekt, der die Gesundheit fördert, ist die Abkehr vom **Dauerstress,** indem die »Macht der Pausen« genutzt wird. Das erfordert keine Aktivität, sondern die Etablierung von Erholungsroutinen für Körper, Seele und Geist. Das kann Innehalten sein, indem wir spielenden Kindern zuschauen, der Fliege auf dem Teller Aufmerksamkeit schenken oder im Café einen Cappuccino oder ein Glas Wein trinken und dabei den vorbeilaufenden Fußgängern zuschauen. Auch ein Spaziergang im Wald oder an einem See kann Wunder bewirken.

Kontrolluntersuchung der Leberwerte nach sechs Monaten

Blutwert	Gemessener Wert				Referenzbereich	Gemessener Wert im Referenzbereich
Cholesterin	s		232	mg/dl	150-280	
HDL-Cholesterin	s		76	mg/dl	> 55	
LDL-Chol.rech	s	+	**163**	mg/dl	< 150	
NIERE						
Cystatin C im Serum	s		0.86	mg/l	0.53-0.95	
Glom. Filtrationsrate (CKD-Epi)	s		89	ml/min	80-160	
IMMUNSYSTEM						
CRP	s		0.8	mg/l	< 5.0	
TUMORMARKER						
PSA (gesamt)	s		4.2	ng/ml	< 4.4	
freies PSA	s		0.76	µg/l	0.26-4.14	
Quotient fPSA/PSA			18.1	%	> 15.0	

Die Ergebnisse nach sechsmonatiger Therapie mit aufeinander aufbauenden Regenaplexen und der Darmbehandlung spricht für sich. Es ging Kurt nicht nur körperlich und seelisch-geistig besser, auch die Laborparameter haben sich deutlich in Richtung Normbereich entwickelt.

Allgemeines

Danksagung

In den ersten Jahren meiner fast 40-jährigen Tätigkeit als Heilpraktiker nutzte ich zur Diagnose bioenergetische Testverfahren. Mein langjähriger Kollege, Freund und Weggefährte Thorsten Hollmann überzeugte mich durch seine Arbeit mit Patienten, die Labormedizin zu nutzen. Ich danke ihm für das Öffnen der Tür in die interessante und spannende Welt der Labormedizin. Meine Kenntnisse über physiologische Zusammenhänge im Organismus in Verbindung mit wissenschaftlich fundierter Labormedizin waren der Beginn von »Labor ganzheitlich«, der Interpretation von Labordaten nach klinischen, naturheilkundlichen und ganzheitlichen Gesichtspunkten.

Danken möchte ich meinen Mitgesellschaftern und Geschäftsführern der »Laborgemeinschaft für ganzheitliche Medizin«, Peter Farenholtz und Thomas Pregartbauer. Die Arbeit in der Laborgemeinschaft ermöglichte es, den Ideen der ganzheitlichen Sichtweise ein Zuhause zu geben. Gemeinsam entwickelten wir eine innovative Labormedizin mit anschaulich dargestellten Befunden.

Meine Sichtweise hätte keine Verbreitung gefunden, wenn nicht zahlreiche Heilpraktiker und Ärzte an meinen Seminaren teilgenommen hätten. Sie ermutigten mich immer wieder, mein Wissen in einem Buch zusammenzufassen.

Meinen Patienten danke ich für ihr Vertrauen. Sie haben mich durch ihre Bestätigung der ganzheitlichen Laborinterpretation motiviert und gestärkt.

Die Sichtweise der lebenskonformen Medizin von Dr. med. Bodo Köhler wurde für mich zum Schlüssel in der ganzheitlichen Betrachtung von Krankheitsgeschehen. Er ist für mich einer der bedeutendsten Mediziner und zugleich jemand, der bereit ist, sein Wissen im Sinne einer komplementären Medizin zu teilen.

Ein ganz besonderer Dank gilt meiner lieben Ehefrau Christine. Sie hat mich immer wieder unterstützt, motiviert, gecoacht und ohne Unterlass meine Texte gelesen und redigiert. Wir haben viele ganzheitliche Sichtweisen gemeinsam entwickelt und durchdacht. Dank ihrer Mitarbeit ist das Buch zu dem geworden, was Sie heute in den Händen halten: ein Begleiter durch die Landschaft der Labormedizin.

Literatur und Quellennachweis

Dr. Peter J. D. D'Adamo: 4 Blutgruppen. Piper
Klaus Dörner/Ursula Plog: Irren ist menschlich. Psychiatrie
Volker Fintelmann: Intuitive Medizin. Hippokrates
Sarah Gottfried: Die Hormonkur. VAK
Steven R. Gundry: Böses Gemüse. Beltz
Dr. med. Gabi Hoffbauer: Blut- und andere Laborwerte. Südwest
Ursula Jonsson: Die Basisallergie: So befreien Sie sich selbst von chronischen Krankheiten. BoD
Hartmut Heine: Lehrbuch der biologischen Medizin. Haug
Roger und Hildegard Kalbermatten: Pflanzliche Urtinkturen. AT
Dr. med. Bodo Köhler: Biophysikalische Informations-Therapie. videel
Dr. med. Bodo Köhler: Das Lehrbuch für die vereinte lebenskonforme Medizin. BoD
Dr. med. Bodo Köhler: Grundlagen des Lebens. videel
Dr. med. Bodo Köhler: Krebs – eine heilbare Erkrankung. BoD
Prof. Dr. med. Walter Köster: Spiegelungen zwischen Körper und Seele. Haug
Olaf Koob: Die kranke Haut. Mayer
Olaf Koob: Wenn die Organe sprechen könnten. Mayer
Stefan von Löwensprung: Praxisforum Metalle. Weleda
Max Lüscher: Der 4-Farben-Mensch. Ullstein
Wolfgang Lutz: Leben ohne Brot. Infomed
Medical Academy: Lektine. Independently published
Markus Peters: Gesundmacher Herz. VAK
Alfred Pischinger: Das System der Grundregulation. Haug
Dr. med. Michael E. Platt: Die Hormonrevolution. VAK
Dr. Karl J. Probst: Der natürliche Weg zu Heilung und Gesundheit. Telomit
Dr. Karl J. Probst: Warum nur die Natur uns heilen kann. Telomit
Leo Pruimboom/Daniel Reheis/Martin Rinderer: Wirk+Kochbuch. Bucher
Franziska Roemer: Therapiekonzepte der Anthroposophischen Medizin. Haug
Jürgen Schilling: Kau dich gesund! TRIAS
Jürgen Schole/Wolfang Lutz: Regulationskrankheiten. videel
Lothar Ursinus: Der Weg zu einem gesunden Stoffwechsel. Schirner
Lothar Ursinus: Die Organuhr – leicht erklärt. Schirner
Lothar Ursinus: Der Darm – die Wurzel der Gesundheit. Schirner
Lothar Ursinus: gesund & aktiv – Das Stoffwechselprogramm. Schirner
Heinz-Hartmut Vogel: Wege der Heilmittelfindung. Salumed
William L. Wolcott/Trish Fahey: Metabolic Typing. VAK
Svenja Zuther: Die Sprache der Pflanzenwelt. AT

www.chakren.net
www.ganzimmun.de
www.laborlexikon.de

»Labor ganzheitlich«

Wenn Sie Heilpraktiker oder Arzt sind und sich in der Interpretationsweise nach »Labor ganzheitlich« ausbilden lassen möchten, finden Sie im Bereich »Für Therapeut:innen« unter **www.gesund-aktiv.com** und im Bereich »Akademie« unter **www.labor-ganzheitlich.de** weitere Informationen.

Die abgebildeten Laborbefunde wurden in der »Laborgemeinschaft für ganzheitliche Medizin« erstellt. Die Darstellung entspricht der im Buch beschriebenen Ampeldiagnostik. Mehr Informationen zur Laborgemeinschaft und ein Therapeutenverzeichnis finden Sie unter **www.lgm-hh.de.**

Sollten Sie Interesse an einer erweiterten Sichtweise Ihrer Laborergebnisse haben, finden Sie auf der Internetseite www.labor-ganzheitlich.de von mir ausgebildete Heilpraktiker und Ärzte in Ihrer Nähe. Sie erstellen umfangreiche Laboranalysen mit Aussagen zum Stoffwechsel, zum Hormonsystem, zur Entgiftungskapazität, zum Zellstoffwechsel, zu den Organaktivitäten, zum Mineral- und Vitaminstatus, dem Gefäßsystem und zu vielem mehr. Diese Laboranalysen werden Ihnen umfangreich nach klinischen, naturheilkundlichen und ganzheitlichen Gesichtspunkten erläutert.

Therapeuten, die gleichzeitig das individuelle Stoffwechselprogramm von »gesund + aktiv« in ihrer Praxis anbieten, sind entsprechend gekennzeichnet.

Bildnachweis

Bilder von der Bilddatenbank www.shutterstock.com:
S. 38: #70900930 (©Alila Medical Media), S. 92: #601315928 (©Alejo Miranda), S. 127: #1847693155 (©BRO.vector), S. 142: #1955731642 (©VectorMine), S. 154: #2083909186 (©Buravleva stock), S. 159: #1817240699 (©BRO.vector), S. 167: #1878940495 (©VectorMine), S. 177: #1454256617 (©VectorMine), S. 256: #1398762392 (©VectorMine), S. 264: #2070538760 (©Inna Kharlamova), S. 270, 338: #1681762756 (©PCH.Vector), S. 273: #174825983 (©Peter Hermes Furian), S. 277: #2034718178 (©Bulgakova Christina), S. 336: #1990749170 (©mentalmind), S. 337: #1466334008 (©TeraVector), S. 343: #338844620 (©Artemida-psy), S. 351: #2269290669 (©Kadambari Pathania), S. 356: #276324620 (©Designua), S. 365: #2136333003 (©Blueastro), S. 380: #1809361363 (©innakreativ), S. 397: #2048598479 (©Buravleva stock)

Alle weiteren Abbildungen von Lothar Ursinus und »gesund + aktiv«.

Über den Autor

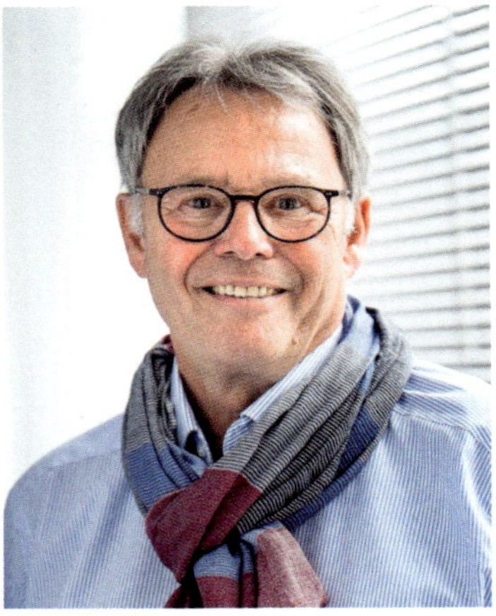

Lothar Ursinus, geboren 1950 in Emden, gehört zu den führenden Heilpraktiker-Experten in Deutschland. Seine langjährige Erfahrung mit Vital- und Stoffwechselanalysen über das Labor ist der Grundstein für das von ihm entwickelte Stoffwechselprogramm »gesund + aktiv« und die Methode der ganzheitlichen Laborinterpretation.

Er ist Geschäftsführer der »Laborgemeinschaft für ganzheitliche Medizin«, Mitinhaber eines Labors in Hamburg und Autor zahlreicher Ratgeber und Fachartikel.

In 40 Jahren eigener Praxis verhalf er vielen Patienten zu einer besseren Gesundheit. Seine Sichtweise vom Krankheitsgeschehen und dessen Behandlung besteht darin, Körper, Seele und Geist als eine Einheit zu betrachten. Diagnostisch liegt sein Schwerpunkt in der Analyse der Zusammenhänge und Wechselwirkungen im Regulationssystem des Körpers, zu dem auch der Stoffwechsel und die Hormone zählen.

Heute gibt er seinen großen Wissensschatz in Form von Vorträgen, Seminaren, Büchern und Fachartikeln an Ärzte, Heilpraktiker und Gesundheitsinteressierte weiter.

www.ursinus.de

Register

D

E

F

G

H

N

O

P

R

S

T

V

W

Z

Ganzheitliche Wege zu umfassender Gesundheit

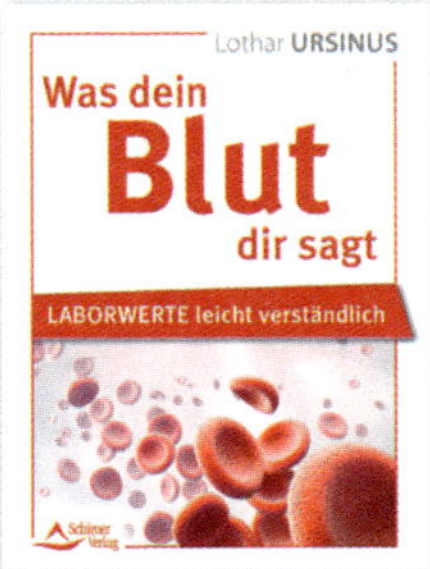

136 Seiten
ISBN 978-3-8434-1556-9

Lothar Ursinus
Was dein Blut dir sagt
Laborwerte leicht verständlich

Möchten Patienten den Sinn hinter den Ergebnissen einer Labordiagnostik nicht nur auf körperlicher Ebene, sondern ganzheitlich verstehen und selbstbestimmt Entscheidungen treffen, finden sie in diesem Buch eine klare und verständliche Anleitung.

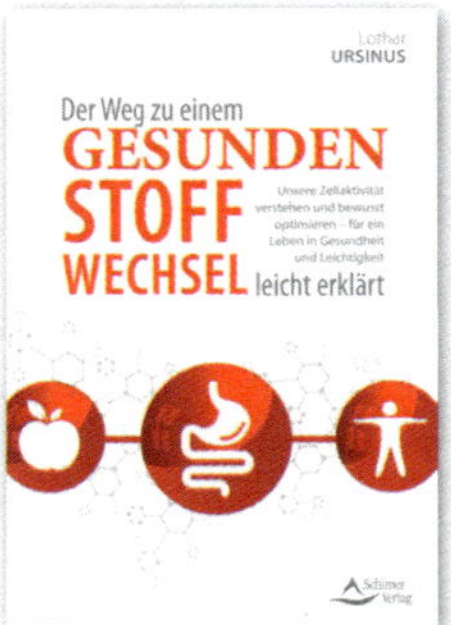

144 Seiten
ISBN 978-3-8434-1377-0

Lothar Ursinus
Der Weg zu einem gesunden Stoffwechsel – leicht erklärt
Unsere Zellaktivität verstehen und bewusst optimieren – für ein Leben in Gesundheit und Leichtigkeit

Lothar Ursinus erklärt, welche Lebensmittel für den Körper eine Belastung darstellen, wie es zu Unverträglichkeiten, Entzündungen und schließlich zu diversen Krankheitsbildern kommen kann – und welche Maßnahmen den Stoffwechsel in Schwung bringen!

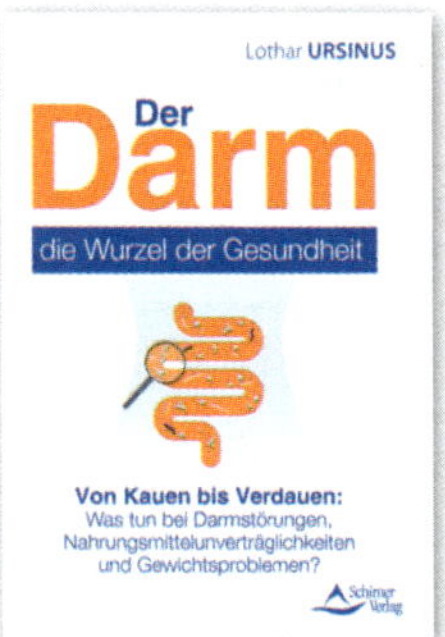

200 Seiten
ISBN 978-3-8434-1505-7

Lothar Ursinus
Der Darm – die Wurzel der Gesundheit
Von Kauen bis Verdauen: Was tun bei Darmstörungen, Nahrungsmittelunverträglichkeiten und Gewichtsproblemen?

Der Ursprung der meisten Erkrankungen – ob Reizdarm, Divertikel, Leaky Gut oder Darmkrebs – liegt erfahrungsgemäß vor dem Darm: Stress, wie und was wir essen, Medikamente oder eine Organschwäche. Nützliche Tipps und praktische Hinweise helfen.

Schirner Verlag